보건의료정보관리사
실전모의고사

저자 **김정임**

새로운 경향에 맞춘 보건의료정보관리사 실전모의고사

전면
개정판

보건의료
정보관리사
실전모의고사

Practical Mock Test for
Health Information Manager

저자 김정임

저자 직강 인터넷 강의
www.gmredu.co.kr

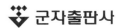

보건의료정보관리사 실전모의고사

첫째판 1쇄 발행 | 2016년 10월 12일
넷째판 1쇄 인쇄 | 2020년 6월 20일
넷째판 1쇄 발행 | 2020년 6월 30일

지 은 이 김정임
발 행 인 장주연
출 판 기 획 한수인
책 임 편 집 이경은
편집디자인 양란희
표지디자인 양란희
발 행 처 군자출판사(주)
　　　　　등록 제 4-139호(1991. 6. 24)
　　　　　(10881) **파주출판단지** 경기도 파주시 회동길 338(서패동 474-1)
　　　　　전화 (031) 943-1888　　　팩스 (031) 943-0209
　　　　　www.koonja.co.kr

ISBN 979-11-5955-579-4

정가 38,000원

■ 저자약력

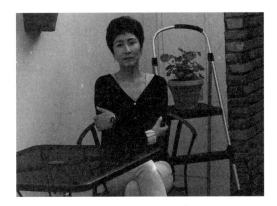

김정임

연세대학교 보건과학과 학사
연세대학교 보건대학원 보건행정과 석사
1999 ~ 2011 ㈜메디컬익스프레스 총괄이사 역임
2006 ~ 2009년 겸임교수 역임
現 대한병원코디네이터 이사
現 ㈜신장기술연구소 대표이사
現 (주)MCOSIS 대표이사
現 의무기록사 학원 지엠알에듀 원장
現 이지리서치 연구 소장

- 1994년 OCS 기획 및 출시

- 1995년 ~ 2000년 GIS Project 기획 & 설계(도시철도공사, 한국전력, 하나로통신)

- 1999년 인체 해부, 신약, 유전 프로젝트

- 2000년 처방전달시스템 기획 및 설계
  ASP EMR DoctorsChart 기획, 설계 및 출시
  신장내과 ASP EMR DoctorsChart system 기획, 설계 및 출시

- 2002년 일본 동경의학박람회 EMR Chart 기획 및 설계(일본수가 적용)
  ASP EMR DoctorsChart를 이용한 청구교육(한국 EDI 산업협회)
  타니타 체지방 비만 Body Manager 기획, 설계 및 출시

- 2006년 의무기록사 학원 지엠알에듀(www.GMRedu.co.kr) 기획 및 운영

- 2010년 국제학술대회 "The Utilization of waste seashell for H_2S removal" 발표
  "혈액투석환자에서 건강관련 삶의 질과 임상적 요인사이의 연관성 연구" 발표

- 2012년 기업 및 개인 리서치 이지리서치(www.easyresearch.co.kr)기획 및 운영
  의무기록사 실전모의고사 문제집 출간(군자출판사)

- 2013년 가장 쉬운 해부병리학(군자출판사)

- 2014년 질병분류(군자출판사)

- 2014년 의무기록사 실전모의고사(군자출판사) 전면 개정판

- 2019년 보건의료정보관리사 실전모의고사 전면 개정

- 2020년 의무기록실무 출시 예정

머리말

21세기 정보화 사회에 따른 빠른 변화에 따라 보건의료정보관리사의 역할도 종이의무기록에서 전자의무기록의 관리와 정보를 생성하여 제공하는 역할로 바뀌고 있다. 이러한 측면에서 의무기록 연구소의 저자들은 그동안 변화의 흐름에 따라 다양하게 새로운 문제와 응용력을 키울 수 있는 문제들을 연구하여 의무기록사 면허시험에 대비하도록 노력하였다.

우리나라 국민소득이 향상됨에 따라 건강에 대한 관심이 증가하면서 의학기술과 의학지식이 날로 발전하여 국민들이 의료에 대한 기대감이 점점 높아져서 국민들의 의료이용은 더욱 증가할 것이다. 그러므로 전자화된 의무기록을 관리하고 각종 통계자료를 연구 분석하여 경영자들에게 방향을 제시하여 주고 환자 개인의 민감한 정보가 노출되지 않도록 관리하는 인력인 보건의료정보관리사가 꾸준히 필요할 것으로 예측되어 보건의료정보관리사의 면허 취득의 중요성이 커지고 있다.

이 책은 시험과 근접한 형태로 모의고사를 1회~5회까지 OMR 형태로 작성하면서 시험에 대비할 수 있도록 하여 수험준비에 도움이 되도록 하였다. 또한 시험의 관리처인 한국보건의료인 국가시험원의 보건의료정보관리사 시험 출제 경향을 다년간 분석하였고 2014년도에 변경되거나 추가되는 모든 과목을 반영하였고 2018년 10월 20일 의무기록사 명칭이 보건의료정보관리사로 전면 개정되어 보건의료정보관리사의 실전시험의 과목별 배정과 난이도 등을 고려하여 집필하였다.

기초적으로 보건의료정보관리사 시험 준비를 마친 수험생들이 최단기간에 최종적으로 학습 내용을 정리할 수 있도록 집필하였으며 시험 준비가 미흡한 수험생들의 단기완성용 시험 준비 교재로도 도움을 주고자 노력하였다. 보건의료정보관리사 면허시험을 대비하여 공부하고 계신 수험생들이 이 책을 통하여 보건의료정보관리사 시험을 이해하는데 더 정확하고 빠른 지름길을 제공하는 지침서가 되고 길잡이가 되어 합격의 좋은 결과가 있기를 진심으로 기원한다.

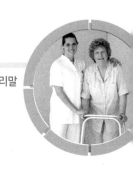

　한편, 이 책에 대한 여러분의 아낌없는 질책과 조언을 바란다. 여러분이 지적해주시고 조언해주시는 의견을 겸허히 수용하여 더 좋은 수험서가 되도록 우리 집필진은 계속 노력하고 보완하겠다.

　철저한 장인정신으로 40년간 의학서적만을 고집하여 외길을 걸어오시고 이 책을 출간할 수 있도록 기회를 주신 군자출판사 장주연 사장님을 비롯한 임직원 여러분께 진심으로 감사의 말씀을 드린다.

　이 책의 시작에서 끝까지 출간을 지원해주신 군자출판사 임직원의 노고에 깊은 감사를 드린다.

저자 김정임

시험안내

직종안내

⊙ 개요

보건의료정보관리사는 환자의 질병에 관계되는 정보와 병원이 진단과 치료를 위해 시행한 모든 내용을 기록한 법적 문서인 의무기록과 관련한 업무에 종사하는 직종이다.

⊙ 수행직무

• 보건의료정보관리사는 의무에 관한 기록을 주된 업무로 하는 자(의료기사 등에 관한 법률 제1조)로 의료기관에서 질병 및 수술분류·진료기록의 분석·진료통계·암등록·전사등 각종 의무에 관한 기록 및 정보를 유지·관리하고 이를 확인하는 업무에 종사한다(의료기사 등에 관한 법률 시행령 제2조 제1항 7).

⊙ 보건의료정보관리사의 업무를 구체적으로 기술하면 다음과 같다.

• 전자의무기록 개발, 의료자료보관체계 등 의료정보관리 체계 개발에 참여한다.
• 질병분류, 의료행위 분류, 종양 분류 등 각종 의료정보의 데이터베이스를 구축 한다.
• 의무기록의 충실성과 완결성을 분석한다.
• 질병분류번호, 사인분류 번호, 의료행위 분류번호, DRG분류번호, 종양분류 번호 등을 부여하고 적합성을 점검한다.
• 진료 내용을 전사한다.
• 의료 정보자료를 분석하여 진료 통계 정보를 생성, 분석, 제공한다.
• 의학연구 통계정보, 경영지원 통계정보, 병원평가정보 등을 생성, 분석, 제공한다.
• 국가 암등록, 환자조사, 퇴원 손상환자조사, 영아모성사망조사, 사망원인 조사, 법정전염병 조사, NEDIS 등 각종 국가보건통계 정보를 제공한다.
• 의료정보 정보보호 및 보안 유지 관리를 한다.

- 행위별 수가체계 및 포괄수가체계에서의 진료비 질 관리를 한다.
- 의무기록정보위원회, 전산위원회, 질 향상 및 이용도조사위원회, 통계위원회, 연보위원회, 감염위원회 등 각종 위원회 활동을 한다.

⊙ 진로 및 전망

1. 의무기록 관리자

- 의무기록 업무를 기획, 검토, 조정하고 보건의료정보관리사를 관리·감독한다.
- 의무기록 관련 학과(전문대 졸업 이상)를 졸업하고 보건의료정보관리사 면허증을 취득한 후 현장에서 10년 이상의 경력이 있으면 의무기록 관리자가 가능하다.

2. 보건의료정보관리사

- 보건의료기관 이용자의 건강 및 질병에 관련된 자료를 수집, 분석, 관리한다.
- 의무기록 관련 학과(전문대 졸업 이상)를 졸업하고 보건의료정보관리사 면허증을 취득한 후 현장에서 6개월~1년 정도의 경력이 있으면 보건의료정보관리사로 활동이 가능하다.

3. 보험 청구 및 심사 전문가

- 의료기관의 보험 청구 및 심사 업무를 담당한다.
- 의무기록 관련 학과(전문대 졸업 이상)를 졸업하고 보건의료정보관리사 면허증을 취득한 후 현장에서 6개월~1년 정도의 경력이 있으면 보험청구 및 심사 전문가로 활동이 가능하다.

4. 각종 연구기관의 연구원

- 질병관리본부, 한국보건사회연구원 등 각종 연구기관의 연구원으로 활동한다.
- 의무기록 관련 학과(전문대 졸업 이상)를 졸업하고 보건의료정보관리사 면허증을 취득한 후 의무기록 분야에서 5년 이상의 경력이 있으면 연구원으로 활동이 가능하다.

5. 기타

- 취업 가능 분야
  : 국가 및 지방자치단체의 보건직 공무원
  : 보건의료분야의 전문 기자
  : 요양기관 및 실버타운, 의료정보회사, 민간보험회사, 병원경영전문회사, 병의원 컨설팅사
- 의무기록 관련 학과(전문대 졸업 이상)를 졸업하고 보건의료정보관리사 면허증을 취득한 후 의무기록 분야에서의 경력이 있으면 취업 후 업무 수행에 도움이 된다.

직종안내

⊙ 시험일정

구분		일정	비고
응시 원서 접수	기간	• 인터넷 접수 : 국시원 홈페이지 참조 ※다만, 외국대학 졸업자로 응시자격 확인서류를 제출하여야 하는 자는 접수기간 내에 반드시 국시원 별관(2층 고객지원센터)에 방문하여 서류확인 후 접수가능 함	[응시수수료] – 국시원 홈페이지 참조 [접수시간] • 인터넷 접수: 해당 시험직종 원서접수 시작일 09:00부터 접수 마감일 18:00까지
	장소	• 인터넷 접수 : [국시원홈페이지]–[원서접수] 메뉴	
응시표 출력기간		– 국시원 홈페이지 참조	
시험시행	일시	– 국시원 홈페이지 참조	[응시자 준비물] – 응시표, 신분증, 필기도구 지참 (컴퓨터용 흑색 수성사인펜은 지급함) ① 한국표준질병·사인분류 제7차 개정판(KCD-7) 제 1·3권 ② 국제의료행위분류 제1차 개정판 (ICD-9-CM-Volume 3) ③ 종양학 국제질병분류 제3판(ICD-O-3) ※「한국표준질병·사인분류」 제7차 개정판의 제3권은 한글색인과 영문색인 중 1가지만 지참 가능 ※ 위 도서에 외의 서적(각 도서의 구판 등) 및 복사본 등은 지참 불가 ※ 식수(생수)는 제공하지 않습니다.
	장소	[국시원 홈페이지]–[시험안내]–[보건의료정보관리사]–[시험장소(필기/실기)]	
최종 합격자 발표	일시	– 국시원 홈페이지 참조	• 휴대전화번호가 기입된 경우에 한하여 SMS통보
	일시	• 국시원 홈페이지 [합격자조회]메뉴 • 자동응답전화 : 060-700-2353	

※ 시험일정에 대한 사항은 국시원 홈페이지 참조

시험안내

◉ 응시자격

가. 다음 각 호의 자격이 있는 자가 응시할 수 있습니다.

(1) 고등교육법 제11조의2에 따른 인정기관의 보건의료정보관리사 교육과정 인증을 받은 대학등에서 보건의료정보 관련 학문을 전공하고 보건복지부령으로 정하는 교과목을 이수하여 졸업한 사람. 단, 졸업예정자의 경우 이듬해 2월 이전 졸업이 확인된 자이어야 하며 만일 동 기간내에 졸업하지 못한 경우 합격이 취소됩니다.

(2) 보건복지부장관이 인정하는 외국에서 위 (1)에 해당하는 학교와 동등이상의 교육과정을 마치고 외국의 보건의료정보관리사의 자격증을 받은 자.

(3) 보건복지부장관에게 의무기록사 국가시험 응시 자격을 부여하기에 적합한 교육과정을 운영하는 것으로 인정받은 「고등교육법」에 따른 대학·산업대학·전문대학에서 종전의 의무기록 관련 이수교과목 및 이수학점 기준을 갖춘 사람은 보건의료정보 관련 과목을 모두 이수한 것으로 봅니다. (2018.12.20. 기준)

나. 다음 각 호에 해당하는 자는 응시할 수 없습니다.

(1) 정신건강증진 및 정신질환자 복지서비스 지원에 관한 법률(약칭: 정신건강복지법) 제3조제1호에 따른 정신질환자. 다만, 전문의가 의료기사등으로서 적합하다고 인정하는 사람은 그러하지 아니하다.

(2) 마약·대마 또는 향정신성의약품 중독자

(3) 피성년후견인, 피한정후견인

(4) 의료기사 등에 관한 법률 또는 형법중 제234조·제269조·제270조제2항 내지 제4항·제317조제1항, 보건범죄단속에관한특별조치법, 지역보건법, 국민건강증진법, 후천성면역결핍증예방법, 의료법, 응급의료에관한법률, 시체해부및보존에관한법률, 혈액관리법, 마약류관리에관한법률, 모자보건법 또는 국민건강보험법에 위반하여 금고 이상의 실형의 선고를 받고 그 집행이 종료되지 아니하거나 면제되지 아니한 자

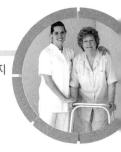

보건의료정보관리사 국가시험 출제범위 공지

시험직종	보건의료정보관리사	적용기간	2020년도 제37회부터 ~ 별도 공지 시까지		
직무내용		보건의료정보관리사란 보건의료기관 이용자의 건강 및 질병에 관련된 수기 및 전자적 으로 작성된 자료를 수집, 분석, 관리함으로써 환자를 비롯한 적법한 2차 이용자에게 양질의 보건의료정보를 제공하고, 의료의 질 향상, 병원경영 지원 및 국민의 건강증진에 기여하는 전문 직업인이다.			
시험형식	객관식(5지 선다형)	문제 수(배점)	230문제(1점/1문제)	시험시간	295분

⊙ 시험과목

시험과목	분야	영역
1. 보건의료정보관리학	1. 보건의료 정보관리	1. 의무기록정보의 개념
		2. 의무기록정보 컨텐츠 관리
		3. 표준
		4. 의무기록정보 관리를 위한 제규정
		5. 의무기록정보의 형식과 구성요소
		6. 의무기록정보 완전성 관리
		7. 의무기록정보 이용/제공관리
		8. 의무기록 부서운영과 병원경영
		9. 병원정보시스템(HIS)
		10. 의료정보보호
		11. 보건의료데이터 관리
		12. 보건의료데이터 거버넌스
		13. 의료정보의 활용/교류

시험과목	분야	영역	
1. 보건의료정보관리학	1. 보건의료 정보관리	14. 의료의 질 관리	의료의 질 개념/발전과정
			의료의 질 평가 접근방법
			의료의 질 향상 활동
			의료기관 평가
	2. 건강보험	1. 의료보장제도	
		2. 행위급여 일반원칙	
		3. 행위급여 산정지침	
		4. 질병군 급여	
		5. 요양병원 급여	
		6. 의료급여, 자동차, 산업재해보상환자 급여	
		7. 요양급여비용 청구	
	3. 보건의료 통계분석	1. 병원 통계 목적 및 용어	
		2. 추출과 활용	
		3. 통계분석	
		4. 진료통계	
		5. 보건지표	
		6. 국가보고통계	
	4. 질병 및 의료행위 분류	1. 질병 및 의료행위 분류의 구조 및 일반기준	
		2. 질병 및 의료행위 분류지침	
		3. 사인분류	

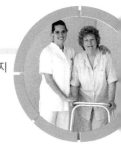

시험과목	분야	영역
1. 보건의료정보관리학	5. 의학용어 및 기초임상의학	1. 소화관
		2. 간, 담도, 췌장
		3. 호흡기관
		4. 심장 및 혈관
		5. 혈액 및 림프 순환
		6. 내분비선과 호르몬
		7. 근육과 골격
		8. 신경 및 정신의학
		9. 여성생식기, 유방
		10. 임신/분만/신생아
		11. 남성생식기
		12. 비뇨기
		13. 피부
		14. 눈과 귀
	6. 암 등록	1. 종양의 이해
		2. 암등록 사업
		3. 암등록 지침
2. 의료관계법규	1. 의료법	1. 의료인 및 의료기관
		2. 진료기록부 등
		3. 기록열람 및 의료행위에 대한 설명
		4. 의료법인 및 의료기관
		5. 의료기관의 인증 및 선택진료

시험과목	분야	영역
2. 의료관계법규	2. 의료기사 등에 관한 법률	1. 의료기사 등
		2. 의료기사 등의 면허 및 국가시험
		3. 비밀누설 금지 및 실태 등의 신고
		4. 협회 및 보수교육 등
		5. 면허취소 및 자격정지, 벌칙
	3. 감염병의 예방 및 관리에 관한 법률	1. 목적 및 정의
		2. 신고 및 보고, 정기예방접종
		3. 감염병 병원, 감염병 관리기관
	4. 국민건강보험법	1. 총칙 및 가입자
		2. 국민건강보험공단, 건강보험심사평가원
		3. 보험급여 및 건강검진 등
		4. 보험료 등
	5. 암관리법	1. 총칙, 암관리종합계획 수립
		2. 암연구사업 등
		3. 중앙암등록본부 및 지역암등록본부, 지역암센터 지정

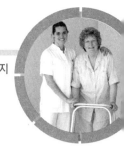

시험과목	분야	비고
3. 실기시험(보건의료 정보관리실무에 관한 것)	1. 특정 감염성 및 기생충성 질환	• 풀 차트 3개, 요약 차트 2개 출제 • '2. 신생물' 분야와 '17. 손상, 중독 등' 분야에서 각 1개 출제 • 나머지 분야에서 내과 1개, 외과 1개, 기타과 1개 출제
	2. 신생물	
	3. 혈액 및 조혈기관의 질환과 면역메카니즘을 침범하는 특정 장애	
	4. 내분비, 영양 및 대사 질환	
	5. 정신 및 행동 장애	
	6. 신경계통의 질환	
	7. 눈 및 눈 부속기의 질환	
	8. 귀 및 유돌의 질환	
	9. 순환계통의 질환	
	10. 호흡계통의 질환	
	11. 소화계통의 질환	
	12. 근육골격계통 및 결합조직의 질환	
	13. 비뇨생식계통의 질환	
	14. 임신, 출산 및 산후기	
	15. 출생전후기에 기원한 특정 병태	
	16. 선천 기형, 변형 및 염색체 이상	
	17. 손상, 중독 및 외인에 의한 특정 기타 결과	

시험안내

보건의료정보관리사 국가시험 시험시간표 변경(안)

– 2020년 제37회 보건의료정보관리사 국가시험에 적용 –

교시	시험과목(문제수)	교시별 문제 수	시험형식	응시자 입장시간	시험시간
1	1. 보건의료정보관리학1 (102) (보건의료 정보관리, 건강보험, 보건의료 통계분석)	102	객관식	08:30	09:00 ~ 10:35 (95분)
2	1. 보건의료정보관리학2 (68) (질병 및 의료행위분류, 의학용어 및 기초임상의학, 암 등록) 2. 의료관계법규 (20)	88		10:55	11:05 ~ 12:25 (80분)
점심시간 12:25 ~ 13:25 (60분)					
3	1. 실기시험 (40)	40	객관식	13:25	13:35 ~ 15:35 (120분)

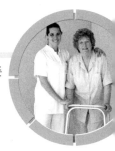

합격기준

⊙ 합격기준

가. 합격자 결정

(1) 필기시험에 있어서는 매 과목 만점의 40퍼센트 이상, 전과목 총점의 60퍼센트 이상 득점한 자를 합격자로 하고, 실기 시험에 있어서는 만점의 60퍼센트 이상 득점한 자를 합격자로 합니다.

(2) 응시자격이 없는 것으로 확인된 경우에는 합격자 발표 이후에도 합격을 취소합니다.

나. 합격자 발표

(1) 합격자 명단은 다음과 같이 확인할 수 있습니다.
* 국시원 홈페이지 [합격자조회]메뉴
* 국시원 모바일 홈페이지
* ARS 전화번호 : 060 - 700 - 2353
* ARS 이용기간 : 합격자 발표일부터 7일간
* 기타 자세한 사용방법은 ARS의 안내에 따르시기 바랍니다.

(2) 휴대전화번호가 기입된 경우에 한하여 SMS로 합격여부를 알려드립니다.
(휴대전화번호가 010 으로 변경되어, 기존 01* 번호를 연결해 놓은 경우 반드시 변경된 010 번호로 입력(기재)하여야 합니다.)

CONTENTS

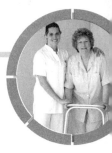

단박에
합격하기

보건의료정보관리사
실전모의고사

제 1회 모의고사

1교시
· 보건의료정보관리, 의료정보관리, 의료의 질관리, 조직관리, 건강보험,
공중보건, 병원통계

2교시
· 질병 및 사인 및 의료행위분류, 의학용어, 기초 및 임상의학, 암등록
· 의료관계법규

3교시
· 실기시험

제 1회 실전모의고사 _ 1교시(97문항)

보건의료정보관리, 의료정보관리, 의료의 질관리, 조직관리, 건강보험, 공중보건, 병원통계

01

OpenEHR에 대한 내용으로 틀린 것은?

① 유연한 e-health 시스템 개발을 위한 오픈 도메인 기반의 플랫폼이다.

② EHR 시스템의 건강정보의 상호운용이 가능하게 하기 위한 목적으로 설계되었다.

③ 누구에 의해서든 자유롭게 이용될 수 있다.

④ 특정 언어에 의존적이지 않다.

⑤ 외상 후 발생하게 될 위험도를 정량화하는 도구이다.

02

SEM(Strategic Enterprise Management) 에 대한 설명으로 맞는 것은?

① 제품이나 서비스가 공급자에서 최종 소비자까지 모든 자원을 통합된 것이다.

② 제품에 대한 마스터 데이터를 관리하는 것이다.

③ 고객 마스터 데이터를 관리하는 것이다.

④ 기업이나 조직의 가치 극대화를 위하여 경영전략을 수립하고 전략대로 경영활동을 위하여 전략 중심형 조직을 구축하고 실행하는 경영프로세스이다.

⑤ 빅 데이터를 분석하여 경영자가 더 좋은 의사결정을 내릴 수 있도록 데이터를 활용할 수 있는 프로세스이다.

03

의무기록에 대하여 주치의 책임인 것은?

① 의료의 질에 대한 법적 도의적 책임

② 의무기록 노출되거나 분실. 변조되는 일이 없도록 관리할 책임

③ 의무기록 작성하는 최종 책임을 진다.

④ 병원장에게 책임을 위임을 받은 비밀문서를 안전하게 보관 관리하는 책임

⑤ 환자 및 입원/외래/응급 환자로 나누어 환자들에게 제공한 진료내용을 정확하게 기록 보관한다.

04

효율성에 대하여 가장 올바른 설명은 무엇인가?

① 환자가 의료를 필요할 때 쉽게 이용할수 있어야 한다.

② 전문적인 능력으로 제공하는 의료서비스가 기준에 부합해야 한다.

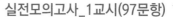
③ 한 서비스나 프로그램의 생산비에 대한 관계를 나타내며 치료효과를 높이거나 비용을 줄임으로써 나아질 수있다.

④ 일관성 있는 치료가 이루어져야 한다.

⑤ 하나의 서비스나 프로그램이 이상적인 상황에서 발휘했을 경우 미치는 영향을 의미한다.

05

순사망률에 대한 내용이 틀린 것은?

① 의료의 질을 측정하는데 제한된다.

② 위험요인을 고려하지 않는다.

③ 48시간 미만에 발생한 사망을 포함한다.

④ 순사망률을 구할때는 48시간 미만 사망자를 빼준다.

⑤ 순사망률을 구할때는 신생아를 포함한다.

06

개념이나 객체를 특정 언어로 표현한 것을 무엇이라고 하는가?

① 코드화   ② 용어

③ 표준   ④ 표준화

⑤ 시소러스

07

전자의무기록 발전과정 중 EMR로 가기 전의 단계는?

① Automated Medical Record(AMR)

② Computerized Medical Record

System(CMR)

③ Electronic Patient Record(EPR)

④ Electronic Health Record System(EHR)

⑤ PHR(Personal Health Record)

08

다음 중 데이터 거버넌스의 구성요소만으로 이루어진 것은?

가. 사람	나. 기술
다. 프로세스	라. 정보시스템
마. 조직	바. 의료행위

① 가, 나, 다   ② 나, 다, 라

③ 다, 라, 마   ④ 라, 마, 바

⑤ 가, 마, 바

09

엑셀에서 셀의 열의 값에 따라 오름차순이나 내림차순으로 정렬하여 데이터를 확인할 수 있다 데이터베이스에서 원하는 데이터를 정렬하여 보고 싶을 때 사용할 수 있는 있는 SQL 명령문은 무엇인가?

① select * from 병원 order by 환자명

② select distinct 질병코드 from 병상

③ Create table 병상 ID, 환자명

④ select * from 병원

⑤ rollback

10

독일에서 시행되고 있는 진료보수지불방식은 무엇인가?

① 총액계약제　　　② 인두제
③ 행위별수가제　　④ 봉급제
⑤ 포괄수가제

11

UMLS의 요소로만 구성된 것은?

가. 메타시소러스(metathesaurus)
나. 의미망(Semantic Network)
다. 전문 어휘사전(Specialist Lexicon)
라. 개념(Concept)　마. 용어(Description)
바. 관계(Relationship)
사. 시소러스(thesaurus)

① 가, 나, 다　　　② 가, 다, 라
③ 나, 다, 라　　　④ 라, 마, 바
⑤ 마, 바, 사

12

어떤 통계지표가 높아졌을 때 병원의 신뢰도가 커지고 있다고 할수 있는가?

① 병상이용률　　　② 병상회전율
③ 외래환자 입원율　④ 외래환자 초진율
⑤ 병원이용률

13

용어에 대한 설명이 틀린 것은 무엇인가?

① 교통사고 환자란 자동차의 운행으로 인한 사고로 말미암아 의료기관에서 진료를 받았거나 받는 자를 의미한다.
② 의료기관이란 의료법 제 3조에 따른 의료기관 및 지역보건법 제 8조에 따른보건의료원을 말한다.
③ 보험회사란 여객자동차운수사업법, 화물자동차운수사업법 및 건설기계관리법에 따른 공제사업을 하는 자이다.
④ 비급여 약제란 건강보험기준에서 정한 상한금액이 정해지지 않은 약제를 말한다.
⑤ 비용산정목록표는 건강보험법에 따라 대통령이 정한 기준. 장애인보장구에 대한 보험급여기준 등에서 정한 비급여행위, 건강보험 기준에 의한 급여, 급여신청건에 소요된 실제 비용에 대한 목록표를 말한다.

14

의무기록사 면허가 최초로 실시된 연도는?

① 1980년　　　② 1981년
③ 1982년　　　④ 1984년
⑤ 1985년

15

데이터 아키텍처(Data architecture)에 대한 설명이 바른 것은?

① 데이터 집합의 요소이며 데이터베이스에서 의미를 가진 가장 최소단위이다.
② 유사한 데이터를 저장한 데이터들의 집합체이다.
③ 데이터가 무슨 의미를 갖는지 설명해 놓은 것이다.

④ 업무 시스템 전체를 바라보고 데이터를 체계적이고 구조적으로 관리되도록 설계하는 과정이다.

⑤ 데이터에 대하여 해당되는 데이터와 연결하는 것을 말한다.

16

Lan을 기반으로 병원간 회계나 진료정보를 손쉽게 교환할수 있는 시스템은?

① OCS
② EDI
③ HIS
④ EMR
⑤ EER

17

비즈니스 인텔리전스(Business intelligence)에 대한 내용으로 알맞은 것은?

① 자주 변하지 않는 데이터로 기본자료로 사용되는 자료의 집합으로 비즈니스 의사결정에 근간이 되는 기준데이터들의 집합이다.

② 제품에 대한 마스터 데이터를 관리하는 것이다.

③ 고객 마스터 데이터를 관리하는 것이다.

④ 기업이나 조직의 가치 극대화를 위하여 경영전략을 수립하고 전략대로 경영활동을 위하여 전략 중심형 조직을 구축하고 실행하는 경영프로세스이다.

⑤ 데이터에 대하여 해당되는 데이터와 연결하는 것을 말한다.

18

진료의 변이폭이 큰 경우 의료의 질이 미치는 영향은?

① 환자에게 적절한 서비스를 제공하고 있어서 효율성이 있다.

② 필요한 서비스가 충분하게 제공되고 있어서 적절하다.

③ 의료의 질적 수준에 차이가 있다.

④ 의사 환자 보험자 중 주된 원인자는 보험자이다.

⑤ 의료서비스를 만족하고 있다.

19

부검보고서에 대하여 우리나라 병원표준화 심사요강에서 최종보고서를 제출해야 하는 기간은?

① 7일 이내
② 90일 이내
③ 60일 이내
④ 3일 이내
⑤ 10일 이내

20

의료기관에서 약국으로 처방전송시 준수해야 하는 표준은?

① LOINC(Logical Observation identifiers Names and Codes)

② NCPDP(National Council for Prescription Drug Program)

③ ASTM E1384

④ UMLS(Unified Medical Language System)

⑤ HL7

21

다음 내용 중 올바른 것으로 구성된 것만 고르시오.

가. 영상진단 및 방사선 치료에 사용된 조영제 비용은 별도 산정한다.

나. 퇴원환자 조제료는 요양기관의 의사 또는 치과의사의 처방에 의하여 퇴원환자에게 조제실에서 조제 투약한 경우에 산정한다.

다. 18시~09시 또는 공휴일에 응급진료가 불가피하여 마취를 행한 경우에는 소정점수의 50%를 가산한다.

라. 동일 피부 절개 하에 2가지 이상 수술을 동시에 시술한 경우 주된 수술은 소정점수에 의하여 산정하고 제 2수술부터는 해당 수술 소정점수의 50%를 산정한다.

마. 조산료에는 입원료 산전.산후 처치료 등이 비용이 포함되지만 식사를 제공한 경우 식대를 별도 산정할 수 있다.

① 가, 나, 다
② 나, 다, 라
③ 다, 라, 마
④ 가, 라, 마
⑤ 모두

22

데이터 사전(Data dictionary)에 대한 내용으로 맞는 것은?

① 데이터 집합의 요소이며 데이터베이스에서 의미를 가진 가장 최소단위이다.

② 유사한 데이터를 저장한 데이터들의 집합체이다.

③ 데이터가 무슨 의미를 갖는지 설명해 놓은 것이다.

④ 데이터 처리에서 한 개의 단위로 취급하는 데이터 집합이다.

⑤ 질 관리된 데이터로 병원 경영에 효율화를 할 수 있다.

23

전자서명에 대한 내용이 다른 것은?

① 인증은 전자서명 생성정보가 공인인증기관에게 유일하게 속한다는 사실을 확인하고 증명하는 행위이다.

② 공인인증서는 공인인증기관이 발급하는 인증서를 말한다.

③ 가입자는 공인인증기관으로부터 전자서명 생성정보를 인증 받은 자이다.

④ 서명자는 전자서명생성정보를 보유하고 자신이 직접 서명을 하는 자이다.

⑤ 개인정보는 개인을 알아볼 수 있는 정보 및 생체특성에 관한 정보를 말한다.

24

의료기관 진료의 질을 검토하고 적정 진료보장을 위한 자료를 색출이 가능한 색인은?

① 환자색인
② 번호색인
③ 질병 및 수술색인
④ 의사색인
⑤ 이름색인

25

도나베이언의 구조적 접근방법으로 구성된 것은?

가. 진료비청구심사　　나. 동료심사
다. 사망률　　　　　　라. 신임제도
마. 자격증

① 가, 나   ② 다, 라
③ 라, 마   ④ 가, 다
⑤ 나, 라, 마

26

LOINC에 대한 내용이 틀린 것은?

① 진료과정의 각종 임상관찰 및 임상 검사결과가 구조화된 형식으로 전자적 교환 및 진단검사 검사의학 결과를 수집하기 위한 목적으로 개발된 용어체계이다.
② 국내에 적합한 한국보건의료표준 용어 체계이다.
③ laboratory LOINC와 Clinical McDonald 으로 구분
④ 1994년 미국 인디애나 대학 부속연구소인 리젠스트리프 연구소에서 처음 개발되었고 현재 7개 언어로 번역되어 사용
⑤ 검사정보들은 임상검사실에서 진료시스템으로 자료를 보낼 때 HL7을 이용한다.

27

데이터웨어하우스의 특징이 아닌것은?

① 주제지향성   ② 통합성
③ 비휘발성   ④ 시계열성
⑤ 해석의 용이성

28

다음 중 시소러스(thesaurus)에 대한 내용이 맞는 것은?

① 유의어 목록으로 관련어집이라고 한다.

② 개념이나 객체를 특정 언어 표현으로 명명한 것이다.
③ 통계 산출이나 연구 지원 등의 사용목적에 따라 구분하는 것이다.
④ 표준을 설정하고 활용하는 행위이다.
⑤ 다른 시스템 간의 정보교환으로 다른 서비스와 커뮤니케이션 하는 것이다.

29

한 쌍의 공개키와 비밀티 두개의 키를 사용하는 암호와 기법은?

① PKI   ② 시저암호
③ 전치형 암호   ④ 폴리비우스 암호
⑤ DH

30

광파일 시스템의 정보 처리에 대한 내용이 아닌 것은?

① 의무기록을 스캔하여 컴퓨터 장비 및 네트워크 시스템을 이용하여 의무기록을 공유하는 시스템이다.
② 의료법에서 의무기록을 마이크로 필름 또는 광디스크에 저장할 수 있다고 정의되어 있다.
③ 광파일 시스템은 의무기록 보관과 정보 공유의 문제를 해결하였다.
④ 스캔장비와 인력을 필요로 하는 효율적인 방식이었다.
⑤ 이미지 의무기록의 인덱스는 별도의 광파일 시스템의 DB 서버에 저장된다.

31

병상 회전 간격이 길다면 의미하는 바는 무엇인가?

① 병상이용률이 높아지고 있다.
② 병상이용률이 낮아지고 있다.
③ 평균재원환자수가 많아지고 있다.
④ 평균재원일수가 길어지고 있다.
⑤ 아무런 상관관계가 없다.

32

약제 및 재료대가 소정금액에 포함되어 산정하지 않는 경우가 아닌 것은?

① 수혈에 소요된 1회용 주사기와 주사침 및 정맥내 유지침, 수액세트
② 한방검사료
③ 인공심장판막
④ 마취약제 주사 시 사용한 1회용 주사기 및 주사침
⑤ 주사시 사용된 1회 주사기와 주사침, 나비침, 정맥내 유지침, 수액세트

33

표준이나 표준화에 대한 내용이 틀린 것은?

① 특수목적형 표준은 특정분야 전문가 집단이 업무 편이성을 위하여 개발한 것이다.
② 시장형 표준은 사회 전반에 보급되어 표준으로 인정받는 것이다.
③ 정부주도형 표준은 정부기관에서 개발하여 보급하는 것이다.
④ 사용자 동의형 표준은 사용자들의 자발적 참여로 개발된 것이다.
⑤ 통신주체간의 합의된 규약은 지역표준이다.

34

다음 중 기록지에 기록 서명하는 것으로 틀린 것은?

① 핵의학 검사– 방사선 전문의
② 뇌파검사–신경과 전문의
③ 근전도검사–신경과 전문의 또는 정형외과 전문의
④ 의사지시기록지– 주치의
⑤ 심전도검사–심장전문의

35

CPR로 가기 위한 구조와 내용에 대한 표준을 제시하고 표준화를 위한 상세한 지침을 기술한 것은 무엇인가?

① HL7   ② E1384
③ ASTM   ④ AHIMA
⑤ EHR

36

데이터를 요약하여 의사결정 지원, 축척 데이터를 체계적이고 단계적으로 분석하고 입체적인 다차원문석을 통하여 복잡한 질의어를 대화식으로 데이터 사이의 관계 및 상호작용을 규명하고 미래에 대한 예측과 정책결정을 가능하게 하는 것은?

① Data Warehouse   ② Data Warehousing
③ OLAP   ④ Data Mining
⑤ Database

37

수술, 처치, 처방 등의 수행하지 않을 경우 이유나

수술 취소사유등을 기록하는 기록지는?

① 수술기록지　　② 응급실기록지

③ 투약기록지　　④ 간호기록지

⑤ 그래픽기록지

38

NANDA에 대한 내용이 틀린 것은?

① 국제 표준 간호 용어 체계이다.

② 북미간호진단협회에서 개발하였고 2002년 NANDA 인터내셔널로 명칭을 바꾸어 관리하고 있다.

③ 통합의학언어시스템으로 미국 국립의학도서관에서 개발하고 있는 의료분야의 통합의학 용어 모델이다.

④ 건강증진, 영양, 제거/교환, 활동/휴식 등 13개 영역과 47개 분류, 216개의 간호진단을 포함한다.

⑤ 간호실무에 사용되는 간호진단과 결과, 중재를 표현하는 7개 축의 모델을 개발하였다.

39

세계 최대규모의 국제표준화 기구는?

① SNO(Standard Developed Organization)

② ANSI(Ameican National Standard Insititute)

③ ASTM(American Society of Testing Materials)

④ CEN

⑤ DICOM

40

퇴원 후 의료자원의 과소 과잉을 검토하는 방법은?

① 전향적 검토　　② 입원전 검토

③ 입원 중 검토　　④ 선별적 검토

⑤ 후향적 검토

41

기간 중의 일일 재원환자수를 모두 합한 수를 무엇이라고 하는가?

① 총재원일수　　② 평균재원일수

③ 재원환자 연인원수　④ 병상점유율

⑤ 입원서비스일

42

8세 미만의 소아에게 정맥내 점적주사를 시행하여 준 경우 주사료에 가산은 몇 % 산정하는가?

① 50%　　② 40%

③ 30%　　④ 25%

⑤ 10%

43

데이터 모음이라고 하며 유사한 데이터를 저장한 데이터들의 집합체를 무엇이라고 하는가?

① 메타데이터(Meta data)

② 데이터 셋(Data Set)

③ 데이터 사전(Data dictionary)

④ 데이터 매핑(Data mapping)

⑤ 데이터 아키텍처(Data architecture)

44

다음 중 표준에 대한 실 예가 틀린 것은?

① 특수목적형 표준-DICOM
② 산업형 표준-마이크로소프트 윈도우
③ 정부주도형 표준-건강보험 청구 양식
④ 사용자 동의형 표준-HL7
⑤ 국가표준-ISO

45

농어촌 등 벽 오지에서 거주하는 국민이라도 쉽게 의료서비스를 제공을 받을 수 있지만 진료수준이 낮고 의사의 윤리수준에 따른 진료가 될수 있는 진료비지불방식은 무엇인가?

① 총액계약제
② 인두제
③ 행위별수가제
④ 봉급제
⑤ 포괄수가제

46

의료기관 등에서 의료 및 보건지도 등에 관한 기록 및 정보의 분류, 확인, 유지 관리를 주된업무로 하는 사람을 무엇이라고 하는가?

① 치위생사
② 물리치료사
③ 보건의료정보관리사
④ 조산사
⑤ 간호사

47

PHR(Personal Health Record)에 대한 내용이 맞는 것은?

① 인터넷 기반에서 한 사람의 건강을 추적하고 건강관리활동을 지원하는 시스템이다.
② 종이 의무기록을 스케닝하여 저장하는 시스템이다.
③ 의사가 직접 오더를 입력하는 시스템이다.
④ 이미지 파일을 CD-ROM에 저장하는 시스템이다.
⑤ 전문화된 원무행정관리를 하는 시스템이다.

48

용어에 대한 정의가 틀린 것은?

① 3시간 이내에 분만하는 것을 조기분만이라고 한다.
② 임신기간과 상관없이 태아가 완전히 배출되기 전 사망하는 것을 태아사망이라고 한다.
③ 태아가 생존 가능 시기이전에 임신이 종결되는 것을 유산이라고 한다.
④ 출산 때 태아가 사망해 있는 태아를 분만한 것을 사산이라고 한다.
⑤ 수정 후 약 2주부터 8주까지 발육하고 있는 생체를 배아라고 한다.

49

Deming의 PDCA cycle에서 의료의 질 향상에 대한 결과를 관찰하는 단계는?

가. Plan	나. Do
다. Act	라. Check

① 가
② 나
③ 다
④ 라
⑤ 가, 라

50

ASTM E1384에 대한 내용을 의미하는 것은?

가. 각국의 공업규격을 통일하고 국제적 교류를 유도하는 세계 최대의 국제 표준화 기구이다.

나. 미국 정부가 인정하는 공식적인 국가 표준기구이며 의료정보 표준화를 제안하였다.

다. 유럽 공식 표준화 기구이며 산하에 보건의료정보 기술위원회에서 의료정보통신 분야의 표준화 활동을 한다.

라. ANSI가 승인한 표준개발기구 중 하나로 정보공유 및 접속을 위한 의료정보 전송표준 프로토콜이다.

마. 의료영상정보의 표준기술로 영상정보 교환에 관한 표준화를 위한 핵심기술이다.

바. EHR의 콘텐츠와 구조를 위한 표준안으로 전자건강기록의 논리적인 구조와 내용에 표준을 제시한다.

① 가, 나
② 나, 다
③ 다, 라
④ 라, 마
⑤ 바

51

AHIMA에서 주장한 역할로 개인의 건강이력, 정보노출, 정보자료원 등을 관리하는 역할을 수행하는 사람은?

① 보건정보관리자(Health Information Manager)
② 임상자료전문가(Clinical Data Specialist)
③ 건강정보관리자(Patient Information Coordination)
④ 데이터 질 관리자(Data Quality Manager)
⑤ 데이터 자원 관리자(Data Resource Administrator)

52

의료서비스의 이용절차. 시설 등에 관하여 필요성이나 적절성 여부를 검토하는 것을 무엇이라고 하는가?

① 진료비청구심사(Claims Review)
② 의료감사(Medical audit)
③ 의료자원이용검토(Utilization Review)
④ 신임제도(Accreditation)
⑤ 자격증(Certification) 부여

53

이집트 시대의 인물로 내과 환자 치료에 대한 의학문헌으로 인간의 신체 내부를 깨끗이 하기 위해서 피마자와 맥주를 같이 먹으면 된다고 주장한 사람은?

① Rhazes
② Galen
③ Papyrus Ebers
④Edwin Smith Papyrus
⑤Thoth

54

계층에 따라 데이터 구조를 표현하고 객체들을 생성하여 하위계층이 상위계층으로부터 속성을 물려받는 구조를 가진 데이터베이스는?

① 네트워크형 데이터베이스 프로그램
② 객체지향형 데이터베이스
③ 데이터관리시스템
④ 관계형 데이터베이스
⑤ 계층형 데이터베이스

55

다음 설명이 틀린 것은?

① OCS. 방사선 정보, 인사급여 등의 정보를 통하여 의사결정을 정보화 시스템을 경영 정보시스템이라고 한다.

② Telemedicine은 원격의료를 의미한다.

③ 의사결정을 쉽게 할 수 있도록 데이터를 분석하는 것을 의사결정시스템(Decision Support System)이라고 한다.

④ 최고경영자 또는 중역들이 조직 내외부의 주요 정보를 신속 정확하게 조회할 수 있도록 경영기능을 수행하는 시스템을 중역정보시스템(ES, Experts System)이라고 한다.

⑤ 임상정보시스템은 투약, 처치 처방이 입력이 되어서 관련 직원들에게 전달이 되는 것을 의미한다.

56

의료의 질 관리를 위하여 의무기록을 검사하는 위원회는?

① 의료이용검토위원회

② 신용위원회

③ 의무기록위원회

④ 감염관리위원회

⑤ 위험관리위원회

57

보험회사가 심사업무수탁수수료를 지급하는 과정에서 장기간 동안 수수료가 협의되지 않는 경우 중재할 수 있는 자는?

① 심사평가원장　　② 보건복지부장관

③ 국토교통부장관　　④ 교통사고 환자

⑤ 건강보험관리공단

58

100병상당 1일 평균재원 환자수가 높다는 의미는 무엇인가?

① 병상규모가 비슷한 병원보다 입원환자수가 적다.

② 병상규모가 비슷한 병원보다 외래환자가 많다.

③ 병상규모가 비슷한 병원과 입원환자수가 같다.

④ 병상규모가 비슷한 병원보다 입원환자수가 많다.

⑤ 병상규모가 비슷한 병원과 외래환자수가 같다.

59

개인정보 보호 기본계획을 관계 중앙행정기관의 장과 협의하여 작성 후 보호위원회에 제출하고 보호위원회 심의 의결을 거쳐 시행하는 자는?

① 보건복지부장관

② 인증평가위원장

③ 행정안전부장관

④ 건강보험공단이사장

⑤ 심사평가위원장

60
전자화된 개인의 건강정보 또는 진료정보를 평생의 건강기록이 전산화되는 전자의무기록시스템은 무엇인가?

① CRM
② OCS
③ ASTM
④ EMR
⑤EHR

61
병원의 업무를 처리하기 위하여 개발된 소프트웨어를 무엇이라고 하는가?

① 데이터베이스 프로그램
② 응용프로그램
③ 하드웨어 프로그램
④ 관계형 데이터베이스
⑤ 계층형 데이터베이스

62
의사들을 훈련시키고 환자를 치료하는 장소로 사용하여 치료내용을 사원벽에 작성하여 의무기록 저장소로 이용되었다고 의미하는 것은?

① Aesculapiadae
② Aesculapia
③ Aesculapius
④ St.Bartholomew's Hospital
⑤ Romana Acta Diurna

63
분만진통과 비슷하지만 자궁경관이 열리지 않는 효과 없는 진통을 가지고 있는 것을 무엇이라고 하는가?

① 질식분만
② 무통분만
③ 가성분만
④ 지연분만
⑤ 급속분만

64
엔티티 간의 연관관계를 표현한 것은?

① Flow Chart
② 엔티티(Entity)
③ 인스턴스(Instance)
④ 관계(Relationship)
⑤ERD

65
차등수가에 대한 내용이 틀린 것은?

① 1일 진찰건수를 기준으로 진찰료에 대하여 차등 지급한다.
② 1일 조제건수를 기준으로 하여 조제료에 대하여 차등 지급한다.
③ 차등 지급되는 진찰료는 1개월의 총 진찰료를 승하여 산출한다.
④ 의사, 한의사, 치과의사 1인당 1일 평균 진찰횟수는 초진환자의 1개월간 진찰회수의 합을 구하여 산출한다.
⑤ 1일 진찰횟수 및 1일 조제건수가 75건 이하이면 100%를 지급한다.

66
간호활동의 정보를 기록하며 간호전달 체계의 관리를 할수 있는 시스템은?

① LIS
② RIS
③ OCS
④ CIS
⑤ NIS

67

QI 영역으로만 구성된 것을 고르시오?

| 가. 의료이용도 관리 | 나. 위험관리 |
| 다. 고객만족 | 라. 자원의 적절한 이용 |

① 가, 나
② 가, 나, 다
③ 나, 다, 라
④ 가, 나, 라
⑤ 모두

68

다음 중 자료지향적 의무기록의 내용인 것은?

① Dr. Lawrence Weed에 의하여 고안되었다.
② 단기적 문제점이 반복되는 경우 주문제 목록으로 변경이 가능하다.
③ 자료의 출처가 같은 것끼리 서식 종류 별로 날짜 순서에 따라 철한다.
④ 법적 소송으로부터 보호하는 법적 근거자료로 제공이 가능하다.
⑤ 환자 의무기록을 통한 진료 질의 지속적 평가가 가능하다.

69

신생아의 병상이용률 계산에 포함되지 않는 것은?

① 조산아
② 과숙아
③ 선천성 기형아
④ 구급차에서 분만한 신생아
⑤ 제왕절개 수술로 분만한 신생아

70

EHR(통합건강기록)의 필수조건이 아닌 것은?

① 개인의 평생 건강정보 또는 진료정보 일 것
② 허가된 사용자는 정보에 바로 접근할 수 있을 것
③ 의사결정지원을 제공 할것
④ 광파일 시스템을 지원할 것
⑤ 환자 진료를 위한 효율적인 과정을 지원할 것

71

다음 중 진찰료를 1회만 산정해야 되는 경우는 무엇인가?

① 요양기관의 사정에 의하여 진료 당일 검사나 방사선 진단을 실시하지 못한 경우 진찰료는 1회만 산정한다.
② 의사 또는 치과의사가 작성 교부한 처방전에 따라 주사제를 투여받기 위해 요양기관인 약국에서 조제 받은 주사제를 투여 받기 위해서 당해 요양기관에 당일에 재 내원하는 경우에는 진찰료를 1회만 산정한다.
③ 동일한 의사가 동시에 2가지 이상의 상병에 대하여 진찰을 한 경우 진찰료를1회만 산정한다.
④ 두 개 이상의 진료과목이 설치된 의료기관에서 동일 환자의 다른 상병에 대하여 전문분야가 다른 진료담당의사가 진료한 경우에는 진찰료를 1회만 산정한다.
⑤ 다른 상병에 대하여 2인 이상의 의사가 각각 다른 날에 진찰한 경우 진찰료를 1회만 산정한다.

72
확장성(Scalability)에 대한 설명이 맞는 것은?

① 다른 시스템 간의 정보교환과 업무처리가 정확하게 이루어지는 것이다.
② 다른 시스템에서도 설치가 편리한 것을 말한다.
③ 소규모 시스템에서 상위시스템까지 일관적으로 서비스 제공을 하는 것이다.
④ 제품, 프로세스 방법, 재료등의 지침이나 특성을 말한다.
⑤ 한 예로 윈도우 시스템 설치를 들 수 있다.

73
형태학 및 해부학을 기술하기 위하여 CAP에 의해 출판이 되었고 환자진료 향상을 목적으로 효과적인 임상자료의 기록을 돕고 건강정보에 사용되는 의미를 코드화하기 위하여서 개발된 데이터 표준은?

① DICOM
② EDI
③ HL7
④ ICD-10
⑤ SNOMED CT

74
경영자들이 직접 필요한 정보를 산출할 수 있도록 하는 시스템은?

① EIS
② DSS
③ OLAP
④ Data Minig
⑤ Relation Data Base Management

75
테이블에 튜플(행)을 삽입할 때 사용하는 것은?

① select
② insert
③ update
④ commit
⑤ rollback

76
환자에게 치료효과를 높이거나 진료에 드는 비용을 줄임으로써 나아질 수 있다고 Mayer가 주장한 개념은?

① 접근성
② 질
③ 지속성
④ 효율성
⑤ 효과성

77
자동차 보험진료수가 심사결과에 이의가 있을 경우 이의제기를 처리하는 기간은?

① 20일
② 30일
③ 10일
④ 40일
⑤ 무제한

78
65세 이상의 노령자, 신장이식, 투석환자를 위하여 미국에서 시행된 공공월보장제도는 무엇인가?

① DRG
② Medicaid
③ NHI
④ Medicare
⑤ NHS

79

대한보건의료정보관리사에서 제시한 역할로 의무기록 기반의 정확하고 윤리적인 보험청구 및 평가 데이터를 분석하는 역할은?

① 보건의료정보 표준 전문가
② 보건의료정보 분류전문가
③ 보건정보관리자
④ 보건의료정보관리자
⑤ 개인정보보호 관리자

80

표준화된 서식을 통하여 통신표준에 따라서 전자적 신호로 바꾸어서 교환하는 정보전달 방식은?

① EDI
② LIS
③ RIS
④ PACS
⑤ EDS

81

생산, 판매, 원가, 회계, 자금 고정자산등의 운영시스템을 하나의 체계로 통합한 경영관리 통합시스템으로 생산성 극대화하려는 기업 리엔지니어링 기법으로 병원의 모든 자원을 효율적으로 통합운영하기 위한 시스템은 무엇인가?

① CRM
② OCS
③ ERP
④ EMR
⑤ HER

82

초생아에 대한 용어의 정의로 맞는 것은?

① 임신 37주의 태아
② 출생 후 1주이내
③ 출생 후 28주 이내
④ 분만한 첫째아이를 의미
⑤ 출생후 3주 이내

83

개인정보보호위원회에 대한 내용으로 틀린 것은?

가. 보호위원회 위원장과 위원의 임기는 3년으로 하며 1차에 한하여 연임할 수 있다.
나. 보호위원회의 조직과 운영에 필요한 사항은 대통령령으로 한다.
다. 위원장은 위원 중에서 공무원이 아닌 사람으로 보건복지부장관이 위촉한다.
라. 개인정보 보호에 관한 사항을 심의. 의결하기 위하여 대통령 소속으로 개인정보 보호위원회를 둔다.
마. 보호위원회는 위원장을 포함하여 15명 이내의 위원으로 구성하며 상임위원은 정규직 공무원을 임명한다.

① 가
② 나
③ 다
④ 라
⑤ 마

84

관계형 데이터베이스와 관련된 내용이 틀린 것은?

① 관계형 데이터베이스에서는 데이터가 테이블 형태로 표현이 된다.
② Relation(릴레이션)은 관계형 데이터베이스

에서 정보를 구분하여 저장하는 기본 단위
가 된다.

③ Attribute(속성)는 데이터의 구체적인 정보
항목이다.

④ Tuple(튜플)은 관계형데이타베이스 내에서
속성과 관련된 값의 집합으로 표의 열은 속
성이 되고 행은 Tuple이 된다.

⑤ primay key(기본키)는 후보키에서 기본키
를 제외한 나머지이며 기본키에 문제가 생
겼을 경우 대체하여 사용할 수 있다.

85

환자의 몸에 승낙없이 하는 경우를 무엇이라고 하
는가?

① assault　　　　② clinical resume

③ Face Sheet　　④ final diagnosis

⑤ admitting diagnosis

86

국제적으로 통일된 질병 손상 및 사인분류를 정하
여 활용하기 위하여 WHO에서 관리 및 배포하는
것은?

① HL7　　　　② ICD

③ NANDA　　④ ASTM E1384

⑤ NCPDP

87

퇴원 후 1개월 이내 같은 병명으로 재 입원한 경우
대체가 가능한 기록지는?

① 퇴원요약지

② 단기간 입원기록지

③ 기간 중 병력기록

④ 진단요약색인기록지

⑤ 병력기록지

88

환자의 중증도에 따라 진료하며 응급실에서 사용하
는 시스템은?

① TPS　　　　② LIS

③ RIS　　　　④ PACS

⑤ EDS

89

진료에 소요되는 약제와 진료비를 별도로 산정하고
의료인이 제공한 의료행위마다 항목별로 가격을 책
정하여 진료비를 지급하는 진료비지불방식은 무엇
인가?

① 총액계약제　　② 인두제

③ 행위별수가제　④ 봉급제

⑤ 포괄수가제

90

특정 목적에 따라 미리 구분된 수준에서 자료를 정
리하는 개념의 집합을 무엇이라고 하는가?

① 코드화　　　　② 용어

③ 분류체계　　　④ 표준화

⑤ 시소러스

91

미국방사선협회(ACR, American College of Radiology)와 전기공업화(NEMA,National Electrical Association) 합동으로 개발되었으며 의료 디지털 영상과 부수적인 의료정보의 전송을 위한 표준은 무엇인가?

① DICOM
② EDI
③ HL7
④ ICD-10
⑤ SNOMED CT

92

전자의무기록시스템 도입 기대효과가 아닌 것은?

① 전산장비 도입으로 인한 비용 최대화
② 데이터 접근성 향상
③ 자료의 질 향상
④ 의사결정 지원
⑤ 연구수준의 향상

93

Non-Chart System을 구축하고 데이터베이스를 통하여 구조화할 수 있는 차별화된 EMR을 위한 고려사항이 아닌 것은?

① 의학용어 및 간호용어의 표준화
② 의무기록 표현 방식의 표준화
③ 의료서식의 표준화
④ 모바일기기 및 이동무선 장비를 OCS 및 EMR과 연동할 수 있는 기술
⑤ 진단에 따른 처방 통일화

94

ISO에 의하여 국제적으로 승인되었고 거래에서 교환하는 자료의 형식과 내용에 관한 표준을 의미하는 것은?

① DICOM
② EDI
③ HL7
④ ICD-10
⑤ SNOMED CT

95

WHO 회원국가에서 사망 및 질병통계를 수집하기 위하여 43개의 언어로 번역되어 배포되었으며 사용 질병이환 및 사망원인을 유사성에 따라 체계적으로 분류한 것은?

① DICOM
② EDI
③ HL7
④ ICD-10
⑤ SNOMED CT

96

방사선 의약품을 체내에 주입하여 검사한 내용을 기록하는 기록지는?

① 의사지시 기록지
② 병력기록지
③ 치료방사선 기록지
④ 핵의학 검사지
⑤ 진단방사선기록지

97

세계가정의학회의 국제분류위원회가 개발한 의료
분류에 대한 분류체계는?

① ICPC−2   ② ICF

③ DSM   ④ KCD

⑤ NCPDP

제 1회 실전모의고사_

2교시(73문항)+의료관계법규(20문항)

질병 및 사인 및 의료행위분류, 의학용어, 기초 및 임상의학, 암등록+의료관계법규

01

병적골절로 발생할 수 있는 질병은?

① exostosis

② Lou Gehrig disease

③ osteoporosis

④ Paget's disease

⑤ Potts disease

02

대부분 간에 많이 생기는 암은?

① carcinoma

② Hepatocelluar

③ melanoma

④ seminoma

⑤ Transitional cell carcinoma

03

전신피부에 분포하여 땀을 분비하는 gland는?

① apocrine gland   ② endocrine gland

③ ecrine gland   ④ sebaceous gland

⑤ serous gland

04

코를 사이에 두고 나비모양의 홍반을 의미하는 내용이 맞는 것은?

① Discoid Lupus Erythematosus

② erythema

③ Systemic Lupus Erythematosus

④ eruption

⑤ eczema

05

조기분만에 대한 O60.1을 분류할 수 있는 임신 주수는?

① 36주 미만   ② 37주 미만

③ 30주 미만   ④ 35주 미만

⑤ 38주 미만

06

동공을 둘러싸고 있는 것은?

① squeous humor   ② choroid

③ iris   ④ retina

⑤ macula lutea

07

위의 유문부 점막에 있는 세포에서 분비되어 위액 분비를 촉진하는 호르몬은?

① 세크레틴
② 콜레시스토킨
③ 판크레오지민
④ 가스트린
⑤ 프로락틴

08

폐, 심장, 혈관의 운동을 지배하고 있으며 호흡중추라고 할수 있는 것은?

① diencephalon
② thalamus
③ mesencephalon
④ medulla oblongata
⑤ cerebellum

09

병원균 등이 신체에 들어온 경우 세포가 손상된 초기 반응으로 면역보호 작용을 하는 과정을 무엇이라고 하는가?

① 염증반응
② 화학반응
③ 과민반응
④ 생리적 반응
⑤ 비생리적반응

10

양성의 특징으로 맞는 것은?

① 양성은 침윤성이다.
② 양성은 분화도가 낮다.
③ 양성은 예후가 불량하다.
④ 양성은 재발이 적다.
⑤ 양성은 성장속도가 빠르고 팽창성을 가진다.

11

다음 중 신경에 대한 내용이 틀린 것은?

① 뇌는 뇌막, 대뇌, 소뇌, 뇌간, 척수로 이루어져 있다.
② 척수신경은 31쌍으로 구성되어 있다.
③ 뇌신경은 12쌍으로 이루어져 있다.
④ 자율신경계는 교감신경과 부교감신경으로 이루어져있다.
⑤ 설인신경은 척수신경에 포함된다.

12

신생물의 실질세포가 기능학적으로 정상모 세포와 얼마나 닮았는지를 나타내는 것은?

① Morpology
② Topography
③ Behavior
④ Grade
⑤ staging

13

다음 중 내용이 틀린 것은?

① nephroptosis는 신장이 처진 것이다.
② nephromegaly는 신장이 커진 것이다.
③ Wilm's tumor는 소아종양으로 고혈압, 동통, 단백뇨가 있다.
④ rectovesical fistula는 직장과 방광사이의 비정상적인 통로이다.
⑤ intravenous pyelogram은 정맥내 조영제 주사를 놓는 것이다.

14

난소암을 발견할 수 있는 종양표지자는?

① AFP ② POA

③ CA-19-9 ④ CA-125

⑤ SCC

15

deafness가 발생할 수 있는 신경과 관련이 있는 것은?

① trigeminal nerve

② abducens nerve

③ vestibulocochlear nerve

④ oculomotor nerve

⑤ olfactory nerve

16

같은 질병분류 코드로 분류되어야 함을 알려주는 용어는 무엇인가?

① 제외 ② NOS

③ 포함 ④ 원괄호

⑤ 검표

17

다음 중 용어해설이 틀린 것은?

① hydronephrosis – 수신증

② ureterectasis – 요도확장증

③ nephrolithiasis – 신장결석증

④ pyelonephritis – 신우신염

⑤ hypernephroma – 부신종

18

세포의 수가 늘어나는 것을 무엇이라고 하는가?

① 위축 ② 비대

③ 증식 ④ 화생

⑤ 손상

19

anosmia가 발생할 수 있는 신경과 관련이 있는 것은?

① trigeminal nerve

② abducens nerve

③ vestibulocochlear nerve

④ oculomotor nerve

⑤ olfactory nerve

20

혈액이 응고된 덩어리는 무엇이라고 하는가?

① 충혈 ② 허혈

③ 혈종 ④ 색전

⑤ 혈전

21

radical pancreatoduodenectomy와 동의어는?

① Duhamel operation

② enterolysis

③ Lane's operation

④ Whipple operation

⑤ Miles operation

22

수술 및 처치에 대한 분류방법이 틀린 것은?

① 생검은 개방성과 폐쇄성으로 분류되어 있으므로 어떤 방법이었는지 확인 후 분류한다.

② 어떤 처치 또는 검사를 실시하여 실패한 경우에는 분류하지 않는다.

③ Includes 또는 Excludes의 지시어에 따라 올바른 분류를 한다.

④ 수술 및 처치 코드번호는 00.01~99.99까지의 번호로 처음 두 자리는 해부학적 구분에 따라 분류되었다.

⑤ 뇌출혈 또는 뇌혈종을 제거하는 수술은 출혈부위에 따라 달리 분류한다.

23

wind pipe와 동의어는?

① trachea   ② Pharynx

③ bronchus   ④ Larynx

⑤ adenoid

24

다음 중 속발성은 의미하는 용어가 아닌 것은?

① metastatic   ② spread to

③ infiltrated   ④ primary

⑤ scattered

25

손바닥 근막의 비후로 손가락을 완전하게 펴지 못하는 질환은?

① acute compartment syndrome

② carpal tunnel syndrome

③ dupuytrens contracture

④ ganglion

⑤ Lou Gehrig disease

26

다음 중 질병분류 원칙에 대한 내용이 틀린 것은?

① 식중독의 원인이 세균성이면 A00~A09로 분류하고 음식섭취로 인한 경우에는 T61~T62로 분류한다.

② 선천성 결핵과 결핵의 후유증은 결핵코드인 A15~A19항목에 포함되어 있다.

③ 호흡기 결핵은 세균학적 및 조직학적 확인 여부에 따라 A15._와 A16._으로 분류한다.

④ 매독은 연령에 따라 조기와 만기로 구분하여 분류한다.

⑤ HIV(Human Immunodeficiency virus)로 인하여 다발성 질환을 가져온 경우 .7을 부여한다.

27

심장이 순간순간 멈추게 되어 연속적으로 뛰지 않는 상태를 무엇이라고 하는가?

① bradycardia

② tachycardia

③ flutter

④ arrhythmia

⑤ heart block

28

혈액이 흉강에 쌓여 있는 상태를 무엇이라고 하는가?

① 혈흉　　　　　② 혈복강
③ 혈심낭　　　　④ 혈종
⑤ 응고

29

직장암인 경우 치료하는 수술은?

① Duhamel operation　② enterolysis
③ Lane's operation　　④ Whipple operation
⑤ Miles operation

30

국제 암 연구소를 의미하는 것은?

① WHO　　　　　② ACS
③ IARC　　　　　④ NCI
⑤ SEER

31

흉부를 왼쪽과 오른쪽으로 나누는 막은?

① diaphragm　　　② pleura
③ peritoneum　　　④ meingitis
⑤ mediastinum

32

다음 중 간의 기능이 아닌 것은?

① 저장기능　　　　② 재생기능
③ 담즙생산　　　　④ 당, 단백질, 지질 대사
⑤ 유화작용

33

수신증이 발생하는 경우 (　　　)이 폐색된 것이다
(　)안의 내용이 맞는 것은?

가. kidney　　　　나. Urethra
다. Bladder　　　　라. Ureter
마. Renal pelvis

① 가　　　　② 나　　　　③ 다
④ 라　　　　⑤ 마

34

백내장을 분류하는 준칙에 대하여 틀린 것은?

① 선천성 백내장은 Q12.0으로 분류한다.
② 외상성 백내장은 S코드로 분류한다.
③ 약물유발성 백내장은 H26.3과 원인을 나타내는 약물분류코드를 분류할 수 있다.
④ 당뇨병과 백내장이 관련없이 발생하여 존재하는 경우에는 각각 분류한다.
⑤ 당뇨병이 원인으로 백내장이 온 경우에는 당뇨병성 백내장으로 분류한다.

35

피부 표피의 각질층이 증식하여 굳어지는 것은?

① keratosis　　　　② dermatitis
③ leukoplakia　　　④ lupus
⑤ melanoma

36

신생물의 발생 부위를 번호 순서별로 나타낸 것을
무엇이라고 하는가?

① Morpology   ② Topography

③ Behavior   ④ Grade

⑤ staging

37

백혈구 또는 적혈구 등 혈액속의 모든 세포를 세기 위하여 실시하는 검사는?

① blood index

② complete blood count

③ differential counr

④ erythrocyte sedimentation

⑤ Leukoapheresis

38

우리 몸의 지방을 분해하여 지방의 소화 및 흡수가 하도록 하는 것을 무엇이라고 하는가?

① 유화작용   ② 해독작용

③ 식균작용   ④ 살균작용

⑤ 조혈작용

39

stroke와 동의어는?

① cerebrovascular accident

② chronic vilious arthritis

③ costovertebral angle

④ central venous access

⑤ cough variant asthma

40

원발성으로 명시하지 않았어도 무조건 전이성으로 분류해야 하는 해부학적 부위를 고르시오.

> 가. breast   나. Renal
> 다. Lymph node   라. Liver
> 마. duodenum

① 가   ② 나   ③ 다

④ 라   ⑤ 마

41

피부의 모세혈관의 파열로 적갈색의 1mm 이하의 작은 점출혈을 의미하는 것은?

① contusion   ② psoriasis

③ confution   ④ concussion

⑤ petechia

42

계류유산에 대한 정의가 맞는 것은?

① 태아가 생존 가능한 시기까지 유지되는 것을 의미한다.

② 임신 20주 이전에 출혈이 동반되는 것을 의미한다.

③ 태아나 태반의 일부가 자궁내에 남아 있는 것을 의미한다.

④ 자궁입구가 닫혀있는 상태에서 태아가 사망하여 자궁내에 있는 것을 의미한다.

⑤ 태아가 생존 능력을 갖기 이전의 임신 시기에 약물적 방법으로 임신을 종결시키는 것을 의미한다.

43

심박동이 일정한 간격으로 뛰지 않고 불규칙한 것을 무엇이라고 하는가?

① bradycardia　　② tachycardia

③ flutter　　④ arrhythmia

⑤ heart block

44

근육이 불수위적으로 수축하는 것은?

① contracture　　② strain

③ crepitus　　④ sprain

⑤ cramp

45

대부분 고환에 많이 생기는 암은?

① adenoma　　② carcinoma

③ melanoma　　④ seminoma

⑤ Transitional cell carcinoma

46

정액이 없는 증상은?

① azoospermia　　② oligospermia

③ aspermia　　④ polyspermia

⑤ dispermia

47

질병에 대한 내용을 보충하여 주는 용어는 무엇인가?

① 제외　　② NOS　　③ 포함

④ 원괄호　　⑤ 검표

48

뇌척수액 중 가장 바깥에 있는 막은?

① arachnoid mater

② subarachnoid mater

③ dura mater

④ pia mater

⑤ craniospinal pia mater

49

악성종양인 경우 전신적인 영양부족 상태는?

① volvulus　　② flatulence

③ bulimia　　④ cachexia

⑤ botulism

50

뇌혈관 질환에 대한 분류 준칙이 틀린 것은?

① 뇌혈관질환이 사고성인 경우에는 손상외인으로 분류한다.

② 뇌혈관과 고혈압이 동반된 경우에는 고혈압을 주진단으로 한다.

③ 뇌혈관이 일시적인 질환인 경우 일시적으로 발생한 질환에 대하여 분류한다.

④ 뇌혈관 질환이 비사고성인 경우에는 I코드로 분류한다.

⑤ 비외상성으로 경막상 또는 지주막하에 혈종이 생기면 뇌내출혈로 분류한다.

51

근육을 뼈에 부착시키는 역할을 하는 것은?

① articulation　　② ligament

③ skeletal　　④ muscle

⑤ tendon

③ balanoposthitis　　④ peyronie disease

⑤ hypospadias

52

설소대를 절개하여 주는 수술은?

① Fredet – Ramstedt operation

② frenotomy

③ uvulectomy

④ sialoadenotomy

⑤ glossotomy

56

조직소견을 나타내는 것은?

① Morpology　　② Topography

③ Behavior　　④ Grade

⑤ staging

53

단백질 분해 효소는 무엇인가?

① 아밀라아제　　② 트립신

③ 리파아제　　④ 인슐린

⑤ 핵산

57

수정체와 각막에 영양분을 공급하는 것은?

① squeous humor　　② choroid

③ iris　　④ retina

⑤ macula lutea

54

경막과 지주막 사이의 출혈을 의미하는 것은?

① subdural hemorrhage

② subarachnoid hemorrhage

③ intraventricular hemorrhage

④ arachnoid hemorrhage

⑤ subarachnoid hemorrhage

58

뼈에서 조혈작용을 하는 것은?

① cartilage　　② periosteum

③ hyaline　　④ bone marrow

⑤ ligament

55

고환의 발육이 나빠서 남성 성기의 발육 부전을 나타내는 질병은?

① posthitis　　② eunuchoidism

59

저작운동의 조절중추는?

① 연수　　② 뇌교　　③ 중뇌

④ 간뇌　　⑤ 소뇌

60

요도가 정상 위치보다 아래에 있는 것은?

① ureterectasis ② hypospadias

③ pyoureter ④ hydronephrosis

⑤ ureterocele

61

심방이나 심실의 근육이 극도로 빠르게 수축운동을 하며 규칙적인 것을 무엇이라고 하는가?

① bradycardia ② tachycardia

③ flutter ④ arrhythmia

⑤ heart block

62

정자수가 적은 증상은?

① azoospermia ② oligospermia

③ aspermia ④ polyspermia

⑤ dispermia

63

염증으로 인한 염증부위에 국소적으로 나타나는 5대 증상이 아닌 것은?

① 발적 ② 열

③ 쇠약 ④ 종창

⑤ 기능상실

64

점막에 상처로 헐어서 출혈하기 쉬운 상태로 피부에서는 진피 이하까지 탈락되어 흉터를 남기는 것은?

① ulcer ② erosion

③ perforation ④ excoriation

⑤ foramen

65

nephroblastoma와 동의어는?

① hypernephroma

② Bright disease

③ renal cell carcinoma

④ Wilm's tumor

⑤ nephroma

66

헤모글로빈을 함유하고 있는 것은?

① erythrocyte ② leukocyte

③ platelet ④ lymph

⑤ plasma

67

중이와 내이 사이에 있으며 소리를 증폭시키는 역할을 하는 것은?

① auricle

② cerumen

③ tympanic

④ oval window

⑤ labyrinth

68

Bright disease와 동의어는?

① hydronephrosis

② nephritic syndrome

③ pyelonephritis

④ Wilm's tumor

⑤ glomerulonephritis

69

병원균이 감염 여부를 파악하기 위한 검사는?

① blood index

② complete blood count

③ differential counr

④ erythrocyte sedimentation

⑤ Leukoapheresis

70

귀두와 포피에 염증을 무엇이라고 하는가?

① posthitis

② balanitis

③ balanoposthitis

④ epididymitis

⑤ hypospadias

71

혈액응고를 막는 작용을 하는 것은?

① histamine　　② liposome

③ acetylcholine　④ heparin

⑤ hyaline

72

pinna와 동의어는?

① auricle　　② cerumen

③ tympanic　④ oval window

⑤ labyrinth

73

손톱과 발톱의 구성성분은?

① sebum　　② sweat

③ heparin　④ keratin

⑤ collagen

★ 의료관계법규(20문항) ★

01

지역암센터의 사업내용이 아닌 것은?

① 지방자치단체의 실정을 고려하여 암관리
　종합계획에 따른 세부집행계획의 수립지원
② 암 진료의 질 향상
③ 암환자 치료
④ 지역사회의 암생존자 관리
⑤ 보건복지부 장관이 암관리를 위하여 필요
　하다고 인정하는 사업

02

다음 중 5년간 보존을 해야하는 기록은 무엇인가?

① 진료기록부　　　② 조산기록부
③ 시체검안서　　　④ 처방전
⑤ 선택진료 관련서류

03

다음 중 의료기사의 면허를 취소하지 않는 경우로
만 연결된 것은 무엇인가?

가. 면허증 대여
나. 치과기공물제작의뢰서를 보존하지 않음
다. 면허자격정지기간 중 업무
라. 품위손상
마. 결격사유에 해당

① 가, 나　　　　　② 나, 다
③ 다, 라　　　　　④ 라, 마
⑤ 나, 라

04

생물테러의 목적으로 이용 또는 사고에 의하여 외
부에 유출되어 국민 건강에 심각한 위험을 초래하
는 감염병을 무엇이라고 하는가?

① 생물테러감염병　　② 지정감염병
③ 성매개감염병　　　④ 고위험병원체
⑤ 인수공통감염병

05

감염병 예방 및 관리에 관한 기본계획은 (　)년마다
수립, 시행하여야 한다 괄호안에 알맞은 내용은?

① 5년　　　② 4년　　　③ 3년
④ 2년　　　⑤ 1년

06

국민건강보험 공단의 업무에 해당하지 않는 것으로
구성된 것은?

가. 보험급여 비용의 지급
나. 의료기관 인증
다. 보험급여 관리
라. 가입자 및 피부양자의 자격관리
마. 진료비 심사

① 가, 나　　② 나, 다　　③ 다, 라
④ 라, 마　　⑤ 나, 마

07

재정운영위원회의 구성인에 대한 내용이 틀린 것은

① 직장가입자를 대표하는 위원 10명을 위원
　으로 구성한다.

② 지역가입자를 대표하는 위원 10명을 위원으로 구성한다.

③ 공익을 대표하는 위원 10명을 위원으로 구성한다.

④ 재정운영위원회 임기는 2년으로 한다.

⑤ 재정위원회의 운영 등에 필요한 사항은 보건복지부령으로 한다.

08

요양기관의 요양급여비용 청구에 관한 서류 보존기간은?

① 3년　　② 2년　　③ 5년

④ 4년　　⑤ 10년

09

다음 중 의료인의 업무가 아닌 것은?

① 의료와 보건지도를 임무로 한다.

② 치과의사는 치과의료와 구강 보건지도를 임무로 한다.

③ 조산사는 조산과 임부, 해산부, 산욕부 및 신생아에 대한 보건과 양호 지도를 업무로 한다.

④ 간호사는 의사, 치과의사, 한의사의 지도하에 진료보조를 한다.

⑤ 의료영상진단기, 초음파 진단기의 취급 등의 관리업무를 한다.

10

심사평가원의 임원에 대한 내용이 틀린 것은?

① 원장, 이사 15명 및 감사 1명을 임원으로 둔다.

② 원장, 이사 중 4명 및 감사는 상임으로 한다.

③ 원장은 보건복지부 장관의 제청으로 대통령이 임명한다.

④ 비상임이사는 공단이 추천하는 1명을 비상임이사로 할 수 있다.

⑤ 감사는 임원추천위원회가 복수로 추천한 사람 중 보건복지부 장관의 제청으로 대통령이 임명한다.

11

재가암환자 관리사업을 시행하는 자는?

① 심사평가원장　　② 국립암센타원장

③ 대통령　　④ 보건복지부 장관

⑤ 국민건강보험공단 이사장

12

다음 중 조산기록부에 기재되는 내용이 아닌 것은?

① 생, 사산별(生.死産別) 분만횟수

② 분만의 경과 및 처치

③ 투약에 관한 사항

④ 임신 후의 경과와 소견

⑤ 분만장소 및 분만 연월시분

13

의료기사 종별에 따른 업무의 내용이 틀린 것은?

① 물리치료사: 신체의 교정 및 재활

② 치과기공사: 치아 및 구강질환의 예방과 위생관리 등

③ 보건의료정보관리사: 의료 및 보건지도 등에 관한 기록 및 정보의 분류, 확인, 유지, 관리

④ 임상병리사: 각종 화학적 또는 생리학적 검사

⑤ 작업치료사: 신체적, 정신적 기능장애를 회복시키기 위한 작업요법적 치료

14

의료기관을 점거하여 진료를 방해한 경우 해당하는 벌칙은 무엇인가?

① 5년 이하 징역이나 2천만원 이하의 벌금
② 3년 이하 징역이나 1천만원 이하의 벌금
③ 3년 이하 징역이나 3천만원 이하의 벌금
④ 2년 이하 징역이나 3천만원 이하의 벌금
⑤ 2년 이하 징역이나 1천만원 이하의 벌금에 처한다.

15

요양병원을 개설할수 있는 자로만 구성된 것은 무엇인가?

가. 의사	나. 치과의사
다. 한의사	라. 간호사
마. 조산사	

① 가. 마
② 가, 나, 다
③ 가, 다
④ 가, 다, 라
⑤ 가, 라, 마

16

보수교육이 1년 유예된 경우 받는 보수교육시간은?

① 20시간이상
② 16시간이상
③ 12시간이상
④ 8시간이상
⑤ 4시간이상

17

의료기사등의 법률의 목적에 해당하는 것은 무엇인가?

① 국민보건향상 및 의료향상에 이바지 한다.
② 국민의료에 필요한 사항을 규정한다.
③ 국민의 건강의 증진 및 유지에 이바지 한다.
④ 수혈자 및 헌혈자를 보호하며 혈액관리의 적정을 기한다.
⑤ 국내외로 감염병이 번지는 것을 방지하며 국민의 건강을 유지 보호한다.

18

보험료의 일부를 경감할 수 있는 경우가 아닌 것은?

① 섬,벽지, 농어촌 거주자
② 장애인
③ 국가유공자
④ 실업자
⑤ 65세이상

19

암의 예방과 진료기술의 발전을 위하여 암 연구사업을 시행하는 자는?

① 심사평가원장
② 국립암센타원장
③ 대통령
④ 보건복지부 장관
⑤ 국민건강보험공단 이사장

20

다음 중 보건복지부 장관이 시행하는 것이 아닌 것은?

① 암 연구사업

② 중앙암등록본부 지정

③ 암 검진사업

④ 재가암환자 관리사업

⑤ 심사평가원의 감사 임명

제 1회 실전모의고사_3교시

보건의료정보관리사 실전모의고사 1차(3교시 의무기록실무)

A 환자의 Chart를 보고 물음에 답하시오.

01

주진단명 분류기호로 옳은 것은?

① H50.1, H50.2
② H50.0, H50.3
③ H50.32, H50.20
④ H50.4, H50.1
⑤ H50.3

02

수술 및 처치 코드로 옳은 것은?

① 15.21
② 36.2
③ 15.12
④ 15.19
⑤ 15.2

03

수술 시 마취방법으로 옳은 것은?

① G.E.A
② Local anesthesia
③ Epidural anesthesia
④ Intratracheal anesthesia
⑤ BPB

04

간호기록지의 내용으로 옳은 것은?

① 병실에서 환자의 상태는 drowsy했다.

② Strabismus 수술은 ou 실시하고 회복실 경유 병실로 올라왔다.

③ 수술 후 빠른 회복을 위해서 기침과 깊은 심호흡을 지시하였다.

④ 수술 후 수술부위에 출혈과 pain을 호소하였다.

⑤ 수술 후 plan으로 tolerable diet을 설명했다.

05

신체검진 내용으로 옳은 것은?

① V/S은 비정상이다.

② Mental은 alert state상태이다.

③ chest에서 murmur이 들린다.

④ 다리주위를 손으로 누른 후 원상태로 돌아오는데 시간이 걸린다.

⑤ 복부는 촉진상 편평하다.

06

의무기록의 내용으로 옳지 않은 것은?

① 동공은 빛의 반사가 좋았다.

② 협의진료는 eye 수술을 위해 마취과의 권유로 ENT에 의뢰한 내용이다.

③ 외래경유 입원한 환아이다.

④ 간헐적인 외사시에 양 눈에 상사시가 동반되었다.

⑤ 렌즈와 유리체는 양안이 중간 정도 깨끗했다.

07

마취 전 실시한 검사가 아닌 것은?

① CBC
② Electrolytes
③ U/A
④ CXR
⑤ Echo

08

의무기록에 사용된 약어의 풀이가 옳지 않은 것은?

① BLR: bilateral lateral rectus muscle
② IO: inferior oblique muscle
③ OU: oculus uterque
④ CXR: chest x-ray
⑤ U/A: urethral ccia

09

마취기록지의 내용으로 옳지 않은 것은?

① 마취시간은 1시간 30분이고 수술시간은 1시간이다.
② 마취5분경과 혈압과 맥박이 상승하였다.
③ 체온은 구강을 통해 측정하였다.
④ 삽관 후 분비물이 많았다.
⑤ Robinul 0.08g을 im으로 주사하였다.

10

콩팥의 기능을 평가할 수 있는 검사는?

① Electrolytes
② PT/APTT
③ BUN/Cr
④ CXR
⑤ SGOT

등록번호		보험유형	국민건강
성 명	A	성별/나이	여/6
주민번호		과	
일 자	06.12.25	병 동	

퇴원요약지

주 소		전화번호	
병동 및 병실	W62-54-21	주민번호	
입 원 일	2006. 12. 25	퇴 원 일	2006. 12. 27
입 원 과	EYE	퇴 원 과	EYE 보험유형
전과내역	EYE		
협진내역	ENT:1		

〈주호소증상〉
Diplopia

〈주진단명〉
Intermittent extropia
Left hypertropia

〈부진단명(복합진단, 합병증)〉

〈검사소견 및 입원진료내역〉
Everted eyeball(OU)

〈주수술〉
BLR recession 6.5mm
IO recession 10.0mm(OU)

〈기타수술 및 처치〉

〈퇴원처방〉

CEFPROZIL SYRUP 125mg(5mℓ)/mℓ	18.00 mℓ #3 7days [Q8]	
FLUOROMETHOLONE 0.1% OPHTH 5mℓ/BTL	1.00 BTL #12 1days [OPH]	
TOBRAMYCIN SULFATE 0.3% OPHTH 5mℓ/BTL	1.00 BTL #12 1days [OPH]	

〈향후진료계획〉
OPD F/U

〈선행사인〉

부검☐

치료결과	② 경쾌	퇴원형태	① 퇴원지시
담당전공의사	이	주치의사	박

등록번호		보험유형	국민건강
성 명	A	성별/나이	여/6
주민번호		과	
일 자		병 동	

병력 및 신체검진기록

병 실 :
직 업 :　　　　　　　　　　진료과 :

주증상(Chief complaint)　　　　　　　　　　기간

　　1. _____　　　_____
　　2. _____　　　_____
　　3. _____　　　_____

과거력 (해당사항은 언제, 기간, 치료 및 효과 등이 있는 경우 ■를 선택하시오)

약물부작용 ■없음 □있음 _____　　고 혈 압 ■없음 □있음 _____
폐 결 핵 ■없음 □있음 _____　　간 　 염 ■없음 □있음 _____
당 뇨 병 ■없음 □있음 _____　　종 　 양 ■없음 □있음 _____
기타질환력

입원, 상해 및 수술력
흡 연　　　　　　　　　　음 주
약물복용

가족력

고 혈 압 ■없음 □있음 _____　　당뇨병 ■없음 □있음 _____
종 　 양 ■없음 □있음 _____　　기 타 _____

문진소견(해당사항에 ■를 선택하시오)

전신무력	■없음	□있음	피 로 감	■없음	□있음	발 　 열	■없음	□있음
오 　 한	■없음	□있음	두 　 통	■없음	□있음	현 기 증	■없음	□있음
불 면 증	■없음	□있음	인 후 통	■없음	□있음	기 　 침	■없음	□있음
객 　 담	■없음	□있음	객 　 혈	■없음	□있음	흉 　 통	■없음	□있음
심계항진	■없음	□있음	호흡곤란	■없음	□있음			
부 　 종	■없음	□있음	(안면, 등, 하지)					
오 　 심	■없음	□있음	구 　 토	■없음	□있음	토 　 혈	■없음	□있음
복 　 통	■없음	□있음	소화불량	■없음	□있음	식욕부진	■없음	□있음
복부팽만감	■없음	□있음						
혈 　 변	■없음	□있음	변 　 비	■없음	□있음	설 　 사	■없음	□있음
체중 변화	■없음	□있음						
(증가)								
배뇨곤란	■없음	□있음	혈 　 뇨	■없음	□있음	발기부진	■없음	□있음

병력 및 신체검진 기록

병동/진료과 : 62 / EYE   년 월 일 : 06. 12. 25

신체검진(해당사항에 ■를 선택하시오)

혈압 <u>120/80</u>mmHg   맥박 <u>70</u>/분   호흡 <u>12</u>/분   체온 <u>36</u>℃   체중 ＿＿kg   신장 ＿＿cm

● 전신외관
  외관   ■병색없음   □만성병색   □급성병색
  의식상태   ■정상   □몽롱   □혼미   □반혼수   □혼수
  발육 및 영양상태   ■정상   □부족   □비만

● 피부
  피부촉진   ■온 □건 □냉 □습   피부긴장도   ■정상 □빈약

● 머리, 눈, 귀, 코 및 인후
  두개형상   ■정상   □이상 ＿＿＿＿   입술 및 혀   ■정상 □건조(경함, 심함)
  결막   ■정상   □창백(경함, 심함)   □충혈(경함, 심함)
  인후 및 편도 ■정상   □충혈(경함, 심함)   □편도비대
  공막   ■정상   □황달(경함, 심함)   기타

● 경부
  목   ■유연   □경직(경함, 심함)   림프절   ■정상   □이상
  경정맥   ■정상   □확장(경함, 심함)   갑상선   ■정상   □이상

● 가슴 및 폐
  시진   ■대칭팽창   □비대칭팽창   □흡기시 함몰(늑간, 흉골하, 늑연하)
  촉진및타진   ■정상   □이상 ＿＿＿＿＿＿＿＿＿＿＿＿＿＿＿＿
  청진   ■정상   □이상 ＿＿＿＿＿＿＿＿＿＿＿＿＿＿＿＿＿＿＿＿＿＿＿

● 심장
  최대박동점   ■정상(5th ICS × LMCL)   □이상 ＿＿＿＿＿＿＿＿＿＿＿＿＿＿＿＿＿＿
  심박동   ■규칙   □불규칙
  잡음(murmurs). 진동(thrills). 진전(heavings) 및 S2, S3   ■없음   □있음

● 복부
  시진   ■편평   □함몰   □팽창(경, 중)
  청진   ■정상장음 □이상
  촉진 및 타진 ■유연 □강직 □이상소견(장기촉진, 종괴, 압통, shifting dullness 등)

● 등 및 사지
  늑골 척추간 압통   ■없음   □있음
  하지 함요 부종   ■없음   □있음
  기타(언어,   연하장애,   바빈스키 등)

● 추정진단 및 감별진단

● 치료계획

작성일 ＿＿＿＿＿＿＿   기록자 : 박

등록번호		보험유형	국민건강
성 명	A	성별/나이	여/6
주민번호		과	
일 자		병 동	

경과기록지

Date	내 용	Sign
06.12.26	〈 Admission Note 〉	
	본 6세 여환은 diplopia (ou)로 외래 경과관찰 중 BLR recession 위해 금일 admission 함.	

	PHx) DM(-)
	    HiBP(-)
	    Pul. Tbc(-). Hepatitis(-)
	    Glass Hx : N-C
	    Ocular Trauma & Surgery Hx : N-C	

	PEx)	
	Vision : R : 0.8-1 Tension : R : L : 0-2 L :	
	Lid : Neg(OU)	
	Conjunctiva : Neg(OU)	
	Cornea : Clear(OU)	
	A/C : Deep & Clear(OU)	
	Pupil : Well reflex to light(OU)	
	Lens & Vitreous : Media clear(OU)	
	Muscles : No LOM(OU) No diplopia	
	Fundus :	
	ROS)	
	Headache/Dizziness(-/-) Fever/Chill(-/-)	
	Cough/Sputum/Rale(-/-/-) Chest discomfort/Dyspnea(-/-)	
	Anorexia/Nausea/Vomiting/Diarrhea/Constipation(-/-/-/-/-)	
	Hematemesis/Melena/Hematochezia(-/-/-)	
	Urinary Sx(-)	
	Imp) intermittent extropia	
	Plan) BLR recession	

Date	내 용	Sign
06.12.26	⟨ OR note ⟩	
	Dx : intermittent extropia & left hypertropia	
	Op. name : Bilateral lateral rectus muscle recession 6.5	
	Inferior oblique muscle recession 3mm	
	Op. date :2006.12.26	
	Surgeon : Kim	
	Assist : Hong	
	Anesthesia : general	

등록번호		보험유형	국민건강
성 명	A	성별/나이	여/6
주민번호		과	
일 자		병 동	

협의진료기록

진 료 과 : OBGY 병 실 : W62-54-21 외 래 :
의뢰구분 : ■응급 □보통 환자상태 : □외래진료가능 ■외래진료불가

ENT 과 이 귀하

의뢰내용	**진단명** Divergent concomitant strabismus
	치료내용 및 의뢰사유 For R/O tonsilitis 상기 환아 금일 general anethesia 하에 Op. 진행한 환아로 금일 마취과에서 Intubation 도중 tonsil 부위에 대한 귀과적 evaluation 권고하여 협진의뢰 드리오니 고진선처 바랍니다. 감사합니다. (금일 혹은 내일 오전 퇴원 예정인 환자입니다.)

의뢰일: 2006년 12월 26일 14:46	의뢰과: EYE	의뢰의사: 박 / 이

협 진 일 : 2006.12.26
회신내용 : Both tonsillar mild injection 소견보이나 현재 증상은 없는 상태로
　　　　　 안과퇴원시 Antibiotics 먹는 약으로 약 5일정도 유지하면 되겠습니다.
　　　　　 추후 증상 발현시 F/U 부탁드립니다.

협진일: 2006년 12월 26일	회신일: 06년 12월 26일	회신과: ENT	회신의사: 김 / 박

등록번호		보험유형	국민건강
성 명	A	성별/나이	여/6
주민번호		과	
일 자		병 동	

수술 및 마취(검사)신청서

병동/진료과	년월일

진 단 명 : intermittent exotropia

수술/검사명 : BLR recession

마   취 : ■전신마취   □부분마취   □국소마취

기 왕 력 : 특이체질   고,저혈압   심장병

당뇨병   출혈소인   마약사고   알레르기

약부작용및사고 :   기 타 :

수술 및 마취(검사)의 필요성, 내용, 예상되는 합병증 및 후유증에 대한 설명:

2006 년 12 월 26 일

주치의 또는 설명 의사 : 이

본인은 본인(또는 환자)에 대한 수술 및 마취(검사)의 필요성, 내용 및 예상되는 합병증과 후유증에 대하여 자세한 설명을 의사로부터 들었으며 본 수술 및 마취(검사)로써 불가항력적으로 합병증이 야기될 수 있다는 것과, 또는 본인의 특이 체질로 우발적 사고가 일어날 수도 있다는 것에 대한 사전 설명을 충분히 듣고 이해하였으며, 수술에 협력할 것을 서약하고 상기에 따른 의학적 처리를 주치의 판단에 위임하여, 수술 및 마취(또는 검사)를 하는데 동의합니다.

2006 년 12 월 26 일

환자또는대리인 (관계 :) : A (인)	주민등록번호 :
주 소 :	전화번호 :
보 호 자 (관계 :) :	주민등록번호 :
주 소 :	전화번호 :

등록번호		보험유형	국민건강
성 명	A	성별/나이	여/6
주민번호		과	
일 자		병 동	

수술전 처치 및 간호상태확인표

병동/진료과	년 월 일

수술실 도착시간　　13:37

감염여부　　□HBsAg　　□VDRL　　□HIV　　□기타　　■해당없음

알레르기 여부　　■없음　　□있음

확 인 내 용	간 호 단 위			수술실		
	예	아니오	해당없음	예	아니오	해당없음
환자확인	✓			✓		
수술동의서	✓			✓		
금식(시간:MN NPO　　　　)	✓			✓		
활력징후(T:36.7 P:94 R:20 BP:)	✓			✓		
수술전투약 None			✓			✓
의치, 안경, 콘택트렌즈, 보청기 제거 및 의안 확인	✓					
장신구 제거(핀, 반지, 시계, 목걸이, 귀걸이)	✓			✓		
화장제거(매니큐어, 페티큐어 포함)	✓			✓		
환의착용(속옷, 양말 제거)	✓			✓		
수술전 검사(CBC, BT, LFT/UA, ECG, Chest X-ray)	✓			✓		
혈액준비(예약 및 혈액형 결과지 확인)			✓			✓
수술부위 피부준비			✓			✓
유치카테터 삽입/자연배뇨 확인	✓			✓		
위관삽입			✓			✓
관장			✓			✓
수술부위표식확인		✓				

보내는 물품 및 약품 : □없음　　■있음(0.5% Lerotloxacin 5cc OPH　　　　　)

　　　　　■의무기록　　□진료카드　　□필름　　□기타(　　　)

담당간호사(간호단위)　　　　　　　　　　/(수술실)

수간호사(간호단위)　　　　홍 / 김

등록번호		보험유형	국민건강
성 명	A	성별/나이	여/6
주민번호		과	
일 자		병 동	

마취전 환자평가

수술전 진단 : Divergent concomitant strabismus
예정 수술 : STRABISMUS SURGERY (SIMPLE:SINGLE MUSCLE)
Hegiht :   Weight :

Present & History of Medical Problem

Cardiovascular :   Pulmonary :
Hepatic :   Endocrine :
Renal :   Neurologic :
Allergies :   Pregnant :
Alcohol/Smoking :   /
기타 :   수술(마취)기왕력 :
투약 :

Physical Examination

Vital Sign :
    BP :   mmHg   PR :   회/min   RR :   회/min   BT :   ℃
Heart :   Lungs :
Airway :   Teeth :
Extrimities :   Neurologic :
Other :

Laboratory Data

CBC(WBC/Hb/Hct/Platelet) : 13.3 / 11.5 / 35.4 / 518
Electrolytes(Na/K/Cl) : 137 / 4.3 / 103   BUN/Cr : 12 / 0.5
U/A(SG, Glucose, Protein) : 1.015 / - / -
PT/aPTT :   / 35.9   SGOT/PT : 29 / 9   T-Bil : 0.4   B-Sugar : 102
EKG :
CXR : Mild cardiomegaly

ABGA(Na, K, Cl) :
Others :

Anesthesia Plan : 전신마취

2006년 12월 26일   작성자   유   (인)

등록번호	12345678
성 명	A
주민번호	
일 자	

마취기록지

2006년 12월 26일   마취번호 _____ 8138 _____

수술전 진단 ___ exobonix ___   예정수술 ___ BLR recession ___

수술후 진단 ___ ˝ ___   시행수술 ___ ˝ ___

마취전 투약 : Robinal 0.07mg IV at OR Room

ASA 분류   1 2 3 4 5 6 E
NPO   since : MN🔲 Permission

시간		2P	3P	4P	
Pento	(mg)	100			
KetaminMida	(mg)				
S.C.C	(mg)				
Panc/Vec	(mg)	2 + 1			
nubain		2 + 1			
O₂	L/min				
N₂O / air	L/min				
Ent/Iso/Hal	%				
Sevo Desf	%				
Propofol	(mg)				
Fentanyl	(g)				
Dexa		1.5mg			

I.V. 1	LA ①
2	
3	
4	

intake Fiuld	ml		150	50	200	
Blood	ml					
Output Urine	ml					
Blood	ml					
ₑₜCO₂	(mmHg)		33	34	31	30
SaO₂	%	100	100	100	100	100	100
CVP(cmH₂O,mmHg)						

기호:
× - 마취
◉ - 수술
▲ - 식도온도
△ - 직장온도
● - 맥박
× - 혈압

호흡:
○ - 자발
⊘ - 보조
⊗ - 조절

B.Wt.	20 kg, Ht, 113 cm
Hb/Hct	g/dl/ %
Urine	
Chest	
ECG	WNL
SGOT/DT :	
Remark :	

☐ Op. history
☐ Allergy
☐ Steroid
☐ Antihypertensives
☐ Digitalis
☐ Insulin
☐ Anticoagulants
☐ Calcium Channel Blocker

Method
☐ NRB(Jackson–Rees, Bain)
☑ Circle 4주   ☐ Circle with Mask
☐ Laryngeal Mask
☑ Endotracheal
   Size   cuff ⊕ –
   Blade S. Ⓒ Fiberoptic
   Ⓓro) Naso. Trac.
☐ RAE. Amored. Laser.
   Double Lumen
☐ Spinal (Hyper, Iso, Hypo)
☐ Epidural   ☐ Caudal
☐ B.P.B.   ☐ 기타

특 수 마 취
1. 심폐체외 순환
2. 일측폐 환기법
3. 고빈도 제트 환기법
4. 심장수술
5. 뇌종양 뇌혈관 질환

수술 후 통증 관리 방법

Monitoring
☑ NIBP   ☑ ECG   ☐ EEG
☑ Temperature (Oral) Rectal)
☐ Art. Line (Radial, Others)
☐ CVP   ☐ Swan–Ganz
☐ U.O.   ☐ TEG
☑ Pulse Oximatry   ☑ Multigas
☐ Nerve Stimulator   ☐ TEE

pH/PCO₂/PO₂/HCO₃/ BE /Sat
1. / / / / /
2. / / / / /
3. / / / / /
Na⁺/K⁺ /Ca⁻ / Glc /Hct
1. / / / /
2. / / / /
3. / / / /

Fluid
① SPL : 4(–200) 200
2.
3.
4.

B. Type ABO/Rh No.
B1
B2
B3
B4
B5

Remarks

최근 감기
tonsil 부어있음

①②	③④⑤
① Pre O₂	③ V-off
② Int. & Von.	④ Robinal 0.08mg
intulotion후	reostigin 0.4mg
secretion 많아	
수차례 endo,	⑤ Ext.& send pto 50
oral suction 시행	

Total

intake Fiuld	ml	
Blood	ml	
Output Urine	ml	
Blood	ml	

자 세:	
마취시간:	1 시간 90 분	마취의 :
수술시간:	1 시간 분	집도의 :

간호사 :
수술실번호: #5

등록번호		보험유형	국민건강
성 명	A	성별/나이	여/6
주민번호		과	
일 자		병 동	

수술기록지

수 술 일 : 2006.12.26   수 술 과 : EYE   집 도 의 : kim

제 1 보조의 : Hong   제 2 보조의 :   제 3 보조의 :

마 취 의 :   마 취 방 법 : General

소독간호사 :   순환간호사 :

수술전 진단명 : Intermittent exotropia
수술후 진단명 : Same as above
수술명 :   Bilateral lateral rectus muscle recession 6.5mm
          Inferior oblique muscle recession 10mm(OU)

OP finding : Exotropia

수술방법 및 관찰사항 :
After the usual preoperative preparation, the operation was performed on the both eyes under the general anesthesia. The right eyelid fissure widened with a lid speculum. The locking forceps were placed at conjunctiva near the limbus at 12 and 6 o'clock positions and the eyeball was retracted medially. The conjunctiva and Tenon's capsule were incised from 7:30 to 10:30 o'clock positions with Wescott scissors near the limbus. Bleeding was controlled with cautery. The lateral rectus muscle was isolated with a muscle hook. One 7-0 Vicryl double-armed suture was placed through the insertion site of the muscle. The muscle was severed at insertion site with tenotomy scissor and the muscle was reattached to sclera 6.5mm posterior of original insertion site. And the muscle was cut adjacent to the Hartmann straight mosquito with #15 Bard-Parker blade. The double armed sutures were pulled toward the insertion site and the bow knot tie was done with 6-0 vicryl. The inferior oblique muscle was isolated with a muscle hook. One 7-0 Vicryl double-armed suture was placed through the insertion site of the muscle. The muscle was severed at insertion site with tenotomy scissor and the muscle was reattached to sclera 3.0mm lateral & 2.0 mm posterior to lateral margin of inferior insertion site. The conjuctival flap was placed and closed with 7-0 black silk interruptedly. The left lateral rectus muscle was recessed 6.5mm with inferior oblique muscle …

조직검사(유, 무)   배농/배액 (유, 무)   패드확인 (유, 무)
기록자 서명 :   집도의 서명 :

등록번호	12345678	보험유형	국민건강
성 명	A	성별/나이	여/6
주민번호		과	
일 자		병 동	

□ 감염( )
□ post op x-ray □ Y □ N

회복실기록지

회복번호 : 7818 마취번호 :

병동	62W	진료과	Eye
진단명	entropion		
수술명	BLR resection		

마취 종류:
■ 전신마취(Endo)·IV·Mask) □ IV(Gen,Reg)
□ Epidural □ B,P,B □ spinal □ caudal

기도유지:
□ Endotracheal (발관시간 :   제거자 :   )
□ Oral airway   □ Nasal airway
■ None   □ Tracheostomy

간호 기록 및 Remark

① O₂ 5 /min
② 보호자 입회   (엄마)
③ O₂ 5 /min 상태에서 SPO₂ 95%
   checked Dr. 이
   이 정도면 괜찮다고 함.
   더 떨어지면 notify해 달라고 함.
④ Dr. 박   exam함
⑤ op site coeing(−)
⑥ Room air 상 SPO₂ 98%
   checked
⑦ uvination(−)
⑧ sand to ward c̄ chart

Time: 15:10 16:00

O₂ %5 L/min Mask Tube off

× B.P.
● Pluse
○ Respirations

PL History

SaO₂ %	95%	96% 98%	98%

Block Level

Position

Monitoring		Yes	No	N/A
□NBP	□A-Line □L-Tube	■	□	□
■Pulse Oxymetry	□Foley □Hemo-vac	□	■	□
□ECG	□X-ray □EVD-vac	■	□	□
□CVP	□Chest Tube □Baro-vac	□	□	■
□기타 :		□	□	■
■Drug : Levofloxaczuxl		□	□	■
□검체 :		□	□	■

Discharge Summary
PAR Score 8-10
Vomiting
Dressing Dry
Sensory Block;<T10
Epidural Catheter
Transport with O₂
Portable X-ray

Post-Anesthetic Recovery Score

	Activity	Respiration	Circulation	Consciousness	Color
ADM	1	2	2	1	2
30Min	1	2	2	2	2
DISCHRG	2	2	2	2	2

입실 : 15 시 10 분
퇴실 : 16 시 00 분
재실 :   시 50 분

1. 퇴실 결정의사 : 유 / 이
2. 회복실 간호사 : 한 / 권

PCA □none □IV(PCA전용,side connect) □Epidural □Abbott □Accufuser(2day, 5day) □Baxter

구 분	섭취량					배설량			
Type	H/S	N/S	1:4SD			Urine	Blood loss	Drain	
잔 량			100						
수술실			200						
회복실			50						
Total			250						

등록번호	12345678	보험유형	국민건강
성 명	A	성별/나이	여/6
주민번호		과	
일 자		병 동	

투약기록지

병동/진료과   년   월   일

투약내용	날짜	시간 / 서명	날짜	시간 / 서명	날짜	시간 / 서명	날짜	시간 / 서명	날짜	시간 / 서명	날짜	시간 / 서명	날짜	시간 / 서명
Cefprozil 6cc po #8	12/26	6P 8Am	27	8										
0.3% tobramusin opu 5cc #12	12/26	4P6P 8P10P	27	8A10A 6P8P10P										
0.1% Fluoromethdove opu 5cc #12	12/26	4P6P 8P10P	27	8A										

등록번호	12345678	보험유형	국민건강
성 명	A	성별/나이	여/6
주민번호		과	
일 자		병 동	

임상관찰기록지

병동/진료과 　　년　월　일

2006 년	12월 25일	월 26일	월 27일				
입 원 일 수	1	2	3				
수술후 일수		op	1				
시 간	4PM						

맥박 체온 (admitted via opp)

| 150 40.0 |
| 140 39.5 |
| 130 39.0 |
| 120 38.5 |
| 110 38.0 |
| 100 37.5 |
| 90 37.0 |
| 80 36.5 |
| 70 36.0 |
| 60 35.5 |
| 50 35.0 |

퇴원

호 흡	20	18 20	20				
수축기혈압/이완기혈압							
체중 / 신장	20.4kg/113.3cm						
복위/흉위/두위							
식이(섭취열량)		SOW	NPO	GD(소아식)			
			SD(석)				

섭취량	경 구									
	정맥주입			15gtt						
	혈 량									
	총섭취량									
배설량	소 변									
	구 토									
	배 액									
	기 타									
	대 변	1								
	총배설량									

등록번호		보험유형	국민건강
성 명	A	성별/나이	여/6
주민번호		과	
일 자		병 동	

간호기록지

년월일	시간	투약및처치	간 호 내 용	서명
06/12/25	4pm		Admitted via OPD walking	
		#1	S : "눈 수술하러 왔어요."	
			O : strabismus로 사시교정술 위해 adm 함	
			1. 입원생활 안내책자 드리고 병동안내 및 입원생활 안내를 한다. (낙상방지 및 도난사고 주의 포함)	
			2. 환자권리선언 및 고충처리 이용안내, 무단외출 주의에 대한 설명을 한다.	
			3. V/S check 한다.	
			4. DR 이에게 notify 한다.	
			1,2,3,4 시행함.	
			F : 입원 생활을 이해하고 서명확인함	
		#2	A : 수술전 교육	
			P : ① 전신마취 주의사항 설명한다.	
			② MN NPO teaching 한다.	
			③ 수술전,후 주의사항 설명한다.	
			R : ① ~ ③ 시행함	~
			E : 수술에 대한 불안감소 말로 표현함	
	11:30pm		수면중임	
12/26	6am		밤사이 잘 잠	
	8am		1:4 sal 500㎖ OR용 started	
			Pre-medi : none	
			정서적 지지후 send to OR	
	4:05pm		strabismus OP(os)후 RR 경유하여 병실 올라옴	
			1:4 sal 100㎖ IV dropping now (10gtt)	
			ANE) General Mental: Alert	
			S : "언제까지 금식해요?"	

년월일	시간	투약및처치	간 호 내 용	서명
12/26	4:05pm	#3,4	A. 수술과 관련된 통증 및 잠재된 합병증	
			P1. Sow → SD → GD 설명한다.	
			2. EDBC 격려한다.	
			3. OP size bleeding 관찰한다.	
			4. 통증시 말로 표현하도록 한다.	
			5. 필요시 진통제 투여 가능성 설명한다.	
			I. 1-5 시행함.	
			E. OP site bleeding sign none. Pain 없이 EDBC 중임.	
	7:10pm		S : "아프다고 울면서 자꾸 보채네요"	
			Notify to Dr.	
	7:20pm		처방난 acetominopren syrup 제공하려 하였으나 환아자고 있으며 보호자 pain 있을시 알려주겠다하여 skip.	
	9pm.		S : "열이 나는거 같아요. 아파하진 않는데"	
			BT : 36.3℃ checked. Fever sign 시작시 알리도록 함.	
	11pm.		특이호소없이 수면중임.	
12/27	5am.		밤동안 fever sign 없이 수면함.	
	8am.		None specific sign	
	11am.		퇴원간호기록지를 이용하여 퇴원약, 복용법, 식이, 안약점안 교육 후 환아 보호자 설명 이해함.	
	9am.	Add)	EYE OPD flu 함.	

B 환자의 Chart를 보고 물음에 답하시오.

01

이 환자의 암등록 코딩으로 옳은 것은?

가. 초진년월일:	a. 207.08.30	b. 2007.09.17	c. 2007.09.19
나. 원발부위:	a. 위	b. 대만부	c. 소만부
다. 조직학적 진단명:	a. M8140/31	b. M8211/31	c. M8010/39
라. 암의 최종적인 진단방법:	a. 2번	b. 6번	c. 7번
마. 치료:	a. 10000	b. 11000	c. 10100
바. 요약병기:	a. localized	b. regional	c. distant

① 가 - a,　나 - b,　다 - b,　라 - c,　마 - a,　바 - a

② 가 - b,　나 - a,　다 - a,　라 - a,　마 - b,　바 - b

③ 가 - c,　나 - a,　다 - b,　라 - c,　마 - a,　바 - c

④ 가 - a,　나 - c,　다 - c,　라 - a,　마 - a,　바 - a

⑤ 가 - b,　나 - b,　다 - a,　라 - a,　마 - a,　바 - b

02

다음 중 의무기록의 내용으로 옳지 않은 것은?

① 급성위장염과 자동차사고로 본원에 입원한 적이 있다.

② HD#2 빗장뼈 아래에 카데터를 삽입하였다.

③ 농축적혈구 3pint와 신선냉동혈장 5pint를 교차시험 후 준비했다.

④ 환자는 POD #1에 ICU에서 G.W로 옮겼다.

⑤ 환자의 혈액형은 B Type이고 수술 전 V/S은 모두 비정상적이었다.

03

수술기록지에 대한 내용으로 옳지 않은 것은?

① 환자는 전신마취하에 상부 정중선 절개하였다.

② 내시경 클립으로 대만부를 마킹하였다.

③ 200cc 배액관을 삽입하고 끝과 끝을 닫았다.

④ 복수는 차지 않았고 장액으로의 침범도 없었다.

⑤ 위를 절제한 후 위와 공장을 묶어주는 문합술을 하였다.

04

이 환자의 수술처치 분류행위로 옳은 것은?

① 43.89 ② 43.7 ③ 43.6 ④ 44.39 ⑤ 43.99

05

다음 중 환자의 과거력에 대한 질병분류로 옳은 것은?

① A09.9, X59.9 ② K27.9, X59.9 ③ K52.9, V89.2

④ A09.9, V89.2 ⑤ A08.4, V89.9

06

다음 중 간호기록지의 내용으로 옳은 것은?

① 식도 위 십이지장경 검사를 위해 금식 중이다.

② OR에서 ICU로 옮긴 후 호흡이 불안정 하였다.

③ POD#1 수술부위의 통증은 전혀 없었다.

④ POD#5일 째 가스가 나왔다.

⑤ POD#9일 째 봉합을 제거하고 드레싱을 마쳤다.

07

간호기록지의 약어로 풀이가 옳지 않은 것은?

① E/S – erect/supine

② G.W – general ward

③ S.O.W – speed of water

④ UGI – upper gastrointestinal

⑤ S/O – stitches out

08

다음 중 EGD 결과지에 대한 설명으로 옳은 것은?

① 식도와 십이지장은 비정상적이었다.

② 점막의 비대는 규칙적이고 쉽게 출혈이 생겼다.

③ 이전의 내시경 검사에서 암의 종류는 암종이었다.

④ 검사 후 병리검사를 실시하였다.

⑤ 종양의 부위는 위의 아래몸통 대만부이다.

09

의무기록의 내용 중 수술 후 의사의 지시사항으로 옳지 않은 것은?

① 환자는 수술직후 상반신을 일으킨 자세로 깊은 심호흡과 기침을 격려

② 산소 5L을 마스크를 통해 흡입하라고 지시

③ 수술 후 즉시 임상검사 실시하고 매일 할 것을 지시

④ 환자는 금식하고 폴리카테터 삽입을 지시

⑤ 활력징후가 안정적일 경우 2시간마다 체크하라고 지시

10

이 환자의 입원통계로 옳지 않은 것은?

① 총 재원일수는 21일이다.

② 수술 2건, 생검 1건이다.

③ 치료결과는 호전, 원내감염은 없다.

④ 퇴원은 퇴원지시 후, 추후진료계획이 있다.

⑤ 협의진료와 전과건수는 0이다.

입 원 결 정 서

진찰번호 ·························..   입원번호 ·····················..

환자	주소							
	성명	B	직업		성별	(남) · 여	연령	59 세

병 명	Stomach ca.	대략입원 기 간	일 주

진 료 과	GS I	☐지정진료 ☐비 지 정	Emergency A. B. C. Operation A. B. C.

입 원 지 시 일	2007.9.17	■General ☐Isolation ☐ICU.A ☐ICU.B ☐ICU.C ☐Incubator ☐Frist Admission ☐Re-Admission

입 원	일 자	병동	병실및침대	등급	확인서명	전 과		
						이동과명	주치의명	일 자
수 속	2007.9.17	4W	401	5				
병실이동	2007.9.18	4W	412	5				
병실이동	2007.9.19	2W	200					
병실이동	2007.9.20	4W	402	9		참 고 사 항		
병실이동	2007.9.22	4W	412	5				

입원수속	주 치 의 사	원 무 과	수 간 호 사
	김	이	

퇴 원 결 정 서

퇴원일자	2007. 10. 8. (오전)	■정상퇴원	☐응급퇴원	☐사망	☐기타

최 종 진 단 명	Stomach ca. (EGCa)

구 분	수 술	마 취	4 차	월 일	마 취
1 차	9 월 19 일	유 · 무	5 차	월 일	유 · 무
2 차	월 일	유 · 무	6 차	월 일	유 · 무
3 차	월 일	유 · 무	7 차	월 일	유 · 무

특수검사 및 처리	종 류 시행일 담당자 1. 2. 3. 4.	퇴원당일	☐약 반 환 ☐혈액반환 ☐처치전표 ■퇴 원 약 /X5ⓝ ☐X-Ray ☐기 타

퇴 원 수 속	주 치 의 사	수 간 호 사	원 무 과	참고사항
	김	박	이	암등록 (C16.6)

㈜ 특수검사실(과)에서는 시행후 특수검사 및 처치사항을 기록하여야 함.

성 명	B	성별/나이	M/59
주민번호		과	GSI
일 자	2007.9.17	병 동	4W

퇴원기록지

입 원	2007 년 9 월 17일 9 시 40 분 GSI 과 4W 병동 410 호	재원일수
퇴 원	2007 년 10 월 8 일 시 분 과 병동 호	

최 종 진 단 명	분류번호
주 진 단 명 :	
Stomach ca. (EGCa.)	
기타진단명 :	

수 술 및 처 치 명	분류번호
주 수 술 명 : Conservation Care	
B-II. STG & D$_2$ LN dissection (9/19)	
기타수술(처치) 및 주요검사 :	

원사인 :	부검 : Y/N

치료결과	☐Recovered ■Improved ☐호전안됨 ☐진단뿐 ☐가망없는 퇴원 ☐48시간 이내 사망 ☐48시간 이후 사망 ☐수술 후 10일 이내 사망
퇴원형태	■퇴원지시후 ☐자의퇴원 ☐전원( ) ☐사망 ☐기타( )
재 입 원	1. 계획된 재입원 2. 계획되지 않은 재입원
원내감염	■없음 / ☐있음: 수술후. 기타처치후. 비뇨기계. 호흡기계. 소화기계 기타( )
추후진료 계획	☐없음 ■있음 (2007 년 11 월 8 일 시 과)
재 입 원 계획	■없음 ☐있음 (20 년 월 일 시 과)
담당전공의의사서명 : (서명) 주치의사서명 : (서명)
의무기록 완성 일자 : 2007 년 10 월 18 일 의무기록사서명 :

간호정보조사지 (성인)	등록번호		보험유형	건강보험
	성 명	B	성별/나이	M/59
	주민번호		과	
	일 자		병 동	

일반정보

입 원 일   2007 년   9 월   17 일   10am 시
정보제공자   환자   작성간호사   김
직   업   자영업   교육 정도   refuse
종   교   무   전화번호
현 주 소
흡   연   양   갑/일   기간   년
음   주   종류   양   병/회   횟수   회/월   기간   년

〈 가계도 및 가족병력 〉

입원과 관련된 정보   진단명   Stomach Ca

입원경로   ■외래   □응급실   □기타
입원방법   ■도보   □휠체어   □눕는차   □기타
V/S   130/90 – 82 – 21 – 36.2   발병일
주 증 상   8월 30일경 본원 ERD 방.   Ca 진단 받고
입원동기   OP 위해 IPD → adm

      OPD – 8/30 : EGD – Adenoca Well differentiated mid-body
           9/13 : Colon – S-colon polyp, R-S junction polyp
BW: 51 kg   Ht : 160cm   LMP
과거병력   □고혈압   □당뇨   □결핵   □기타

      수술명   알레르기   ■없음   □있음
최근투약상태   6월 – AGE로 본원 adm
        7월초 – TA로 본원 adm
병에 대한 인식

신체검진
전반적상태
기   형   ■없음 □있음   부위
등   통   ■없음 □있음   부위   (둔함, 쑤심, 퍼짐, 예리함, 찌르는듯함, 기타)
식   욕   □좋음 ■보통 □나쁨   체중변화   □없음 □있음
수면상태   수면시간 6-7 시간/일   수면장애   수면을 돕는법
대   변   횟수 1 회/( )일 색깔   □설사   □변비   □등통   □기타
소   변   횟수 6-7회/( )일 양   색깔   냄새
      □빈뇨 □필뇨 □혈뇨 □긴급뇨의 □실금 □작열감 □배뇨곤란
활동상태   ■자유로움 □자유롭지 못함

피부	피부상태	■정상 □비정상 □부위 _____
		(발진, 물집, 흉터, 상처, 반점, 욕창, 발한, 건조, 소양감, 불결함)
	피부색깔	■정상 □비정상(창백, 홍조, 청색증, 황달) 부위 _____
소화기계	소화기장애	■없음
		□있음(연하곤란, 오심, 구토, 토혈, 소화장애, 복부팽만, 복부동통, 액변, 인공장루)
순환기계	순환기장애	■없음
		□있음(심계항진, 흉통, 청색증, 호흡곤란, 식은땀, 부정맥, 심장음)
	부종	■없음 □있음 부위(전신, 사지, 상지, 하지, 얼굴, 안검, 기타)
	요흔	□없음 □있음
호흡기계	호흡기장애	■없음
		□있음(호흡곤란, 가래, 기침, 폐잡음, 청색증, 객혈, 이상호흡증, 기관절개관)
신경계	동공크기(대칭, 비대칭) 빛반사 좌(반응, 부반응) 우(반응, 부반응)
	시력장애	■없음 □있음 (좌 / 우) _____
	청력장애	■없음 □있음 (좌 / 우 : 청력장애, 이명, 청각상실, 기타)
	신경근육	■이상없음 □무감각 / 저림 □동통 부위 _____
	마비	■없음 □있음 부위 (상지 : 좌 / 우, 하지 : 좌 / 우)
의식상태	지남력	사람(있음 / 없음), 시간(있음 / 없음), 장소(있음 / 없음)
	의식	■명료 □혼돈 □반의식 □무의식(통증에 반응 : 있음 / 없음)
	의사소통	■원만함 □곤란함 □불가능함
정서상태	□안정 ■불안 □슬픔 □분노 □우울 □흥분 □안절부절 □기타
보조기구	□없음
	□있음(의치, 안경, 콘택트렌즈, 보청기, 의안, 가발, 목발, 지팡이, pace maker)

입원시 간호 및 교육내용

■입원시 준비물
■병실내 시설 안내
　　　　□침대　　□침상식탁　□침상등　　□전화　　□TV　　□샤워실　　□간호사호출기
■병원시설 안내
　　　　□배선실　□은행　　　□우체국　　□매점　　□식당　□공중전화
■가스 전열기구 사용금지 및 화재방지
■귀중품 관리 및 도난방지
■낙상방지
■보호자 면회 및 식사시간
■지정진료 진단서 발급, 의사 회진시간

　연락처 _____　　　　환자(보호자)서명 _____

ORDERS FOR TREATMENT

Name _____

20　.　　.　　.

UNIT No.	284 729
NAME	B
AGE 59	SEX M
DEPT GSI	WARD 401

M	D	O R D E R S	Dr's Sign	Nurse's Sign
9	17	〈 GS-1 Adm. Order 〉		
		1. NPO		
		2. V/S q ⓡ		
		3. S/F		
		4. Endoscopy (9/18)		
		5. Medication		
		1) 5DS1ℓ + B_1C_1 + KCL 30mg	☐	
		HS1ℓ + 50DW100cc + KCL 20mg	☐ Mix IV	
		10DW1ℓ + B_1C_1 + KCL 30mg + Vit K 10mg	☐ (30gtt)	
		2) Tagamet 1ⓐ IV q 12hrs		
		6. Subclavian cath insertion (9/18)×2days		
9	19	〈 Preop. Order 〉		
		1. NPO		
		2. Got Op. Permission		
		3. Preparation		
		1) PRC 3 u ☐		
		2) FFP 5 u ☐　　after cross matching		
		4. L-tube insertion		
		5. F-cath insertion		
		6. Medication		
		1) HS1ℓ IV ×2(OR용)		
		2) Robinul 1ⓐ im		
		7. Send The Pt. to OR with chart		

9	19	⟨ Postop. Order ⟩		
		1. NPO		
		2. V/S q 15min × 4		
		30min × 2		
		1hr × 1 → if stable q 2hrs		
		3. S/F & EDBC		
		4. I/O		
		5. L-tube keep & G/A q 2hrs		
		6. F-cath keep & HUO		
		7. O_2 supply 5ℓ /min via mask		
		8. EKG monitoring & pulse oxymeter		
		9. lab (at stat & dialy)		
		1) CBC & plt		
		2) BC (FBS. OT/PT. TP(A), TB(D) alk-p/r GTP Amylase. Osm. Na/K/Cl. BUN/Cr)		
		3) U/A with ⓜ		
		4) PT/aPTT		
		10. Chest PA (at stat & daily morning 7:00am)		
		11. Medication		
		1) 5DS1ℓ + B_1C_1 ☐ ☐		
		HD1ℓ ☐ Mix IV 30gtt		
		10DW1ℓ + B_1C_1 + Vit K 10mg		
		2) NS1ℓ IV side (10gtt)		
		3) Ceftriaxone 1ⓥ IV q 12hrs		
		Amikacin 500mg + NS 100cc Mix IV q D		
		Trizel 1ⓐ IV q 8hrs		
		4) prn) Demerol 25mg IV		
		DCF 1Ⓐ im × 3days		

9	19	V/S q 4hrs		
		HUO hold × O.D		
9	21	1. NPO		
		2. V/S q ⓡ		
		3. S/F & Ambulation		
		4. I/O		
		5. UGIS (gastrograflim 9/22)		
		6. Med		
		1) 5DS1ℓ + B_1C_1 + KCl 30mg □		
		HD1ℓ + KCl 20mg 30gtt □Mix IV		
		10DW1ℓ + B_1C_1 + KCl 30mg □		
		2) 5DW50cc + Demerol 200mg Mix IV 5gtt side		
		3) Ceftriaxone 1ⓥ iv q 12hrs		
		Amikacin 500mg + us 100cc mix iv q D		
		Trizel 1ⓐ iv q 8hrs		
		4) prn) demerol 25mg iv		
		DCF 1ⓐ im × 3days		
9	22	SOW		
9	23	$\frac{1}{2}$ SD all day long		
9	24	1. $\frac{1}{2}$ SD		
		2. V/S q ⓡ		
		3. S/F & Ambulation		
		4. Med		
		1) 5DS1ℓ + B_1C_1 Mix iv (10gtt)		
		2) Ceftriaxone 1ⓥ iv q 12hrs		
		3) tiram □		
		VRD □ 3ⓣ #3 p.o (powder)		
		4) prn) DCF 1ⓐ im × 4days		

9	25	Abd E/S		
9	28	1. $\frac{1}{2}$ SD		
		2. V/S q ⓡ		
		3. S/F & Ambulation		
		4. Med		
		1) 5DS1ℓ + B_1C_1 + Mix iv (10gtt)		
		2) tiram ☐		
		VRD ☐☐3ⓣ #3 p.o (powder)		
		3) prn) DCF 1ⓐ im × 5days		
10	3	1. $\frac{1}{2}$ SD		
		2. V/S q ⓡ		
		3. S/F & Ambulation		
		4. lab		
9	21	1) CBC & plt		
		2) BC (FBS. OT/PT. TP(A) TB(D). BUN/Cr		
		Na/K/Cl, Ocm. Amylase alk-p/r-GPT		
		3) CEA		
		4) PT/aPTT		
		5. Medication		
		1) 5DS1ℓ + B_1C_1 mix iv (10gtt)		
		2) Gaspylor ☐		
		Tiram ☐ 3ⓣ #3 p.o		
		VRD ☐		
		3) prn) DCF 1ⓐ im × 5days		
10	8	⟨ D/C order ⟩		
		Gaspylor ☐		
		Tiram ☐ 3ⓣ #3 p.o × 5days		
		VRD ☐		

PROGRESS NOTE

O.P.D.

No. _____

Name	B	Age 59	Sex M	Room No.	Adm. date	Dis. date
Provisional Diagnosis						

Date Dr's sign		Dr's sign
/	〈 GS-1 Adm Note 〉	
9/17		
/	c.c 〉 for Op of stomach ca.	
/		
/	P.I 〉 8/30 Endoscopy : EGCa. Lower body GC	
/	9/13 Colonoscopy : S-colon polyp R-S junction polyp	
/	Op 위해 Adm.	
/	PMHx 〉 N-S	
/	R.O.S 〉 N-S	
/	P. E 〉 N-S	
/	Imp 〉 Known Stomach ca. (EGCa)	
/	Plan 〉 Adm & Op (9/19)	
9/18	Endoscopy : lesion manking by endoclip	
9/20	Return to General ward	
/	Pt was tolerable	
9/22	SOW start	
/	Hippaque swallowing : no leakage good passage	
9/25	SD : tolerable	
/	Wx. Clear	
9/26	Stitch out was done	
/	Wx. Clear	
9/30	Pathology	Dr's sign
/	: EGCa type IIb	
/	Tubulan adenoca. Well differentiated	
/	Invades mucosa, muscularis mucosa (pT1a)	
/	Margin : free	
/	Safety margin : distal 6.0cm. Proximal 3.5cm	
/	LN meta (-)	
/	Lymphatiz / venous / perineural invasion (-/-/-)	

10/2	SD state : tolerable	
/		
10/5	Nonspecific Sx	
/	Diet tolerable	
/		
10/8	〈 D/C Note 〉	
/	Sx. Improved & D/C	
/		
/		
/		
/		
/		
/		
/		
/		
/		
/		
/		
/		
/		
/		
/		
/		
/		
/		
/		
/		
/		
/		
/		
/		
/		

PACS & Lab Record

Name _____

20 . . .

UNIT No. :	
NAME :	B
SEX/AGE :	M / 59
ROOM : 401	DEPT : GSI

20___ 월/일	PACS	Lab	Sign
	Chest AP. PA EKG	CBC & diff Plt ESR PT PTT ABO Rh X-matching LFT (TP/Alb AST/ALT Alk-phos T-chol) HDL-chol Triglyceride Bil-T Bil-D Bun Cr Amylase Lipase s-Na K Cl Ca Ca^{++} P Clucose (FBS PP2hr) Glucometer q hr HbAlc HBs Ag Ab VDRL AIDS UA-c ⓜ U-HCG	
9/17		X-matching	
9/18	E/S abd		
	E & D		
9/19	E/S abd C × R		
9/20	C × R		
9/22	CGIS		
9/25	Abd E/S		
10/3		CBC. FBS CT/PT Tp/A TB(o) Bun/Cr e1, PT/PTT CSM, Amylase. Alk-p/ r-GTP, CEA	

위내시경

Chart No :	
Name : B	M.F : M
Room No : 307	Age : 59

To : Department of OS김   Dept : MD

Preparation :
  Venocaine spray
  Dormicum 1.5 mg IV → OK
  Limerin 1cc IV

Esophagus : WNL

Stomach : lower body, GC side, irregular mucosal thickening with easy touch bleeding(+)
    - previous endoscopic biopsy(+) : adenocarcinoma
    - hemoclip application was done(x4)

Duodenum : WNL

Imp : Known EGCa, lower body, GC side
    Endoscopic marking for gastric surgery
Rec : Operation
Pathology(-) :
CLO(시행안함)
Reported by 엄

<table>
<tr><td colspan="2">

Chart

No.　:

Name :　　　　B

Age　:　59　　Sex　:　M

Dept　:　　　Room No. :

</td></tr>
</table>

수술전 처치 및 간호상태 확인표

수 술 날 짜 : 2007 년 9 월 14 일

번 호	확 인 내 용	확 인 유 무	
		예	아니오
1	환자확인 (성명, 성별, 나이)　　　HT: 160cm　　B.W: 51kg	✓	
2	수 술 청 약 서	✓	
3	* 수 술 전 투약 투 약 명 : Robinul 1 ⓐ IM　　　투약시간 : 수　　액 : HS1ℓ　×2 시작시간 : GAUGE　: 18G	✓	
4	귀중품 제거와 보관 (시계, 반지, 목걸이, 귀걸이)	✓	
5	의치, 의안, 안경, 콘텍트렌즈, 보청기 제거	✓	
6	속옷제거, 머리에 모자를 씌운다.	✓	
7	화장제거 (입술, 볼연지, 매니큐어)		
8	인공배뇨 : Foley cath　　　량 자연배뇨 :　　　시 관　　장 :　　　시　　　량 (관장액:　　　　)	✓	
9	X-RAY(N), 심전도(N) 보고지 유무	✓	
10	혈액, 소변, 간기능검사, 기타 검사보고지 유무	✓	
11	금식 오전,오후　시부터　　　MNPO		
12	수술전준비(SKIN, 항생제), X-RAY 예약		
13	혈액 : B형, RH (+), X-MATCHING 여부 : PRL 3ⓟ, FFP 5ⓟ	✓	
14	위관삽입 여부, 뇨관삽입 여부　　　L-tube　F-cath	✓	
15	기관지 절개, 혹은 기관삽입 튜브		
16	수술전 BP 120/80,　　　T : 36^8, P : , R : 20	✓	
17	알러지 유무 (약, 천식)		
18	기　타		
	간호사성명　　　　　　　　Rn 김	✓	

수술동의서

O.P.D.

No. _____

Name	B	Age	59	Sex M	Room No. 412	Adm. date		Dis. date
Provisional Diagnosis								
Date Dr's sign							Dr's sign	
/	〈 수술 동의서 〉							
9/18								
/	위암 (조기위암) → 위 아전 절제술							
/								
/	문합부위							
/	전신마취 합병증							
/	1) 알레르기 : 두드러기 ~ 호흡곤란							
/	2) 인공기도. 기계호흡 　　→ 가래 → 무기폐. 폐렴 　　→ 기침							
/	3) 고령 당뇨. 고혈압 → 뇌경색. 뇌출혈. 심근경색. 폐색전 　　　→ 사망							

/	수술 합병증	Dr's sign
/	1) 출혈	
/	2) 감염	
/	3) 문합부위 파열. 천공. 협착	
/	4) 장유착 → 장마비	
/	5) A-loop syndrome. Dumping syndrome → 재수술	
/	가능성 → 재수술 암 → 재발 → 재수술 (진행형 위암) (항암치료)	
/		
/	수술에 대한 설명을 듣고 이해하였으며 수술에 동의합니다.	
/		
/	2007. 9. 18	
/		
/	담당의사 : 엄	
/	환 자 : 방	
/	보 호 자 : 최	
/	관 계 : 부인	
/		
/		
/		
/		
/		
/		
/		
/		
/		
/		
/		
/		
/		

ANESHESIA RECORD

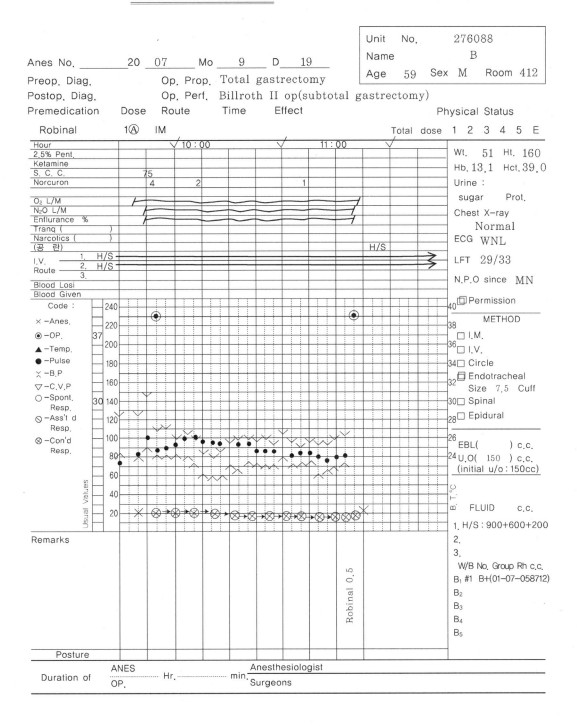

Unit No.	276088	
Name	B	
Age 59	Sex M	Room 412

Anes No. _____ 20 __07__ Mo __9__ D __19__

Preop. Diag.   Op. Prop. Total gastrectomy

Postop. Diag.   Op. Perf. Billroth II op(subtotal gastrectomy)

Premedication   Dose   Route   Time   Effect   Physical Status

Robinal   1Ⓐ   IM   Total dose   1 2 3 4 5 E

Hour	10:00	11:00	
2.5% Pent.			
Ketamine			
S. C. C.	75		
Norcuron	4 2	1	

Wt. 51   Ht. 160

Hb. 13.1   Hct. 39.0

Urine :

sugar   Prot.

Chest X-ray   Normal

ECG   WNL

LFT   29/33

N.P.O since MN

- O₂ L/M
- N₂O L/M
- Enflurance %
- Tranq ( )
- Narcotics ( )
- (공 란)
- I.V. Route   1. H/S   2. H/S   3.
- Blood Losi
- Blood Given

H/S

□ Permission

METHOD

- □ I.M.
- □ I.V.
- □ Circle
- ☑ Endotracheal   Size 7.5   Cuff
- □ Spinal
- □ Epidural

Code :
- × −Anes.
- ◉ −OP.
- ▲ −Temp.
- ● −Pulse
- × −B.P
- ▽ −C.V.P
- ○ −Spont. Resp.
- ⊘ −Ass't d Resp.
- ⊗ −Con'd Resp.

EBL( ) c.c.

U.O(150) c.c.
(initial u/o : 150cc)

FLUID   c.c.

1. H/S : 900+600+200
2.
3.

W/B No. Group Rh c.c.

B₁ #1 B+(01-07-058712)

B₂

B₃

B₄

B₅

Robinal 0.5

Remarks

Posture

Duration of   ANES ····· Hr.····· min.   Anesthesiologist

           OP.   Surgeons

수술기록지

O.P.D.

No. _____

Name B	Age 59	Sex M	Room No. 412	Adm. date	Dis.date
Provisional Diagnosis					
Date Dr's sign					Dr's sign
/	〈 Brief Op Summary 〉				
9/19					
/	1. Preop. Dx : Stomach ca. (EGCa)				
/	2. Postop. Dx : S/A				
/	3. Op. title : B-II subtotal gastrectomy				
/	& D_2 LN Dissection				
/	4. Op. team : Prof. 전				
/	1st Assist				
/	2nd Assist				
/	3rd Assist				
/	5. Anesthesia : G. E. A				
/	6. Op. findings & Procedures				
/	1) Supine position				
/	2) Upper midline incision				
/	3) proximal antrum. AW.				
/	GC side에 endoscopic clip으로 marking (+)				
/					
/	4) LN enlargement (−)				
/	5) Serasal invasion (−)				
/	6) Ascites (−)				
/					
/					

/	7) Billroth – II Subtotal gastrectomy 시행	Dr's sign
/	① distal cut margin 5cm	
/	② proximal cut margin 7cm	
/	③ duodenum 1st portion resection by GIA 55mm	
/	④ gastric resection by GIA 100mm with Kocher	
/	⑤ Treitz ligament 하방 20cm에서 B-II type의	
/	Gastrojejunostomy 시행 with bicryl #3-o	
/	⑥ Lambert's suture was done	
/	8) irrigation (+)	
/	9) JP 200cc drain insertion to Morrison's pouch	
/	10) Closed by layer by layer fashion	
/	11) LN dissection (D₂)	
/	; #1, 2, 3, 4, 5, 6, 7, ⑧, ⑨, 10, ⑪	
/	따로 나감	
/	12) Pt. was tolerable during the Operation	
/		
/	Described by Surg.	
/		
/		
/		
/		
/		
/		
/		
/		
/		
/		
/		
/		
/		
/		

MEDICATION & SPECIAL TREATMENT RECORD

Unit No.	276.088
Name	B
Sex M	Age 59
Room 401	Dept GSI

Order No	Treatment Medication	Date	Time Initial	Date	Time Initial	Date	Time Initial	Date	Time Initial	Date	Time Initial	Date	Time Initial	Date	Time Initial	Date	Time Initial
	5DS 1 +B_1C_1	9/20	/IV Kim	21		22		23									
	HD 1		/IV Kim														
	NS 1		/IV Kim														
	Ceftriaxone 20gtt		/IM Kim		10		10		10								
	5DW 5W+ DML 20mg		/IV Kim														
	Tiram 3D #3		/IV Kim		10		10		10								
	5DS 1 + B_1C_1		/IV Kim		10		10		10								
	10DW1 +B_1C_1 +Vit K 10mg		/IV Kim														
	HD1 +Kc		/IV Kim														
	10DW1 + B_1C_1+Kc		/IV Kim														
	Amikacin 500mg +Ns 100cc		/IV Kim														

MEDICATION & SPECIAL TREATMENT RECORD

Unit No.	276.088
Name	B
Sex	M
Age	59
Dept	GSI
Room	401

Order No	Treatment Medication	Date	Time Initial	Date	Time Initial	Date	Time Initial	Date	Time Initial	Date	Time Initial	Date	Time Initial	Date	Time Initial	Date	Time Initial
	5Ds1 +B_1C_1+ Kc 3c		I/V														
	HD1 +Kc 20 /IV		/IM														
	10DW1 +B_1C_1 Kc 3c Vitk 10mg		/cu														
	H2 2Ⓐ #2	11A/															
	HS1 /IV	10															
	Robinal 1Ⓐ IM																

97

MEDICATION & SPECIAL TREATMENT RECORD

Unit No.	276,088
Name	B
Sex	M
Age	59
Dept	GSI
Room	401

Order No	Treatment Medication	Date	Time	Initial	Date	Time	Initial	Date	Time	Initial	Date	Time	Initial	Date	Time	Initial	Date	Time	Initial	Date	Time	Initial
	$5Ds1 + B_1C_1$	9/24			25			26			27			28			29			30		
	Ceftriaxone 20gtt #2		10	김		10	김		10	김		10	김									
			10	유		10	유		10	유		10	유									
	Triam / VRD $\Big/$ 3D #3		8	김		8	김		8	김		8	김		8	김		8	김		8	
			1	이		1	이		1	이		1	이		1	이		1	이		1	이
			6	이		6	이		6	이		6	이		6	이		6			6	
	$5Ds1 + B_1C_1$	10/1		/김	2		/김	3		/김	4		/김	5			6	/김		7	/김	
	Triam / VRD $\Big/$ 3D #3		8	/유		8	/유		8	/유		8	/유		8			8	/이		8	/이
			1	/이		1	/이		1	/김		1	/김		1	/김		1			1	
			6			6			6			6			6			6			6	

T.P.R. Chart

Name :	B		
Sex :	M	Age :	59
Room :	401	Dept. :	GSI

200 7	9/17	18	19	20	21	22	23
Hosp. Days	1	2	3	4	5	6	7
Op. Days			op	1	2	3	4
Diet	NPO	NPO	NPO	NPO	NPO	NPO	S.O.W
Urine						S.O.W	LD×2
Stool			300g				
Wt.	51kg						
Ht.							
			4400/4955	3000/3900	3100/3000	1700/2200	1900/2200

T.P.R. Chart

200 _7_	9/24		25		26		27		28		29		30	
Hosp. Days	8		9		10		11		12		13		14	
Op. Days	5		6		7		8		9		10		11	
Treatment performed														
Hour	A.M	P.M	A.M	P.M	A.M	P.M	A.M	P.M	A.M	P.M	A.M	P.M	A.M	P.M
	6	2 6	6	2 6	6	2 6	6	2 6	6	2 6	6	2 6	6	2 6

Diet	SD		SD		SD		SD		SD		SD		SD	
Urine														
Stool														
Measurement Wt.														
Ht.														

B.P 190 / T 41
140 / 40
P 90 150 / 39
130 / 38
R 60 110 / 37
50 90 / 36
40 70 / 35
30 50 / 34
20 30
10

T.P.R. Chart

Name :	B		
Sex :	M	Age :	59
Room :	412	Dept. :	GSI

200 7	10/1		2		3		4		5		6		7	
Hosp. Days	15		16		17		18		19		20		21	
Op. Days	12		13		14		15		16		17		18	
Treatment performed														
Hour	A.M	P.M	A.M	P.M	A.M	P.M	A.M	P.M	A.M	P.M	A.M	P.M	A.M	P.M
	6	2 6	6	2 6	6	2 6	6	2 6	6	2 6	6	2 6	6	2 6

B.P / T														
190 / 41														
140 / 40														
P / 90 150 39														
130 / 38														
R / 60 110 37														
50 90 36														
40 70 35														
30 50 34														
20 30														
10														

Diet	SD		SD		SD		SD		SD		SD		SD	
Urine														
Stool														
Measure-ment Wt.														
Ht.														

수 혈 기 록 부

Blood Transfusion sheet

등 록 번 호		환 자 분 류	
성명	B	성별 / 나이	M / 59세
발 행 년월일	2007.9.19	병 실	412 호
발행과		주 민 등 록	

2007 9 / 19	번호 (#)	혈 액 종 류	ABO TYPE (적색)	혈액번호	수혈시간 시작	수혈시간 끝	부작용 유무	출고자 SIGN	수혈 NURSE	수 혈 DR.
9 / 19	#1	RRC	B+	01-07-058712	10:15am		무	김	조	김

NEUROSURGICAL SPECIAL WATCH RECORD

Diagnosis _____

번 호 :	
성 명 : B	성별/나이 : M/59
과 : GS-I	호 실 : ICU

2007년 월	2007년 일	HOUR	CONSC LEVEL	PUPILS R	PUPILS L	B.P /	P /MIN	R /MIN	T ℃	OTHER EVENTS	NURSE'S NAME
9	19	11:15am				100/70	86	20	36	SPO$_2$ 98%	
		11:30am				110/60	74	20	36	SPO$_2$ 100%	
		11:45am				120/70	72	24	36	SPO$_2$ 100%	
		12:15md				140/90	66	24	36	SPO$_2$ 100%	
		12:40md				130/80	82	24	36	SPO$_2$ 100%	
		1:45pm				130/80	78	18	361	SPO$_2$ 100%	

THE LEVEL OF CONSCIOUSNESS	PUPILS	OTHER EVENTS
Alert ·························· A (정상)	Normal reacting to light well	Vomiting
Forceful verbal stimuli required ·············· B (큰소리로 부르면 깬다)	Small non reacting to light	Tremor
Respond to pain ············· C (아픔을 느낀다)	Dilated non reacting	Convulsion
No response ··············· D (반응이 없다)	Sluggish light reflex	Restlessness, etc

INTAKE AND OUTPUT

번 호 :	
성 명 : B	성별/나이 : M/59
과 : GSI	호 실 : 412

Date	Time	INTAKE				OUTPUT					
		Oral	Parenteral	Blood	Total	Total	Urine	Drainage	Suction	Vomitus	Stool
9 / 20	D		3-① 5DS 50 (R : 500) NS 50 (R : 500) DML (R : 500)		1000	1000	1000				
	E		3-① 100 (R : 400) NS 200 (R : 300) DML 50 (R : 450)		350	900	700 200				
	N		NS 300 50S 400 MD 400 (R : 600) 10DW 1ℓ DML 150 (R : 300)		2250	2000	2000				
	Total				3500	3900					
9 / 21	D		DML 100 (R : 200) 3-① 500 (R : 500) NS 100 Trizel 100		800	800	F-Coth 100 S/Vx3 700				
	E		3-① 500 3-② 300 (R : 700)		1100	1500	1500				
	N				1200	800	800				
	Total				3900	3100					
9 / 22	D				950	1000	X4 1000				
	E				600	500	500				
	N				150	700					
	Total				1700	2200					

NURSES' RECORD

UNIT No. :		
Name :	B	
Sex : M	Age :	59
Room : 401	Dept. :	GSI

2007년 M.	D.	Time	Treatment	Notes	
9	17	11am		401R 입원오심 W.O given NPO teaching Vital sign stable Condition obs x-matching Ck Fluid dropping now	Sign
		3pm		Bed rest now NPO keep state Condition change none	
		10pm		Bed rest now No pain complain NPO state	
				2007. 9. 18 화	
9	18	6am		Sleeping now	
		8am		Bed rest now NPO state for EGD Fluid dropping now	
		9am		EGD Checked X-ray Checked	
		3pm		Bed rest now Special change none Condition obs Bed rest now. OP위해 설명드림	
		10pm		NPO keep state	
				2007. 9. 19 수	

9	19	6am		Slept mod NPO state V/S stable Abd E/S taken	
		8am		NPO keep Bed rest now L-tube Foley cath Insertion	
		9am		V/S: 120/80-70-20-36^8Checked 속옷 & 장신구 제거 확인함 Robinul 1ⓐ IM injected Send to OR	
		2pm		ICU → 전실함	

NURSES' RECORD

D.	H.	Nursing Treatment & Symptoms	Sign
9/19	11:15am	Transformed from ICU via OR for postopcare By Stretch car brought J-P bag Anesthesia mentality O_2 mask inhalation Notify Dr Pain complained frequently	
	4pm	Mental Alert EDBC 설명함 O_2 5ℓ /min Via mask inhalat now Respiration stable Kept J-P bag Urine check	
	5pm	See by Dr. 김 NPO state	
	6pm	See by Dr. 엄 간호사에게 환자상태 설명함	
	8pm	Op site pain mildly On Demerol fluid EDBC 설명함	
	10pm	Alert mentality O_2 5ℓ /min inhalation via mask Kept EKG ⓜ 2 SPO_2 100% checked Respiration statble EDBC 설명함	

NURSES' RECORD

D.	H.	Nursing Treatment & Symptoms	Sign
9/19	10pm	On Demerol fluid Kept J-P bag	
9/20	2am	Position change : back care was done No pain complain	
	4am	None condition change Urine output mediated Closed obs none	
9/20	8am	H/S : alert O₂ 5ℓ /min inhalation via mask EKG ⓜ kept SPO₂ 99% J-P bag 1ea natural drainage now EDBC teaching Op. wd pain : mild DML fluid kept	
	8am	Dr. 엄 rounded NPO kept G. W 하자고 함.	
	10am	Back care closed	
	MN	NPO state	
	1:50pm	Alert mental well Encouraged deep breathing Transformed to G ward	

NURSES' RECORD

UNIT No. :
Name :　　　B
Sex　: M　　　Age　: 59
Room : 401　　Dept. : GSI

2007년		Time	Treatment	Notes	Sign
M.	D.				
9	20	2pm.		ICU → 402호실 전실옴 V/S stable Hospital orientation given Condition obs Foley cath keep 　& J-P keep	Sign
		3pm.		Bed rest now Foley cath keep J/P keep Op site pain severe complain	
		10pm.		Bed rest now NPO state JP keep state Foley cath keep state Mild pain remained Condition obs	
				2007. 9. 21 금	
9	21	6am.		Sleep well Severe pain complain none JP Dw checked	
		7am.		Foley cath removed Self voiding well	
		8am.		NPO keep Self voiding good	

NURSES' RECORD

2007년		Time	Treatment	Notes	Sign
M.	D.				
9	21	8am.		DML fluid keep	
				No pain complain	
		3pm.		Bed rest now	
				Special change none	
				No pain complain	
		5pm.		Dx was done	
		10pm.		Bed rest now	
				Demerol fluid dropping start	
				Severe pain complain none	
				Voiding well done	
				2007. 9. 22 토	
9	22	6am.		Sleeping now	
				Bt: 37.3℃ checked	
		8am.		Bt: 37℃ checked	
				Pain complain none	
				NPO keep	
		11am.		UGI ⓢ checked	
		2pm.		402 → 412호실로 전실함.	
		3pm.		Po fever sign	
				"물 조금 먹었는데 불편감 없었어요"	
		10pm.		Bed rest now	
				S. O. W state	
				Abd discomport none	

NURSES' RECORD

UNIT No. :

Name : B

Sex : M   Age : 59

Room : 412   Dept. : GSI

2007년		Time	Treatment	Notes	
M.	D.				
9	23			2007. 9. 23. 일	Sign
		6am		Bed rest now Severe pain complain none	
		8am		Bed rest now No special change Fluid dropping now "어제 검사하고서 배가 자극이 되었는지 조금 불편했어요" S.O.W state Condition obs	
		10am		Dx was done JP remove	
		3pm		Bed rest now Special change none Fluid dropping now "밥 세 숟가락 먹었어요~ 속 괜찮아요~ " Condition obs	
		10pm		Bed rest now $\frac{1}{2}$ CD state Abd discomfort none Fluid dropping state Condition obs	

NURSES' RECORD

2007년		Time	Treatment	Notes	Sign
M.	D.				
				2007. 9. 24. 월	
9	24	6am		Sleeping now	
		8am		Bed rest now	
				No abd discomfort	
				No pain complain	
				Condition stable	
		9am		Dx was done	
		3pm		Bed rest now	
				No pain complain	
				Condition stable	
		10pm		Ward ambulation	
				"어제보다 설사하는 건 덜해요 배 안 아파요"	
				Fever none sign	
				Condition obs	
				2007. 9. 25. 화	
9	25	6am		Sleeping now	
				V/S stable	
		8am		Bed rest now	
				Special change none	
				Pain complain none	
		3pm		X-ray checked	
				Gas out (+)	
				"약간 배만 땡기는데 많이 불편하지는 않아요"	

NURSES' RECORD

UNIT No. :	
Name :	B
Sex : M	Age : 59
Room : 412	Dept. : GSI

2007년 M.	D.	Time	Treatment	Notes	Sign
9	25	10pm		Abd none pain "아직은 수술 부위 땡겨요 설사는 덜 해요" Fever non sign, Abd discomfort none	Sign
				2007. 9. 26. 수	
9	26	6am		Sleeping now	
		8am		"아직 설사는 해요. 심하지는 않아요" Abd discomfort none No special change	
		MD		Dx was done , S/O	
		3pm		Bed rest now Abd pain none Condition stable	
		10pm		Sleeping now	
				2007. 9. 27. 목	
9	27	6am		No general condition change 설사 횟수 줄었다고 함 Abd discomfort complain none	
		8am		Bed rest now Special change none	
		3pm		Bed rest now Special change none	

NURSES' RECORD

2007년		Time	Treatment	Notes	Sign
M.	D.				
				2007. 9. 24. 월	
9	24	6am.		Sleeping now	
		8am.		Bed rest now	
				No abd discomfort	
				No pain complain	
				Condition stable	
		9am.		Dx was done	
		3pm.		Bed rest now	
				No pain complain	
				Condition stable	
		10pm.		Ward ambulation	
				"어제보다 설사하는 건 덜해요 배 안 아파요"	
				Fever none sign	
				Condition obs	
				2007. 9. 25. 화	
9	25	6am.		Sleeping now	
				V/S stable	
		8am.		Bed rest now	
				Special change none	
				Pain complain none	
		3pm.		X-ray checked	
				Gas out (+)	
				"약간 배만 땡기는데 많이 불편하지는 않아요"	

NURSES' RECORD

UNIT No. :

Name :   B

Sex : M   Age : 59

Room : 412   Dept. : GSI

2007년 M.	2007년 D.	Time	Treatment	Notes	Sign
9	25	10pm		Abd none pain "아직은 수술 부위 땡겨요 설사는 덜 해요" Fever non sign, Abd discomfort none	Sign
				2007. 9. 26. 수	
9	26	6am		Sleeping now	
		8am		"아직 설사는 해요. 심하지는 않아요" Abd discomfort none No special change	
		MD		Dx was done , S/O	
		3pm		Bed rest now Abd pain none Condition stable	
		10pm		Sleeping now	
				2007. 9. 27. 목	
9	27	6am		No general condition change 설사 횟수 줄었다고 함 Abd discomfort complain none	
		8am		Bed rest now Special change none	
		3pm		Bed rest now Special change none	

NURSES' RECORD

2007년		Time	Treatment	Notes	Sign
M.	D.				
9	27	3pm.		Condition stable	
		10pm.		Bed rest now Fluid dropping now Special change none	
				2007. 9. 28. 금	
9	28	6am.		Slept well	
		8am.		Bed rest now Special change none "가끔씩 배가 아파요" Condition obs	
		3pm.		Bed rest now No pain complain Condition stable	
		10pm.		Bed rest now pain complain none Condition stable	
				2007. 9. 29. 토	
9	29	6am.		Sleeping now V/S stable	
		8am.		Bed rest now No pain complain Condition stable	
		3pm.		"오늘 대변 안 봤어요" Condition stable No GI discomfort complain	

NURSES' RECORD

UNIT No. :

Name : B

Sex : M   Age : 59

Room : 412   Dept. : GSI

2007년		Time	Treatment	Notes	
M.	D.				
9	29	10pm.		Bed rest now	Sign
				No pain complain	
				Fluid dropping now	
				2007. 9. 30. 일	
9	30	6am.		Slept well	
				V/S stable	
		8am.		Bed rest now	
				Abd pain complain none	
				"이제 설사는 안해요"	
				Condition stable	
		3pm.		Bed rest now	
				Fluid dropping now	
				No fever sign	
		10pm.		Bed rest now	
				Abd pain complain none	
				Condition stable	
				2007. 10. 1. 월	
10	1	6am.		Slept well	
				V/S stable	
		8am.		Ward ambulation now	
				No special complain	
		3pm.		Condition stable	
		10pm.		Bed rest now	
				No special change	
				Condition stable	

NURSES' RECORD

2007년		Time	Treatment	Notes	Sign
M.	D.				
				2007. 10. 2. 화	
10	2	6am.		Sleeping now	
		8am.		Bed rest now	
				Special change none	
		3pm.		Ward ambulation now	
				G.I trouble sign none	
		10pm.		Abd pain complain none	
				Special change none	
				Bed rest now	
				2007. 10. 3. 수	
10	3	6am.		Lab checked	
				Slept well	
		8am.		Bed rest now	
				No special complain	
				Condition obs	
		3pm.		Bed rest now	
				No special complain	
		10pm.		No special complain	
				Bed rest now	
				2007. 10. 4. 목	
10	4	6am.		Sleeping now	
		8am.		Bed rest now	
				Special change none	
				Condition stable	

NURSES' RECORD

UNIT No. :

Name : B

Sex : M   Age : 59

Room : 412   Dept. : GSI

2007년		Time	Treatment	Notes	Sign
M.	D.				
10	4	3pm		G.I discomfort complain none Bed rest now	Sign
		10pm		Bed rest now Abd pain complain none Condtion stable	
				2007. 10. 5. 금	
10	5	6am		Sleeping now	
		8am		Bed rest now Special change none · Abd pain complain none	
		3pm		Bed rest now Special change none No abd discomfort	
		10pm		Bed rest now No pain complain Condition stable	
				2007. 10. 6. 토	
10	6	6am		Sleeping now	
		8am		Bed rest now No special complain Condition obs	
		3pm		Condition stable Bed rest now Fluid dropping state	

NURSES' RECORD

2007년		Time	Treatment	Notes	Sign
M.	D.				
10	6	10pm		Bed rest now Special complain none Condition stable	
				2007. 10. 7. 일	
10	7	6am		Sleeping now	
		8am		Bed rest now Special no change	
		3pm		Ward ambulation now	
		10pm		Bed rest now Special change none No abd discomfort	
				2007. 10. 8. 월	
10	8	6am		Sleeping now	
		8am		Bed rest now Special change none Condition stable	
		10am		퇴원 chart 내림 OPD F/u & po teaching Influenza 0.5 IM injected	

C 환자의 Chart를 보고 물음에 답하시오.

01

주진단명의 분류기호로 옳은 것은?

① M43.10 ② M43.15 ③ M43.16 ④ M43.17 ⑤ M43.1

02

신체검사의 내용으로 옳은 것은?

① 오른쪽 몸통(대퇴부) 올림술 증상이 있다.

② 기침이 악화되었다.

③ 발의 발등신경은 정상이다.

④ 신경성 간헐적 절뚝거림 증상은 변이가 없다.

⑤ patrick 검사로 관절의 이상증상을 확인했다.

03

이 환자의 통증평가내용으로 옳은 것은?

① 평가도구는 통증수치의 강도척도(NPIS)를 사용했다.

② 통증부위는 Lt leg이다.

③ 통증의 강도수치는 3이다.

④ 통증기간은 2개월 전이다.

⑤ 악화와 완화의 요인이 있다.

04

경과기록의 내용으로 옳지 않은 것은?

① 수술 전 신경학적인 치명적인 합병증을 포함한 사망이나 대마비에 대하여 이야기했다.

② POD#1 수술부위에 통증이 있고 Hemovac 삽입하였다.

③ POD#3 수술부위의 통증이 감소되었다.

④ POD#2 복부의 불쾌감 호전되고 가스는 나오지 않았다.

⑤ POD#5 코르셋 착용하고 병동보행 하였다.

05

수술 및 처치코드의 분류기호로 옳은 것은?

① 03.09   ② 80.51   ③ 54.19   ④ 80.59   ⑤ 03.2

06

의무기록 내용으로 옳지 않은 것은?

① 급성 하지 신경병증(Rt)으로 4개월 전부터 무릎관절 밑으로 뻗을 때 증상이다.

② 최근 2개월 동안 관찰치료 하였으나 증상은 무반응, 더욱 나빠졌다.

③ MRI 상 오른쪽 디스크의 탈출은 중심척추관의 협착증을 동반하였다.

④ 척추관의 협착증 level은 L5-S1이다.

⑤ 긴장(장력)검사와 바르게 다리올림검사는 양성이다.

07

수술 후의 추정소실혈액의 양으로 옳은 것은?

① 700cc   ② 1000cc   ③ 전혀 없다.

④ 소량이다.   ⑤ 출혈이 심하였다.

08

이 환자의 수술 position으로 옳은 것은?

① Lithotomy position

② Supine position

③ Prone and kneeling position

④ prone position

⑤ lateral position

09

OP finding에서 Disc의 상태로 옳은 것은?

① Building   ② protrusion   ③ extrusion transligament

④ extrusion subligament   ⑤ sequestration

10

외래기록의 내용으로 옳지 않은 것은?

① 환자는 주로 등 아래쪽으로 통증을 호소하였다.

② 1월 22일 방문 시 신경학적 간헐 절뚝거림 증상이 있었다.

③ 왼쪽 대퇴부를 올릴 때 증상이 있었다.

④ 발의 등쪽 부분은 정상이다.

⑤ 신체각계조사에서 다리의 통증으로 밤에 깨어난다고 했다.

퇴원요약

작성일 : 2007-02-12   등록번호 : 5156728   환자성명 : C   남/27세
주민등록번호 :

입원정보
입원일자   2007-02-23
입 원 과   정형외과   입원주치의   이
퇴원정보
퇴원일자   2007-02-12
퇴 원 과   정형외과   퇴원주치의   이
진 단 명
            Herniated nucleus pulposus. L5-S1

주호소 또는 입원사유
            Rt leg radiating pain
            D: 4mon

과거력 및 현재병력   상기 환자는 Trauma Hx 없이 내원 4개월 전부터 발생한
            Rt leg radiating pain을 주호소로 local에서 2개월 간
            conservative care 했으나 증세 지속되어 이 선생님 외래 경유
            수술적 치료 위해 금일 입원하였다.

재원 중 투약내역   IV antibiotics

검사소견   MRI L-spine 2006.11.06
            Rt. Paracentral disc protrusion, central spinal canal stenosis, L5/S1.
            Rt. Paracentral disc protrusion, L4/5

치료 및 효과 1. HNP L5-S1 extrusion right
            수술일   2007.02-05
            L5-S1 right laminectomy and discectomy

치료결과   ○ 완쾌 ● 경쾌 ○ 호전안됨 ○ 진단뿐 ○ 가망없는 퇴원
                 ○ 48시간이내 사망   ○ 48시간이후 사망

향후 치료계획   opd f/u

- 이송 시 필수저장항목   이송여부   ● No   ○ Yes

퇴원요약

작성일 : 2007-02-12   등록번호 : 5156728   환자성명 : C   남/27세

주민등록번호 :

1) 이송사유

2) 연속적으로 제공되어야 할 치료사항

3) 받는기관명/진료과

퇴원약

약 명	일 수	용 법	효 능
로지세프정 250mg × 1,000	7	아침, 저녁 식후 30분 복용하십시오.	
레코미드정 100mg × 1,000	7	아침, 점심, 저녁 식후 30분 복용하십시오.	
포리푸틴정 × 1,000	7	아침, 점심, 저녁 식후 30분 복용하십시오.	
소말겐정 × 1,000	7	아침, 점심, 저녁 식후 30분 복용하십시오.	

기록자명   이

입원기록

작성일 : 2007-02-03   등록번호 : 5156728   환자성명 : C   남/27세

주민등록번호 :

입원과   정형외과   입원주치의   이

주호소 또는 입원사유

Rt leg radiating pain

D: 4mon

현재질병상태   상기 환자는 Trauma Hx 없이 내원 4개월전부터 발생한 Rt leg
radiation pain을 주호소로 local에서 2개월간 conservative care했으나
증세 지속되어 이 선생님 외래 경유 수술적 치료 위해 금일 입원하였다.

과거력

Hypertension	● No	○ Yes
Pul. Tbc	● No	○ Yes
DM	● No	○ Yes
Hepatitis	● No	○ Yes
Smoking	○ No	● Yes (1/2P * 6yr)
Alcohol	● No	○ Yes
Others	occupation sedentary worker (연구원)	
	Aggravating factor : n-c	

가족력   n-c

계통문진

Generalized Weakness	● No	○ Yes
Easy Fatigue	● No	○ Yes
Fever	● No	○ Yes
Chill	● No	○ Yes
Headache	● No	○ Yes
Dizziness	● No	○ Yes
Insomnia	● No	○ Yes
Cough	● No	○ Yes
Sputum	● No	○ Yes
Dyspnea	● No	○ Yes
DOE	● No	○ Yes
Chest pain	● No	○ Yes

입원기록

작성일 : 2007-02-03   등록번호 : 5156728   환자성명 : C   남/27세
주민등록번호 :

Palpitation	● No	○ Yes
Hemoptysis	● No	○ Yes
Hematemesis	● No	○ Yes
Anorexia	● No	○ Yes
Vomiting	● No	○ Yes
Constipation	● No	○ Yes
Diarrhea	● No	○ Yes
Abdominal pain	● No	○ Yes
Abdominal discomfort	● No	○ Yes
Hematochezia	● No	○ Yes
Melena	● No	○ Yes
Dysuria	● No	○ Yes
Oliguria	● No	○ Yes
Hematuria	● No	○ Yes
Poor oral intake	● No	○ Yes
Weight Loss	● No	○ Yes
Weight Gain	● No	○ Yes
Others		

신체조사
General Appearance
Appearance   Not so ill-looking appearance
Mental Status   ● Alert   ○ Drowsy   ○ Stupor   ○ Semicoma   ○ Coma
Nutritional and Development status   ● Good   ○ Moderate   ○ Poor
Skin
피부촉   ■ Warm   □ Cold   □ Wet   □ Dry
Abnormal skin rash   ● No   ○ Yes
Skin tugor   Good
HEENT
Normocephaly without deformity   ● No   ○ Yes
Sclera   not icteric   Conjunctive   not pale
Throat   not injected   Lips & tongues   not dried

입원기록

작성일 : 2007-02-03　　　　등록번호 : 5156728　　　　환자성명 : C　　　남/27세
주민등록번호 :

Neck

Stiffness　　　　　　　　supple

Cervical LNs　not palpable　　　　　　Neck veins　not engorged

Chest/Lung

Symmetric expansion　○ No　● Yes

Retraction　　　　■ No　　□ Rt　　□ Lt

Breath sounds　　■ clear　　□ increased　　□ decreased

Site　　　　　　　□ Rt　　□ Lt / □ upper　　□ middle　　□ lower

　　　　　　　　　□ all

　　　　　　　　　□ other

character　　　　　□ fine crackle　　□ coarse crackle　　□ friction rub

　　　　　　　　　□ Velcro type dry crackle　　　　□ other

Wheezing　　　　■ No

　　　　　　　　　□ Yes (□ Rt　　□ Lt　/ □ upper　　□ middle　　□ lower)

Rhonchi　　　　　■ No

　　　　　　　　　□ Yes (□ Rt　　□ Lt　/ □ upper　　□ middle　　□ lower)

Heart

PMI　　　　　　　● 정상 (5th ICS * LMCL)

　　　　　　　　　○ 이상

RHB　　　　　　　● without murmur

　　　　　　　　　○ with murmur

Thrill　　　　　　● No　　○ Yes

Heaving　　　　　● No　　○ Yes

Abdomen

Palpation　　　　■ soft　　□ rigid　　□ flat　　□ distended

Bowel sound　　normoative

Tenderness　　　● No　　○ Yes

Palpation of organ　　■ No

　　　　　　　　　　　□ liver

　　　　　　　　　　　□ kidney

　　　　　　　　　　　□ spleen

Shifting dullness ● No　　○ Yes

입원기록

작성일 : 2007-02-03   등록번호 : 5156728   환자성명 : C   남/27세
주민등록번호 :

Fluid wave   ● No   ○ Yes
Back and extremity
LOM   ● No   ○ Yes
CVA tenderness   ● No   ○ Rt.   ○ Lt.   ○ Both
Pitting edema   ● No   ○ Yes
Paresthesia   ● No   ○ Yes
Others (Physical Exam)
          〈Back & L/Ext〉
          Ext wd –
          Swelling –
          Tenderness –
          Motor intact
          Sensory tingling sensation on Rt S1 dermatome
          ROM full
          Aggrevation c coughing –
          Left side trunk lift +

          SLR (30/full)
          Patrick (–/–)
          K–C (–/–)

          NIC less than 10min (variation 심하다고 함)
          Dorsalis pedis ++/++
통증평가
  통증여부   ○ No   ● Yes
통증시 필수 저장항목
  1) 평가도구   NPIS (The Numerical Pain Intensity Scale)
  2) 통증부위   Rt leg
  3) 통증강도   4
  4) 통증기간   4 mo
  5) 악화/완화요인 n–c

위험도 평가
  Nutritional status   ● low risk   ○ high risk
  Functional status   ● low risk   ○ high risk

추정진단   HNP, L5/S1
계획   discectomy
기록자명   이

경과기록

작성일 : 2007-02-05   등록번호 : 5156728   환자성명 : C   남/27세
주민등록번호 :

진료과   정형외과
주치의   이
경과   On February 4. The patient and his family were told about
               present condition.
               Op procedure and outcomes of the surgery. They were also told
               about possible periop complications including fatal and neurologic ones
               such as death or Paraplegia.
               They understood my explanation and agreed to undergo an op.

계획   L5-S1 right discectomy

기록자명   이

경과기록

작성일 : 2007-02-06　　　　등록번호 : 5156728　　　　환자성명 : C　　　　남/27세
주민등록번호 :

진료과　　　정형외과
주치의　　　이
경과　　　　POD#1
　　　　　　S : OP site pain
　　　　　　O : H/V 제거함
　　　　　　A : S/P L5-S1 right discectomy
　　　　　　P : wd care
　　　　　　IV antibiotics

계획　　　　wd care
　　　　　　IV antibiotics

기록자명　　이

경과기록

작성일 : 2007-02-07　　　등록번호 : 5156728　　　환자성명 : C　　　남/27세
주민등록번호 :

진료과	정형외과
주치의	이
경과	POD#2d

         S : OP site pain

         O : dressing done – wd clean

         A : abdominal discomfort 호전됨. Gas passing은 안함.

         P : wd care

         IV antibiotics

계획	wd care
	IV antibiotics

기록자명	이

경과기록

작성일 : 2007-02-08 　　　　등록번호 : 5156728 　　　　환자성명 : C 　　　남/27세
주민등록번호 :

진료과	정형외과
주치의	이
경과	POD#3d
	S : OP site pain 감소됨
	O : dressing done – wd clean
	A : 식이 시작 후 tolerable 함
	P : wd care
	IV antibiotics
계획	wd care
	IV antibiotics
기록자명	이

경과기록

작성일 : 2007-02-10   등록번호 : 5156728   환자성명 : C   남/27세

주민등록번호 :

진료과	정형외과
주치의	이
경과	POD#5d
	S : pain 거의 없음
	O : dressing done – wd clean
	A : LS corset apply 후 ambulation 잘 함. No radiating pain
	P : 월요일 퇴원 예정
	IV antibiotics
계획	wd care
	IV antibiotics
기록자명	이

수술기록

등록번호 : 5156728 환자성명 : C 남/27세
주민등록번호 :

수술기록
Date : 2007. 2. 5 Surgeon Lee
1ˢᵗ Ass't Lee 2ⁿᵈ Ass't
Scrub nurse Moon Circ. Nurse Chun

Surgeon's announcement

On February 4, The patient and his family were told present condition, operative procedures and outcome of surgery. They were also told about possible perioperative complication including fatal and neurologic ones such as death or paraplegia. They understood surgeon's explanation and agreed to undergo an operation.

Operative findings:

Extrusion of L5-S1 disc was noted just slightly anterolateral to the root
Redness of S1 root was noted
Foraminal stenosis was not noted

Operative description:

General endotracheal anesthesia was induced while patient was still on the cart. The patient was then turned prone on the Andrew operating table in kneeling position, and all pressure points were carefully padded. The whole back and upper was prepared and draped as the usual sterile orthopaedic manner.
Skin incision was made over the posterior midline of L5-S1 vertebrae about 7㎝ sized, longitudinally. As the dissection was deepened, subcutaneous tissue and lumbosacral fascia was exposed and spinous process of L5 was exposed. Level was confirmed by portable X-ray. Paraspinous muscle was stripped by subperiosteal dissection with Cobb's elevator on right side of the spinous process and immediately packed with x-ray gauze to lessen bleeding. Right side subperiosteal approach was used with Talyor's self retractor. After retracting the muscles, right L5-S1 facet joint and lamina of the L5 were exposed. Partial removal of distal part of L5 lamina was performed using power burrs. Dural sac and right S1 root were exposed after removal of ligamentum flavum. Redness of S1 root was noted. Dural sac and S1 root were retracted to left by a Love root retractor. Extrusion of L5-S1 disc was noted just slightly anterolateral to the right S1 root. Extrunded disc fragments were removed. S1 root tension was relieved. Definite foraminal stenosis was not noted. Good dural sac pulsation was noted after full decompression.

After copious irrigation and meticulous hemostasis, the fascia and operation wound closed layer by layer with one hemovac. Aseptic dressing was done. During the procedure, the patient's condition was stable.

Estimated blood loss : scanty

수술기록

등록번호 : 5156728   환자성명 : C   남/27세
주민등록번호 :

Preoperative diagnosis :   Herniated lumbar disc, L5-S1, right (Extrusion)
Postoperative diagnosis :   Same as above (subligamentous extrusion)
Name of operation : Posterior decompression with laminectomy, L5 and
             discectomy, L5-S1, right

Indications :
  1. Chronic right lower extremity radiculopathy that extends below knee
        joint for four months
  2. Symptom has been getting worse and refractory to conservation
        treatment for recent 2 months.
  3. The tension test was positive and well leg raising test was positive.
  4. MRI finding : Right paracentral disc extrusion with central spinal
        canal stenosis, L5-S1
  5. Oswestry Disability Index score : 18/45

Physical examination:
  No external wound
  Swelling / Tenderness : (-/-)
  Motor : intact
  Sensory : paresthesia on right S1 dermatome
  SLR (30/70)
  K-C (-/-)
  Patrick (-/-)
  Circulation : (good / good)
  NIC : lesser than 10min
              - continued -

Tissue to Path. Yes, No.   Drains : One barovac
Sponge Count Correct : Yes, No.
Dictated/Written by. Lee   Surgeon's signature

수술기록

등록번호 : 5156728   환자성명 : C   남/27세
주민등록번호 :

수술일   2007-02-05   Op room MOR D9
집도의   이
보조의(1)   이   보조의(2)
보조의(3)   보조의(4)
보조간호사   Moon   순환간호사   Chun

수술전 진단명

진단명	진단분류코드

정확한 진단명   1. HNP L5-S1 extrusion right

수술후 진단명

진단명	진단분류코드

정확한 진단명   same as above - subligamentous extrusion

Name of op   ■ laminectomy (L5-S1)
                ■ Discectomy (L5-S1)
                □ Facetectomy
                □ Foraminotomy
                □ PLF
                □ PLIF
                □ instrumentation
                □ Bone graft auto   □ Bone graft allo

Indication   1. Chronic right L/E radiculopathy that extends below knee
                   joint for 4 mos
                2. Sx has been getting worse and refractory to cons Tx for
                   recent 2 mos
                3. positive tension test with well leg raising test +++
                4. image findings …

Procedure
1) anesthesia general
2) position   □ prone   ■ kneeling

수술기록

등록번호 : 5156728 환자성명 : C 남/27세
주민등록번호 :

3) position ▣ No ☐ Yes
4) incision ▣ midline longitudinal (5) ㎝
5) approach ▣ midline ☐ wiltze
6) level confirm portable
7) decompression ☐ No ▣ Yes (L5-S1 right side)
8) pedicle screw or hook

	Lt		Rt	
	mm	screw or hook	mm	screw or hook
T1				
T2				
T3				
T4				
T5				
T6				
T7				
T8				
T9				
T10				
T11				
T12				
L1				
L2				
L3				
L4				
L5				
S1				

Comment

9) DTT
10) Donor graft ☐ allo ☐ xeno
☐ ilium Rt same incision
☐ ilium Rt separate incision
☐ ilium Lt same incision
☐ ilium Lt seperate incision

수술기록

등록번호 : 5156728   환자성명 : C   남/27세
주민등록번호 :

11) H/V   B/V
12) EBL   scanty

Op finding
1) Disc   ☐ buldging   ☐ protrusion   ◼ extrusion subligament
                 ☐ extrusion transligament   ☐ sequestration
2) facet   ☐ hypertrophy   ☐ capsule thickening   ☐ osteophyte
3) ligament flavum   ☐ thickening
4) pars   ☐ defect
5) nerve root   ☐ thickening   ◼ inflammatory
6) scar adhesion (laminectomy membrane)
         1. prone and kneeling on Andrew frame
         2. midline skin incision at L5-S1 level
         3. right side subperiosteal dissection done and level confirmed
         4. Taylor retractor applied at facet joint and removal of
            distal part of L5 lamina using power burrs
         5. removal of lig flavum done using punches
         6. dural sac and S1 root was posterior moved because of
            extruded disc - severe tension observed
         7. S1 root was reddened retraction of dural sac and root to
            left side using Love root retractor extruded disc was noted just
            slightly anterolateral to the right S1 root removal of extruded disc
            fragments root tension was relieved no definite foraminal stenosis
            noted good dural sac pulsation noted after full decompression
         8. irrigation and closed wd remaining one B/V
         9. patient condition stable during the procedures

Tissue to Pathology   ○ No   ● Yes
Sponge count correct   ○ No   ● Yes

기록자명   이

외래초진기록

작성일 : 2006-11-01   등록번호 : 5156728   환자성명 : C   남/26세
주민등록번호 :

진료과   정형외과
주치의   문
주호소

주호소	기간
Severe LBP L/Ext radiating pain, right	2 months

Occupation

PHx
- ☐ Trauma
- ☐ Operation
- ☐ Smoking
- ☐ Alcohol
- ☐ Tuberculosis
- ☐ DM
- ☐ Hypertension
- ☐ Back pain
- ☐ Allergy
- ☐ Medication

FHx
- ☐ Back or neck pain
- ☐ Osteoporosis
- ☐ Malignancy

Present illness
2달전 교통사고

R.O.S
- ☐ Neurogenic intermittent claudication
- ☐ Night awakening due to leg pain ☐ Sleep disturbance due to pain
- ☐ Limping gait
- ☐ Bladder and bowel control ☐ Motor weakness lower extremity
- ☐ Sensory changes lower extremity

외래초진기록

작성일 : 2006-11-01   등록번호 : 5156728   환자성명 : C   남/26세
주민등록번호 :

☐ Weight loss
☐ Fever   ☐ Night sweating   ☐ Back stiffness
☐ Monitoring stiffness   ☐ Foot(plantar) pain
☐ 1st MP joint foot pain
☐ 다리가 아프다   ☐ 다리가 저리다   ☐ 다리가 터져나간다
☐ Knee pain   ☐ Hip pain   ☐ Buttock pain

P/Ex

Height   (cm)   Weight   (kg)
BP(S)   (mmHg)   BP(D)   (mmHg)   PR   (회/분)

External scar or wound	● No	○ Yes
Tenderness	● No	○ Yes
Step off deformity	● No	○ Yes
Trunk tilt	● No	○ Yes
Flat back	● No	○ Yes
Straight leg raising test	● Rt (40도)	○ Lt
Well leg raising test	● Rt (-/-)	○ Lt

Range of motion

Back full ROM	○ No	○ Yes
Hip full ROM	○ No	○ Yes
Knee full ROM	○ No	○ Yes

Motor of function   (N,G,F,P,Zero)

Hip flexion right	N	Hip flexion left	N
Hip abduction right	N	Hip abduction left	N
Hip adduction right	N	Hip adduction left	N
Knee extension right	N	Knee extension left	N
Knee flexion right	N	Knee flexion left	N
Ankle flexion right	N	Ankle flexion left	N
Ankle extension right	N	Ankle extension left	N
Toe flexion right	N	Toe flexion left	N
Toe extension right	N	Toe extension left	N

외래초진기록

작성일 : 2006-11-01   등록번호 : 5156728   환자성명 : C   남/26세
주민등록번호 :

Anal tone checked	○ No	○ Yes
Sensory function		
Anesthesia	● No	○ Yes
Hypesthesia	● No	○ Yes
Paresthesia	● No	○ Yes
Dermatone	● Rt	○ Lt
Saddle anesthesia	● No	○ Yes
Decreased perianal sense	● No	○ Yes
DTR		
Knee jerk	○ Rt	○ Lt
Ankle jerk	○ Rt	○ Lt
Thomas test	○ Rt	○ Lt
Patrick test	○ Rt	○ Lt
Schoeber's test	○ positive	● negative
Chest expansion test	○ positive	● negative
Chin to chest test	○ positive	● negative
ACLL	☐ Rt	☐ Lt
APLL	☐ Rt	☐ Lt
Mid thigh circumference	☐ Rt	☐ Lt
Mid leg circumference	☐ Rt	☐ Lt

Oswenstry disability index   (   )/45 (   )/50
Visual analogue scale for back pain   / 10
Visual analogue scale for leg pain   / 10
Visual analogue scale for neurogenic intermittent claudication   / 10

진단명

진단명
Lower back pain

기록자명   문

외래재진기록

작성일 : 2006-11-13   등록번호 : 5156728   환자성명 : C   남/27세
주민등록번호 :

진료과   정형외과
주치의   문
경과   cauda equine syndrome warned

기록자명   문

외래재진기록

작성일 : 2006-11-13   등록번호 : 5156728   환자성명 : C   남/27세
주민등록번호 :

진료과   정형외과
주치의   문
경과   약 드시고 효과 있음
              NIC -
              x-ray 큰 이상 없음
              MRI → L4/5/S1 추간판 탈출증
              VAS Rt. leg 6-7
              증상이 악화하면 수술
              Medication and follow up 1 month later

기록자명   문

외래재진기록

작성일 : 2006-11-13   등록번호 : 5156728   환자성명 : C   남/27세
주민등록번호 :

진료과   정형외과
주치의   문
경과   resting paresthesia right

            NIC several meters
            VAS right radiation pain 4/10 walking 시 7/10
            Plan medication PT

            If symptom worsening operation discectomy

기록자명   문

외래재진기록

작성일 : 2006-12-13   등록번호 : 5156728   환자성명 : C   남/27세
주민등록번호 :

진료과   정형외과
주치의   문
경과   symptom so so
              VAS radiation pain 7/10

기록자명   문

외래재진기록

작성일 : 2006-12-13   등록번호 : 5156728   환자성명 : C   남/27세

주민등록번호 :

진료과   정형외과

주치의   문

경과   symptom worsening operation

기록자명   문

외래재진기록

작성일 : 2007-01-22 　　　등록번호 : 5156728 　　　환자성명 : C 　　　남/27세
주민등록번호 :

진료과 　　　정형외과
주치의 　　　문
경과 　　　stenosis L4-5 and disc herniation right side
　　　　　　NIC +

　　　　　　Operation option1 : discectomy : symptom worsening recur and
　　　　　　stenosis symptom occurs
　　　　　　operation option2 : laminectomy and fusion discectomy disad :
　　　　　　extensive surgery.

기록자명 　　　문

외래재진기록

작성일 : 2007-01-23 등록번호 : 5156728 환자성명 : C 남/27세
주민등록번호 :

진료과	정형외과
주치의	이
경과	back pain
	Rt leg radiating pain
	D: 4mon
	Trauma Hx(-)
	Local에서 conservative care했으나 증세 지속
	본원 내원 MRI 상 HNP L4/5, 5/S1
	Hx) none
	Occupation sedentary worker
	Smoking 1/2P * 6yr
	185cm/73kg
	〈Back & L/Ext〉
	Ext wd -
	Swelling -
	Tenderness -
	Motor intact
	Sensory tingling sensation on Rt S1 dermatome
	ROM full
	Aggrevation c coughing -
	Left side trunk lift +
	SLR (30/full)
	Patrick (-/-)
	K-C (-/-)
	NIC less than 10min
	Dorsalis pedis ++/++
	Limitation of ADL 일상 생활 많이 불편합니다.
	MRI 상 HNP L5/S1, Rt (extrusion)
	Rec) op planned
	목요일 수술일 결정 후 내원토록 함
	다음주 하길 원함
기록자명	이

외래재진기록

작성일 : 2007-01-25   등록번호 : 5156728   환자성명 : C   남/27세
주민등록번호 :

진료과   정형외과
주치의   이
경과   op result and risk explained
             Must quit smoking advised
             Op : feb 15 - lami and discectomy

기록자명   이

영상검사 CT & MR

등록번호 : 5156728 　　　　　　　　환자성명 : C　　　　　　　　남/27세
주민등록번호 :

영상검사 CT/MR 판독결과지

검사명	MRI L-spine (non contrast)*whole-sag T2 추가*
검사방법	2006.11.06 17:39 　　　　　촬영실　　　MRI 2호
판독일자	2006.11.08 12:04
Description	Rt. Paracentral disc protrusion, central spinal canal
	stenosis, L5/S1
	Rt. Paracentral disc protrusion, L4/5
판독의/전문의	서

D 환자의 Chart를 보고 물음에 답하시오.

01

환자의 의무기록 내용으로 옳은 것을 모두 고르시오.

가. 응급실을 통해 중환자실로 입원하였다.
나. 관상동맥 폐색질환으로 인해 경피적 경혈관 관상동맥조영술을 한 상태이다.
다. 심장은 잡음을 동반하지 않고 규칙적이다.
라. 병원입원 2일째 호전되어 일반병동으로 옮겼다.
마. 가슴사진촬영영상 폐부종이 많이 약화되었다.
바. 인플루엔자 예방접종을 환자본인이 거절하였다.

① 가, 나, 라, 바   ② 가, 다, 라, 마   ③ 나, 다, 마, 바
④ 다, 라, 마, 바   ⑤ 가, 나, 다, 라, 바

02

입원 시 의사의 지시사항으로 옳지 않은 것은?

① 혈당검사는 하루 2번 체크하여라.
② 간기능 수치의 상승으로 인해 복부 초음파검사를 해라.
③ 필요에 따라 증기흡입치료를 실시해라.
④ 비강인두를 통해서 산소를 공급해라.
⑤ 폴리카테터 삽입하고 섭취량과 배설량을 체크하여라.

03

이 환자의 진단명으로 옳은 것은?

| 가. I 50.08 | 나. M81.9 | 다. I10.9 |
| 라. I11.0 | 마. J90 | 바. M17.0 |

① 가, 다, 마, 바   ② 가, 나, 다, 바   ③ 나, 라, 마, 바
④ 가, 나, 라, 마   ⑤ 나, 다, 라, 마

04

의무기록의 내용으로 옳지 않은 것은?

① 양 좌측 아래구역에서 거친 숨소리가 났다.

② 입원 3일째 폴리카테터를 제거하였다.

③ 심전도상 빠른맥은 발작성 심실상 서맥으로 생각한다.

④ 입원 전 미끄러져 넘어진 부위는 경추 12번으로 압박골절이다.

⑤ 10년 전 고혈압증상으로 경구약 치료 중이다.

05

다음 중 약어의 풀이로 옳지 않은 것은?

① PSVT: paroxysmal supraventricular tachycardia

② PTCA: percutaneous transluminal coronary angioplasty

③ BMD: bone mineral density

④ CAOD: coronary artery occlusive disease

⑤ CHF: chronic heart failure

06

다음 중 이 환자에게 처방한 약 중 내용이 전혀 다른 하나는?

① Captopril ② tambocor ③ atacand ④ tenolmin ⑤ DGX

07

입원기간 동안 실시한 검사가 아닌 것은?

① Sono ② VDRL ③ Stool OB ④ LFT ⑤ CXR

08

의무기록 통계로 틀린 것은?

① 입원과는 내과이고 퇴원과도 내과이다.

② 입원기간 중 중환자실 재원일수는 2일이다.

③ 치료결과는 호전이며 추후계획 있다.

④ 협의진료는 총 2건이다.

⑤ 입원기간은 총 8일이다.

09

만약, 이 환자의 주 진단명이 congestive heart failure due to hypertension일 경우 질병분류로 옳은 것은?

① I10.0   ② I50.0   ③ I11.0   ④ I10   ⑤ I11.9

10

복부 초음파 검사결과로 옳은 것은?

① 왼쪽부분만 흉막삼출이다.

② 오른쪽만 흉막삼출이다.

③ 양쪽의 흉막삼출과 다른 곳은 정상이다.

④ 왼쪽의 흉막삼출과 다른 곳에도 약간의 이상이 있다.

⑤ 오른쪽의 흉막삼출뿐 다른 곳은 정상이다.

입 원 결 정 서

진찰번호 ....   입원번호 ....

환자	주소						
	성명	D	직업		성별	남 · (여)	연령 76 세
병 명		1) CHF aggravation I pul edema				대략입원 기 간	일 주
진 료 과		Med 1	☐지정진료 ☐비 지 정	Emergency A. B. C. / Operation A. B. C.			
입 원 지 시 일		2007. 10. 11	■General ☐Isolation ☐ICU.A ☐ICU.B ☐ICU.C / ☐Incubator ☐Frist Admission ☐Re-Admission				

입 원	일 자	병동	병실및침대	등급	확인서명	전과: 이동과명	전과: 주치의명	전과: 일 자
수 속	2007.10.11		ICU	1X1				
병실이동	2007.10.12		307	다X7				
병실이동								
병실이동						참 고 사 항		
병실이동						초. 주 응 O_2 2ℓ		

입원수속	주 치 의 사	원 무 과	수 간 호 사

퇴 원 결 정 서

퇴원일자	2007. 10. 19. 오전 (오후) ■정상퇴원 ☐응급퇴원 ☐사망 ☐기타
최 종 진 단 명	1) CHF aggravation I pul edema 2) pleural effusion

구 분	수 술	마 취	4 차	월 일	마 취
1 차	월 일	유 · 무	5 차	월 일	유 · 무
2 차	월 일	유 · 무	6 차	월 일	유 · 무
3 차	월 일	유 · 무	7 차	월 일	유 · 무

특수검사 및 처리	종 류 시행일 담당자	퇴원당일	
	1.		☐약 반 환 ☐혈액반환
	2.		☐처치전표 ■퇴 원 약 /X5
	3.		☐X-Ray ☐기 타
	4.		

	주 치 의 사	수 간 호 사	원 무 과	참고사항
퇴 원 수 속				

㈜ 특수검사실(과)에서는 시행후 특수검사 및 처치사항을 기록하여야 함.

성　명	D	성별/나이	F/76
주민번호		과	
일　자	07. 10. 11	병　동	4

퇴원기록지

입　　원	2007 년 10 월 11일 14 시 53 분　　과 4　병동 410 호	재원일수
퇴　　원	2007 년 10 월 19 일　　시　　분　　과　　병동　　호	
최 종 진 단 명		분류번호
주 진 단 명 : 1) CHF		
기타진단명　: 2) Pulmonary edema　　6) S/P PTCA (04')		
3) Pleural effusion　　7) Osteoporosis		
4) HTN　　　　　　　8) OA, Knee, both		
5) Arrhythmia (A. fib) 9) Fx. Comp. Dr		
수술 및 처치명		분류번호
주 수 술 명 : Conservation Care		
* 퇴원시 본원 처방약외에 self p.o medi (Tenolmin 50mg, 　　　　　　　　　　　　　　　Astrix 1ⓣ, 　　　　　　　　　　　　　　　Atacand 8mg　　#1 　　　　　　　　　　　　　　　Tambocor 4ⓣ, 　　　　　　　　　　　　　　　sigmart 2ⓣ)#2		
기타수술(처치) 및 주요검사 :		
・ OT/PT 82/107 → 27/52　　　　　・ BMD : -5.44 ・ Ab. Sono (10/12) : WNL ・ OS consult / SS consult　(elcatonin 투여중(수))		
원사인 :		부검 : Y/N
치료결과	☐Recovered　■Improved　☐호전안됨　☐진단뿐　☐가망없는 퇴원 ☐48시간 이내 사망　　☐48시간 이후 사망　　☐수술 후 10일 이내 사망	
퇴원형태	■퇴원지시후　　☐자의퇴원　　☐전원 ( )　　☐사망 ☐기타 ( )	
재 입 원	1. 계획된 재입원　　　2. 계획되지 않은 재입원	
원내감염	■없음 / ☐있음: 수술후. 기타처치후. 비뇨기계. 호흡기계. 소화기계. 기타( )	
추후진료 계획	☐없음　　■있음 (2007 년　11 월　8 일　　시　　과)	
재 입 원 계획	■없음　　☐있음 (20 　년　　월　　일　　시　　과)	
담당전공의의사서명 :　　　　　(서명)　주치의사서명 :　　　　　(서명)		
의무기록 완성 일자 : 20 　년　　월　　일　　의무기록사서명 :		

ORDERS FOR TREATMENT

Name _____

2007 . 10 . 11

UNIT No.	284 729
NAME	D
AGE 76	SEX F
DEPT _____	WARD M①/401호

M	D	ORDERS	Dr's Sign	Nurse's Sign
10	11	⟨Adm. Order⟩		
		1. Diet, TD		
		2. Check v/s q 6hrs		
		3. check I/O tid (keep foley-cath)		
		4. check BST qid		
		5. BR (head up)		
		6. O_2 supplying via N.P (3 /min)		
		7. IV 10DW 500ml c (MVH 1ⓐ mix w, 　　　　　　hepameriz 2ⓐ) lasix 20mg #2 ivs		
		8. p.o medi) 　약 조회전까지 self p.o 유지		
		9. Adm lab) 　CBC, ef, LFT I r-GT BUN/O_2, TG/HDL 　Ca, P, Uric acid, ESR/CRP 　Hbs Ag/Ab 　PT/PTT 　CK/CK-MB/LDH/Tm-I 　Hb Alc , AFP/Ca 19-9 (비급여) 　UA i micro 　Stool OB 처방 ⊖	R₂김	

M	D	O R D E R S	Dr's Sign	Nurse's Sign
10	11	1) lab F/U CK/CK-MB/Tn-I X1		
		2) chest AP (p) × daily		
		3) EKG × daily		
		4) Ab sono (OT/PT elevation)	R₂김	
10	11			
		10) Nebilizer (PRN)		
		Ventolin 1mℓ	R₂김	
		11) Lasix iv → D/C		
		PRN) Lasix 10mg iv		
		: I/O target < 0 (Negative)		
		12) p.o medi)		
		Captopril 37.5mg #3		
		Lasix 40mg #2		
		ADT 50mg #2		
		13) MN에 BP sys 140 이상이면 Captopril 25mg 한번 더 주시고 75mg #3로 dose up	R₂김	
		14) self p.o 추가 (Tenolmin은 skip)		
		ASTR 1ⓣ#1		
		Tambocor 4ⓣ#2		
		Sigmart 2ⓣ#2		
		Atacand 8mg#1		

10	12	1) 아침 BP sys < 100 : HTN medi skip
		100 < sys < 140 :
		    Captopril 37.5mg#3 유지
		    Atacand 8mg 복용
		 Sys > 140 : Captopril 75mg#3 dose up
		    Atacand 8mg 복용
			R₂김	

		2) Tr. To General ward		

ORDERS FOR TREATMENT

Name _____

20 . . .

UNIT No.	
NAME	D
AGE 76	SEX F
DEPT _____	WARD _____

M	D	O R D E R S	Dr's Sign	Nurse's Sign
10	12	⟨General Ward Order⟩		
		1. Diet) TD		
		2. check v/s q 6hrs		
		3. check I/O tid		
		4. keep foley-cath		
		5. BR		
		6. O₂ supplying via N.P (3ℓ /min)		
		7. IV 　　10 DW 50mℓ　c 　　　　MVH 1ⓐ Hepameric 2ⓐ mix iv		
		8. P.O medi) 　① Captopril 75mg#3 　② Lasix 40mg#2 　　ADT 50mg#2 　③ ATSR 1ⓣ#1　　③④는 self입니다. 　　Atacand 8mg#1 　　(아침약 중 Tenolmin은 제외) 　④ Tambocor 4ⓣ#2 　　Sigmart　2ⓣ#2		
		9. PRN. (Nebrlizer / Ventolin 1mℓ) 　　　－ if dyspnea 　　　　Solucortef 100mg iv 　　　－ if severe wheezing	R₂김	
		10. check BST → D/C	R₂김	
10	13	1) Foley-cath off		
10	14	1) chest PA ⟍　× E.O.D 　　EKG	R₂김	
		2) Tenolmin 50mg#1　Add (self)		

		3) TLN 3ⓣ#3 Add		
10	15	1) lab f/u CBC e' , OT/PT, BUN/cr 　　　　　CK/CK-MB	R₂김	
		2) both knee AP/lat		
		3) OS consult		
10	16	1) X-ray) T-L spine　AP/lat/F/E 　　　　　L-spine　　AP/lat 　　　　　Pelvis　　　AP		
		2) SS consult	R₂김	
		3) DGX 0.25mg p.o　(stat)	R₂김	
10	17	1) DGX 0.125mg#1　(아침)	R₂김	
		2) TLN/VC/ATR → D/C 　ADT 50mg#2 → 25mg#1　dose down	R₂김	
10	17	3) EKG　× 1	R₂김	
10	17	- EKG - (pm 6시)	R₂김	
10	18	1) fluid → D/C	R₂김	
		2) Influ vaccination → if refu		
		3) Cough syr 60mℓ#3　× 3days	R₂김	
10	19	Discharge & OPD follower (10/23)		
		p.o medi) Repeat　× 5days 　　　(Cough syr 포함)		
		OPD 내원시) chest PA, EKG	R₂김	

Admission note

Unit number :   이름 : D   나이/성별 : F/76

C.C: dyspnea   for   remote : 1 mnh
                              recent : 3~4 day

    ROS)N/V/C/D(-/-/-/-), fever(-)
         Dyspepsia/acid bleching(-/-)
         Chest pain/DOE(-/+)
         Cough/Sputum(+/+)
         Vertigo/Dizziness(-/-)

P.I : 상기 76세 여자는 HTN ,s/p PTCA d/t CAOD lvd(04). Arrhythmia OO병원
      심장내과 f/u중인 분으로 내원 1개월전부터 DOE 있다가 3-4일전부터
      resting시에도 지속되는 dyspnea 있어 ER 경유하여 입원하였다.
PMHx : DM/HBP/TBc/Hepatitis(-/+/-/-)
                              s/p PTCA d/t. CAOD IVD (04), osteoporosis
SHx : Smoking(-), alcohol(-)
FHx :   n-c

P/E
G/A : (Acute chronic , not so ill looking) appearance
M/S :   allert
HEENT : not pale conjunctiva.
CHEST : coarse breaths sound J rale
          Irregular heart beat without murmur
ABDOMEN :
            Soft   &   distention

N/E   barbinski sign(-)
      Neck stiffness(-)

IMP : 1. CHF
      2. s/p PTCA d/t CAOD lvd

Plan : 1. I/O check
       2. DM diagnosis

                        내 과 _____Rn이_____

PROGRESS NOTE

O.P.D.

No. _____

Name	D	Age 76	Sex F	Room No.	Adm. date	Dis. date

Provisional Diagnosis	

Date Dr's sign		Dr's sign
10/12	HD #2	
/	S: dyspnea (+)	
/	Chest pain (−)	

/	O: Chest) coarse BS on both LLF
	       No wheezing sound
	   CK/CK-MB/Tn-I 41/19/0.08
	   EKG) A. fluter (V.rate 85)
	   Chest AP) slightly improvement of pul. Edema	

/	A & P : 1) CHF : I/O negative 유지	
/	2) Arrhythmia : Tambocor p.o 유지	
/	3) athima : cardiogenic으로 사료되며 복용중이던 self medi 중 Tenolmin은 stop	
/	4) HTN : hiBP check되어 Captopril titeration 중 → asthima attack 상태에서 호전되어 General ward로 전실함.	R₂김
/	· Ab. Sono) 1) both pleural effusion 2) Otherwise WNL	R₂김
10/13	HD #3	
/	PT. tolerable, CBS no wheezing, but mild coarse BS on both LLF	R₂김
10/15	HD #5	Dr's sign
/	S: 움직일 때만 숨이 차요.	
/	O: Chest) mild coarse BS on both LLF. No wheezing.	
/	A & P: 1) CHF : tolerable	
/	2) Arrhythmia : PR 100회 가량 → Tenolmin Add	R₂김
10/16	HD #6	
/	S: No special Complaint	
/	DOE (−). Chest discomfort (−)	
/	O: EKG) Tachycardia (maybe PSVT) 136회	
/	A & P: A, fib에 의한 PSVT로 사료되며 DGX add.	R₂김

10/18	HD #8	
/	S: No special Complaint	
/	O: EKG) A.fib 86회	
/	A & P: Arrhythmia – rate 86회로 tolerable.	
/	→ Severance Cardio f/u 예정.	
10/19	HD #9	
/	Sx: improve → OPD f/u 계획하에 discharge	

CONSULTATION SHEET

Chart No :
Name : D   M.F : F
Room No : 307   Age : 76

To : Department of OS 김부장님   Dept : MD

The patient **can** be moved from ward
                can not

Impression : both knee pain

History and Findings :
　본 76세 여환은 CHF & pul. Edema / effusion. HTN, DM, arrhythmia. s/p PTCA, Osteoporosis로 본과 action중인 pt로 Sx 호소하여 협의진료 드리오니 고진선천 바랍니다. 감사합니다.

의뢰과 : Med 1   의뢰일자 : 07. 10. 15   주치의 : 강 / R₂김   (서명)

Reply
〈 OS Note 〉
CC : both knee pain
D : 수십년전부터 Both Knee pain
Local clinics (OS) : OA → Hypil (O) 1A
Op → refuse
Both Knee Gonarthrosis : comp
Sw (-). Td(±)

Imp   OA. Knee both
Rec) ① Rx   U-C   #2 Sy p.o × 7day
          ATR   #2 Sy p.o × 7day
          JNS   #2 Sy p.o × 7day
     ② Lx   T-T   1ⓟ
     ③ Ptx   /s   Knee both
     ④ Rep   Hyal 1ⓐ × 2

          진료일자 : 07. 10. 15   주치의 : OS김   (서명)

CONSULTATION SHEET

Chart No :	
Name : D	M.F : F
Room No : 307	Age : 76

To : Department of SS 이과장님   Dept   : MD

The patient   **can**   be moved from ward
        can not

Impression : LBP

History and Findings :
본 76세 여환은 CHF & pul. Edema / effusion. HTN, DM, arrhythmia .
s/p PTCA, Osteoporosis로 본과 Adm.중인 pt로 2개월전 slip.dn이후 T-L area가
굽고 통증있어 협의진료 드리오니 고진선천 바랍니다. 감사합니다.

의뢰과 : Med 1   의뢰일자 : 07. 10. 16   주치의 : 강 / R_2김   (서명)

Reply

〈 Xray of L-Spine 〉

    Comp. Tx at D_{12}

    Severe collapse
    Kyphotic deformity

                Rec) 1. BMD.

       진료일자 : 07. 10. 16   주치의 : 이   (서명)

INTAKE AND OUTPUT

번 호 :	
성 명 : D	성별/나이 : F/76
과 : MD	호 실 : 307

Date	Time	INTAKE				OUTPUT					
		Oral	Parenteral	Blood	Total	Total	Urine	Drainage	Suction	Vomitus	Stool
10/11	D	SDx1 400 W:100	10DW 100 (R:400)		600	300	300				
	E	SDx1 200 W:100	10DW 100 (R:300)		400	800	800				
	N		100 (R:200)		100	300	300				
	Total				1100	1400					
10/13	D	우유:150 GDx1 300 W:100	10/12 100 (R:100)		650	400	U-bag: 100cc X1 300				
	E	GDx2/3 200 W:50	10/12 100 10/13 50 (R:450)		400	600	X2 600				
	N		100 (R:350)		100	200	X1 200				
	Total				1150	1200					
10/14	D	GDx1/2 150 우유:200 w:100 커피:100	10/13 350 10/14 100 (R:400)		1000	800	X2 600				X2 200
	E	GDx1 150 W:100	10/14 300 (R:100)		550	600	X2 600				
	N		100 10/15 come of		100	400	X2 400				
	Total				1650	1800					

Date	Time	INTAKE				OUTPUT					
		Oral	Parenteral	Blood	Total	Total	Urine	Drainage	Suction	Vomitus	Stool
10/15	D	GDx2 600 W:100 우유:180	10/15 10DW 100 (R:400)		780	1000	X4 800				X2 200
	E	주스:250 GDx1 350	10/15 10DW 150 (R:250)		750	500	X2 400				X2 100
	N	W:100	10/15 (R:250)		350	400	X2 400				
	Total				1880	1900					
10/16	D	GDx1 100 SDx1 300 W:100 커피:100	10/16 10DW 100 (R:400)		700	1000	X4 800				X2 200
	E	SDx1 300 W:200	10/16 10DW 400		1000	300	X1 300				
	N					300	X1 300				
	Total				1700	1600					
10/17	D	SDx1 200 GDx1 300 w:100	10/17 10DW 100 (R:400)		700	700	X3 600				X1 100
	E	GDx1 200 W:100 요플레:100	400		800	800	X4 800				
	N	커피:100			100	300	X1 200				X1 100
	Total				1600	1800					

NURSES RECORD

D.	H.	Nursing Treatment & Symptoms	Sign
10/10	6pm	Admitted by s-card from ER	
		Alert mentality	
		CC) dyspnea	
		On set) 내원 한달전부터 mild dyspnea 있어오다 3-4일 전부터 증상 심해져 본원 ER 통해 ICU adm.	

		PHx) 10년전 HTN Dx S병원 po Tx 중
		    4년전 AVD, heart failure. Dx Tx 중. S병원ⓗ.
		    4년전 cataract op (+) 강남에 있는 병원.	

		FHx) none	
		B.w) habit : none informor : 본인. 딸.	
		Mild dyspnea sign seen O₂ /min N-P inhalation EKG ⓜ ; SPO₂ 연결함. (Dr 강 by done) 보호자 및 환자에게 ICU Orientitaion	김
	8pm	None pain complain	
		Mild dyspnea (+). SPO₂ 100% checked.	김
	추가	High bp (SBP 190mmHg) checked. Notify	
		R2김. Po med 후 180mmHg 까지 checks 하자고 하심	김
	10pm	Alert Mild dyspnea sustained O₂ 5ℓ /min via N-P I-halation SPO₂ 100% checked	김
	11pm	Seen by Dr김	
		Self p.o 주자고	김
	10.30am	BP 150/110mmHg checked Captopril 250mg p.o give	김
10/11	2am	Back care was done	노
		None specific change : no dyspnea	
		Closed observation	노

NURSES RECORD

D.	H.	Nursing Treatment & Symptoms	Sign
10/12	8am.	Alert O_2 5ℓ /min inhalation N-prong Dyspnea subside SPO_2 100% checked N P O state No chest discomfort with pain	박
	8:30am.	Seen by O_2 O_2 3ℓ /min decreased was done	박
	10am.	Sono checked Back care was done Alert mentality Transformed to G ward ICU → 307호로 전입옴 V/S) 110/70-98-20-36 Wd OT givien Bed neat now O_2 3ℓ /min Inhalation started	박 여
	3p	Mental : alert O_2 3ℓ /min inhalation	
	10p	No special complain O_2 kept	전
		2007. 10. 13 (일)	
10/13	6A	수면중	
	8AM	O_2 keep state Mental : alert Dyspnea sign : mild	이
	11AM	Foley cath removed	
	3PM	Self voiding. Done Mental : alert No dyspnea sign	

NURSES RECORD

D.	H.	Nursing Treatment & Symptoms	Sign
10/13		O₂ self remove done	
		No chest discomfort sign	
		Stitting) position done	김
		No special change	전
		2007. 10. 14 (일)	
10/14	6A	수면중	
	8A	Dyspnea : none	
		O₂ self remove state	
	3pm	No Dyspnea sign	
		Bed neat now	
	10pm	수면중	박
		2007. 10. 15 (월)	
	6A	수면중	
	8AM	No Dyspnea sign	
		Both knee pain : mild	박
	3pm	Both knee pain : mild	
		Dyspnea sign : mild	
		O₂ kept state	
		Bed neat now	
	10pm	Both knee pain : mild	
		Beck pain : mild	
		Dyspnea sign : none	
		Bed neat now	여
		2007. 10. 16 (화)	
10/16	6AM	Sleeping now	
	8AM	Dyspnea sign (-)	전
		Both knee & back pain : mild	
	3P	Both knee : mild	
	4P	PT taken	
	10pm	Sleeping now	

NURSES RECORD

D.	H.	Nursing Treatment & Symptoms	Sign
10/16		O$_2$ 3ℓ kept	이
		2007. 10. 17 (일)	
	6AM	Sleeping now	
	8AM	No dyspnea sign	
		Both knee & back pain : mild	
	9AM	done	
	3P	No special change	
	4P	PT taken	김
	10pm	Dyspnea sign : mild	
		O$_2$ 3ℓ kept	
		SPO$_2$: 100% checked	전
		2007. 10. 18 (목)	
10/18	6A	Sleeping now	
	8AM	No chest pain	
		Dyspnea sign : mild	
		O$_2$ keep state	
	3p	EKG check	박
	10pm	Dyspnea sign : mild	
		O$_2$ 3ℓ kept	
		Bed neat now	
		2007. 10. 19 (금)	
10/19	6A	Sleeping now	
	8AM	No condition change	
	11AM	Do po × 5day given	
		10/23 OPD f/u teaching done	박

단박에
합격하기

보건의료정보관리사
실전모의고사

제 2회 모의고사

1교시
- 보건의료정보관리, 의료정보관리, 의료의 질관리, 조직관리, 건강보험,
  공중보건, 병원통계

2교시
- 질병 및 사인 및 의료행위분류, 의학용어, 기초 및 임상의학, 암등록
- 의료관계법규

3교시
- 실기시험

제 2회 실전모의고사_1교시(97문항)

보건의료정보관리, 의료정보관리, 의료의 질관리, 조직관리, 건강보험, 공중보건, 병원통계

01

미국에서 유통되는 제품 및 재료에 대한 용도 및 특성을 시험하고 품질을 규격화하여 사용자들이 사용할 수 있도록 인증하는 표준화 기구는?

① SNO(Standard Developed Organization)
② ANSI(Ameican National Standard Insititute)
③ ASTM(American Society of Testing Materials)
④ CEN
⑤ DICOM

02

urgent medical condition이나 traumatic injuries 인 경우에 기록하는 기록지는?

① 수술기록지   ② 응급실기록지
③ 투약기록지   ④ 간호기록지
⑤ 그래픽기록지

03

다음 중 이식성(Potability)에 대한 설명이 맞는것은?

① 다른 시스템간의 정보교환이 쉬워 업무 처리가 정확하게 이루어지는 것이다.
② 소규모 시스템에서 상위 시스템까지 일관적으로 서비스 제공이 가능한 것이다.
③ 다른 시스템에서도 설치가 편리한 것을 말한다.
④ 국제표준은 세계적으로 모든 국가가 국제적으로 통용되는 표준이다.
⑤ 제품, 프로세스 방법, 재료등의 사용목적에 맞게 사용되도록 하는 지침이나 특성이다.

04

표준용어 (standardized terminology)가 갖출 요건이 아닌 내용은?

① 임상용어는 다양한 범위와 내용을 포함하여야 한다.
② 개념이 정의되면 변할 수는 있지만 삭제되지 않는 개념의 영속성을 가져야 한다.
③ 임상용어는 개념과 관련된 그룹을 만들고 내용을 추가 가능한 계층구조가 필요하다.
④ 개념 중심으로 한개 개념을 표현하는 여러개의 용어가 존재해야 한다.
⑤ 컴퓨터가 사용할 수 있는 형태로 정의가 명확해야 한다.

05

다음 중 온톨로지(ontology)에 대한 내용을 의미하는 것은?

① 다양하게 표현되는 용어를 같은 의미로 해석되도록 개념에 대한 정의나 개념간 관계를 코드화한 체계이다.

② 동의어와 같은 관련 속성을 가지고 있는 다축 구조의 용어체계이다.

③ 미리 약속된 일정한 규칙에 따라 문자나 메세지를 부호로 변환하는 것을 말한다.

④ 유의어 목록으로 유의어집, 관련어집이라고 한다.

⑤ 각종 데이터를 식별할 수 있는 표준이다.

06

다음 중 간호사들이 기록할 수 있는 기록지로만 구성된 것은?

가. 출생기록지	나. 간호기록지
다. 신생아 확인기록지	라. 신생아 경과기록지
마. 사회사업기록지	바. 식이요법기록지

① 가, 나, 다　　　　② 가, 나, 라

③ 나, 다, 라　　　　④ 나, 마, 바

⑤ 라, 마, 바

07

특정한 일을 처리하기 위하여 개발된 프로그램을 무엇이라고 하는가?

① Operating Program

② Utility Program

③ Application Pregram

④ Database Program

⑤ Communications program

08

정신질환 진단 및 통계를 나타내며 미국 정신의학과에 의해 개발된 분류인 것은?

① DSM　　　　　　② WHO-FIC

③ ICPC-2　　　　　④ LOINC

⑤ ASTM E1384

09

데이터베이스 관리시스템의 특징이 아닌 것은?

① 데이터 중복최소화

② 데이터의 일관성

③ 데이터 무결성

④ 데이터 독립성

⑤ 파일단위 압축성

10

진료의 주경로에 대한 설명으로 틀린 것은?

① 특정진단명의 진료순서와 치료시점이 정해둔 표준화된 진료과정이다.

② 모든 관련 의사만 참여하여 전 진료과정에 대한 계획과 협조가 형성된다.

③ 진료의 표준화를 통하여 환자 진료과정상의 변이를 감소시킬 수 있다.

④ 재원기간 단축이 될 수 있다.

⑤ 진료비용이 절감되고 합병증이 감소되어 의료과오 소송에 대한 병원 대응능력 향상에 효과를 보았다.

11

ANSI(Ameican National Standard Insititute)에 대한 내용을 의미하는 것은?

> 가. 각국의 공업규격을 통일하고 국제적 교류를 유도하는 세계 최대의 국제 표준화 기구이다.
>
> 나. 미국 정부가 인정하는 공식적인 국가 표준기구이며 의료정보 표준화를 제안하였다.
>
> 다. 유럽 공식 표준화 기구이며 산하에 보건의료정보 기술위원회에서 의료정보통신 분야의 표준화 활동을 한다.
>
> 라. ANSI가 승인한 표준개발기구 중 하나로 정보공유 및 접속을 위한 의료정보 전송표준 프로토콜이다.
>
> 마. 의료영상정보의 표준기술로 영상정보 교환에 관한 표준화를 위한 핵심기술이다.
>
> 바. EHR의 콘텐츠와 구조를 위한 표준안으로 전자건강기록의 논리적인 구조와 내용에 표준을 제시한다.

① 가, 나 ② 나
③ 다, 라 ④ 라, 마
⑤ 바

12

의무기록이 파기되어도 영구적으로 보관하는 색인은?

① 환자색인 ② 번호색인
③ 수술명 색인 ④ 단순색인
⑤ 교차색인

13

데이터 매핑(Data mapping)에 대한 내용이 맞는

것은?

① 데이터 집합의 요소이며 데이터베이스에서 의미를 가진 가장 최소단위이다.
② 유사한 데이터를 저장한 데이터들의 집합체이다.
③ 데이터가 무슨 의미를 갖는지 설명해 놓은 것이다.
④ 데이터 처리에서 한 개의 단위로 취급하는 데이터 집합이다.
⑤ 데이터에 대하여 해당되는 데이터와 연결하는 것을 말한다.

14

다음 중 SQL에 대한 내용을 틀린 것은?

① 관계형 데이터베이스에 명령을 사용하기 위한 언어이다.
② SQL은 데이터 정의, 데이터 조작, 데이터 제어 등으로 분류할 수 없다.
③ SQL은 데이터를 읽고 쓰기위한 용도로 온라인 단말기를 통해 대화식으로 사용할 수 있다.
④ SQL은 배우기 쉽다.
⑤ SQL은 데이터베이스를 사용하려 할 때 데이터베이스에 접근할 수 있도록 하는 데이터베이스 하부언어이다.

15

개인정보 유출에 관한 내용으로 올바른 것은?

① 개인정보처리자는 개인정보가 유출된 경우 전문기관에게 피해를 최소화하기 위한 대책을 위탁한다.

② 개인정보처리자는 개인정보 유출시점과 경위에 대하여 보건복지부장관에게 신고한다.

③ 개인정보 유출에 따른 통지의 시기, 방법의 절차 등의 사항은 보건복지부령으로 한다.

④ 보건복지부 장관은 피해확산방지, 피해복구 등을 위한 기술을 지원한다.

⑤ 개인정보처리자는 개인정보 유출사실을 알게 되었을 때 해당 정보주체에게 사실을 알려야 한다.

16

SNOMED CT에 대한 내용이 틀린 것은?

① 메티시소러스(metathesaurus), 의미망(Semantic Network), 전문 어휘사전(Specialist Lexicon)을 가지고 있다.

② 임상 가이드라인과 의사결정지원시스템이 진료기록을 확인하여 실시간 조언을 제공한다.

③ 부적절한 검사 및 중복 검사의 치료비용을 줄이고 의료사고가 감소

④ 임상 가이드 라인 및 진료 프로토콜의 연결을 가능하게 한다.

⑤ 진료사례가 쌓이게 되어 진료의 질을 향상한다.

17

데이터내의 숨겨진 패턴을 추출하여 유용한 지식을 추출하는 과정을 무엇이라고 하는가?

① Datawarehouse   ② DataMining

③ Dataware   ④ Datawarehousing

⑤ OLAP

18

개선해야할 우선순위 대상안건을 줄이기 위하여 사용하면 좋은 QI도구는?

① 유사성 다이어그램   ② 브레인스토밍

③ 흐름도   ④ 어골도

⑤ 우선순위매트릭스

19

대상 인구 중 단위 인구당 연간 입원수를 나타낸 것은 무엇인가?

① 병원이용율   ② 병상회전율

③ 병상점유율   ④ 평균재원일수

⑤ 지역별 친화도

20

행위 급여 일반원칙에 대한 내용 중 틀린 내용은 무엇인가?

① 요양기관 종별가산율에 의하여 산출된 금액은 원미만은 4사5입한다.

② 의원의 종별가산율은 20%이다.

③ 조산원이나 보건소는 종별가산율을 적용하지 않는다.

④ 종별가산율이란 요양기관의 종별에 따라 행위료에 따라 차별적으로 가산한다.

⑤ 차등수가는 1인당 1일 진찰횟수와 1일 조제건수에 따라 요양기관에 대한 진찰료와 조제료를 차등적으로 지급하는 제도이다.

21

한국형 응급환자 분류체계를 의미하는 것은?

① NANDA　　② UMLS
③ KTAS　　④ KOSTOM
⑤ DICOM

⑤ 질 관리된 데이터로 병원 경영에 효율화를 할 수 있다.

22

보건의료데이터 거버넌스 역활에 대하여 틀린 것은?

① 데이터 거버넌스의 구조 등을 의사소통 계획을 설정
② 개발관련 의사결정 주체 선정
③ 개발 참여 관련인 간의 책임 정의
④ 성공가능한 지표 설정
⑤ 색인 작업

23

의학적인 통계를 내는데 이용하면서 병원경영이나 국가 보건행정에 참고가 될수 있는 색인은?

① 환자색인　　② 번호색인
③ 질병 및 수술색인　　④ 의사색인
⑤ 이름색인

24

데이터 셋(Data Set)에 대한 내용으로 맞는 것은?

① 데이터 집합의 요소이며 데이터베이스에서 의미를 가진 가장 최소단위이다.
② 유사한 데이터를 저장한 데이터들의 집합체이다.
③ 데이터가 무슨 의미를 갖는지 설명해 놓은 것이다.
④ 테이블, 제약조건, 컬럼이나 사용자 객체와 관련된 정보이다.

25

가장 빈도가 높은 값을 무엇이라고 하는가?

① 중앙치　　② 최빈치
③ 분산　　④ 편차
⑤ 사분위수

26

어골도에 대한 내용이 틀린 것은?

① 특성요인도라고 한다.
② 그림이 복잡할수록 직원들이 업무에 대한 이해를 잘못하고 있는 것이다.
③ 교육적 효과가 있다.
④ 원인에 대한 탐색이 효과적이다.
⑤ 어떤 종류의 문제에 대해서 활용폭이 넓다.

27

EHR의 콘텐츠와 구조를 위한 표준안을 제시하는 곳은?

① SNO(Standard Developed Organization)
② ANSI(Ameican National Standard Insititute)
③ ASTM(American Society of Testing Materials) E1384
④ CEN
⑤ DICOM

28

임상영역과 검사영역으로 구분되며 임상관찰 및 검사결과에 대한 정보를 수집하고 식별하고 교환하기 위하여 개발된 용어체계는?

① LOINC(Logical Observation identifiers Names and Codes)
② NCPDP(National Council for Prescription Drug Program)
③ ASTM E1384
④ UMLS(Unified Medical Language System)
⑤ HL7

29

병원에서 도달하고자 하는 목표를 명확하게 기술한 것은 무엇인가?

① 역치　　　　　② 지표
③ 기준　　　　　④ 변이
⑤ 표준

30

심사평가원의 소속직원이 현지방문을 하는 경우 진료수가 현지확인 통보서와 직원임을 증명하는 신분증을 의료기관장에게 제시하도록 해야한다고 지정하는 자는 누구인가?

① 심사평가원장　　② 보건복지부장관
③ 국토교통부장관　　④ 자동차보험회사
⑤ 건강보험관리공단

31

ASTM E1384의 목적의 내용이 아닌 것은?

① 통합의학언어시스템이다.
② EHR의 내용과 논리적 구조를 명확히 한다.
③ EHR을 생명의학 및 보건의료정보분야의 표준으로 매핑이 가능
④ 과거력, 병리검사, 진단보고서 등등의 XML(eXtensible Markup Language) 표준안으로 표현된다.
⑤ 처방입력시스템, 약국정보관리 시스템, 임상병리정보관리시스템 등의 EHR에서의 데이타 관계를 명확히 한다.

32

개인정보 보호위원회의 소속은?

① 대통령　　　　　② 행정안전부
③ 보건복지부　　　④ 인증위원회
⑤ 건강보험관리공단

33

국제 표준 간호 용어 체계를 의미하는 데이터 표준은?

① DICOM　　　　　② ICNP
③ HL7　　　　　　④ UMLS
⑤ SNOMED CT

34

환자 1인의 입원 1일당 평균진료비가 증대되는 상황은 무엇인가?

① 평균재원일수가 길어지면 된다.
② 병상회전율을 낮추면 된다.
③ 병상이용율을 높이면 된다.

④ 병상이용율을 높이면서 건당 진료비를 높인다.

⑤ 평균재원일수를 짧게하고 진료의 집중도를 높인다.

35

메타시소러스(metathesaurus), 의미망(Semantic Network),전문 어휘사전(Specialist Lexicon)으로 구성된 데이터 표준은?

① DICOM
② EDI
③ HL7
④ UMLS
⑤ SNOMED CT

36

태아심박음, 태위, 양수 양막 상태,자궁의 수축 정도등이 기록되는 기록지는?

① 수술기록지
② 응급실 기록지
③ 산전기록지
④ 진통기록지
⑤ 신생아기록지

37

의료서비스에 대한 질관리사업을 하는 위원회는?

① 의료이용검토위원회
② 신용위원회
③ 의무기록위원회
④ 감염관리위원회
⑤ 위험관리위원회

38

WHO-FIC에 대한 내용이 아닌 것은?

① 세계보건기구 국제분류기구 WHO-FIC(WHO Family of international Classification)이다.
② 세계 보건기구 내 보건영역의 국제분류체계와 용어체계에 관한 업무를 담당하고 있다.
③ 질병,사망, 장애 및 건강 관련 의료행위에 관한 주요건강지료를 수집하기 위한 의미 있는 정보도구로 한 분류체계의 집합이다.
④ 전 세계 20개국에 설치되어 있는 기구이다.
⑤ 진료과정에서 시행되는 각종 임상관찰 및 임상 검사결과가 구조화된 형식으로 표현된다.

39

EHR의 표준화된 문서로 표현되도록 하는 표준은?

① HL7
② DICOM
③ NANDA
④ XML(eXtensible Markup Language)
⑤ NCPDP

40

운동,열, 냉, 수, 전기, 초음파 등을 이용하여 육체적 기능 회복을 위하여 치료한 내용을 기록하는 기록지는?

① 호흡치료 기록지
② 물리치료기록지
③ 사회사업기록지
④ 이송기록지
⑤ 신장투석기록지

41

의무기록에서 얻어진 주요 임상정보에 관련된 정보를 이용하여 중증도를 평가하는 것은?

① PMCS   ② R-DRG

③ CSI   ④ APACH

⑤ MEDIS Groups

42

지역사회 주민의 병원에 대한 신뢰도를 나타내주는 지표는 무엇인가?

① 병상이용율   ② 병상회전율

③ 응급환자율   ④ 외래환자 초진율

⑤ 병원이용율

43

HL7에 대한 내용이 아닌 것은?

① 서로 다른 의료분야의 소프트웨어 프로그램간에 정보교환을 할수 있도록 표준제정을 한 것이다.

② 의료정보 전송표준 프로토콜이다.

③ 의료기관종사자, 정보개발자 등의 관련자들이 공동참여하여 개발하였다.

④ 진료정보의 교환, 통합, 교류, 검색 및 진료지원, 건강서비스의 관리 평가를 지원을 목표로 한다.

⑤ 병원에서 사용하는 영상장비에서 데이터를 교환하고 전송하기 위하여 개발하였다.

44

SNOMED CT에 대한 내용이 틀린 것은?

① 특징은 포괄적(Comprehensive)이고 확장(Scalable)가능하고 유연(Flexible)하다.

② EHR에 사용될 경우 정보교환을 개선하고 관련정보의 유효성(이용가능성)을 증가시킨다.

③ 건강문제의 조기식별, 인구의 건강 모니터링 및 반응의 조기발견, 임상 진료지침 변경에 대한 반응 용이하다.

④ 통합의학언어시스템이다.

⑤ 개인의 진료사례가 쌓여 진료의 질을 향상

45

환자의 의무기록 사본을 특정기관 요청에 따라 의무기록을 내보낼때 환자가 서명해야만 가능한 기록지는?

① 수술기록지   ② 응급실기록지

③ 투약기록지   ④ 간호기록지

⑤ 자료공개동의서

46

병상에서 제외되는 것이 아닌 것은?

① 신생아 병상   ② 검사실

③ 신생아 인큐베이터   ④ 수술실

⑤ 분만실

47

1종 수급권자 중 본인부담면제자에 해당되지 않는 경우는?

① 희귀난치성질환자

② 가정간호 방문하는 자

③ 노숙인

④ 중증질환자

⑤ 18세 미만인자

48

유엔에서 1987년 공동작업에 의하여 표준규약이 만들어졌고 ISO에 의하여 국제적으로 승인이 되었으며 전자데이터 교환시 합의된 메세지 표준에 맞게 구조화 및 부화된 자료를 전자매체를 이용하여 컴퓨터 간에 교환하는 데이터 표준은?

① DICOM   ② EDI

③ HL7   ④ ICD-10

⑤ SNOMED CT

49

코드 유형과 코드의 주요기능에 대한 내용으로 틀린 것은?

① 코드만 보아도 식별이 가능한 것은 연상코드이다.

② 기준에 만족하는 그룹으로 나누는 것은 분류기능이다.

③ 코드를 논리적인 순서에 따라 정리하는 것은 조합코드이다.

④ 코드화 대상을 대, 중, 소 등이 계층으로 구분하는 것은 계층코드이다.

⑤ 숫자번호나 일련번호를 이용하는 코드는 숫자코드이다.

50

D*A*T 모델에서 한가지라도 빠진 경우 의미하는

것은?

① 지속적으로 질향상 운동이 성공하고 있다.

② 질향상 운동이 지속적으로 향상되고 있다.

③ 질향상 운동이 지속적으로 실패하고 있다.

④ 질향상 운동이 현재 성공적이다.

⑤ 질향상 운동이 현재 정지상태이다.

51

신생물을 분류하는데 사용되는 용어체계는?

① ICD   ② NANDA

③ ASTM E1384   ④ ICD-O

⑤ NCPDP

52

상호운용성(Interoperability)에 대한 설명이 맞는 것은?

① 다른 시스템간의 정보교환과 업무처리가 정확하게 이루어지는 것이다.

② 다른 시스템에서도 설치가 편리한 것을 말한다.

③ 소규모 시스템에서 상위시스템까지 일관적으로 서비스 제공을 하는 것이다.

④ 제품, 프로세스 방법, 재료등의 지침이나 특성을 말한다.

⑤ 한 예로 윈도우 시스템 설치를 들 수 있다.

53

환자. 보호자와 진료과정, 발생가능한 위험,선택대한, 대략의 의료비를 논의한 후 동의를 받는 서식은?

① 수술기록지　　② 응급실기록지
③ 특수동의서　　④ 간호기록지
⑤ 자료공개동의서

54
전자의무기록, 의학용어와 코드 표준안, 멀티미디어 정보교환, 검사결과에 대한 정보교환에 대한 의료정보 표준화를 제안한 기구는?
① SNO(Standard Developed Organization)
② ANSI(Ameican National Standard Insititute)
③ ASTM(American Society of Testing Materials)
④ CEN
⑤ DICOM

55
다음 중 설명이 틀린 것은?
① 수정 후 2주부터 8주까지 발육하고 있는 것을 배아라고 한다.
② 수태 후 7주~분만까지의 뱃속의 아기를 말한다.
③ 태아가 생존 가능할 수 있는 시기 이전에 임신이 종결되는 것을 말한다.
④ 출산할 때 태아가 사망해 있는 태아를 분만하는 것을 사산이라고 한다.
⑤ 태아가 완전히 배출된 것을 유산이라고 한다.

56
다음은 DRG 질병군 급여 일반원칙에 대한 내용이

다 틀린 것은?
① 상급종합병원, 종합병원, 병원. 의원의 요양기관이 포괄적인 행위가 적용되는 질병군에 대한 입원진료를 하는 경우에 적용한다.
② 질병군에 대한 요양급여비용을 산정할 때는 점수당 단가를 곱하여 10원 미만을 절삭한 금액을 요양급여비용 총액으로 산정한다.
③ 18시~9시 또는 공휴일에 응급진료가 불가피하여 수술을 행한 경우 해당 질병군의 야간.공휴 소정점수를 추가 산정할 수 있다.
④ 질병군 요양급여를 실시하는 요양기관은 진단명 및 수술명을 진료기록부에 기록하고 의료의 질향상을 위한 점검표를 작성해야 한다.
⑤ 혈우병 환자가 질병군으로 입원진료를 받는 경우에 DRG 적용을 할수 있다.

57
INSERT문,UPDATE문, DELETE문등에서 이벤트가 발생할 때 작동되며 데이터베이스 작업을 할 때 자동적으로 실행될 수 있는 명령문은 무엇인가?
① JOIN　　② TRIGGER
③ TRANSACTION　　④ ALTER
⑤ STORED PROCEDURE

58
특정분야에 사용되는 이름의 체계를 무엇이라고 하는가?
① 명명법　　② 용어

③ 분류체계　　　　④ 표준화

⑤ 시소러스

59

SNOMED CT에 대한 내용이 틀린 것은?

① 체계적으로 구조화된 의학용어 집합체이다.

② 미국 병리학회에서 개발하였다.

③ 질병이환 및 사망원인을 유사성에 따라 체계적으로 분류하였다.

④ ICD-9-CM, ICD-10, LOINC와 같은 보건의료분야의 기타 표준용어 (standardized terminology)체계와 매핑되어 있다.

⑤ 구성요소는 개념(Concept), 용어(Description), 관계(Relationship) 이다.

60

2019년 4월 8일이 최종월경일인 경우 분만예정일은?

① 2000년 3월 8일　　② 2000년 2월 8일

③ 2000년 1월 8일　　④ 2000년 1월 16일

⑤ 2000년 4월 8일

61

ANSI가 승인한 표준개발기구 중 하나로 의료정보 전송표준 프로토콜을 의미하는 데이터 표준은?

① DICOM　　　　② EDI

③ HL7　　　　　④ ICD-10

⑤ SNOMED CT

62

새로운 데이터베이스를 생성하는 의미를 가진 명령어는?

① Create database　　② Update database

③ Delete database　　④ Select database

⑤ Insert database

63

의료정보를 전송하기 위한 표준 프로토콜에 해당하는 것은 무엇인가?

① HL7　　　　　② E1384

③ ASTM　　　　④ AHIMA

⑤ EHR

64

국가적인 표준을 준수하여 모든 병원들이 의무기록을 전산화하여 환자가 의료기관을 이용할 때 진료정보를 네트워크를 통해 공유할 수 있는 의무기록학을 무엇이라고 하는가?

① HIS　　　　　② EDI

③ CPR　　　　　④ PACS

⑤ OCS

65

영상정보 교환에 관한 표준화를 위한 데이터 표준은?

① DICOM　　　　② EDI

③ HL7　　　　　④ ICD-10

⑤ SNOMED CT

66

의사가 지역주민에 대한 예방의료 및 공중보건과 개인위생에 노력을 할수 있어서 국민의료비 억제기능을 할 수 있는 진료비지불방식은 무엇인가?

① 총액계약제
② 인두제
③ 행위별수가제
④ 봉급제
⑤ 포괄수가제

67

의약품관리료에 대한 설명이 틀린 것은?

① 의약품 관리료는 1일 1회만 산정한다.
② 의원, 치과의원, 보건의료원의 의약품 관리료는 내복약 조제일수에 따라 산정한다.
③ 외용약 또는 주사제를 내복약과 복합으로 조제한 경우 외용약 조제일수에 의하여 산정한다.
④ 외래환자에게 투여한 경우에는 방문당으로 산정한다.
⑤ 외용약 및 주사제를 복합 또는 단독으로 조제한 경우 외래환자 의약품 관리료 소정점수를 산정한다.

68

다음 전자의무기록 발전과정에 대한 설명이 틀린 것은?

① Automated Medical Record(AMR)에서는 입 퇴원 및 원무업무와 부서별 업무를 전산화 단계로 종이 의무기록이 존재한다.
② Computerized Medical Record System(CMR)은 종이 의무기록을 스캐닝하여 디지털 이미지 파일로 저장하는 시스템이다.
③ Electronic Medical Record System(EMR)은 의무기록을 데이터베이스에 저장하고 Papaerless를 구현한 시스템이다.
④ Electronic Patient Record(EPR)은 전 지역 이상의 단위로 의무기록정보 시스템을 구축하는것이다.
⑤ Electronic Health Record System(EHR) 미래의 국민건강관리 정보시스템이다.

69

표준에 대한 설명이 아닌 것은?

① 표준은 공인된 표준기관에서 승인된 정의나 형식을 말한다.
② 국제표준에는 ISO가 있다.
③ 국가표준은 국가내에서 통용되는 표준이다.
④ 단체표준은 학회나 단체에서 정한 표준이다.
⑤ 지역표준에는 한국통신, SK 텔레콤 등이 있다.

70

의료서비스에 대한 질관리사업을 하는 위원회는?

① 의료이용검토위원회
② 신용위원회
③ 의무기록위원회
④ 감염관리위원회
⑤ 위험관리위원회

71

다음 중 전자서명의 효력에 대한 설명이 아닌 것은?

① 공인인증서에 기초한 공인전자 서명이어야

한다.

② 공인전자 서명 외의 전사서명은 약정에 따른 서명날인으로 효력을 가진다.

③ 공인전자서명이 있는 경우 그 내용이 변경되지 아니 하였다고 추정한다.

④ 다른 법령에서 문서 또는 서면에 서명날인을 요하는 경우 전자문서에 공인전자 서명이 있는때에 충족한 것으로 본다.

⑤ 전자서명 생성정보는 수신자에게 유일하게 속해야 한다.

72

우리나라에서 적정 진료라는 개념이 싹튼 시기는?

① 1948년 대한민국 정부 수립시기

② 1970년 새마을 운동시작시기

③ 1977년 의료보험 실시

④ 1982년 의무기록사 법제화

⑤ 1961년 가족계획사업

73

용어, 표준, 코드 등에 대한 내용이 올바른 것은?

① 코드를 사용하게 되면 이식성, 확장성, 상호운용성이 가능하게 된다.

② 개념이나 객체를 특정 언어 표현으로 명명한 것은 용어이다.

③ 표준은 어떤 계급 혹은 계급세트에 할당하는 과정이다.

④ 통신망으로 연결되어 통신서비스를 하는 겨우 사용자 동의형 표준이라고 한다.

⑤ 유의어 목록으로 이루어진 것을 코드라고 한다.

74

다음 중 괄호안의 내용은 무엇인가?

모성사망율은 [(산과사망수) ÷ (   )] ×100 이다.

① 산과 퇴원환자수

② 총제왕절개 환자수

③ 총퇴원환자수

④ 총수술환자수

⑤ 총입원사망수

75

EDI에 대한 내용으로 틀린 것은?

① 진료비 EDI 청구 시 기본적인 청구오류가 줄어든다.

② 심사결과 통보서의 데이터베이스화로 청구분석이 용이하다.

③ 처방전달을 하는 전자처방전 EDI 가 있다.

④ 신속한 물류관리 및 업무 편익에 중점을 두어서 통관/무역 EDI, 물류/조달 EDI가 있다.

⑤ 문서표준은 EDI 문서를 통신망을 통하여 상대방에게 보내는 것에 대한 표준이다.

76

다음 중 UMLS 의 의미망(Semantic Network)에 대한 내용으로 맞는 것은?

① 지식과 개념을 마디점으로 나타내어 관계를 방향이 있는 가지로 표시한다.

② 기존 용어체계의 용어 그대로 가져온 원자개념이 있다.

③ 유일하고 영구적인 문자열 식별자가 있다.

④ 표준어휘집에서 매핑생성을 도와준다.

⑤ 동일한 의미를 연결하는 동일한 개념 고유 식별자가 있다.

77

보건의료정보 관련 정보통신 기술 지원을 의미하는 것은?

① HICT
② HIM
③ HI
④ governance
⑤ Data set

78

만성 중증환자의 경우 병원에서 퇴원을 하였다 그 이후에 환자의 집으로 가정방문 간호서비스를 제공하는 내용으로 틀린 것은?

① 의약품관리료는 외래환자 의약품관리료를, 조제료는 퇴원환자 조제료를 산정한다.

② 진료담당의사의 진단과 처방에 따라 가정 전문간호사가 방문하여 투약 및 주사 처치를 한 경우 별도 산정한다.

③ 연 96회를 초과하여 가정간호를 받는 경우 가정간호 기본 방문료를 포함하여 환자본인이 100/100부담한다.

④ 교통비는 가정 전문간호사가 진료담당의사의 진단과 처방에 따라 방문하는 경우 환자본인이 100/100 부담한다.

⑤ 의사의 처방으로 가정간호사가 방문하여 검체를 채취한 경우 검체의 운반비용은 별도로 산정하지 않는다.

79

보건의료정보관리(HIM)에 대한 내용으로 맞는것은?

① IT 기술을 의료기술에 접목하여 H/W, S/W 개발의 기술을 지원, 개발 및 관리하는 것을 의미한다.

② IT 기술을 의료기술에 접목하여 개발 완료된 정보시스템에서 발생하는 정보에 대하여 데이터를 체계적으로 수집하고 분석하는 것을 의미한다.

③ 보건의료정보시스템에서 축척된 데이타를 이용하여 경영에 대한 의사결정에 도움이 될수 있록 통계를 낸다.

④ 병원이나 조직 전체를 움직이는 힘을 의미한다.

⑤ 데이터의 모음을 의미한다.

80

병상이용율이 낮다는 의미는?

① 환자수가 많아졌다.

② 입원환자가 많아졌다.

③ 환자수가 적어졌다.

④ 응급실에서 입원하는 환자가 많아졌다.

⑤ 병상수입이 많아졌다.

81

한국보건의료표준 용어 체계를 의미하는 것은?

① DICOM
② ICNP
③ KOSTOM
④ UMLS
⑤ SNOMED CT

82

EHR에 사용될 경우 정보교환을 개선하고 관련정보의 유효성(이용가능성)을 증가시킬 수 있는 데이터 표준은?

① DICOM ② EDI

③ HL7 ④ ICD-10

⑤ SNOMED CT

83

다음 중 내용이 틀린 것은?

① 외래 진료일수는 공휴일도 포함한다.

② 토요일은 0.5일로 외래 진료일수에 포함한다.

③ 초진은 병원에 처음 내원한 환자를 의미한다.

④ 초진환자 입원율은 초진으로 병원에 입원한 환자의 비율이다.

⑤ 100병상당 일평균 외래환자수 지표는 일평균 외래 환자진료 실적을 비교해보기 위한 지표이다.

84

EMR 데이타가 여러 용도로 사용할 수 있도록 정보 거버넌스에 대한 필요성이 아닌 것은?

① 장기간 데이타 보관으로 데이타양이 증가하고 있음

② 정보화 및 빅데이터로 데이터 활용 영역이 확대되고 있음

③ 빅데이터를 이용하며 마케팅을 하고 의사결정을 내림

④ 데이터 생산이 편리하지 못하다.

⑤ 데이터 관리가 필요하게 되었다.

85

정보 처리 시스템에 의하여 전자적인 형태로 작성, 송신 또는 수신 되거나 저장된 정보를 무엇이라고 하는가?

① 전자문서 ② 전자서명

③ 인증 ④ 공인인증기관

⑤ 가입자

86

진찰료에 대한 설명이 올바른 것으로 구성된 것을 고르시오.

가. 진찰료는 처방전의 발행과 상관없이 산정한다.

나. 치료 종결후 30일 이내 내원한 환자는 초진환자로 본다.

다. 해당 상병의 치료가 종결되지 않아서 계속 내원하는 경우 재진환자로 본다.

라. 진찰료는 외래관리료만 산정한다.

마. 진찰료는 외래에서 진찰한 경우에 산정한다.

① 가, 나, 다 ② 나, 다, 라

③ 다, 라, 마 ④ 가, 다, 마

⑤ 나, 라, 마

87

코드 및 코드화에 대한 내용이 다른 것은?

① 미리 약속된 일정한 규칙에 따라 표준기관에서 승인한 정의나 부호로 변환하는 것을 코드화라고 한다.

② 코드화란 어떤 계급에 할당하는 과정이다.

③ 임상기록의 정보화를 하여 효율적인 검색을 위하여 필요하다.

④ 코드는 그룹을 나누거나 분할 할 수 있다.

⑤ 코드 유형에는 숫자코드, 연상코드, 계층코드, 조합코드가 있다.

① 가   ② 나

③ 다   ④ 라

⑤ 마

88

암호화 시스템에 대한 내용이 틀린 것은?

① 공개키 암호화 방식 (PKI Public Key Infrastructure)은 인증서관리 시스템이다.

② 공개키암호화 방식 (PKI Public Key Infrastructure)은 한쌍의 공개키와 개인키를 사용한다.

③ 개인키는 모든 사람이 접근할 수 있는 디렉토리에 디지털 인증서를 볼 수 있도록 공개한다.

④ 암호화시스템은 데이터를 암호화하여 전송하면 수신자가 인지하도록 복호화해주는 시스템이다.

⑤ 대표적인 암호화 기법으로는 공개키암호방식과 대칭키 암호방식이 있다.

89

입원료에 대한 내용이 올바른 것은 무엇인가?

가. 18시~24시 사이에 퇴원한 경우에는 외래진찰료로 산정한다.

나. 6시~12시 사이에 입원한 경우에는 1일의 입원료를 산정한다.

다. 12시~18시 사이에 퇴원한 경우에는 동기간의 입원료는 별도 산정하지 않는다.

라. 1일이라 함은 정오 12시부터 오후 12시까지를 의미한다.

마. 입원과 퇴원이 24시간 이내에 이루어진 경우 전체 입원시간이 4시간 이상인 경우에 1일의 입원료를 산정한다.

90

다음 중 전자의무기록 발전단계 중 미국 외래진료 기록 시스템의 시작인 전자의무기록은?

① COSTAR   ② TMR

③ PROMIS   ④ TMIS

⑤ HELP

91

약국에서 동일환자에게 2매 이상의 처방전에 의하여 조제하는 경우 산정하는 것이 아닌 것은?

① 약국관리료   ② 조제기본료

③ 복약지도료   ④ 의약품 관리료

⑤ 퇴장방지의약품 사용장려비

92

다음 중 표준화 기구에 대한 설명에 대하여 틀린 것은?

① 스위스 제네바에 본사가 있으며 보건의료정보 분야와 보건의료통신기술 분야의 표준화작업을하는 기구는 SNO(Standard Developed Organization)이다.

② 의료정보 표준화를 위하여 제안하며 미국표준협회는 ANSI(Ameican National Standard Insititute)이다.

③ 미국재료시험협회는 ASTM(American Society of Testing Materials)이다.

④ 유럽 공식 표준화 기구는 CEN이다.

⑤ 미국 정부가 인정하는 공식적인 국가 표준기구는 SNO(Standard Developed Organization)이다.

93

EHR의 필수 조건이 아닌 것은?

① 허가된 사용자는 개인이나 집단에 대한 정보에 바로 접근할 수 있어야 한다.

② 환자 진료를 위한 효율적인 과정을 지원해야 한다.

③ 개인의 10년 동안의 진료와 건강관련 정보를 모두 지원해야 한다.

④ 환자 진료의 안정성 및 질을 향상시킬 수 있어야 한다.

⑤ 의사결정지원을 제공해야 한다.

94

의료급여 본인부담기준에 대한 내용이 맞는것은?

① 의료급여법 제 10조에 의하며 급여비용은 대통령령으로 정한다.

② 급여대상 본인부담금이 제 1종 수급권자가 2만원을 초과한 경우 초과금액의100분의 50에 해당되는 금액을 시장.군수.구청장이 수급권자에게 지급한다.

③ 급여대상 본인부담금이 제 1종 수급권자가 2만원, 제 2종 수급권자가 20만원을 초과한 경우 초과금액의100분의 50에 해당되는 금액을 보건복지부령에 의하여 정한다.

④ 1종 수급권자인 경우 가정간호 본인일부부담금은 1500원이다.

⑤ 2종 수급권자가 보건기관을 방문하여 외래 진료를 한 경우 본인일부부담금은 무료이다.

95

통치 방식으로 조직 전체를 움직이는 힘을 무엇이라고 하는가?

① HICT   ② HIM

③ HI   ④ governance

⑤ Data set

96

전자서명에 대한 내용이 틀린 것은?

① 정보 처리 시스템에 의하여 전자적인 형태로 작성되고 송수신되거나 저장된 정보를 말한다.

② 수신자를 확인하고 전자서명 확인을 위하여 전자문서에 첨부되거나 전자적 형태의 정보를 말한다.

③ 메시지 보낸 사람의 신원과 내용을 입증한 전자문서에 특수한 형태의 디지털 정보를 첨부하는것을 의미한다.

④ 전자서명 생성정보는 전자서명을 생성하기 위하여 이용하는 전자적 정보이다.

⑤ 전자서명 생성정보는 전자서명을 생성하기 위하여 이용하는 전자적 정보이다.

97

다음 중 UMLS 의 메타시소러스(metathesaurus)에 대한 내용이 아닌 것은?

① 다른 개념과 한 개 이상의 관계를 갖는다.

② 기존 용어체계의 용어 그대로 가져온 원자 개념이 있다.

③ 유일하고 영구적인 문자열 식별자가 있다.

④ 표준어휘집에서 매핑생성을 도와준다.

⑤ 동일한 의미를 연결하는 동일한 개념 고유 식별자가 있다.

제 2회 실전모의고사

2교시(73문항)+의료관계법규(20문항)

질병 및 사인 및 의료행위분류, 의학용어, 기초 및 임상의학, 암등록+의료관계법규

01

임신, 출산, 산후기에 대한 질병분류준칙으로 틀린 것은?

① 양막의 조기파열은 진통시작이 24시간 전후에 따라서 다르게 분류한다.

② 임신 20주 이상의 태아가 자궁내 사망한 경우에는 O36.4로 분류한다.

③ 임신기간에 따라 조기분만과 지연임신으로 나눌수 있다.

④ 급속분만은 진통시작~태반의 만출까지의 소요시간이 6시간 미만인 경우를 의미한다.

⑤ 산과적 사망은 사망이 일어난 시기에 따라 분류한다.

02

adrenaline과 동의어는?

① glycosuria
② epinephrine
③ myxedema
④ cretinism
⑤ serotonin

03

악성의 특징으로 틀린 것은?

① 악성은 피막을 형성하지 않는다.

② 악성은 분화도가 낮다.

③ 악성은 피막을 형성하지 않는다.

④ 악성은 전이가 잘된다.

⑤ 악성은 성장속도가 빠르고 팽창성을 가진다.

04

아세틸콜린 합성이 잘 이루어지지 않아서 발생하는 질환은?

① Parrot's pseudoparalysis
② myasthenia gravis
③ Paget's disease
④ Potts disease
⑤ Lou Gehrig disease

05

다음 중 혈액의 기능이 아닌 것은?

① 운반작용
② 조절작용
③ 지혈작용
④ 생명유지
⑤ 해독작용

06

뇌하수체 후엽 호르몬은?

가. TSH	나. FSH	다. OT
라. PRC	마. ACTH	

① 가   ② 나   ③ 다

④ 라   ⑤ 마

07

다음 중 이원분류에 대한 내용이 틀린 것은?

① 검표에 상응하는 별표 번호가 질병분류 제목에 있는 경우 이원분류한다.

② 국소감염으로 질병이 발생하여 원인균을 나타내야 할 때 이원분류한다.

③ 신생물질환과 내분비 질환이 같이 있는 경우 이원분류한다.

④ 기질적인 정신장애(F00~F09)의 원인을 나타내는 경우 이원분류한다.

⑤ 제 1권에는 검표번호가 없지만 제 3권에 검표와 별표 번호가 있는 경우에는 제 1권의 규칙에 따라 분류하지 않는다.

08

변형성 골염이라고 하며 ostitis deformans와 동의어인 것은?

① Parrot's pseudoparalysis

② myasthenia gravis

③ Paget's disease

④ Potts disease

⑤ Lou Gehrig disease

09

음식물에 포함된 세균이나 이물질을 죽이는 작용 및 세균번식 방지 작용을 하는 것은?

① 핵산   ② 트립신

③ 염산   ④ 세크레틴

⑤ 콜레시스토킨

10

노인성 치매로 기억상실이 되며 뇌의 구조적인 변화가 오는 것으로 조로성 치매라고 하는 것은?

① amnesia

② cerebrovascular accident

③ Parkinson disease

④ Alzheimer disease

⑤ cerebral concussion

11

C80.9를 등록하는 경우는?

① 조직소견만 있는 경우 등록한다.

② 원발부위 기재가 상세불명 부위인 경우에 등록한다.

③ 전이부위만 있는 경우 등록한다.

④ 원발부위가 기재되지 않는 경우 등록한다.

⑤ 복수원발암인 경우 등록한다.

12

접형골 속에 공기로 채워져 있는 공간이 비강으로 연결된 곳은?

① turbinal   ② paranasal sinuses

③ oropharynx   ④ laryngopharynx

⑤ adenoid

13

세포 숫자는 줄어들지 않으면서 세포의 크기가 증가되는 것은 무엇인가?

① 위축   ② 비대   ③ 증식

④ 화생   ⑤ 손상

14

과거에 있었던 일을 생각해내지 못하는 것은?

① amnesia

② cerebrovascular accident

③ Parkinson disease

④ Alzheimer disease

⑤ cerebral concussion

15

다음 중 상부 호흡 기도를 의미하는 것으로 구성된 것은?

가. nasal cavity	나. Larynx
다. Pharynx	라. trachea
마. bronchus	

① 가, 나 ,다   ② 나, 다, 라

③ 다, 라, 마   ④ 가, 라, 마

⑤ 나, 라, 마

16

연골에 대부분 생기는 암은?

① Chondroma   ② Hepatocelluar

③ melanoma   ④ seminoma

⑤ Transitional cell carcinoma

17

언어중추가 상해로 인해 말로써 표현하지 못하는 것은?

① amnesia   ② aphasia

③ apraxia   ④ aphagia

⑤ ataxia

18

뇌하수체 중엽 호르몬은?

① TSH   ② MSH   ③ FSH

④ ADH   ⑤ PRC

19

하나의 종양이 둘 이상의 조직소견을 의미하면서 ICD-O 책자에는 기술되어 있지 않는 경우 코딩하는 방법은?

① 조직소견 코드 중 높은 코드로 코딩한다.

② 조직소견 코드 두개 모두 코딩한다.

③ 조직소견 코드 중 낮은 코드로 코딩한다.

④ 조직소견 코드 모두 코딩하지 않는다.

⑤ M8000/3으로 코딩한다.

20

무월경, 절박성 및 습관성 유산 치료에 쓰이는 호르몬은?

① thyroid stimulating hormone

② follicle Stimulating Hormone

③ prolactin hormone

④ Adrenocorticotrophic hormone

⑤ luteinizing hormone

21

수용액 속에 용질이 용해되었을 때 반투과성 막을 경계로 용액 사이에 투과하여 같아지려는 현상을 무엇이라고 하는가?

① 흡수 　　　　② 식균작용

③ 여과 　　　　④ 삼투

⑤ 분비

22

한쪽의 폐 전체를 절제하는 수술은?

① lobectomy 　　　② pleurectomy

③ thoracostomy 　　④ pneumonectomy

⑤ thoracotomy

23

스트레스를 받으면 다량으로 방출되며 부신피질을 자극하는 단백성 호르몬은?

① thyroid stimulating hormone

② follicle Stimulating Hormone

③ prolactin hormone

④ Adrenocorticotrophic hormone

⑤ luteinizing hormone

24

Tymus에서 분비되는 면역세포와 많이 유사한 경우 부여하는 분화도는(Grade 분화도를 의미 – G)?

① G1 　　　② G2 　　　③ G3

④ G4 　　　⑤ G5

25

피부에 융기된 양성종양은?

① comodo 　　　② crust

③ verruca 　　　④ bulla

⑤ vesicle

26

임신, 출산, 산후기에 대한 질병분류 준칙으로 틀린 것은?

① 과거에 시행한 유산의 합병증이 있는 경우에는 O08._으로 분류한다.

② 유산결과 살아있는 태아가 배출된 경우 Z37._을 부가적으로 분류할 수 있다.

③ 자궁의 선천기형인 임신상태인 경우 O34.0으로 분류할 수 있다.

④ 분만후 24시간을 제외하고 10일이내 체온이 38도 두번이상 올라간 경우 산후기열로 분류한다.

⑤ 산과적 수술 및 처치 후의 합병증은 T코드로 분류한다.

27

신장에서 수분의 흡수를 촉진시키고 체내의 수분의 양을 늘리며 혈압을 상승시키는 역할을 하는 호르몬은?

① TSH 　　　② MSH 　　　③ FSH

④ ADH 　　　⑤ PRC

28

호흡기도의 Gas 교환을 위하여 숨을 내쉴때의 순서가 올바른 것은?

① 비강➡인두➡후두➡기관➡기관지➡세기관지

② 세기관지➡기관지➡기관➡후두➡인두➡비강

③ 세기관지➡기관➡기관지➡후두➡인두➡비강

④ 비강➡후두➡인두➡기관➡기관지➡세기관지

⑤ 세기관지➡기관지➡기관➡식도➡인두➡비강

29

소변을 자주 배뇨하는 것은?

① incontinence   ② urgency

③ urinary tenesmus   ④ dysuria

⑤ urinary frequency

30

colonenteritis와 동의어는?

① enterocolitis   ② enteritis

③ ileitis   ④ colitis

⑤ pancreatitis

31

조직 소견만 있고 원발 부위에 대한 기재가 없는 경우 코딩 방법은?

① 원발 부위를 등록하지 않는다.

② C80.9를 등록한다.

③ 조직소견 옆에 있는 코드로 등록한다.

④ 조직소견 옆에 있는 코드에 .9로 코딩한다.

⑤ M8000/3으로 등록한

32

diverticulum은 주로(　　)과 (　　)에 발생한다 (　)안의 내용이 맞는 것은?

가. ascending colon

나. sigmoid colon

다. ileum

라. rectum

마. duodenum

① 가, 나   ② 나, 다   ③ 라, 마

④ 나, 마   ⑤ 다, 라

33

설소대 절개술로 치료하는 질환은?

① ankyloglossia   ② cheilitis

③ cleft lip   ④ palatitis

⑤ synchilia

34

생체내부를 순환하던 혈액의 일부가 혈관 속에서 굳어져 생긴 것을 무엇이라고 하는가?

① 응고   ② 허혈

③ 출혈   ④ 색전

⑤ 혈전

35

소변이 불수위적으로 배출되는 것은?

① urinary incontinence

② urgency

③ urinary tenesmus

④ dysuria

⑤ urinary frequency

36

Meckel diverticulum이 발생하는 부위는?

가. ascending colon

나. sigmoid colon

다. ileum

라. rectum

마. duodenum

① 가   ② 나   ③ 다

④ 라   ⑤ 마

37

구강에서 인두. 식도를 거쳐 위로 보내지기까지의 하는 운동을 무엇이라고 하는가?

① 저작운동　　　　② 연하운동
③ 연동운동　　　　④ 분절운동
⑤ 진자운동

38

피부의 표피의 조직이 결손되어 표면만 소실되고 진물이 나는 것은?

① erythema　　　　② rash
③ eczema　　　　④ erysipelas
⑤ erosion

39

호식을(expiration) 할 때 호흡에 관여하는 근육 작용이 올바른 것은?

가. 내늑간근 수축	나. 횡경막 이완
다. 복벽근 수축	라. 외늑간근 수축
마. 횡경막 수축	

① 가, 나, 다　　　　② 나, 다, 라
③ 다, 라, 마　　　　④ 가, 다, 마
⑤ 나, 라, 마

40

운동 신경질환 또는 근위축성 축삭경화증으로 불리면서 근육이 위축되는 질환은?

① Parrot's pseudoparalysis
② myasthenia gravis
③ Paget's disease
④ Potts disease
⑤ Lou Gehrig disease

41

폐동맥이나 대동맥으로 혈액을 내보내는 곳은?

① atrium　　　　② chordae tendineae
③ S－A node　　　　④ ventricle
⑤ foramen ovale

42

폐의 가스 교환은 어떤 현상 때문에 발생하는 것인가?

① 확산　　　② 여과　　　③ 흡수
④ 분비　　　⑤ 배출

43

소변의 분비를 향상시키는 것은?

① diuretic　　　　② antixerotic
③ antipyretics　　　　④ antitussives
⑤ antiasthmatic

44

신생물에 대한 질병분류 원칙이 틀린 것은?

① 신생물이 발생한 해부학적 부위가 원발인지 전이성인지 모를때는 Lymph를 제외하고 원발성으로 분류한다.

② 한 장기내의 인접하지 않은 두 부위에서 신생물이 발생한 경우 그 장기의 상세불명을 나타내는 .9로 분류한다.

③ 암의 해부학적 부위가 기재되어 있지 않아 원발부위를 알수 없고 형태학만 기술되어 있는 경우 분류하지 않는다.

④ 원발부위 암은 치료되었고 전이부위의 암을 치료받는 경우 원발부위에 대한 암에 대하여 Z 코드로 분류한다.

⑤ 원발부위 암이 재발한 경우 C00~C75로 분류한다.

45

혈액에서 노폐물을 제거하는 치료를 의미하는 것은?

① ESWL

② dialysis

③ urinary catheterization

④ nephropexy

⑤ nephrectomy

46

무릎관절이 안쪽으로 휘어져 O형 다리라고 하는 것은?

① genu valgum　　② genu varum

③ hallux varus　　④ hallux valgus

⑤ tailpes valgus

47

다음 중 호흡에 대한 내용이 틀린 것은?

① 일차호흡은 폐호흡이라고 한다.

② 이차호흡은 외호흡이라고 한다.

③ 호흡에 관여되는 근육은 횡경막, 복벽근, 외늑간근, 내늑간근이 작용된다.

④ 사강량은 들이마셨다가 공기 중 가스 교환이 안되는 양을 말한다.

⑤ 산소요구량이 많으면 호흡빈도와 깊이가 증가한다.

48

Buerger disease와 동의어는?

① thrombosis

② thromboangitis obliterans

③ thrombophlebitis

④ thrombus

⑤ transient ischemic attack

49

골수에서 만들어지는 세포와 유사한 경우 부여하는 분화도는 (Grade 분화도를 의미 – G)?

① G1　　　② G2　　　③ G3

④ G6　　　⑤ G5

50

심방과 심방 또는 심실과 심실을 나누는 것은?

① valve　　　　② septum

③ S – A node　　④ chordae tendineae

⑤ auricle

51

질병에 대한 동의어를 나타내주는 용어는 무엇인가?

① 각괄호　　② 콜론　　③ 대쉬

④ 원괄호　　⑤ 검표

52

심장으로 혈액이 거꾸러 흐르는 것을 무엇이라고 하는가?

① occlusion　　　② vegetation

③ varicose vein　　④ thrombosis

⑤ regurgitation

53

외이와 중이의 공기압력을 유지시키는 역할을 하는 것은?

① mastoid process　② eustachian tube

③ tympanic cavity　④ oval window

⑤ labyrinth

54

신생물에 대한 질병분류 원칙이 올바른 것은?

① Morphology은 신생물이 발생한 해부학적 부위에 따라 결정된다.

② 의사의 기록과 상관없이 Morphology에서 원발인 경우 무조건 원발로 분류한다.

③ Morphology에 따른 행동 양식으로만 분류하는 것이 아니라 의사가 진단 내린 행동 양식으로 분류해야 한다.

④ Lymph는 무조건 원발성으로 분류한다.

⑤ 신생물이 발생한 부위의 위치한계가 중복되어 있는 경우 .9로 분류한다.

55

정맥이 확장된 것을 의미하는 것은?

① phlebitis
② phlebosclerosis
③ phlebectasia
④ phlebalgia
⑤ phlebsthenia

56

해열제를 의미하는 것은?

① antianemic
② antixerotic
③ antipyretics
④ antitussives
⑤ antiasthmatic

57

판막질환에 대한 분류 준칙이 틀린 것은?

① 판막질환은 류마티스성과 비류마티스성으로 분류한다.

② 다발성 판막 질환도 류마티스성과 비류마티스성으로 분류해야 한다.

③ I08._을 분류하는 경우에는 각각의 판막장애 분류번호를 분류하지 않는다.

④ 판막장애가 임신. 출산 및 산후기에 합병된 경우에는 O99.4로 분류한다.

⑤ 류마티스성 판막질환은 I05~I09.1까지 분류할 수 있다.

58

pertussis란?

① 백일해 균에 의하여 발생하는 상기도 감염증이다.

② 우심실의 비대로 호흡곤란이 발생한다.

③ 기관지가 확장되어 점액이 축적되는 질환이다.

④ 폐포와 세기관지내에 액체가 찬 상태이다.

⑤ 흉강에 액체가 고인 상태이다.

59

학령기 이전의 어린이에게 발생하며 늦은 여름과 초가을에 많이 발생하는 것은?

① impetigo
② pemphigus
③ melanoma
④ eczema
⑤ erythema

60

불완전 유산에 대한 정의에 대하여 맞는 것은?

① 태아가 생존가능한 시기까지 유지되는 것을 의미한다.

② 임신 40주 이전에 출혈이 동반되는 것을 의미한다.

③ 태아나 태반의 일부가 자궁내에 남아 있는 것을 의미한다.

④ 자궁 입구가 닫혀있는 상태에서 태아가 사망하여 자궁내에 있는 것을 의미한다.

⑤ 태아가 생존 능력을 갖기 이전의 임신 시기에 약물적 방법으로 임신을 종결시키는 것을 의미한다.

61

testis와 epididymis를 가지고 있는 것은?

① seminiferous

② defferrent duct

③ seminal vesicle

④ scrotum

⑤ prostate gland

62

월경주기가 빨라지는 월경은?

① menorrhagia

② polymenorrhea

③ amenorrhea

④ hypermenorrhea

⑤ dysmenorrheal

63

다음 중 나이를 유의하지 않고 분류할 수 있는 질환은 무엇인가?

① 당뇨   ② 매독

③ 기관지염   ④ 치매

⑤ 임신

64

eye strain과 동의어는?

① asthenopia   ② blepharospasm

③ corectopia   ④ diplopia

⑤ exophthalmus

65

어두운 곳에 간 경우 동공이 확대되는 것을 의미하는 것은?

① miosis   ② mydriasis

③ nystagmus   ④ blepharospasm

⑤ asthenopia

66

주로 피부에 생기는 암은?

① adenoma   ② carcinoma

③ melanoma   ④ seminoma

⑤ Transitional cell carcinoma

67

각막의 이상으로 사물이 명료하게 보이지 않아 물체가 찌그러져 보이는 것은?

① amblyopia
② astigmatism
③ achromatopsia
④ amaurosis
⑤ diplopia

68

전립샘 암을 가려내기 위하여 하는 검사는?

① TURP
② DRE
③ PCNA
④ PSA
⑤ PTCA

69

수정체가 오목하여 가까운 물체를 보기가 어려운 것은?

① achromatopsia
② myopia
③ hyperopia
④ emmetropia
⑤ cataract

70

다음 중 제왕절개를 해야 하는 경우가 아닌 상황은?

① 난산
② 전치태반
③ 두정태위
④ 중증의 전자간증
⑤ 초고령임산부

71

코르티기관의 세포털을 진동시켜서 소리의 진동을 전기적 신호로 바꾸어 대뇌에 전달하는 기관은?

① malleus
② stapes
③ utricle
④ saccule
⑤ cochlea

72

음경 꺼풀을 일부 또는 전부를 제거하는 수술은?

① penectomy
② vasectomy
③ vasovasotomy
④ urethrectomy
⑤ circumcision

73

심장을 싸고 있는 막에 생기는 염증은?

① pericarditis
② myocarditis
③ hemopericardium
④ congestive heart failure
⑤ chronic ischemic heart disease

★ 의료관계법규(20문항) ★

01

국가암관리 위원회 회의를 하게 되는 경우는?

① 중앙암등록 본부의 요청

② 지역암등록 본부의 요청

③ 보건복지부 장관이나 위원의 3분의 1이상
의 요구

④ 국민건강보험공단의 요청

⑤ 암에 관한 사업을 하는 법인의 요청

02

직장 가입자의 보험료율은 1천분의 ( )의 범위에
서 심의위원회 의결을 거쳐 대통령령으로 정한다.
괄호안의 내용으로 맞는 것은?

① 70   ② 80   ③ 50

④ 60   ⑤ 90

03

예방접종을 통하여 예방 및 관리가 가능한 감염병은?

① 장티푸스   ② 파상풍

③ 세균성 이질   ④ 파라티푸스

⑤ A형간염

04

의료기사 등은 ( )회 이상 면허 자격정지 처분을
받은 경우에 면허를 취소할 수 있다.

① 3개월   ② 3회   ③ 2회

④ 1회   ⑤ 4개월

05

외국인 환자를 유치할 수 없는 자로만 구성된 것은
무엇인가?

가. 외국인 환자 유치를 위하여 보건복지부 장관에
　 게 등록한 의료기관
나. 상급종합병원
다. 보험중개사
라. 외국인 환자 유치를 위하여 보건복지부 장관에
　 게 등록한 종합병원
마. 외국인 환자 유치를 위하여 보건복지부 장관에
　 게 등록한 한방병원

① 가, 나   ② 나, 다   ③ 다, 라

④ 라, 마   ⑤ 가. 라

06

피성년 후견인으로 면허가 취소된 경우 면허 재발
급이 가능한 경우는?

① 면허가 취소 된 후 1년이 지난 사람으로 뉘
　 우치는 빛이 뚜렷할 때

② 타인에게 의료기사등의 면허증을 빌려 준 후
　 6개월이 지나서 뉘우치는 빛이 뚜렷할 때

③ 3회 이상 면허자격정지 처분을 받고 뉘우치
　 는 빛이 뚜렷 할때

④ 취소의 원인이 된 사유가 소멸할 때

⑤ 금고이상의 실형을 받고 면제되지 않을 때

07

국내유입이 우려되는 해외유행 감염병으로만 구성
된 것은 무엇인가?

| 가. 페스트 | 나. 파라티푸스 | 다. 두창 |
| 라. 야콥병 | 마. 야토병 | |

① 가, 나, 다 ② 다, 라, 마
③ 나, 다, 라 ④ 가, 다, 마
⑤ 가, 나, 라

08

간호조무사가 실태와 취업상황을 신고는 몇 년마다 하여야 하는가?

① 5년 ② 4년
③ 3년 ④ 2년
⑤ 매년

09

암환자의 의료비 지원 대상이 아닌 경우는?

① 아동복지법에 따른 아동 중 암환자
② 의료급여 수급자중 암환자
③ 폐암환자
④ 암검진사업에 따라 암 진단자
⑤ 암검진사업에 따라 암으로 진단받은 사람

10

국민건강보험법에 따라 보건복지부 장관의 권한을 위임을 받을 수 있는 자는?

① 광역시장
② 금융감독위원장
③ 심사평가원장
④ 건강보험공단 이사장
⑤ 기획재정부장관

11

다음 중 상급종합병원에 대한 내용이 틀린 것은 무엇인가?

① 중증질환에 대하여 난이가 높은 의료행위를 전문적으로 하는 종합병원이다.
② 20개 이상의 진료과목을 갖추어야 한다.
③ 보건복지부장관은 4년마다 평가를 실시하여 상급종합병원을 재지정하거나 취소할 수 있다.
④ 질병군 별 환자비율이 보건복지부령이 정하는 기준에 해당되어야 한다.
⑤ 상급종합병원 지정, 기준, 절차등은 보건복지부령으로 한다.

12

감염병 환자에게 강제처분(격리)을 할수 있는 감염병이 아닌 것은?

① 제1군감염병
② 제2군감염병 중 디프테리아, 홍역 및 폴리오
③ 제3군 감염병중 결핵, 성홍열 및 수막 구균성 수막염
④ 제 4군 감염병 중 보건복지부 장관이 정하는 감염병
⑤ 제 5군 감염병 중 보건복지부 장관이 정하는 감염병

13

치과의사가 발행하는 치과기공물제작의뢰서에 따르지 않고 치과기공물을 제작하는 경우 어떤 행정처분이 따르는가?

① 5백만원이하

② 3년이하의 징역 또는 3천만원 이하의 벌금

③ 1년이하의 징역 또는 1천만원 이하의 벌금

④ 1천만원이하

⑤ 1백만원이하

14

보건복지부 장관은 요양기관에 대하여 요양.약제의 지급 등 보험급여에 관한 보고 또는 서류 제출을 명하거나 소속 공무원이 관계인에게 질문하게 하거나 관계 서류를 검사하게 할수 있는 바 서류제출을 하지 않은 경우의 벌칙금은?

① 3천만원이하   ② 2천만원이하

③ 1천만원 이하   ④ 500만원이하

⑤ 100만원이하

15

의료법인이 부대사업을 할 경우에 누구에게 신고를 하는가?

① 시 · 도지사   ② 시장 군수 구청장

③ 중앙회   ④ 보건산업진흥원

⑤ 세무서

16

심사평가원의 업무로 틀린 것은?

① 요양급여비용의 심사

② 보험급여의 관리

③ 심사기준 및 평가기준 개발

④ 의료의 적정성 평가 관련하여 위탁 받은 업무

⑤ 요양급여의 적정성 평가

17

다음 중 의료기사의 품위손상에 해당되지 않는 것은 무엇인가?

① 의료기사등의 업무이탈

② 3회이상의 면허자격정치 처분

③ 의사, 치과의사의 지도에 의하지 않고 업무를 하는 행위

④ 치과기공소가 아닌 곳에서 치과기공소의 업무

⑤ 검사결과를 사실과 다르게 판시하는 행위

18

국립암센타에서 수행하는 업무내용이 아닌 것은?

① 암연구사업 계획의 작성

② 암연구사업 결과의 평가

③ 암연구사업에 필요한 예산수립 및 마련

④ 암연구사업에 대한 수요예측

⑤ 연도별 암연구사업 과제의 공모

19

감염병 정보수집, 전파, 상황 관리 등의 초등조치 및 지휘 등의 업무를 수행하기 위하여 상시 긴급상황실을 설치 운영하여야 하는자는?

① 질병관리본부장

② 시장, 군수, 구청장

③ 건강보험공단 이사장

④ 식약청장

⑤ 병원장

20

공단에서 적립해야 하는 준비금 비율은?

① 100분의 30
② 100분의 20
③ 100분의 30
④ 100분의 40
⑤ 100분의 10

제 2회 실전모의고사_3교시

보건의료정보관리사 실전모의고사 2차(3교시 의무기록실무)

E 환자의 Chart를 보고 물음에 답하시오.

01

주진단명의 분류기호로 옳은 것은?

① J85.9   ② J86.9   ③ G06.2   ④ A16.5   ⑤ J86.0

02

응급실에서 실시한 처치코드의 분류기호로 옳은 것은?

① 87.79, 90.3   ② 87.76, 88.01   ③ 90.1, 88.76

④ 89.51, 34.91   ⑤ 90.52, 87.79

03

응급기록지의 내용으로 옳지 않은 것은?

① 혈액배양은 한 번에 3쌍 모두 내렸다.

② 주사제(ceftriaxal)의 피부검사는 음성이다.

③ 흉강천자 후 혼탁도는 어두운 황색의 칼라이고 냄새가 심했다.

④ 세포학검사를 위한 검체는 냉장보관 후 검사실로 보냈다.

⑤ 환자의 V/S은 정상이나 맥박이 조금 빨랐다.

04

경과기록지의 내용으로 옳은 것은?

① 왼쪽가슴에 관 삽입 후 배액은 계속되었으나 냄새는 없었다.

② 백혈구의 수치가 상승하는 백혈구증가증이고 열은 없다.

③ 가슴 청진상 호흡이 심하게 거칠고 숨을 쉴 때 씩씩거린다.

④ 항생제는 교체 없이 계속적으로 사용하였다.

⑤ 환자의 x‐ray 상 흉막삼출은 없었다.

05

의무기록의 내용으로 옳지 않은 것은?

① 백혈구증가증으로 인한 협진 결과 항생제 교체를 회신하였다.

② 입원기간 동안 진료과 변경을 위한 전과는 없었다.

③ 협의진료 의뢰는 호흡기내과만 의뢰하였다.

④ piperacillin 사용으로 인한 부작용으로 항생제 취소하였다.

⑤ 교체된 항생제는 panipenem이고 스킨테스트 결과 음성이다.

06

12월 22일 환자의 상태 확인 후 의사가 추가로 내린 지시사항으로 옳은 것은?

① 항생제의 양을 늘려서 계속 투여하도록 하였다.

② 항생제 투여를 10㎜~다음날 6㎚까지 투여하지 않고 TPN 투여하자고 했다.

③ BST 250이상 시 mixed할 것인지 결정하겠다고 했다.

④ 항생제 취소하고 관찰하기로 하였다.

⑤ 물을 많이 섭취하도록 견고하였다.

07

환자의 통계 분석으로 옳은 것은?

가. 입원과: 흉부외과	나. 전과: 내과	다. 퇴원과: 호흡기내과
라. 협의진료과: 4개과	마. 치료결과: 경쾌	바. 입원경로: 외래
사. 재원일수: 39일	아. 재원일수: 39일	자. 치료결과: 호

① 가, 라, 마, 아   ② 나, 마, 아, 자   ③ 가, 나, 라, 사

④ 가, 다, 마, 바   ⑤ 바, 사, 아, 자

08

TPN의 설명으로 옳은 것은?

① 비위관을 통해서 유동식을 공급해주는 방법

② 경구를 통해서 유동식을 공급해주는 방법

③ 정맥을 통해서 영양을 지원하는 방법

④ 장으로 통하는 경로를 만들어 영양을 지원하는 방법

⑤ 피하근육주사로 영양을 지원하는 방법

09

이 환자의 검사내용으로 볼 때 염증과 관련이 있는 것은?

① PT/aPTT   ② OT/PT   ③ Amylase

④ CRP   ⑤ ABGA

10

응급실에서 실시한 검사로 옳은 것은?

가. KUB	나. Thoracentesis	다. Chest CT
라. Sono	마. EKG	바. Thoracostomy

① 가, 나, 다   ② 나, 다, 라   ③ 가, 라, 마

④ 다, 마, 바   ⑤ 전부

등록번호		보험유형	국민건강
성 명	A	성별/나이	남/60
주민번호		과	
일 자		병 동	

퇴원요약지

주 소		전화번호	
병동 및 병실	W72-58-43	주민번호	
입 원 일	2006.12.02	퇴 원 일	2007.01.10
입 원 과	CS	퇴 원 과	CS　　보험유형
전과내역	CS		
협진내역	ENM:2, GIM:1, IDM:1, PUM:7		

〈주호소증상〉

Dyspnea

〈주진단명〉

Empyema thoracis, Rt.

〈부진단명(복합진단, 합병증)〉

〈검사소견 및 입원진료내역〉

ESR 54mm/hr (0,20) ESR 58mm/hr (0,20) ESR 73mm/hr (0,20) ESR 64mm/hr (0,20) ESR 57 mm/hr (0,20) CRP, quan 7.74mg/dℓ (0.10, 0.80) CRP.quan 0.57mg/dℓ (0.10, 0.80) CRP.quan 5.26mg/dℓ (0.10, 0.80) CRP.quan 2.32mg/dℓ (0.10, 0.80) CRP.quan 1.24mg/dℓ (0.1 0, 0.80) ** CHEST PA (2006.12.27) Still remaining haziness in RLL with small amount of pleural effusion.

〈주수술〉

Closed thoracostomy. Rt.

〈기타수술 및 처치〉

IV-anti(Panipenem, Metronidazole)

〈퇴원처방〉

METRONIDAZOLE 250MG/TAB	8.00 TAB #4 7Days [4PC]	
HEDERAE HELICIS FOLIUM EXT. 25MG/TAB	6.00 TAB #3 7Days[3PC]	
METFORMIN HCL 500MG/TAB	2.00 TAB #2 14Days[2WM]	
CIMETIDINE 200MG/TAB	4.00 TAB #4 7Days[4PC]	
CEFIXIME 100MG/CAP	2.00 CAP #2 7Days[2PC]	
CHEST PA	(희망일자 : 2007.01.17)	

〈향후진료계획〉

강 선생님 OPD F/U 1/17

〈선행사인〉

부검☐

치료결과	② 경쾌	퇴원형태	① 퇴원지시
담당전공의사	이	주치의사	김

등록번호		보험유형	국민건강
성 명	A	성별/나이	남/60
주민번호		과	
일 자		병 동	

응급의료센터 임상기록지

주증상	Rt. flank pain	기간	6일
현재 병력	상기 환자는 투여 병력 없이 지내시다가 6일전 증상있어 ER 내원		

〈활력징후〉
- □ 혈압 : 117 174mmHg □ 맥박수 : 98회/분
- □ 호흡수 : 18회/분 □ 체온 : 36.3℃
- □ 체중 :   kg

〈과거력〉
· 무   · 고혈압   · 당뇨   · 결핵
· 간염   · 알레르기
· 기타:
술 : 소주1병/46yrs   담배 : 40p/ys

〈문진사항〉(해당사항에 ■를 선택하시오)
- □febricity   □chill   □headache
- □dizziness   □gait   □weight loss
- □dyspnea   □cough   □sputum
- □hemoptysis   □chest pain
- □tachycardia   □anorexia □nausea
- □vomiting   □constipation
- □diarrhea   ■abdominal pain
- □hematemesis □backache □dysuria
- □oliguria   □기타(   )

〈소아력〉(해당사항에 ■를 선택하시오)
Birth history
- □spontaneous labor
- □preterm birth
- □cesarian section
- □기타 출산시 체중   kg

Vaccination
- □BCG   □rubeola
- □hepatitis 1,2,3차
- □D.P.T   □poliomyelitis1,2,3 추가
- □MMR
- □encephalitis virus, japanese

〈초진신체검사〉 (해당사항에 ■를 선택)
- · conjunctiva   (normal/pallor)
- · sclera   (normal /icterus)
- · lip, tongue   (normal /dry)
- · oral cavity   (normal/ red/hypertrophic tonsillae)
- · neck   (soft/spasticity/Lymph node hypertrophy)
- · chest
  - ▷normal   (distention/depressed)
  - ▷breath sound (normal /coarseness /wheeze /rale)
  - ▷heart sound (regularis /irregular/ murmur)

〈의식상태〉(해당사항에 ■를 선택)
■A   □V   □P   □U

· abdomen
  ▷(soft/rigidity/■flat/ distention)
  ▷(normal bowel sound/hyperfunction/
    reduce)
  ▷(liver, spleen, kidney)
    palpable/ not palpable
  ▷tenderness(−/■+)
· limb, back
  ▷CVA tenderness(+/−)
  ▷pitting edema (−/−)

추정진단	R/O GB stone	진료의사
	R/O ureter stone	cho
	R/O pleural effusion	

〈협진 및 결과〉

협진과	협진의	협진일시	협진과	협진의	협진일시
CS (4)					

등록번호			보험유형	국민건강
성 명	A		성별/나이	남/60
주민번호			과	
일 자			병 동	

응급간호기록지(I)

도착시간 : 2006 년 12 월 02 일   10 시 45 분 (오전, 오후)

도착경로 : ■직접내원　　　　　　　□타 병원 경유 (　　)　　　　□본원 외래 경유 (　　)

내원방법 : ■도보　　□부축　　□휠체어　　□눕는차　　□안겨서　　□특이사항

구급차이용 : □유 (□119　　□유료)　　　　□무
동행인　　 : ■유 (■가족　□경찰　□행인)　□무

내원시교육 : ■보호자 1인 상주　　■도난방지 및 귀중품관리　　■낙상방지　　□기타

주소 및 연락처 :　　　　　　　　　　　　　　　　□ B.wt

연월일	시간	혈압	맥박	호흡	체온	투약	처치	간호내용	서명
2006 12/2	10:45am	117 /74	98	18	36.3			도착시 활력증후 측정함	
							C/C	Rt. Chest wall pain Generalized weakness	
							Onset	6일전	
							PI	상기 sx 지속되어	
								EMC 내원함	
							PHx	--	
							의식상태	■A　□V　□P	
								ED 의사 cho　PEX done	
								O_2 sat : 98% checked	
	11:00am							Emergency sono 시행함	
								N/S 500cc	
								Tiropa 100mg / mix하여 IV 주사함	
								(Rt on 20G 30gtt)	
								Routine CBC c diff. 　　　PT/APTT Epo/Alb. OT/PT. 　amylase/lipase E. T-CO_2. T-bilirubin CK/CK-MB/	
								N/S 10cc	

응급간호기록지(I)

연월일	시간	혈압	맥박	호흡	체온	투약	처치	간호내용	서명
2006 12/2	11:00am.							Ketorolac 30mg /mix하여 IV 주사함 Cimetidine 200mg IV 주사함	
	11:54am.							Chest PA, KUB / Abdomen erect Chest Rt LAT. Chest Rt DEC 시행함	
	12:40pm.							CT 조영제 permission 받음	
	12:50pm.							ABGA 시행함 CT enhance permission 받았으나 S-cr 1.6이어서 Dr 에게 notify 후 일단 Hold 하기로 함 N/S mix fluid (R:200cc버림) Half saline 1ℓ IV connected(40gtt) CT without으로 진행하겠다함 Chest CT(without) 시행함	
	1:30pm.							Chest RT. DEC, Chest RT LAT 시행함	
	1:25pm.							Chest CT c taken	
	1:10pm.	120 /80			37			- V/S checked -	
	2:30pm.	130 /70	88	20	37			- V/S checked -	
	3:11pm.							Na. Cl U/A / urine 나감 By clean cath	
	3:15pm.							Rt posterior Chest wall Side Thoraceutesis 시행함 By Dr 김 Turbidity - dark yellowish Color로 30cc 나옴 냄새 심함	

응급간호기록지(I)

연월일	시간	혈압	맥박	호흡	체온	투약	처치	간호내용	서명
2006 12/2	3:15pm							pleural Lab S- lab / 나감 BR 교육함	
	4:15pm							AFB. Mc. Fc. Q/S, B.C Blood cuiture 2번나감	
	4:30pm	120/70	87	18	372			- V/S checked - Ceftriaxal Skin test done (R: negative) N/S 100 Clindamycin 600mg /mix 　　　　　IV로 주사함 Cytology 검체 냉장보관함 Ceftriaxal 2g IV로 주사함	
	5pm							CS 강 staff 환자 봄 Thoracotomy 시행함 By NR 강 32Fr with Chest bottle 연결함 (R: 냄새 심하여 turbidity하게 황토색으로 1400cc drain 됨 Chest PA taken E-Pump - 20mmH$_2$O 연결함 보호자 입원수속 하고 옴 - V/S checked - EKG portable taken Albumin 100㎖ 5gtt 연결함 인계후 72W 입원함 부인과용 cytology paper with 　cytology specimen 보냄	

등록번호		보험유형	국민건강
성 명	A	성별/나이	남/60
주민번호		과	
일 자		병 동	

경과기록지

Date	내 용	Sign
	〈 Emergency Sono Note 〉	
	① No evidence of	
	② definite GB wall thick & dilatation R/O GB sludge.	
	③ Kidney size : 1009cm	
	NO evidence of define	
	④ No evidence of parenchymal	
	⑤ WNL liver of parenchymal	
	⑥ abdominal duct dilatate	

등록번호		보험유형	국민건강
성 명	A	성별/나이	남/60
주민번호		과	
일 자		병 동	

경과기록지

Date	내 용	Sign
	〈 CS ER Note 〉	
	상기 60세 남환은 Rt. Flank pain 주소로 06. 12. 2 본원 ER 내원한 Pt 로 CXR Or Lab 상 ARF. Pleural effusion 있어	
	IM notify 후 thoracentesis 시행 상 pus 있어	
	tube insertion 위해 CS notify 되었습니다.	
	CS cho 선생님께 notify 하였고 CXR, chest CT review 하였습니다.	
	CS 강 선생님과 tube insertion 시행하였고 CS admission 하였습니다.	
	〈CS adm〉	
06.12.3	Rt chest tube insertion status	
	→ drainage continuous	
	→ odor	
	Chest 협진 상 mild coarse 하나 특별히 wheezing rale 소견 들이지 않음	
	V/S stable & chest tube site d/c mild (+) → bloody (+/−)	
06.12.5	v/s stable	
	CTD continuous	
	WBL ↑ & lenkocytosis fever (−)	
12.9	v/s stable	
12/12	v/s stable	
12/13	Chest tube removal	
	v/s stable	
12/16	v/s stable	
	IV−anti apply	

Date	내 용	Sign
12/18	v/s stable	
	IV-anti apply	
12/21	v/s stable	
12/24	v/s stable	
12/26	Anti change s/p sid off	
12/29	v/s stable	
07/1/1	v/s stable	
	Headache 호소	
1/4	v/s stable	
1/7	v/s stable	
1/10	Discharge	
	OPD / Flu	

등록번호		보험유형	국민건강
성 명	A	성별/나이	남/60
주민번호		과	
일 자		병 동	

협의진료기록

진 료 과 : CS   병 실 : W62-52-43   외 래 :
의뢰구분 : ■응급 □보통   환자상태 : □외래진료가능   ■외래진료불가

PUM 과   kim 귀하

의뢰내용	진단명 Empyema thoracis (without fistula)
	치료내용 및 의뢰사유 For F/U 상기 진단으로 Chest tube insertion 후 IV-anti apply하고 Drainage 양 줄어 Tube removal 후 IV-anti management 하고 계시던 분으로 금일 오전 한 차례 chilling 동반한 지속적인 Fever 소견 보여 Management 문의드립니다. 고진선처 바랍니다. 감사합니다.

의뢰일: 2006년 12월 22일 17:03	의뢰과: CS	의뢰의사: 강/박

협 진 일 : 2006. 12. 26
회신내용 :
C'7500/10.4/293k
Pleural Cx : lactobacillous → No growth
Blood Cx : no
ESR/CRP 57/1.24 (12/15) → ?
Anti : tazo+metro (12/8~)

Chest f/u 하였습니다. 현재 lab상 악화소견 보이지 않으며 fever 역시 22일 1회, 24일 1회만 있었던 상태로 현재 사용하는 anti 유지하는 것이 좋겠습니다. 하지만 향후 chest lab상 악화되거나 fever 지속적으로 보이면 pleural exam 및 anti change를 고려하는 것이 좋겠습니다.
감사합니다.

협진일: 2006년 12월 28일	회신일: 06년 12월 26일	회신과: PUM	회신의사:

등록번호		보험유형	국민건강
성 명	A	성별/나이	남/60
주민번호		과	
일 자		병 동	

협의진료기록

진 료 과 : CS   병 실 : W72-58-43   외 래 :
의뢰구분 : ■응급 □보통   환자상태 : □외래진료가능 ■외래진료불가

PUM 과   kim 귀하

의뢰내용	**진단명**
	Empyema thoracis (without fistula)

치료내용 및 의뢰사유

For Management of Leukocytosis
응급실 통해 Thoracentesis 상 Pus 보여 Chest tube insertion 하신 분으로 현재 drainage 200cc 이상 나오고 있으며 특별히 Fever 없으나 Leukocytosis 소견 보여 IV-anti management에 대해 문의드립니다.
고진선처 바랍니다. 감사합니다.

의뢰일 : 2006년 12월 7일 08:21	의뢰과: CS	의뢰의사: 강 / 박

회신내용 :
PHx : none, 60pyrs
PIx : 농사 및 과일도매상을 하는 환자로 7일전부터 URI Sx있으며 내원당일 Rt chest wall pain 있어서 ER내원하여 pus discharge되어 chest tube insertion 시행함.

Chest CT
1. 우측 늑막강의 의존성부위를 따라 흉관이 위치해 있으며, 흉벽측 늑막액은 거의 배액된상 태임.
2. 그러나 동측 종격동 및 엽간열을 따라 고여 있는 늑막액들은 배액되지 못하고 남아 있음.
3. 해당 벽측늑막들이 전반적으로 균일하고 얇게 두꺼워진 양상이지만 악성 파종을 시사하는 결절(들)이나 침윤성 병변(들)은 없음.
4. 팽창된 우하엽에 이상없으며, 경도의 소엽중심성 폐기종은 변화 없음.
5. 우측 상부 기관식도 열구(tracheoesophageal groove)에 있던 몇 군데 경계선상의 반응성 림프절들도 변화 없음.

LAB
C'13600/14.2/263k(77%) → 18600/11.3/471k(80%)
Pro/alb 5.8/2.7   ot/pt 37/71 bun/Cr 16/1.0
Pleural Cx : lactobacillous, streptococcus viridians
Pleural fluid : 미정
Anti : ceftriaxone + clindamycin
Chest tube : ant : 30cc-30cc-0cc-out
            Post : 580cc-550cc-200cc
ROS
Fever → subside
Rt chest wall pain → subside
ans : tazocin(IV) + metronidazol(po)로 변경하십시요. 감사합니다.

협진일: 2006년 12월 7일	회신일: 06년 12월 7일	회신과: PUM	회신의사:

등록번호		보험유형	국민건강
성 명	A	성별/나이	남/60
주민번호		과	
일 자		병 동	

협의진료기록

진 료 과 : CS　　　　　　　병 실 : W72-52-43　　　　외 래 :

의뢰구분 : ■응급 □보통　　　환자상태 : □외래진료가능　　■외래진료불가

ANE 과　　　　　　　김 귀하

의뢰내용	**진단명**
	Empyema thoracis (without fistula)
	치료내용 및 의뢰사유
	For F/U & T/O 문의
	환자분 empyema thoracis로 anti(panioenem, metronidazole) 투약중인 환자로 2일전부터 38도 이상의 fever 있으며 환자 general condition 떨어져 proper management & T/O 문의드립니다.
	고진선처 부탁드립니다. 감사합니다.

의뢰일: 2007년 01월 04일 09:06	의뢰과: CS	의뢰의사: 강 / 이

협 진 일 : 2007. 01. 04

회신내용 : 1. reason for consultation : proper management and T/O
2. current diagnosis : empyema thoracis, chest tube insertion(12/2~12/13)
3. P/Ex
4. Lab : CBC 12600(72%)/11.3/361k ESR 54 CRP 7.74
　　　　Abscess culture(12/5) viridans streptococci,
　　　　　　　　　　alpha-hemolytic, lactobacillus
5. medication : triaxone / clinda(12/2) (tazocin / metro(12/8)
　　　→ panipenem / metro
(12/27~): 12/27 fever 있어 anti 교체 후 subside 되었다 1/2밤 38도
6. chest CT(12/3)
　　　1) 우측 늑막강의 의존성 부위를 따라 흉관이 위치해 있으며,
　　　　　흉벽측 늑막액은 거의 배액된 상태임.
　　　2) 그러나 동측 종격동 및 엽간열을 따라 고여 있는 늑막액은
　　　　　배액되지 못하고 남아 있음.
　　　3) 해당 벽측늑막들이 전반적으로 균일하고 얇게 두꺼워진 양상이
　　　　　지만악성파종을 시사하는 결절(들)이나 침윤성병변(들)은 없음.
　　　4) 팽창된 우하엽에 이상없으며, 경도의 소엽중심성 폐기종은 변화없음.
　　　5) 우측 상부 기관식도 열구(tracheoesophageal groove)에 있던
　　　　　몇 군데 경계선상의 반응성 림프절들도 변화없음.
　　　6) 새로 발생한 다른 병변(들)은 없음.
　　　　CXR(1/4) : No interval changes since prior chest radiograph.
　　7. answer
Staff notify 하였습니다.
현재 CXR 상 definite 한 interval change 없으며 condition tolerable 한 상태로, 현재 호소하는 URI 등에 대해 conservative care 하시기 바랍니다. F/U 하겠습니다.

협진일: 2007년 1월 4일	회신일: 07년 1월 4일	회신과: PUM	회신의사:

등록번호		보험유형	국민건강
성 명	A	성별/나이	남/60
주민번호		과	
일 자		병 동	

협의진료기록

진 료 과 : CS	병 실 : W72-58-43	외 래 :
의뢰구분 : ■응급 □보통	환자상태 : □외래진료가능	■외래진료불가

PUM 과   kim 귀하

의뢰내용	진단명
	Empyema thoracis (without fistula)

치료내용 및 의뢰사유

For anemia evaluation
상기 진단으로 IV-anti 3주간 apply 중으로 최근 1주일 새 Fever Sx
보여 IV-anti Stop 후 observation 했으나 특이 소견 찾을 수 없어
12/26 IV-anti 다시 apply 하였으나 G-I Sx 및 chilling, Fever 소견
보여 Antibiotics Management 및 D/C plan에 관해 문의 드립니다.
감사합니다.

의뢰일: 2006년 12월 27일 08:59	의뢰과: CS	의뢰의사: 강 / 박

협 진 일 : 2006. 12. 27
회신내용 :
PHx : none, 60pyrs
Pix : 농사 및 과일도매상을 하는 환자로 7일전부터 URI Sx 있으며 내원당일
     Rt chest wall pain 있어서 ER 내원하여 pus discharge되어 chest tube
     insertion 시행하였으며 tube removal 이후 anti 유지중임
     C'13600/14.2/263k(77%) → 18600/11.3/471k(80%) → 19100/10.3/506k(83%)
     C'11700/10.1/744k(72%) → 8200/10.1/451k(70%) → 7500/10.4/293k(53%)
     ESR/CRP 57/1.24 (12/15) → 64/2.3
     Pleural Cx : lactobacillous → No growth
     Blood Cx : no
     f/u chest PA, Rt Lat
     new developed effusion
     anti : triax + clinda (12/2~12/7)
           tazo (12/8~12/22)
           metro (12/8 ~ 27)
12월 22일 tazocin 들어간 이후 fever Sx 발생하였으며 재차 주입시에 발생하여 r/o drug
side Effect로 tazocin stop함
ROS
Cough/sputum (-/-)
Fever : 22일 fever, 24일 fever, 26일 fever
Ans : panipenem으로 anti change하십시요. Pleural fluid에서 대해서 US guided로
     fluid exam을 시행하는 것이 좋겠습니다. 감사합니다.

협진일: 2006년 12월 27일	회신일: 06년 12월 27일	회신과: PUM	회신의사:

진단검사의학과 검사 종합검증/판독 보고서

진단명 : Empyema thoracis (without fistula)

검사항목 및 이상결과

1. 12/2 : Urine Urobilinogen 1.0 EU/dℓ (〈0.1)
2. 12/2 : Pro BNP 315.8 pg/㎖ (〈194)

검증방법

      Calibration verification

      Internal quality control

      Delta/Panic verification

       * 검사결과는 위 방법에 의하여 검증되었습니다.

판독

1. 정상요에는 1㎎/dℓ의 urobilinogen이 있으므로 +/- 은 정상소견입니다.
   Urine urobilinogen은 간질환, 용혈성 빈혈일 경우는 양성으로 담도폐쇄시에는 음성(정상)으로 나타납니다. 또한 constipation이 있는 경우 bilirubin의 장관 정체 시간 연장으로 증가하기도 합니다.
   임상 증상과 관련하여 재검 바랍니다.

2. Brain natriuretic peptide(BNP)는 porcine tissue에서 나온 것으로 주로 cardiac ventricles의 myocardium에 저장되어 있으며 ANP와 비슷한 생물학적 효과를 보입니다. NT-proBNP는 C-terminal BNP(physiologically active hormone)와 함께 major circulation form입니다. BNP는 fluid volume, blood pressure, electrolyte balance를 조절하기 위해 분비되는데 volume 증가시 atrial and/or ventricular stretch에 반응하여 분비됩니다. 그러므로 이런 상황을 보이는 CHF 뿐만 아니라 renal and liver disease, some endocrine disease (Cushing's disease, primary hyperaldosteronism) 등에서 분비가 증가될 수 있습니다.
   NT-proBNP는 심장질환과 폐질환의 감별시 사용될 수 있으며, 좌심부전 환자의 예후 판정, 심부전 환자의 약물 치료에 대한 모니터링, 심근경색 이후 장기적인 예후 판정 등에 활용할 수 있습니다.

추천

알림: 종합 검증 판독 보고서는 검사의 품질 향상을 위해 내부 및 외부정도관리를 성실히 수행하고 인증심사를 통과한 검사실만이 발행할 수 있습니다. 그러나 검사소견만으로 환자를 평가할 수 없으므로 본 보고서는 환자의 임상 상태를 정확히 반영하지 못할 수 있습니다.

보고일 2006년 12월 4일

보고자 choi　(전문의번호:　　　　　)

등록번호		보험유형	국민건강
성 명	A	성별/나이	남/60
주민번호		과	
일 자		병 동	

검사결과보고서

분류/코드	검사항목	검사결과	참고치
나272 B2721	Adenosine deaminase	102 *검사보고 완료입니다.*	남, 여 : 4~21 IU/ℓ 양성 : 6~23 IU/ℓ 세균성 : 26-50 IU/ℓ 결핵성 : 47-83 IU/ℓ

진단검사의학과 전문의 : 배, 김, 강
본 검사실은 대한진단검사의학회(KSLM)의 신임인증을 받은 우수 검사실로서 결과의 정확성과
신빙도를 보증합니다.

등록번호	10569221	보험유형	국민건강
성 명	A	성별/나이	남/60
주민번호		과	
일 자		병 동	

임상관찰기록지

병동/진료과　　　년　월　일

06 년	12월 2일		월 3일		월 일		월 4일			월 5일			월 6일			월 7일		
입 원 일 수	1		2				3			4			5			6		
수술후 일수																		
시 간		6			6	8 10	5		9	6 10	5	9	10 2p 5	9	10	5	9	10 2p 5	9

맥박 체온

| 150 40.0 |
| 140 39.5 |
| 130 39.0 |
| 120 38.5 |
| 110 38.0 |
| 100 37.5 |
| 90 37.0 |
| 80 36.5 |
| 70 36.0 |
| 60 35.5 |
| 50 35.0 |

호 흡		20		20		20	20	20		22	20	20	20	20	22	20	20		20	20	20
수축기혈압/이완기혈압		130/90		130/70			130/70	120/80	120/90		140/80	140/80	140/90	140/80	140/90	140/80	110/70	110/80		110/70	120/70	130/80
체중 / 신장																					
복위/흉위/두위																					
식이(섭취열량)	석) self		GD				GD			GD			DM GD 1800			DM GD 1800					

섭 취 량	경 구																				
	정맥주입																				
	혈 량																				
	총섭취량																				

배 설 량	소 변											ante? poster?								
	구 토	E	N	T																
	배 액 check tube	1620	170	1890	D	E	N	T		D	E	N		10	260	0		90	D	E	N
		anterior/20	30	0	150		A	0	30	0	E	20	170	E		80	90	40	10
	기 타	posterior/80	180	80	340		P	190	240	150	N	0	120	N			T	140
	대 변	0		T			anterior	T	30	T	30	550	T	20	0		
	총배설량			0			posterior	T	580	0		0		1	

임상관찰기록지

2006 년	12 월 8 일			월 9 일			월 10 일			월 11 일			월 12 일			월 13 일			월 14 일		
입 원 일 수	7			8			9			10			11			12			13		
수술후 일수																					
시 간	10	5	9	10	5	9	10	5	9	10	5	9	10	5	9	10	5	9	10	5	9

맥박 / 체온

150 / 40.0																					
140 / 39.5																					
130 / 39.0																					
120 / 38.5																					
110 / 38.0																					
100 / 37.5																					
90 / 37.0																					
80 / 36.5																					
70 / 36.0																					
60 / 35.5																					
50 / 35.0																					

호 흡	18	20	20	20		20	20	20	20	18	20	20	18	20	20	2	20	20	20	20	20
수축기혈압/이완기혈압	130/90	120/80	110/60	110/70		130/70	130/80	110/60	120/80	120/60	120/80	110/90	110/70	120/60	130/80	120/80	120/70	120/70	130/70	130/80	100/80
체중 / 신장	64kg																				
복위/흉위/두위																					
식이(섭취열량)	DM GD 1800			DM GD 1800			DM GD 1800			DM GD 1800			DM GD 1800			DM GD 1800			DM GD 1800		

섭취량	경 구																					
	정맥주입																					
	혈 량																					
	총섭취량																					

배설량	소 변																					
	구 토	D	E	N	D	E	N	D	E	N	D	E	N	D	E	N	D	E	N	D	E	N
	GD 배 액	40+40 =80 ⊤	50	70 ⊤200	90	90 ⊤	80 260	60	30 ⊤	60 150	70	20 ⊤	70 160	30	30 ⊤	60 120	10↑ ⊤					
	기 타																					
	대 변		3			1			1			0			1			1			1	
	총배설량																					

등록번호	1096221	보험유형	국민건강보험
성 명	A	성별/나이	남/60
주민번호		과	
일 자		병 동	

임상관찰기록지

병동/진료과 72W CS 06년 월 일

06 년	12 월 15 일	월 16 일	월 17 일	월 18 일	월 19 일	월 20 일	월 21 일
입 원 일 수	14	15	16	17	18	19	20
수술후 일수							

시 간	10	5	9	10	5	9	10	5	9	10	5	9	10	5	9	10	5	9	10	5	9

맥박	체온
150	40.0
140	39.5
130	39.0
120	38.5
110	38.0
100	37.5
90	37.0
80	36.5
70	36.0
60	35.5
50	35.0

호 흡	20	20		10		20	20	20		16	20		18	20		18	20	20	20	20	20
수축기혈압/이완기혈압	130/70	110/70		110/80		130/80	120/70	130/80		110/60	110/70		130/70	100/70		110/60	130/80	110/110	120/110	110/80	130/80
체중 / 신장																					
복위/흉위/두위																					
식이(섭취열량)	DM GD 1800			DM GD 1800			DM GD 1800			DM GD 1800			DM GD 1800			DM GD 1800			DM GD 1800		

섭취량								
	경 구							
	정맥주입							
	혈 량							
	총섭취량							

배설량								
	소 변							
	구 토							
	배 액							
	기 타							
	대 변	1	1	2	1	2	2	1
	총배설량							

임상관찰기록지+ 120190

임상관찰기록지

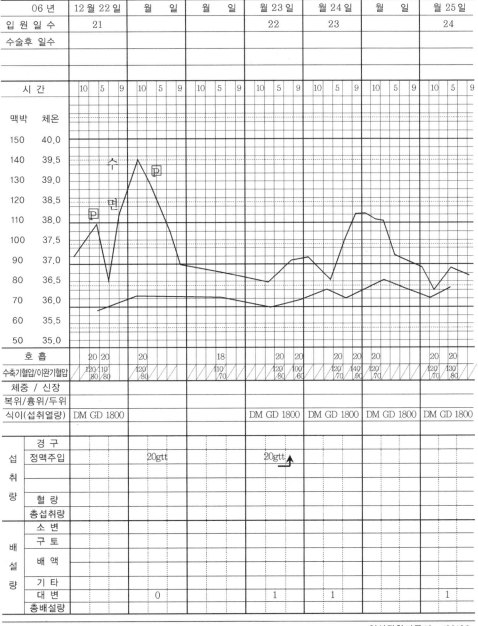

06 년	12 월 22 일			월 일			월 일			월 23 일			월 24 일			월 일			월 25 일		
입 원 일 수	21									22			23						24		
수술후 일수																					

시 간	10	5	9	10	5	9	10	5	9	10	5	9	10	5	9	10	5	9	10	5	9

맥박 / 체온

150 / 40.0
140 / 39.5
130 / 39.0
120 / 38.5
110 / 38.0
100 / 37.5
90 / 37.0
80 / 36.5
70 / 36.0
60 / 35.5
50 / 35.0

호 흡	20	20		20				18		20	20		20	20	20				20	20	
수축기혈압/이완기혈압	120/80	110/80		120/80			110/70			120/80	100/60		120/70	140/90	120/70				120/70	130/80	
체중 / 신장																					
복위/흉위/두위																					
식이(섭취열량)	DM GD 1800									DM GD 1800			DM GD 1800			DM GD 1800			DM GD 1800		

섭취량	경 구																					
	정맥주입				20gtt						20gtt											
	혈 량																					
	총섭취량																					
배설량	소 변																					
	구 토																					
	배 액																					
	기 타																					
	대 변				0						1			1						1		
	총배설량																					

등록번호	I0569221	보험유형	국민건강보험
성 명	A	성별/나이	남/60
주민번호		과	
일 자		병 동	

임상관찰기록지

병동/진료과   년   월   일

2006 년	12 월 26 일	월 27 일	월 28 일	월 29 일	월 30 일	월 31 일	1 월 1 일
입 원 일 수	25	26	27	28	29	30	31
수술후 일수							

| 시 간 | 10 | 5 | 10 | 3p | 6 | 10 | 2 | 5 | 8 | 9 | 6 | 10 | 5 | 9 | 10 | 5 | 9 | 10 | 5 | 9 | 10 | 5 | 9 | 10 | 5 | 9 |

맥박	체온		
150	40.0		
140	39.5		
130	39.0		
120	38.5		
110	38.0		
100	37.5		
90	37.0		
80	36.5		
70	36.0		
60	35.5		
50	35.0		

| 호 흡 | 20 | 20 | | | 20 | 20 | | | 20 | 20 | 20 | 20 | 20 | 18 | 16 | 20 | 20 | | 20 | 20 | 20 |

| 수축기혈압/이완기혈압 | 120/80 | 120/80 | 90/60 | 130/80 | 130/70 | 130/80 | 110/80 | 120/80 | 120/70 | 130/80 | 130/70 | 120/100 | 130/70 | 110/80 | 100/70 | 120/80 | 140/80 |

체중 / 신장							
복위/흉위/두위							
식이(섭취열량)	DM GD 1800	DM GD 1800	DM GD 1800	DM GD 1800	DM GD 1800	DM GD 1800	DM GD 1800
						kcal	kcal

섭취량	경 구							
	정맥주입							
	혈 량							
	총섭취량							

배설량	소 변							
	구 토							
	배 액							
	기 타							
	대 변	1	1	0	1	1	1	1
	총배설량							

임상관찰기록지+ 120190

임상관찰기록지

2007 년	1 월 2 일		월 3 일				월 일				월 4 일				월 일				월 5 일				월 일		
입 원 일 수	32		33								34								35						
수술후 일수																									
시 간	10	5	9	2	4	5	8	9	2	4	6	8	10	2	4	6	8	10	2	4	6	8	10	2	4	6	8	10	2	4	6	8	10	2	4	6	8	10

(맥박 / 체온 그래프)

맥박	체온
150	40.0
140	39.5
130	39.0
120	38.5
110	38.0
100	37.5
90	37.0
80	36.5
70	36.0
60	35.5
50	35.0

호 흡	22		20	20			22		20		20			20				20	20		20			20	20	
수축기혈압/이완기혈압	140/80		120/80	110/80			110/80		110/70	100/70			120/80		120/70		110/70		140/80			110/70				
체중 / 신장																										
복위/흉위/두위																										
식이(섭취열량)	DM GD 1800 kcal		DM GD 1800kcal						DM GD 1800kcal										DM GD 1800kcal							

섭취량	경 구																									
	정맥주입																									
	혈 량																									
	총섭취량																									
배설량	소 변																									
	구 토																									
	배 액																									
	기 타																									
	대 변	0					1							1					0							
	총배설량																									

등록번호	10569221	보험유형	국민건강보험
성 명	A	성별/나이	남/60
주민번호		과	
일 자		병 동	

임상관찰기록지

병동/진료과　　　년　월　일
72W / CS

07 년	1 월 6 일	월 일	월 7 일	월 일	월 8 일	월 9 일	1 월 10 일
입 원 일 수	36		37		38	39	40
수술후 일수							

시 간	2 4 6 8 10	2 4 6 8 10	2 4 6 8 10	5 9	6 10 5 9	10 5 9	10 5 9

맥박	체온
150	40.0
140	39.5
130	39.0
120	38.5
110	38.0
100	37.5
90	37.0
80	36.5
70	36.0
60	35.5
50	35.0

부
재

수
면

호 흡		20	20	20		20 20 20	20 18		20	20	

수축기혈압/이완기혈압	130/80	120/70	110/70		140/80 140/70 130/80	130/80 130/90		130/70	130/70	

체중 / 신장							
복위/흉위/두위							
식이(섭취열량)	DM GD 1800kcal		DM GD 1800		DM GD 1800	DM GD 1800	DM GD 1800

섭취량	경 구							
	정맥주입							
	혈 량							
	총섭취량							

배설량	소 변							
	구 토							
	배 액							
	기 타							
	대 변	1	1		1	0		
	총배설량							

임상관찰기록지+ 120190

등록번호		보험유형	국민건강
성 명	A	성별/나이	남/60
주민번호		과	
일 자		병 동	

혈당기록지

PRGM-ID : JOM1041Q BMI : kg/m² IBWt : 0% 출력자 :
기간 : 2006.02.09 ~ 2007.02.12 신장 : cm 체중 : kg
DATE : 2007.02.12 19 : 28 : 09

등록일자	섭취량			혈당측정		혈당조절				기타
	식사	정맥	약명	시간	mg/dℓ	시간	인슐린	용량	경로	
2006.12.03	상식 0			06:00		:				
				12:00	307	:				
				17:00	321	:				
				21:00	304	21:30	lisp	4	S.C	
2006.12.04	상식 0			06:00	260	:				
				12:00	335	:	Lisp	6	S.C	
				12:02		:	NPH	20	S.C	
				17:00	255	:			S.C	
				21:00	263	:				
2006.12.05	상식 1800			06:00	224	:				
				12:00	259	:	lisp	4	S.C	
				17:00	209	:	NPH	26	S.C	
				21:00	266	:				
2006.12.06	상식 1800			06:00	193	:				
				06:01		:	NPH	30	S.C	
				12:00	271	:	lisp	4	S.C	
				17:00	138	:				
				21:00	238	:				
2006.12.07	상식 1800			06:00	125	:				
				12:00	85	:	NPH	26	S.C	
				17:00	229	:				
				21:00	240	:				
2006.12.08	상식 1800			06:00	157	:	NPH	36	S.C	
				12:00	130	:				
				17:00	121	:				
				21:00	301	:				

등록일자	섭취량			혈당측정		혈당조절				기타
	식사	정맥	약명	시간	mg/dℓ	시간	인슐린	용량	경로	
2006.12.09	상식 1800			06:00	105	07:00	NPH	36	S.C	
				12:00	82	:				
				17:00	103	:				
				21:00	211					
2006.12.10	상식 1800			06:00	95	:	NPH	36	S.C	
				12:00	149	:				
				17:00	190	:				
				21:00	241	:				
2006.12.11	상식 1800			06:00	93	:	NPH	36	S.C	
				12:00	79	:				
				17:00	103	:				
				21:00	220	:				
2006.12.12	상식 1800			06:00	101	07:00	NPH	36	S.C	
				15:00	242	:				
2006.12.13	상식 1800			06:00	88	:	NPH	36	S.C	
				15:00	173	:				
2006.12.14	상식 1800			06:00	87	:	NPH	36	S.C	
				15:00	223	:				
2006.12.15	상식 1800			06:00	69	:	NPH	36	S.C	
				15:00	181	:				
2006.12.16	상식 1800			06:00	73	:	NPH	36	S.C	
				15:00	284	:				
2006.12.17	상식 1800			06:00	70	:				
				06:01		:	NPH	36	S.C	
				15:00	208	:				
2006.12.18	상식 1800			06:00	72	:	NPH	36	S.C	
				12:00	50	:				
				15:00						
				17:00	100	:				
				21:00	248					
2006.12.19	상식 1800		GLIM/METF	06:00	60	:				
				12:00	68	:				
				17:00	150	:				
				21:00	182	:				

등록일자	섭취량			혈당측정		혈당조절				기타
	식사	정맥	약명	시간	mg/dℓ	시간	인슐린	용량	경로	
2006.12.20	상식 1800		GLIM/METF	06:00	80	:				
				12:00	95	:				
				17:00	177	:				
				21:00	206					
2006.12.21	상식 1800		GLIM/METF	06:00	85	:				
				12:00	97	:				
				17:00	167	:				
				21:00	205	:				
2006.12.22	상식 1800		GLIM/METF	06:00	95	:				
				12:00	134	:				
				17:00	110	:				
				21:00	139	:				
2006.12.23	상식 1800		GLIM/METF	06:00	119	:				
				12:00	115	:				
				17:00	169	:				
				21:00	184	:				
2006.12.24	상식 1800		GLIM/METF	06:00	108	:				
				12:00	65	:				
				12:30	91	:				
				17:00	167	:				
				21:00	155	:				
2006.12.25	상식 1800		METF	06:00	110	:				
				12:00	131	:				
				17:00	157	:				
				21:00	155					
2006.12.26	상식 1800		METF	06:00	106	:				
				12:00	111	:				
				17:00	165					
				21:00		:				
2006.12.27	상식 1800		METF	06:00	156					
				12:00	103	:				
				17:00	160	:				
				21:00	122	:				

등록일자	섭취량			혈당측정		혈당조절				기타
	식사	정맥	약명	시간	mg/dℓ	시간	인슐린	용량	경로	
2006.12.28	상식 1800		METF	06:00	94					
				12:00	108	:				
				17:00	167	:				
				21:00	173	:				
2006.12.29	상식 1800		METF	06:00	112					
				12:00	136	:				
				17:00	132	:				
				21:00	136	:				
2006.12.30	상식 1800		METF	06:00	117					
				12:00	132	:				
				17:00	172	:				
				21:00	100	:				
2006.12.31	상식 1800		METF	06:00	111					
				12:00	127	:				
				17:00	132	:				
				21:00	102	:				
2007.01.01	상식 1800		METF	06:00	104					
				12:00	138	:				
				17:00	151	:				
				21:00	115	:				
2007.01.02	상식 1800		METF	06:00	104					
				12:00	131	:				
				17:00	112	:				
				21:00	114	:				
2007.01.03	상식 1800		METF	06:00	111					
				12:00	170	:				
				17:00	129	:				
				21:00		:				
2007.01.04	상식 1800		METF	06:00	111					
				12:00	119	:				
				17:00	137	:				
				21:00	112	:				

등록일자	섭취량			혈당측정		혈당조절				기타
	식사	정맥	약명	시간	mg/dℓ	시간	인슐린	용량	경로	
2007.01.05	상식 1800		METF	06:00	106					
				12:00	125	:				
				17:00	107	:				
				21:00	154	:				
2007.01.06	상식 1800		METF	06:00	114					
				12:00	117	:				
				17:00	116	:				
				21:00	105	:				
2007.01.07	상식 1800		METF	06:00	99					
				15:00	149	:				
2007.01.08	상식 1800		METF	06:00	98					
				15:00	114	:				
				17:00		:				
				21:00		:				
2007.01.09	상식 1800		METF	06:00	99					
				15:00	161	:				
2007.01.10	상식 1800		METF/METF	06:00	101	:				
				15:00		:				

등록번호			보험유형	국민건강
성 명	A		성별/나이	남/60
주민번호			과	
일 자			병 동	

간호기록지

년월일	시간	투약 및 처치	간 호 내 용	서명

12/2	6:10pm		Admitted via EMC by stretcher car
			Onset) 6일전
			C.C) Rt flank pain
			Dx.) Rt pleural effusion
			S : "입원 처음예요"
			O : V/S(BP 30/80 PR 84 RR 20 BT 37.7) checked
			A : #1 입원과 관련된 지식 결여
			P : 1. 기록합니다 Dr. Int 신
			  2. 병동안내 및 입원생활안내
			    (낙상방지 및 도난사고주의 포함)
			  3. V/S Check
			  4. 식이 입력함
			I : 1 ~ 4 시행함
			E : 환자, 보호자 이해함
			Chest tube pus drainage
			& Thoracic Pump - 20cmH₂O 연결함
			& 흉곽 튜브 관련 주의사항 안내문 줌
			Half saline Ⓑ 300cc 10gtt & alb. 100cc
			5gtt dropping now
			Inspirometer given 사용법 교육함	

	6:30pm		BT 37.7℃ checked. Notify Dr 신 Observation now	
	9:40pm		BT 37.7℃ checked. Notify Dr 신 Chilling sense none Propacetamol 1g IV injected CTD (ENC포함) 1620cc 나옴. Dr 신	
	10pm	0.45%	N/S 1ℓ IV 10gtt connected EDBC 격려함	
	MN		BT 37℃ check S : "힘들거 없어요" 수면 격려함	
12/3	2am		Sleeping now	

년월일	시간	투약 및 처치	간 호 내 용	서명
12/3	6am.		Slept well BT 37.7℃ check no chilling sense ice bag apply	
		Chest DA	Checked (lab checked)	
			Chest tube yellowish-brown color turbid 170cc Drainge 됨	
	8am.		BT : 37.5℃ checked. Chilling none. Ice bag keep Pt. chest tube site oozing & pain none	
	11:40am. Md:5	Chest CT	(with & without) 위해 검사실 내려감 검사 후 올라옴. Side effect (오심, 구토, 두드러기) none	
	Md:10	albumin	100cc 5gtt/min IV 연결함. (albumin 2.5) BST : 301mg/dℓ checked. Notify to int 박. Observation	
	1pm.	28Fr	Rt. Anterior site chest tube insertion by staff 강 처음에만 air leakage 보이고 지금은 보이지 않음	
		Chest PA Chest Rt. Thoracic &	LAT / checked Suction - 20cmH$_2$O 연결함 Pain 호소 없음. 흉곽튜브 주의사항 설명함	
	2pm.		Rt. Posterior. Anterior chest tube site oozing & pain none	
	5pm.	BST:	Chest tube site clear Thoracic suction - 20cmH$_2$O keep Pain tolerable, observation now 321mg/dℓ checked S "10분전에 두유 1/3컵 먹었어" Dr. 박 notify, observation now BT : 37.6℃ checked, chilling sense none Ice bag keep Albumin 100cc IV finished	
	10pm.	Half saline BST:	1ℓ IV 10gtt connected BT : 37.2℃ checked 304mg/dℓ checked at 9pm Dr 박 notify	

년월일	시간	투약 및 처치	간 호 내 용	서명
12/3	10pm.	Lispro	4ú S.C injection	
	MN		Sleeping now. No hypoglycemia sign	
12/4	6am.	Chest PA	Rt. LAT. L8 lab checked	
		cytology	(pleural fluid) checked	
			Slept moderate mild fever 유지됨 37.3℃	
			대변완화제 추가 설명함	
			(대변 못본지 7일째임)	
			Anterior bloody color.	
			Posterior turbid brown color	
			Drain now. Tube site clear	
	8am.		변비 완화제 복용함	
			Posterior chest bottle turbid nothing	
			Posterior bottle changed by np 한	
	11am.		N/S 100cc + Urokinase 10만 û mix	
			C-tube anterior 20cc	
			posterior 80cc 주입함 (3시간 clamp 하기로 함)	
			Dyspnea sign none	
	add 10am.		20% Albumin 100mℓ IV connected	
	1pm.		S : "대변 봤어요. 물약은 안 먹을래요"	
			O : lackrlose syrup refused	
	2pm.		Chest tube released & thoracic suction apply	
			Pt. 힘들어하거나 통증호소 없음	
			Close observation now	
	3pm.		Chest PA Checked	
	4pm.		Pleurodesis 시행 후 general ache 호소 없음	
			inspirometer base 700cc checked	
	10pm.		금일 대변 1회 봄. Routine po medication	
			Bisacodyl refuse 하여 skip 함	
			N/S 1ℓ IV 10gtt connected	
	10:05pm.		9pm. BST 263mg/dℓ checked	
			Nofity Dr 박. Observation now	
			EMM Consult 함 at day duty	

년월일	시간	투약 및 처치	간 호 내 용	서명
12/5	MN		Sleep now	
	6am		Slept well Chest tube site oozing none	
	11:20am		Urokinase 10만 û + NS 100mℓ mix하여 posterior 80mℓ, Anterior 20mℓ 주입함 Via CTD	
	MD		달고 있는 fluid ⓡ 400cc skip 후 폐기함 By Np 심	
	MD:20		BST : 259mg/dℓ checked Lispro 4û S.C injected	
	2:30pm		Chest tube released & thoracic suction apply BT : 37.8℃ checked Ice bag apply	
	3:30pm		Chest PA Checked	
	4pm		Ice bag 유지하며 침상 안정중임	
	MN		Sleep now	
12/6	6am		Slept well	
	7:30am		Chest Bottle (posterior) changed by NP 안. 불편감 호소 없음.	
	8:30am		Chest tube Removed (anterior) by NP 안 Chest PA Checked by wheelchair	
	MD:30		BST : 271mg/dℓ checked S Lispro 4û.C injected	
	4pm		Anterior chest tube remove site clear함 침상 안정중임	
12/7	MN		Sleeping now	
	6am		Slept well	
	7am		Chest PA Checked	
	8am		응급 lab Checked. No chest discomfort & dyspnea	
	10:30am		albumin 20% 100mℓ IV side infusion Started (Alb 2.7g/dℓ) BT : 37.4 No chilling sign notify to NP 안. Observation now	
	2pm		Albumin finished	

년월일	시간	투약 및 처치	간 호 내 용	서명
12/7	4pm.		PUM Consult 봄. Rt. Chest tube site oozing & pain none	
	7pm.		routine Exam (pleural) G/S, B/C (pleural) / checked	
12/8	0am.		Sleeping now	
	6am.		Slept well Chest PA 찍음 L8 lab 내림	
	8am.		20% Alb 100mℓ 5gtt IV replacement started for serum Alb 2.7g/dℓ checked Ward ambulation now. Rt arm exercise 시행함.	
	11am.		GIM Consult 봄	
	1pm.		항생제 교체 설정 후 경로약 복용함	
	4pm.		Bed rest now	
	8pm.		BST : 301mg/dℓ checked. Notify to Dr 박 Observation now	
12/9	0am.		Thoracic suction keep Sleeping now	
	6am.		잘 잠 Chest PA Checked	
	8am.		불편감 호소 없이 침상 안정 중임	
	4pm.		Ward ambulation now	
	9pm.		Turbid yellow chest tube drainaged Thoracic suction -20cmH$_2$O function 확인함	
12/10	0am.		Chest tube Turbid yellowish color drainaged 통증이나 불편감 호소 없이 자고 있음	
	6am.		잘 잠	
	8am.		Chest tube site clear Turbid yellowish color drainaged No fever sign (BT 36.5℃ checked)	
	9am.		Chest Bottle changed by int 박	
	4pm.		침상 안정중이며 EDRL 시행함	
12/11	MN		Sleep now	

년월일	시간	투약 및 처치	간 호 내 용	서명
12/11	5am.		Lab Checked Chest PA Checked at 6am.	
	7am.		NPH 36û S.C injection (BST : 93mg/dℓ) checked	
	8am.		Rt CTD(+) No pain sign 20% Albumin 100mℓ IV started for 4차 (alb. 2.8g/dℓ)	
	MD		Albumin replacement finished Rt CTD(+) pus 양상 지속됨	
	4pm.		불편감 호소 없음. No chest discomfort & dyspnea sign	
12/12	MN		Sleep now	
	6am.		Chest PA Checked. Slept well NPH 36û S.C injection (BST : 101mg/dℓ)	
	8am.		Rt. CTD clear. EDBC 함 Chest tube drainage (+) pus 양상임	
	4pm.		회진시 ambulation 격려 함 Air leakage 없음	
	6pm.		PUM Consult checked	
12/13	MN		Sleep now	
	6am.		Chest PA Checked Chest tube 또아리 유지함	
	7am.		NPH 36ú S.C injection (BST : 88mg/dℓ)	
	8am.		불편감 호소 없음. Ambulation 격려함	
	11am.		Ambulation 시행함.	
	2pm.		Chest tube Remove by NP 한 routine Exam pleural 내림 Chest PA 찍음	
	4pm.		Rt. Chest tube remove site oozing & pain none	
	MN		Sleeping now	
12/14	6am.		Chest PA Checked. Slept well Chest tub removal site clear	
	8am.		Dyspnea 없으며 ambulation 시행함	
	4pm.		Ward ambulation now	
	MN		Sleeping now	
12/15	6am.		L8 lab Checked. Slept well	
	8am.		Ward ambulation now	

년월일	시간	투약 및 처치	간 호 내 용	서명
12/15	10pm.		PUM Consult 봄	
	4pm.		불편감 호소 없음. Ward ambulation now	
	MN		Sleeping now	
12/16	6am.		Chest PA (hold) slept well	
	8am.		Ward ambulation now. 불편감 호소 없음	
	2pm.		20%Albumin 100mℓ replacement started for serum Alb 2.9g/dℓ checked	
	4pm.		Ward ambulation now	
	6pm.		Albumin 100cc finished	
12/17	MN		Sleep now	
	6am.		Slept well	
	8am.		병실에서 이야기 중임. 불편감 호소 없음	
	4pm.		Ward ambulation now	
12/18	MN		Sleep now	
	6am.		Slept well	
	8am.		특이증상 없이 병동 다님	
	4pm.		병동 걸아다님.	
12/19	MN		Sleep now	
	6am.		Slept well Lab Checked BST : 60mg/dℓ checked. 간식 섭취 및 아침식사 설명하고 이해함 Chest PA Checked 금일부터 insulin 대신 당뇨약으로 BST 조정 설명하고 이해함	
	8am.		Metforin 추가 설명함 이해함 복약안내문 주고 재교육함	
	MD		BST : 68mg/dℓ checked. 특이증상 없음 식사함	
	4pm.		특이 호소 없음. Bed rest now	
12/20	0am.		Sleep now	
	6am.		Slept well	
	8am.		No complain	
	10am.		걸어 다님. No fever sign	

년월일	시간	투약 및 처치	간 호 내 용	서명
12/20	4pm.		특이 호소 없음. Bed rest now.	
12/21	0am.		Sleeping now	
	6am.		Slept well	
	8am.		Rest now	
	5pm.		BT 37.7 chilling sense none 환자 힘들어하지 않음. Ice bag apply	
	9pm.		BT 37.5 checked. Ice bag keep now	
	11:30pm.		Sleeping now	
12/22	6am.		S : "새벽 4시쯤에 잠깐 식은땀 나면서 오한 있었는데 지금은 괜찮아" . BT37.2 checked. Slept well	
	8am.		BT : 37.7℃ checked chilling sense (+) Dr 박 notify	
	8:20am.		Dr. 강 rounded	
	9am.		CBC Checked Chest PA Checked	
	11am.		S : "땀이 나네요" chilling sense subsided Sweaty sign (+)	
	MD		BT : 38.0℃ checked NP 심 notify Propacetamol 1.0g IV injection	
	1:10pm.		BT : 36.6℃ checked	
	1:30pm.		W62 인계 후 전동 예정임	
	1:40pm.		72W에서 전동 옴 General condition moderate V/S : 110/70-74-20-36.4℃ checked 특이 요구 없이 BR now	
	4:15pm.	#2	O : BT 38.1 checked. Chilling 심함 BP 120/80. HR 76회/min checked 고열이외의 특이 불편감 호소 없음 Dr. 박 notify 함 Fever study 나가자 함 Blood Culture 3-① etme checked	
	4:45pm.		Blood Culture 3-② etme checked	

년월일	시간	투약 및 처치	간 호 내 용	서명
12/22	5pm.	#2	O : BT39.5℃ checked. Dr 박 known Chilling 없음	
	5:15pm.		Blood Culture 3-③ etme checked Propacetamol 1.0g IV injection	
	5pm.		Add)Dr 강. Visited IV anti 금일 10pm, 내일 6am까지 우선 skip 하고 Aminofusta TPN IV start 하자 함 Vomiting 하게 함	
	5:30pm.		Aminofusta TPN 2.5% 1ℓ IV 20gtt started. By Dr 박 BST 110 checked. RI는 BST 250 이상 시 mixed 할 것인지 결정하겠다 함	
	7pm.	#2	O : BT37 checked	
	9pm.		Fever 없이 침상 안정중임	
	11:30pm.		BT 36.7℃ checked. No fever sign 수면중임	
12/23	6am.		BT : 36.5℃ checked. 밤 동안 잘 잠 Chest PA 시행함	
	8am.		S : "오늘은 컨디션 괜찮아요" O : general condition moderate	
	10am.		Dr 강. IV anti skip 하고 anti만 유지하고자 함	
	4pm.		O : No cough & sputum No chest discomfort PI : deep breathing 격려함	
	11:30pm.		수면 중임	
12/24	6am.		밤사이 잘 잠	
	8am.		Special condition change 없이 BR now	
	MD		BST : 65 chekced No hypoglycemia sign Dr. 박. 음료수 섭취시키고 observation 하자 함	
	4pm.		S : "답답해서 그렇지 불편한건 없어요" Mild fever sign 있으나 Special condition change 없이 BR now	

년월일	시간	투약 및 처치	간 호 내 용	서명
12/24	5:30pm		S : "조금 전에 공 부는 것 했는데 　　　 하고 나니까 열나는 느낌이 있어요" O : BT : 38.2 checked 　Chilling sign 없으며 fever로 힘들어하지 않음 Dr. 김 notify 후 observation 함. Ice bag apply 함	
	6pm		BT 38.2 rechecked Chilling sign 없으며 ice bag keep now Deep breathing 격려함	
	9pm		S : "이제 좀 힘든 것 같아요" O : BP 120/70mmHg, HR 84회/min, BT 38 checked DR 김. Pt exam 함. v/o로 Propacetamol 1g IV injected	
	10pm		온 몸 땀으로 젖어 있으며 BT 37.2 checked	
	11:30pm		특이 호소 없이 수면 중임	
12/25	6am		밤 사이 잘 잠	
	8am		Fever sign 없이 침상 안정중임	
	4pm		Fever sign 없으며 Ambulation now	
	11:30pm		수면중임	
12/26	6am		밤 사이 잘 잠	
	6:20am		Chest PA Rt. Chest lat T/24 진단 방사선과 내려감	
	8am		No fever sign 특이 불편감 호소 없음	
	11:20am		환자 인수인계후 전동 보냄. 72w	
	11:30am		empyema 못하여 6IW에서 걸어서 전동 옴 Pain & dyspnea 호소 없음 병실 교육함	
	2pm		Fever sign none. Ward ambulation now	
	4pm		침상 안정중임. 불편감 호소 없음.	
	7pm		Dr. 박　금일부터 pipetacillin re-start 하기로 함.	
	9:15pm		Piperacillin with SDW 100㎖ 50㎖ IV 들어간 상태로 sweaty sign	

년월일	시간	투약 및 처치	간 호 내 용	서명
12/26	9:15pm.		Abdomen pain 호소하여 힘들어함. VS checked (BP 110/70mmHg PR 80회) Nofity Dr 김	
	9:30pm.		Anti-biotics D/C하고 observation 하기로 함	
	10pm.		Abdomen pain. chilling 호소하여 힘들어 함 Dr. 김 직접 환자 봄 BT 36.8 checked	
	10:30pm.		Chilling subside 되며 BT 38.1 checked Dr. 김 ice bag apply 후 observation 함.	
	11pm.		S : "토 한번 했는데 이제 좀 편해졌어" Vomiting 1회 함. No abdomen pain	
	MN		Abdomen pain sweating sign 없이 수면중임	
12/27	6am.		BT : 38.1 checked. Chilling sense none Abdomen pain complaint none Ice bag keep now	
	8am.		BT : 37.7℃ checked. Chilling none 아침식사 전혀 못함. Known int 박	
	1pm.		PUM Consult 봄 Fever sign none	
	2pm.		Panipenem skin test (R:negative) 함 IDM Consult 봄	
	3:30pm.		G/S, B/C (pleural) checked. AFB smear (pleural) checked. Milcobatsterial culture (pleural) checked. Anaerobic culture (pleural) checked. Routine exam (pleural) checked. Glucose, LDH, Albumin (pleural) ADA (pleural) checked. Chest PA Chest Rt LAT / checked.	
	4pm.		CS OPDM Thoracentesis 시행하고 올라옴 at 3:30pm. Rt posterior Chest wall 쪽으로 thora 시행했으며 Dyspnea 없음. Thoracentesis site clear	
	MN		Sleeping now	

년월일	시간	투약 및 처치	간 호 내 용	서명
12/28	6am.		Lab Checked Fever sign none. BT 36.3 checked. Back (Rt) thoracentesis oozing 없이 깨끗함.	
	6:30am.		Chest PA Chest Rt LAT / checked	
	8am.		S : "어제 그 주사는 훨씬 괜찮았어" 불편감 호소 없음. Rest now	
	MD		Cytology (pleural) 내림. At 10am. 20% Albumin 100ml IV side infusion Started (Alb 3.0g/dl) checked.	
	4pm.		Albumin finished. Fever sign 없이 Ambulation 함	
	MN		Sleeping now	
12/29	6am.		Slept well	
	8am.		S : "천자한 부위 소독해줘" thoracentesis site dressing 원함. Dressing 할 예정임을 설명 후 이해함.	
	11am.		Thoracentesis site dressing 함. By NP 한	
	4pm.		No chest discomfort. Rest now	
	MN		Sleeping now	
12/30	6am.		Slept well	
	8am.		불편감 호소 없음. Ward ambulation now	
	2pm.		Chest discomfort none	
	4pm.		No fever sign	
12/31	0am.		Sleeping now	
	6am.		Chest PA Checked. Slept well	
	8am.		침상 안정중임	
	4pm.		Ambulation now	
	5:40pm.		Dyspnea complaint notify to int 이 Bearse 1ⓣ po 복용함	
	9pm.		dyspepsia tolerable state	
07/1/1	0am.		Sleeping now	
	6am.		밤 동안 잘 잠	
	8am.		Dyspepsia 호소 없음. 조식섭취 all taken state	

년월일	시간	투약 및 처치	간 호 내 용	서명
1/1	4pm.		S : "목이 꺼끌꺼끌하네. 이상해" BT : 37.4℃ checked. Chilling none Coughing none. Notify to int 이 Benzydamine gargle 드릴 예정 설명 후 이해함.	
	6:30am.		S : "머리가 좀 아파요. 감기 때문에 약 좀 주세요." Notify 이 Tramadol 50mg po medication 복용함. Benzydamine gargle 1ⓡ given	
	10pm.		Headache subside sleeping now	
1/2	0am.		Sleeping now	
	6am.		응급 Lab checked. Slept well S : "감기 때문에 목이 계속 아파요." Gargling 격려 함	
	10am.		O : BT 38.8. BP 140/80mmHg checked P&I) notify to Dr 이 Lab 나가자 함	
	11am. MD		Chest PA Checked Blood Culture 3회 urin Culture sputum Culture / 완료함. Propacetamol 1g IV injected Encourage coughing	
	1pm.		BT 37.2 checked Headache 및 fever 로 인한 discomfort 호소 없이 Bed rest 중임	
	4pm.		S : "목이 너무 아파" sore throat 유지된다 함 Benzydamine gargle 시행함	
	6pm.		S : "목이 더 아파요" sore throat severe complaint Notify to Dr. 김. Pt physical exam 시행함.	
	10:30pm.		BT 38.1 PR 100회 checked. Chilling sense none Notify to Dr. 김 Propacetamol 0.5g IV injected	
	11:30pm.		Cold sweating 관찰됨. 불편감 호소 있음. Sleeping now	

년월일	시간	투약 및 처치	간 호 내 용	서명
1/3	6am.		Mild fever 유지되나 힘들지 않다고 함 Slept well Lab Checked Chest PA Checked	
	10am.		S : "소화가 잘 안되는 것 같아요. 소화제 좀 주세요" P&I : visited by 강 Pt exam 후 fever control부터 하자 함. Acetaminophen 추가되어 P.O medication 시행함.	
	2pm.		열감 호소 없이 bed rest 중임	
	4pm.		BT 37.6 chilling sense none Dr. 김. Known. Observation now.	
	9pm.		BT 37.2 chilling sense none	
	11:30pm.		Sleeping now	
1/4	6am.	Lab	Checked. Slept well	
	8am.		BT 38.2℃ checked. No chilling sense Notify to int 이. Observation now Ice bag keep state	
	10am.		BT 37℃ checked. Observation now	
1/4	2pm.		BT 36.5℃ checked. No fever sign.	
	4pm.		S : "열이 다 내려간 것 같아요. 땀도 많이 나고 몸이 좀 가벼워진 것 같아요." BT 36.4 checked. Oral intake 격려함.	
	8pm.		BT 36.5 checked. 가래도 좀 줄어들었다 표현함.	
	11:30pm.		Sleeping now	
1/5	6am.		Slept well	
	8am.		S : "어제보다 몸이 가뿐해졌어요" sore throat subside	
	4pm.		O : fever 및 chilling sense 없음 Respiration tolerable 함	
	11pm.		Sleeping now	
1/6	6am.		Chest PA Checked. Slept well	
	8am.		Fever sign none. Ward ambulation well	
	4pm.		None specific changed	
	11pm.		Sleeping now	

년월일	시간	투약 및 처치	간 호 내 용	서명
1/7	6am.		Chest PA Checked. Slept well	
	8am.		BST qid → bid 시행 confirm by int 이 Coughing secretion 있어 expectoration 시행함. Chest percussion 시행함.	
	4pm.		Fever sign none. 침상 안정함.	
	MN		Sleeping now	
1/8	6am.		No fever sign. Slept well	
	8am.		S : "호흡기 치료 더 안하고 싶어요" O_2 nebulizer Tx. Refuse 함 환자에게 설명 후 EDBC 시행시킴.	
	4pm.		Deep breathing & coughing 시행함. Secretion 감소 양상 관찰됨. Self expectoration 시행함.	
	MN		Sleeping now	
1/9	6am.		L8 Lab Checked. No fever sign. Slept well	
	10am.		Fever 및 dyspnea complaint is none 병실 내 ambulation 중임	
	4pm.		Ward ambulation now PUM Consult checked	
	9pm.		No fever sign. Self expectoration well	
	MN		Sleeping now	
1/10	6am.		Slept well	

	9:20pm.		O : 퇴원 처방 확인함. A : #2
			P : 1. 퇴원 절차 설명하고 #2 교육함.
			   2. 퇴원 후 일상생활 교육함.
			   3. 퇴원 간호 기록지 이용하여 식이, 퇴원약,
			    외래, 검사 교육함
			I&E : 1~3 시행하고 이해함.	

F 환자의 Chart를 보고 물음에 답하시오.

01

주진단명 분류기호로 옳은 것은?

① S52.590   ② S52.21   ③ S82.9   ④ S51.7   ⑤ S52.90

02

수술 및 처치코드로 옳은 분류는?

① 79.12   ② 79.02   ③ 79.22   ④ 79.10   ⑤ 79.32

03

이 환자의 과거력에 대한 내용으로 옳은 것은?

① 당뇨로 인해 3년 전 입원치료 받았다.
② 최근 투약중인 약은 고혈압 약이다.
③ 알레르기 증상은 없다.
④ 천식으로 인한 기관지 확장제를 흡인한다.
⑤ 골다공증은 과거에 없었다.

04

골절이 된 경위를 분류할 때 옳은 것은?

① W10.0   ② W01.9   ③ W00.0   ④ W11.0   ⑤ W14.0

05

협의진료의 내용 중 마취과의 답변으로 옳은 것은?

① 수술 스케줄을 잡아라.
② 1시간마다 혈당을 체크하여라.
③ Brachial plexus block을 시행하도록 하겠다.
④ 수술하는데 risk가 있으므로 수술을 연기하여라.
⑤ 수술하기 전 다시 협의진료를 하여라.

06

간호기록지의 내용으로 볼 때 옳지 않은 것은?

① 미끄러져 넘어진 후 응급실에서 치료하고 귀가하였다가 수술 위해 입원하였다.

② 수술 전 혈압과 체온이 정상치보다 높았다.

③ 회복실에서 병동으로 돌아왔을 때 정신상태는 명료했다.

④ 수술 후 얼음주머니를 차고 오른쪽 손을 올렸다.

⑤ 내과 협의진료의뢰는 수술 전과 수술 후 하였다.

07

수술기록지의 내용으로 틀린 것은?

① 분쇄골절은 왼쪽 먼 쪽 노뼈이다.

② 왼쪽 팔에 3 K Wire로 고정시켰다.

③ 골절의 부위는 안정적이어서 외부 고정기를 사용했다.

④ 당뇨, 고혈압, 천식으로 인해 BPB했다.

⑤ 분쇄골절은 관절내의 type이다.

08

다음 중 의무기록의 내용으로 옳지 않은 것은?

① 환자의 식욕 상태는 보통이었다.

② 퇴원 시 치료결과는 improved 였다.

③ 환자의 입원기간은 20일이다.

④ 입원기간 동안 당뇨식 연식*1, 당뇨식 일반식*3 이다.

⑤ 환자의 추후 진료계획은 내과진료 예약이다.

09

Foxamatic 에 대한 설명으로 맞는 것은?

① 골다공증을 위한 약이다.

② 환자가 1년 전부터 복용했다.

③ 지금의 병원에서 처방하였다.

④ 입원 후에도 복용하였다.

⑤ 미인병원에서 진단받고 복용하였다.

10

이 환자의 경우 수술 후 고정장치의 합병증 발생 시 줄 수 있는 code?

① T84.0　　② T84.1　　③ T84.6　　④ T81.3　　⑤ T83.3

성 명	B	성별/나이	여/59	
주민번호		과		
일 자	2006.12.18	병 동		

퇴원기록지

입 원	2006 년 12 월 18 일 9 시 45 분 과 5 병동 509 호	재원일수
퇴 원	2006 년 12 월 20 일 시 분 과 병동 509 호	
최 종 진 단 명		분류번호
주 진 단 명 : Fx, Comm., distal radius, lt		
(intra-articular type)		
기 타 진단명 :		
수 술 및 처 치 명		분류번호
주 수 술 명 : C/R & E/F stabloc 3 k wire		
(2006. 12. 18)		
기타수술(처치) 및 주요검사 :		
IV antibiotics		
원사인 :		부검 : Y/N
치료결과	1. Recovered 2. Improved 3. 호전안됨 4. 진단뿐 5. 가망없는 퇴원	
	6. 48시간 이내 사망 7. 48시간 이후 사망 8. 수술 후 10일 이내 사망	
퇴원형태	1. 퇴원지시후 2. 자의퇴원 3. 전원 ( ) 4. 사망 5. 기타 ( )	
재 입 원	1. 계획된 재입원 2. 계획되지 않은 재입원	
원내감염	■없음 / □있음: 수술후. 기타처치후. 비뇨기계. 호흡기계. 소화기계. 기타( )	
추후진료 계획 □없음 ■있음 (2006 년 12 월 23 일 시 과)		
재 입 원 계획 ■없음 □있음 (20 년 월 일 시 과)		
담당전공의의사서명 : 김 (서명) 주치의사서명 : (서명)		
의무기록 완성 일자 : 20 년 10 월 18 일 의무기록사서명 :		

간호정보조사지 (성인)	등록번호		보험유형	건강보험
	성　명	B	성별/나이	여/59
	주민번호		과	
	일　자		병　동	

일반정보

입 원 일　2006 년 12 월 18 일　10:40am 시
정보제공자　환자　　　작성간호사　김
직　　　업　자영업　　　교육 정도　refuse
종　　　교　무　　　　　전화 번호
현　주　소
흡　　　연　양　　　갑/일　　기간　　　년
음　　　주　종류　　양　　병/회　횟수　회/월　기간　　년

〈 가계도 및 가족병력 〉

입원과 관련된 정보　　　　진단명　Fx, Comm., distal radius, lt

입원경로　■외래　　□응급실　　□기타
입원방법　□도보　　■휠체어　　□눕는차　　□기타
V/S　　　140/90 – 76 – 20 – 374　　발병일　2006. 12. 17. 1am
주 증 상　Lt. wrist pain
입원동기　내원 전일 slip down 되어 본원 ER Tx후 귀가하였다가 금일 OP 위해 adm.

FH : none
Wt : 60kg,　　　　Ht : 160cm

Berotec
Symbicort inhaler
ventolin

과거병력　■고혈압　■당뇨　□결핵　□기타　　Asthma – p.o 복용 (3년 전에 adm Tx)
　　　　　□ PO(복용) □ PO 복용(3년 전) □ OO병원 골다공증약 PO 복용(2~3년 전부터)
　　　　　수술명　　　　　알레르기　□없음　■있음 개털
최근투약상태　Foxamatic (골다공증)

병에 대한 인식
신체검진
전반적상태
기　　형　■없음　□있음　부위
동　　통　■없음　□있음　부위　　(둔함, 쑤심, 퍼짐, 예리함, 찌르는듯함, 기타)
식　　욕　□좋음　■보통　□나쁨　체중변화　□없음　□있음
수면상태　수면시간　시간/일　　수면장애　수면을 돕는법
대　　변　횟수　회/( )일　색깔　　　□설사　□변비　□동통　□기타
소　　변　횟수　회/( )일　양　색깔　　　냄새
　　　　　□빈뇨　□필뇨　□혈뇨　□긴급뇨의　□실금　□작열감　□배뇨곤란
활동상태　□자유로움　■자유롭지 못함

OS ADMISSION ORDER (OP Case)

Diagnosis: _____

_____

_____

Date: 2006. 12. 18

등록번호		보험유형	건강보험
성 명	B	성별/나이	여/59
주민번호		과	
일 자		병 동	

1. Check V/S qid
2. NPO
3. Bed rest
4. Check X-ray
    1) Chest PA
5. Lab
    1) CBC c plt, ESR, CRP, RA
    2) Chemistry: TP/Alb, GOT/GPT, TB/DB, BUN/Cr, FBS
    3) s-Electrolyte: Na/K/Cl
    4) HBsAg/AB, VDRL, AIDS
    5) PT PTT
    6) ABO c Rh
    7) U/A c micro
6. ECG
7. Special study:
8. Apply   splint c Ice pack
9. Consult to _내과, 마취과_   for _D/M & Asthma_
10. Get op. permission
11. Insertion foley cath. If needed.
12. Skin prep.
13. Prep RBC pack cell _____pints after cross matching.
14. H/S 1L IV (10gtt/min)
15. Ceftacin 1.0g IV q 12hrs(AST)
16. Iparocin 400㎎ | mix IV
     N/S 100cc
17. Tetabulin 250 IU IM
18. Robinul 1 ampule IM (preop 30min)
19. prn) TRD 1 ampule IM if pain   × 1day

Signature Dr. _____   Nr. _____

OS ADMISSION ORDER (OP Case)

Diagnosis: _____

_____

_____

Date: 2006. 12. 18

등록번호		보험유형	건강보험
성 명	B	성별/나이	여/59
주민번호		과	
일 자		병 동	

1. Check V/S qid
2. NPO
3. Check Motor/Sensory/Circulation q 2hrs
4. Absolute Bed Rest
5. Position elevation _____ Lt U/Ex _____
6. Post-op X-ray 'stat'
7. Check CBC c plt
    1) 'stat'
    2) pm 6:00
    3) pm 10:00
    4) am 6:00 'next day'
8. Fluid
    1) 5% D/S 1ℓ   H/S 1ℓ
        Perison 1ⓐ   Mix IV
        Maro   2ⓐ
    2) 5% D/S 1ℓ   H/S 1ℓ
        Perison 1ⓐ   Mix IV
        Maro   2ⓐ
9. IV
    1) Ceftacin 1.0g IV q 12hrs(AST)
    2) Iparocin 400mg
        N/S 100cc Mix IV
    3) RSD 2ⓐ #2 IM
10. prn) TRD 1ⓐ IM if pain   × 1days
11. DCF 1ⓐ IM 'stat'

Signature Dr. _____ Nr. _____

OS POD #1 ORDER

Diagnosis: _____

_____

_____

Date: 2006. 12. 19

등록번호			보험유형	건강보험
성 명	B		성별/나이	여/59
주민번호			과	
일 자			병 동	

1. Check V/S qid
2. S.O.W → SD → GD
3. Check Motor/Sensory/Circulation q 2hrs
4. Position elevation _____ Lt   U/Ex _____
5. Fluid
    1) ~~5% D/S 1ℓ~~   H/S 1ℓ
       Perison   1ⓐ   Mix IV
       Maro   1ⓐ
6. IV
    1) Ceftacin 1.0g IV q 12hrs(AST)
    2) Iparocin 400mg
      N/S 100cc Mix IV
    3) DCF   2ⓐ #2 IM   × 2days ⟶ | RSD change
      - DCF   1ⓐ #1 IM   × 5days
    4) prn) TRD 1ⓐ IM if pain
7. P.O
    1) ~~ACL   2ⓣ~~   Ty-ER 4ⓣ
      REO   2ⓣ → | #2 P.O   × 7days
      ~~DSP   2ⓣ~~   stillen 2ⓣ
11. DCF 1ⓐ IM 'stat'

Signature Dr. _____   Nr. _____

ORDERS FOR TREATMENT

Name _____

2006.   12 .   19

UNIT No.	_____
NAME	B
AGE 59	SEX 여
DEPT _____	WARD _____

M	D	O R D E R S	Dr's Sign	Nurse's Sign
12	19	Anosol 250㎖ IV		
12	20	〈 Discharge order 〉		
		① discharge medi	R₂김	
		Ty-ER 4ⓣ ☐		
		REO 2ⓣ ┤ #2 P.O		
		Stillen 2ⓣ		
		ceramil 2ⓣ ┐ × 3ⓓ		
		② OPD f/u and discharge		
		(12/23)		
		→ (내일 먼저 예약해주고 이후 OS 진료)		

```
                        Then  Solu-cortef
                                 50mg  IV  ə  8hrs
                        POD #1 - #2
                             Solu-cortef
                                 50mg  IV,  ə  8hrs
                             Ventolin-nebl
                                 (하루 2번)
                        POD #3
                             Solu-cortef
                                 25mg  IV,  ə  8hrs

12. 18
① 5% DS
   R1 10 ú mix ☐mv  60cc/hr

  BST X QID    Start
② 내일부터 식사가능해지면
            CRMR  1ⓣ  QD  ☐ 처방하시기 바랍니다.
            Actos  2ⓣ  QD
      ( self medi stop )
   혈압약은 Olmetec      1ⓣ   QD

12. 19
③   crestor   1ⓣ
     CRMR   1.5ⓣ        dose-up
```

CONSULTATION SHEET

Chart No :	
Name : B	M.F : 여
Room No :	Age : 59
Dept :	

To : Department of

The patient 「 can be moved from ward
　　　　　 └ can not

Impression : Fx. Comm., distal radius, Lt

History and Findings :
　For DM, HTN, Asthma
　상기 59세 여환은 slip down으로 인한 Lt wrist Fx로 수술예정으로 상기 사항에 대해
　operability 의뢰드립니다.
　감사합니다.

　　　　　　　　　　　　　　　　　　　　　　　　OS 김 / 최　(서명)

Reply: ① operating scheduled
　　　 ② 5% DS 1 ℓ　80cc/hr with BST check every hour
　　　　　 If BST >200 mg/dl. then R1 4 ú IVS
　　　 ③ solu-cortel　50mg IVS on call
　　　　　　　　　　50mg IVS at medication

CONSULTATION SHEET

Chart No :	
Name : B	M.F : 여
Room No :	Age : 59
Dept :	

To : Department of 마취과

The patient 「 can be moved from ward
　　　　　 └ can not

Impression : Fx. Comm., distal radius, Lt

History and Findings :
　For DM, HTN, Asthma
　상기 59세 여환은 과거력상 HTN, DM, Asthma를 앓고 있으며 slip down으로 인한 Lt
　wrist Fx로 op 예정으로 상기 질환에 대해 operability for G.E.A 의뢰드립니다.
　감사합니다.

　　　　　　　　　　　　　　　　　　　　　　　　OS 김 / 최　(서명)

Reply: DM, Asthma, Astrix 복용
BPB을 시행하도록 하겠습니다.
　　　　　　　　2006. 12. 18

성 명	B	성별/나이	여/59
주민번호		과	
일 자		병 동	

OPERATION RECORD

수술일 : 2006년 12월 18일 월요일

Surgeon	1st. Assistant	2nd. Assistant	3rd Assistant

Pre-Operative Diagnosis

        Fx. Comm., distal radius, Lt

Post-Operative Diagnosis (Intra-articular type)

Title of Operation & Code No. C/R c E/F with Stabloc 3 K wire

OP. Findings(including the condition of all organs examined)

OP. Procedures(including incision, ligatures, sutures, drainage and closure)

    Anesthesia   BPB

    with   C-arm C/R was done

    3 K wire were fixed

    But, Fx. Site was unstable

    Stable. E/F was applied

    AD

NEUROSURGICAL SPECIAL WATCH RECORD

Diagnosis _____

번 호 :	
성 명 : B	성별/나이 : F/59
과 :	호 실 :

2006년 월	2006년 일	HOUR	CONSC LEVEL	PUPILS R	PUPILS L	B.P /	P /MIN	R /MIN	T ℃	OTHER EVENTS	NURSE'S NAME
12	18	2p				140/80	76	20	36		
		2:15p				140/90	72	20	36		
		3pm				130/80	80	20	38.7		

THE LEVEL OF CONSCIOUSNESS	PUPILS	OTHER EVENTS
Alert ··········· A (정상)	Normal reacting to light well	Vomiting
Forceful verbal stimuli required ········· B (큰소리로 부르면 깬다)	Small non reacting to light	Tremor
Respond to pain ········· C (아픔을 느낀다)	Dilated non reacting	Convulsion
No response ········· D (반응이 없다)	Sluggish light reflex	Restlessness, etc

T.P.R. Chart

등록번호		보험유형	국민건강보험
성 명	B	성별/나이	여/59
주민번호		과	
일 자		병 동	

200 7	12.18		19		20											
Hosp. Days	1		2		3											
Op. Days			1		2											
Treatment performed																
Hour	A.M	P.M	A.M	P.M	A.M	P.M	A.M	P.M	A.M	P.M	A.M	P.M	A.M	P.M		

Diet	NPO	DM G.D ×1 1700
Urine	sow	DM G.D ×2
Stool		1700
Measurement Wt.	60kg	
Ht.	160cm	물 한모금

DM GD 1700
× 1

NURSES' RECORD

UNIT No. :	
Name :	B
Sex : F	Age : 59
Room :	Dept. :

2006년		Time	Treatment	Notes	Sign
M.	D.				
12	18	10:42a		Admitted via opd by ambulance	
				Imp; Fx. Comm. Distal radious Lt	
				c.c) Lt. wrist pain	
				PTx; 내원 전일(12/17) slip down되어	
				ER Tx 후 귀가 후 금일 op위해	
				Opd 통해 Ad.	
				PHx; Asthma　Berotec　☐	
				Symbicort ☐ inhalation	
				Ventolin　☐	
				3년전 Ad Tx	
				Hi BP ☐	
				DM　☐	
				골다공증약　po 복용중(3년전)	
				미인병원ⓗ	
				FHx : None	
				Allergy : None	
				BW : 60kg　　Ht : 160cm	
				V/S : 140/90-76-20-37.4℃　checked	
				9am경 물 조금 마시면서 Astrix p.o 복용했다 함.	
				Asthma　☐	
				MD ③　☐ Consulted ☐	

NURSES' RECORD

2006년 M.	2006년 D.	Time	Treatment	Notes	Sign
12	18	11:45a		V/S : 140/90-80-20-37.8℃ checked	
				Send to OR	
		3pm.		Returns to Room 509 from RR	
				M/S : alert	
				V/S : 130/80-80-20-38.7℃ checked	
				CBC checked	
				Lt. wrist A/L B/O was Taken	
				Lt. Hand M/S/C : good	
				Notified to Dr. 최	
				DCF 1 ⓐ IM injected	
		3:30pm.		Lt. Hand M/S/C : +/+/+	
				NPO state	
				Pain sense : mild complain	
				Lt. Hand elevation with	
				Ice bag applied	
		6pm.		MD ③ consult was Done	
				5% D/S 1 ℓ mix cont (60cc/hr)	
				5% D/S 700cc 폐기행	
		9pm.		BT : 37.4℃ checked	
				Ice bag keep state	
		10pm.		Lt. hand M/S/C : good	
				Lt. hand elevation	
				2006. 12. 19. 화	
12	19	6am.		CBC checked	
				Bed rest now	

NURSES' RECORD

UNIT No. :

Name : B

Sex : F   Age : 59

Room :   Dept. :

2006년		Time	Treatment	Notes	
M.	D.				
12	19	8am		No special complain	Sign
		3pm		Fever sx : None Lt. hand pain sense : mild Ice bag keep state "영양제 맞고 싶어요" Anosol 250㎖ IV connected	
		6pm		MD ③ consult + CRMR 1ⓣ → 1½ⓣ 증량함 Crestor 1ⓣ 추가함.	
		10pm		Arm sling kept Bed rest now	
				2006. 12. 20. 수	
12	20	6am		Sleeping now	
		8am		"오늘 퇴원하고 싶어요."	
		10am		Dressing was done	
		12am		퇴원수속함. 퇴원약 30일분 줌 OPD F/U 설명함. PCA removed	

G 환자의 Chart를 보고 물음에 답하시오.

01

주진단명 분류기호로 옳은 것은?

① D50.0
② D06.9, M8077/2
③ C79.8
④ D06.9, M8070/3
⑤ D53.9, M8010/2

02

수술 및 처치 분류기호로 옳은 것은?

① 67.32
② 67.3
③ 67.39
④ 67.2
⑤ 68

03

과거력의 내용으로 옳지 않은 것은?

① 4번의 임신으로 인한 4명의 생존아가 있다.
② 4명 모두는 자연 질 분만으로 출생했다.
③ 7년 전부터 고혈압증상이 있다.
④ 마지막 분만은 35년전이다.
⑤ 경구 피임방법으로 피임한다.

04

약어의 풀이로 옳지 않은 것은?

① NSVD - normal spontaneous vaginal delivery
② SCC - squamous cell carcinoma
③ CIN - cervical intraepithelial neoplasia
④ D&C - diversion & curettage
⑤ GYN - gynecology

05

수술기록지의 내용으로 알 수 없는 것은?

① 자세는 쇄석위이고 마취는 후두마스크 척수마취이다.

② 진단적 확장과 소파술을 하였다.

③ 봉합사는 실크, 봉합은 단속봉합이다.

④ 추정 소실 혈액의 양은 소량이다.

⑤ 지혈은 거즈조각을 이용하였다.

06

수술 후 CBC검사결과 PDW (platelet distribution width)의 수치가 평균보다 낮았다. 처방할 수 있는 것은?

① analgesics　　　　　② anticoagulants　　　　　③ antibiotics

④ antiacid　　　　　　⑤ antipruritics

07

수술 후 지시한 환자의 자세로 옳은 것은?

① 머리를 들지 않는 상태로 4시간 동안 있어라.

② 머리를 낮게 하여 유지해라.

③ 머리를 높게 누여라.

④ 다리를 약간 벌려서 누어라.

⑤ 다리를 펴지 말고 세워서 누어라.

08

협의진료기록으로 볼 때 옳지 않은 것은?

① 흉부 x-ray상 경미한 심장비대가 있다.

② 심전도상으로 심장의 S-A node가 비정상이다.

③ 수술 전, 후로 환자의 심장관계 합병증에 유의해야 한다.

④ 협진의뢰과는 산부인과, 회신과는 마취과이다.

⑤ 신장 검사는 정상이다.

09

다음 중 암등록으로 옳은 것은?

가. 초진년월일: ⓐ 2006년 9월초	ⓑ 2006년 9월 7일	ⓒ 2006년 9월26일
나. 원발장기명: ⓐ C53.0	ⓑ C53.1	ⓒ C53.9
다. 조직학적 진단명: ⓐ M8010/2	ⓑ M8077/2	ⓒ M8070/3
라. 진단방법: ⓐ 2	ⓑ 5	ⓒ 7
마. 치료: ⓐ 00000	ⓑ 10000	ⓒ 110000
바. 요약병기: ⓐ 1	ⓑ 2	ⓒ 7

① ⓐ, ⓒ, ⓑ, ⓒ, ⓑ, ⓐ
② ⓐ, ⓐ, ⓐ, ⓑ, ⓑ, ⓑ
③ ⓒ, ⓒ, ⓒ, ⓑ, ⓑ, ⓐ
④ ⓑ, ⓐ, ⓒ, ⓒ, ⓐ, ⓐ
⑤ ⓒ, ⓐ, ⓐ, ⓑ, ⓐ, ⓒ

10

다음 중 입원기간 중 환자에게 실시한 검사가 아닌 것은?

① EKG
② Punch bx
③ CBC
④ CXR
⑤ U/A

등록번호		보험유형	국민건강
성 명	C	성별/나이	여/61
주민번호		과	
일 자		병 동	

퇴원요약지

주 소	경기 고양시 덕양구 토당동	전화번호	
병동 및 병실	W82-60-43	주민번호	
입 원 일	2006. 09. 26	퇴 원 일	2006. 09. 28
입 원 과	OBGY	퇴 원 과	OBGY 보험유형
전과내역	OBGY		
협진내역	ANE:1		

〈주호소증상〉
Known CIN III

〈주진단명〉
Cervical intraepithelial neoplasia, grade III

〈부진단명(복합진단, 합병증)〉
Hypertension

〈검사소견 및 입원진료내역〉
* Hb/Hct 12.1/38.1 → 12.1/36.8
U/A(P/(S) -/-

〈주수술〉
Conization of uterine cervix

〈기타수술 및 처치〉

〈퇴원처방〉

IBUPROFEN/ARGININE 385mg/tab	3.00 tab #3 5days [3PC]
AMOXICILLIN CLAVULANATED 375mg/tab	3.00 tab #3 5days [3PC]
BEARSE tab	3.00 tab #3 5days [3PC]

〈향후진료계획〉
OPD F/U : 2006.10.10 10:45 [OBGY] → Pathology 결과 확인

〈선행사인〉

부검□

치료결과	② 경쾌	퇴원형태	① 퇴원지시
담당전공의사	조	주치의사 한	

등록번호		보험유형	국민건강
성 명	C	성별/나이	여/61
주민번호		과	
일 자		병 동	

부인과입원기록지

C.C : known CIN III

D. :

P.I : 상기 61세 $G_4P_4L_4D_0A_0$ married 여환은 7년전 THN 진단받고 po 복용중인 분으로
06. 9월초 본원 건강검진 PAP상 SCC 나와 외래에서 한 선생님께 punch Bx했고
결과 CIN III로 나와 금일 CIN III, HTN mp 하에 conization 위해 입원함.

PHx :

    1. GYN Hx : $G_4P_4L_4D_0A_0$

           LNMP

           PMP

           Menstural Hx

           Menarche   16-y-0

           Marriage   20-y-0

           Last Del.   35-y-0

           Last D&E   none none

           Contraception method none

    2. Past OBGYN Hx :   NSVO × 4회

    3. Other M-S illness : DM(-), Hypertension(+), Pul.Tb(-),

                           Hepatitis(-)

FHx : N-V

ROS : General weakness / Ease fatigability / Poor oral intake (-/-/-)

      Fever / Chill(-/-) Headache / Dizziness (-/-) Cough / Sputum (-/-)

      Dyspnea / DOE (-/-)   Chest pain/Palpitation(-/-)

      Hemoptysis/ Hematemesis (-/-) Anorexia / Nausea / Vomiting (-/-/-)

      Constipation / Diarrhea (-/-)

      Abdominal pain / discomfort (-/-) Melena / Hematochezia (-/-)

      Dysuria / Oliguria / Hematuria (-/-/-) Wt. loss / Wt. gain (-/-)

P/Ex : V/S) BR 130 / 80 mmHg, PR 70 회/min

RR 20 회/min, BT 36℃

G/A) Acute / Chronic / Not so ill-looking appearance

Alert / (   ) Mental status

M / N, M / D

Skin) Warm and dry, abnormal rash (−)

HEENT) pale conjunctive (−)

Icteric sclera (−)

Dried lip & mouth (−)

Neck)   Supple

Palpable mass (−)

Chest & Heart) CBS š/ c̄ Rale, RHB š/ c̄ Murmur

Wheezing (−), thrill (−)

Abdomen) soft / rigid and flat / distended

Normoactive / hyperactive / hypoactive bowel sound

Palpable mass (−)

Tenderness ()

Back & Ext.) Pitting edema (−/−)

CVA tenderness (−/−)

LOM (−)

Pelvic exam.) Ext. genitalia (V / Vx)

Cervix

Uterus

Adnexae

Impression :

CIN III

HTN

Plan : Conization

작성일자 : 06. 9. 26   기록자 성명 : 조

등록번호		보험유형	국민건강
성 명	C	성별/나이	여/61
주민번호		과	
일 자		병 동	

경과기록지

Date	내 용	Sign
06.9.26	* G-M & ex : not taken meuopause	
	* PAP at 본원 검진	
	* Punch Bx (06-9-7) 〈 SS-2006-07658 〉	
	microscopic 50ci (less than 1mm) suspicious for high grade sequamous Intraepithelial lesion (CIN III) involving endocevical mucosa	
	→ 대부분 상피는 exocervix 이며 전기 소작술로 인해 변형된 Endocervix 상에서 관찰되는 소견입니다.	
	* HPV-PCR 〈 MP-2006-05194〉 (9-7) Screening test : positive Subtyping test : positive type-16	
06.9.27	〈operation note〉	
	1. Name of operation Conization of uterne Cervix	
	2. Name of operation Operator : Han MD 1st assistant : Lee 2st assistant : Cho	
	3. Preoperative diagnosis carcinoma intraepithelial neoplasia III Hypertension	

Date	내 용	Sign
06.9.27	4. Postoperative diagnosis 　　carcinoma intraepithelial neoplasia III 　　Hypertension	
	5. Anesthesia 　　Spinal Anesthesia	
	6. operative findings and procedures 　1) A lithotomy position was made 　2) Pelvic examination was done 　3) conization of uterne cervix was done 　4) estimated blood loss was minimal 　5) A piece of vaginal gauze was insert	
		%

등록번호		보험유형	국민건강
성 명	C	성별/나이	여/61
주민번호		과	
일 자		병 동	

협의진료기록

진 료 과 : OBGY   병 실 : W82-60-43   외 래 :

의뢰구분 : □응급 ■보통   환자상태 : ■외래진료가능   □외래진료불가

ANE 과   김 귀하

의뢰내용	**진단명**
	Cervical intraepithelial neoplasia, grade III
	치료내용 및 의뢰사유
	For premedication Conization 예정으로 HTN 있습니다.

의뢰일: 2006년 09월 26일 15:46	의뢰과: OBGY	의뢰의사: 한

협 진 일 :

회신내용 : 1. reason for consultation : HTN

2. PHx : 7년전 HTN po, medi

3. Preop evaluation

     EKG : NSR, Lt ward axis, Consider Inf, infarction

     CXR : mild cardiomegaly

     U/A : | 1020 | -1-

     CBC :   <241k   PT/aPTT : 11.3/29.1

     BUN/cr : 16/0.9   OT/PT : 21/15

4. Answer

  Pereop & Postop, cardiovaslular Cx, risk warning 하세요.

  BP 140/90 이하로 유지하세요.

  Premedi) glycoinolate 0.2mg IM on call

         Midazolan   2.5mg IM on call

협진일: 년 월 일	회신일: 06년 9월 26일	회신과: ANE	회신의사: 김 / 박

등록번호		보험유형	국민건강
성 명	C	성별/나이	여/61
주민번호		과	
일 자		병 동	

퇴원통합결과보고서

진료과 : OBGY 처방의사 : 조 보고의사 : 김 / 선
처방일자 : 2006.09.26 접수일자 : 2006.09.26 보고일자 : 2006.09.26
L70 : 혈액은행(일반)
Front typing : O Back typing : O
ABO typing : O Rh(D) typing : +
Ab Screeing : NEGATIVE

진료과 : OBGY 처방의사 : 조 보고의사 : 김 / 선
처방일자 : 2006.09.28 접수일자 : 2006.09.28 보고일자 : 2006.09.28
L80 : 응급 CBC

WBC	: 7.2 X 103/$\mu\ell$	[3.7~10.0]	RBC	: 4.34 x 10^6/$\mu\ell$	[4.0~5.0]
Hb	: 12.1 g/dℓ	[12.0~15.0]	Hct	: 36.8 %	[35.0~45.0]
MCV	: 84.8 fL	[80~99]	MCH	: 27.9 pg	[26~42]
MCHC	: 32.9 g/dℓ	[32~36]	RDW	: 14.2 %	[11.3~15.5]
PDW	: 8.0%	[9.3~16.0]	Platelet cou	: 226 x 103/$\mu\ell$	[140~400]

** 본 검사실은 대한임상병리학회의 신임 인증을 받은 우수검사실로서
    결과의 정확성 및 신빙도를 보증합니다. **

등록번호		보험유형	국민건강
성 명	C	성별/나이	여/61
주민번호		과	
일 자		병 동	

수술 및 마취(검사) 신청서

병동/진료과	년월일

진 단 명 : 자궁경부상피내암

수술/검사명 : 자궁경부원추절제술

마 취 : ■전신마취 □부분마취 □국소마취

기 왕 력 : 특이체질 고,저혈압 심장병

당뇨병 출혈소인 마약사고 알레르기

약부작용및사고 : 기 타 :

수술 및 마취(검사)의 필요성, 내용, 예상되는 합병증 및 후유증에 대한 설명 :

년 월 일

주치의 또는 설명 의사 : 김

본인은 본인(또는 환자)에 대한 수술 및 마취(검사)의 필요성, 내용 및 예상되는 합병증과 후유증에 대하여 자세한 설명을 의사로부터 들었으며 본 수술 및 마취(검사)로써 불가항력적으로 합병증이 야기될 수 있다는 것과, 또는 본인의 특이 체질로 우발적 사고가 일어날 수도 있다는 것에 대한 사전 설명을 충분히 듣고 이해하였으며, 수술에 협력할 것을 서약하고 상기에 따른 의학적 처리를 주치의 판단에 위임하여, 수술 및 마취(또는 검사)를 하는데 동의 합니다.

년 월 일

환자또는대리인 (관계 :) : A (인)	주민등록번호 :
주 소 :	전화번호 :
보 호 자 (관계 :) : 이	주민등록번호 :
주 소 :	전화번호 :

등록번호		보험유형	국민건강
성 명	C	성별/나이	여/61
주민번호		과	
일 자		병 동	

수술전처치 및 간호상태확인표

병동/진료과	년월일

수술실 도착시간　8:14

감염여부　　□HBsAg　　□VDRL　　□HIV　　□기타　　■해당없음

알레르기 여부　■없음　　□있음(　　　　　　　　　)

확 인 내 용	간 호 단 위			수술실		
	예	아니오	해당없음	예	아니오	해당없음
환자확인	✔			✔		
수술동의서	✔			✔		
금식(시간:MN　NPO　　　)	✔			✔		
활력징후(T:36.3 P:76 R:20 BP:150/80)	✔			✔		
수술전투약　　　　Midazolam 2.5mg IM	✔			✔		
의치, 안경, 콘택트렌즈, 보청기 제거 및 의안 확인	✔			✔		
장신구 제거(핀, 반지, 시계, 목걸이, 귀걸이)	✔			✔		
화장제거(매니큐어, 페티큐어 포함)	✔			✔		
환의착용(속옷, 양말 제거)	✔			✔		
수술전 검사 (CBC, BT, LFT/UA, ECG, Chest X-ray)	✔			✔		
혈액준비(예약 및 혈액형 결과지 확인)	✔			✔		
수술부위 피부준비	✔			✔		
유치카테터 삽입/자연배뇨 확인	✔			✔		
위관삽입		✔			✔	
관장	✔			✔		
수술부위표식확인		✔			✔	

보내는 물품 및 약품 : □없음　　■있음(0.5% Lerotloxacin 5cc OPH　　　　　)

■의무기록　　□진료카드　　□필름　　□기타(　　　)
담당간호사(간호단위)　　강　　　　/(수술실)　　이
수간호사(간호단위)

등록번호		보험유형	국민건강
성 명	C	성별/나이	여/61
주민번호		과	
일 자		병 동	

마취전 환자평가

수술전 진단 : Cervical intraepithelial neoplasia, grade III
예정 수술 :
Hegiht :   Weight :

Present & History of Medical Problem

Cardiovascular :   HTN   Pulmonary :
Hepatic :   Endocrine :
Renal :   Neurologic :
Allergies :   Pregnant :
Alcohol/Smoking :   /
기타 :   수술(마취)기왕력 :
투약 :

Physical Examination

Vital Sign :
  BP : 140/84mmHg   PR : 80 회/min   RR : 20 회/min   BT : 36.5℃
Heart :   Lungs :
Airway :   Teeth :
Extrimities :   Neurologic :
Other :

Laboratory Data

CBC(WBC/Hb/Hct/Platelet) : 6.3 / 12.1 / 38.1 / 241
Electrolytes(Na/K/Cl) : 140 / 3.5 / 101   BUN/Cr : 16 / 0.9
U/A(SG, Glucose, Protein) : 1,020 / - / -
PT/aPTT :   / 29.1   SGOT/PT : 21 / 15   T-Bil : 0.9   B-Sugar : 99
EKG :
CXR : 104262

ABGA(Na, K, Cl) :
Others :

Anesthesia Plan : 부위마취

2006년 9월 27일   작성자   김   (인)

마취기록지

등록번호	
성 명	C
주민번호	
일 자	

2006년 9월 27일

수술전 진단 ___CEN Ⅲ___

수술후 진단 ___"___

마취번호 ___6306___

예정수술 ___conization___

시행수술 ___"___

마취전 투약 : Midazolam 2.5mg 2N on call

ASA 분류 1 ②③ 4 5 6 E
NPO since : MN ☑ Permission

B.Wt. 78 kg, Ht. 156 cm
Hb/Hct 126 g/dl/ 38.1 %
Urine
Chest mild cardiomegaly
ECG : NSR, LAD, consider initital
SGOT/DT : 21/15
Remark :

☑ Op. history TA로 Rt. knee
☐ Allergy 인대 파열 Hx
☐ Steroid
☑ Antihypertensives
☐ Digitalis
☐ Insulin
☐ Anticoagulants
☐ Calcium Channel Blocker

시간			✓	9시						
Pento	(mg)									
KetaminMida	(mg)									
S.C.C	(mg)									
Panc/Vec	(mg)									
nubain		2L								
O₂	L/min									
NaO / air	L/min									
Enf/Iso/Hal	%									
Sevo Desf	%									
Propofol	(mg)									
Fentanyl	(g)									
Dexa										
I.V. 1 LA		①	-	-	-	-	-	-		
2										
3										
4										
intake Fiuld	ml	400	/	400						
Blood	ml									
Output Urine	ml	350	/	350						
Blood	ml									
ETCO₂	(mmHg)									
SaO₂	%	100	100	96						
CVP(cmH₂O,mmHg)										

기호
× – 마취
⊙ – 수술
▲ – 식도온도
△ – 직장온도
● – 맥박
× – 혈압

호흡
○ – 자발
⊖ – 보조
⊗ – 조절

Method
☐ NRB(Jackson–Rees, Bain)
☐ Circle   ☐ Circle with Mask
☐ Laryngeal Mask
☐ Endotracheal
  Size   cuff + –
  Blade S. C. Fiberoptic
  Dro, Naso, Trac,
☐ RAE, Amored, Laser.
  Double Lumen
☑ Spinal (Hyper, Iso, Hypo)
☐ Epidural   ☐ Caudal
☐ B.P.B.   ☐ 기타

특 수 마 취
1. 심폐체외 순환
2. 일측폐 환기법
3. 고빈도 제트 환기법
4. 심장수술
5. 뇌종양 뇌혈관 질환

수술 후 통증 관리 방법

Monitoring
☑ NIBP   ☑ ECG   ☐ EEG
☐ Temperature(Oral, Rectal)
☐ Art. Line (Radial, Others)
☐ CVP   ☐ Swan–Ganz
☑ U.O.   ☐ TEG
☑ Pulse Oximatry   ☐ Multigas
☐ Nerve Stimulator   ☐ TEE

pH/PCO₂/PO₂/HCO₃/ BE /Sat
1. / / / / /
2. / / / / /
3. / / / / /
Na⁺/K⁺ /Ca⁻ / Glc /Hct
1. / / / /
2. / / / /
3. / / / /

Fluid
1. H/S (–150)
2.
3.
4.

B. Type ABO/Rh No.
B1
B2
B3
B4
B5

Remarks

– LLD
– skin prep & drop c betadine
– skin wheal c lidocaine 20cc
– 23 CT needle inserted at L2/3

① spinal block   ②

② send to RR

Total + 50   – ireeHaw of CSF, no blood
intake Fiuld 400 ml – heavy mercane 7mg
Blood ml – level : T_B
Output Urine 300 ml – result
Blood ml

자 세 :

마취시간 : 시간 35 분 마취의 : 김   간호사 :
수술시간 : 시간 10 분 집도의 :   수술실번호 : #10

등록번호		보험유형	국민건강
성 명	C	성별/나이	여/61
주민번호		과	
일 자		병 동	

수술기록지

수 술 일 : 2006.09.27　　수 술 과 : OBGY　　집 도 의 : 한

제 1 보조의 : 이　　　　제 2 보조의 : 조　　　제 3 보조의 :

마 취 의 : 김　　　　마 취 방 법 : Spinal

소독간호사 : 이　　　　순환간호사 : 임

수술전 진단명 : Cervical intraepithelial neoplasia, grade III
수술후 진단명 : Cervical intraepithelial neoplasia, grade III
수술명: 　Cone biopsy
　　　　　Electric cauterization and coagulation

수술관찰소견 :

수술방법 및 절차 :
Under the spinal anesthesia with the laryngeal mask and with the patient in lithotomy position. The perineum and vagina was painted and draped in a usual manner after urinary catheterization. Pelvic examination revealed parous and clear cervix. The uterus was normal in size and atrophied. The weighted retractor and right-angle retractor were inserted into the vagina. Then grasping the left and right edge of cervical lips with tenaculum, diagnostic diltation and curettage was done(sound depth 7.5cm) and then Conization of the cervix was performed including transformation zone. Hemostasis was controlled by electrical cauterization and coagulation. A piece of gauze was inserted into vagina. Interrupted suture on oozing site by #3 silk. Estimated blood loss was minimal. The patient tolerated the entire procedure well and was sent to the recovery room in a stable condition.

조직검사 : 유　　　　　배농/배액 : 무　　　　패드확인 : 유
기록자 서명 : 이　　　　집도의 서명 : 한

등록번호		보험유형	국민건강보험
성 명	C	성별/나이	여/61
주민번호		과	
일 자		병 동	

☐감염( )
☐post op x-ray ☐Y ☐N

회복실기록지

병동	8200	진료과	OBy
진단명	CEN Ⅲ		
수술명	conization		

마 취 종 류	☐전신마취(Endo · IV · Mask) ☐IV(Gen,Reg)
	☐Epidural ☐B.P.B ✓spinal ☐caudal

기 도 유 지	☐Endotracheal (발관시간 : 제기자 :)
	☐Oral airway ☐Nasal airway
	☐None ☐Tracheostomy

간호 기록 및 Remark

1) spinal A
   supine positon 유지중
2) opsite bleeding sign (−)
3) send to ward c̄ chart

Time   09:00   V   10:00

O₂ %5 L/min
Mask
Tube

× B.P.   220
          200
● Pluse   180
○ Respirations 160
          140
          120
          100
          80
          60
          40
   SR   20

① ②③

PL History

SaO₂ %	93% 100%	100%		Post-Anesthetic Recovery Score

Block Level	T₉	T₁₀	T₁₀D
Position	Q	O	O

	Activity	Respiration	Circulation	Consciousness	Color
ADM	1	2	2	2	2
30Min	1	2	2	2	2
DISCHRG	2	2	2	2	2

Monitoring			Yes	No	N/A	Discharge Summary
✓NBP	☐A-Line	☐L-Tube	✓	☐		PAR Score 8-10
✓Pulse Oxymetry	✓Foley	☐Hemo-vac	☐	✓	☐	Vomiting
☐ECG	☐X-ray	☐EVD-vac	☐	☐	✓	Dressing Dry
☐CVP	☐Chest Tube	☐Baro-vac	✓	☐	☐	Sensory Block;<T10
☐기타 :			☐	☐	✓	Epidural Catheter
☐Drug :			☐	☐	✓	Transport with O₂
☐검체 :			☐	☐	✓	Portable X-ray

입실 :	09	시	10	분
퇴실 :	10	시	05	분
재실 :	00	시	55	분

1. 퇴실 결정의사 : 김 /
2. 회복실 간호사 : 백 / 유

PCA ✓none☐ IV(PCA전용,side connect) ☐Epidural(☐Abbott ☐Accufuser(2day, 5day)☐Baxter

구 분	섭취량						배설량		
Type	H/S	N/S					Urine	Blood loss	Drain
잔 량	400						foley		
수술실	400						350		
회복실	100						50		
Total	500						400		

등록번호		보험유형	국민건강보험
성 명	C	성별/나이	여/61
주민번호		과	
일 자		병 동	

투약기록지

병동/진료과   2006 년   월   일

투약내용	날짜	시간 / 서명	날짜	시간 / 서명	날짜	시간 / 서명	날짜	시간 / 서명	날짜	시간 / 서명	날짜	시간 / 서명	날짜	시간 / 서명	날짜	시간 / 서명
Amoxicillin	9 / 27	10A/김 40/정 10/정	28	6/2 10		D/C										
Amoxicillin clawlanated	9 / 27	10A/김	28	10												
25g Hydrochartharize PO 1PC	9 / 27	6A/김	28	3A/김												
2mg Lacidipine PO 1PC	9 / 27	6A/김		8A/김												
375mg amoxicillin claulanated PO 3PC			9 / 28	8/김 ①		퇴원										
385mg inbuprofen PO 3PC			9 / 28	8/김 ①												
1tab bearse PO 3PC			9 / 28	8/김 ①												

등록번호		보험유형	국민건강보험
성 명	C	성별/나이	여/61
주민번호		과	
일 자		병 동	

임상관찰기록지

병동/진료과 72W CS 06년 월 일

2006 년	9 월 26일		월 27일			월 28일							
입 원 일 수	1		2			3							
수술후 일수													
시 간	5	10	10	5	10	10	5	10					

맥박 / 체온 그래프 (admitted via opd)

맥박	체온
150	40.0
140	39.5
130	39.0
120	38.5
110	38.0
100	37.5
90	37.0
80	36.5
70	36.0
60	35.5
50	35.0

퇴 / 원

호 흡	20	20	20	16	20								
수축기혈압/이완기혈압	150/90	160/100	140/	130/80	140/90								
체중 / 신장	58.7kg/156.1cm												
복위/흉위/두위													
식이(섭취열량)	GD (석)		NPO → NSD		GD								

섭취량	경 구			0	1700									
	정맥주입			400	400									
	혈 량													
	총섭취량				1500									
배설량	소 변			300	770									
	구 토													
	배 액													
	기 타													
	대 변	1+1			0									
	총배설량				1070									

임상관찰기록지+ 120190

등록번호		보험유형	국민건강
성 명	C	성별/나이	여/61
주민번호		과	
일 자		병 동	

간호기록지

년월일	시간	투약 및 처치	간 호 내 용	서명
06/9/26	3:30pm		Admitted via OPD on foot	
			CC : Conization	
			Onset : 올 9월 건강검진시	
			Phx : HTN	
		#1	S : "입원 하러 왔어요" O : 환자 첫 입원임 P&I : (1) 병동 Orientation 시행함(도난주의, 낙상방지, Call bell, 가스 및 전열기구 사용금지, 화재방지, 금연, 면회시간 및 식사시간, 진단서 발급 등등) (2) V/S Check(BP : 150/90 PR : 30 BT : 37.2 RR : 20) (3) Notify to Dr. 조 (4) 환자 식사(GD) 입력함 E : 환자, 보호자 입원시 간호 및 교육 내용에 대해 이해하고 동의하여 간호정보 조사지에 서명함 Amoxicillin skin test(R : negative) 수술복 드리고 수술안내문 이용하여 수술전후 합병증 예방위함 심호흡, 기침 조기 이상 염려함	
	6pm		Pelvic Exam by Dr. 조 Shaving & cleansing on perineum	
	8pm		S-saline (R:moderate) MN NPO 설명하고 정서적 지지함	
9/27	MN	#2	2) NPO 교육하고 수면 권유함	
	6am		H/S 1ℓ IV started & 30gtt/min 수술복 착용함 BP : 160/100mmHg checked	
	7:40am		Dr. 조 V/O memedication 중 glycopyrrolate는 주지 말자고 함	

년월일	시간	투약및처치	간 호 내 용	서명
9/27	8:10am.		Self voiding 시원하게 봄 midazolan 2.5mg IM injected Pt & chart op send	
	8:29am.		환자 확인 및 수술 부위 확인함(Conization)	
	10:10am.	#4	O : return from RR by bed	
			V/S : 140/80-20-60-36.8℃ checked Op name : Conization mental : alert 마취 : spinal Px : no head elevation staff (for 4hrs) Vaginal gauze packing keep state bleeding Sign none 5D/W 1ℓ 연결함 (30gtt/min) Both leg sense는 있으며 motor 약간 적어지는 양상 보이니 spinal 마취로 인해 있을 수 있는 증상임을 설명함 NPO 및 I/O teaching 함	
	2pm.		Nausea & headache 호소 없이 안정적임	
	4pm.	#3, 4	Head flat 유지하며 pain 크게 호소했으며	
	6pm.		Vaginal bleeding 없음 Pain시 알리게 함	
	8:15pm.		SD 적량 다 먹으며 G-I trouble Dr가 foly Foley cath remove하며 4시간뒤 self voiding 격려 수분섭취 설명함 Ambulation 격려하며 Heparin 10k apply 함	
9/28	MN		Op site pain severe 하지 않으며 vag. Gauaze Packing 유지중으로 bleeding sign 없음 Selft voiding 450cc 시원하게 봄	
	6am.		불편감 호소 없이 잘 잠	
	10am.	#5	S : "오늘 퇴원해요."	
			O : 퇴원예정으로 퇴원처방 확인함	
			Px) 퇴원간호기록지를 이용하여 퇴원약, 퇴원 후 주의사항, 외래방문 등에 대해 환자 및 보호자에게 설명 등 교육내용을 이해하고 설명함	

H 환자의 Chart를 보고 물음에 답하시오.

01

주진단명 및 부진단명 분류기호로 옳은 것은?

① D50.9, K64.1
② D53.8, I84.9
③ D50.0, K64.2
④ D50.9, K64.3
⑤ D58.9, K64.8

02

입원기간 중 실시한 검사로 연결된 것은?

가. Abd&Pelvix CT	나. EGD	다. Colonoscopy
라. Cytology – 외과	마. Small bowel series	바. PFT

① 가, 나, 마
② 가, 나, 다
③ 가, 나, 다, 라
④ 가, 나, 다, 마
⑤ 가, 나, 다, 라, 마, 바

03

빈혈의 경우 검사수치 확인을 요하는 내용이 아닌 것은?

① Hb
② Fe
③ TIBC
④ Reticulocyte count
⑤ Protein

04

산부인과 Sono 결과 진단명에 대한 분류기호로 옳은 것은?

① N83.2
② N83.0
③ N83.1
④ D27
⑤ N83.8

05

EGD 하기 위한 협진회신과의 내용으로 옳지 않은 것은?

① 빈혈과 흑변으로 인한 평가를 하기 위해 실시하였다.
② 의증으로는 상부위장관 출혈을 의심하였다.
③ 두통과 현기증이 있으며 질의 출혈도 확인하였다.
④ 임상검사에서 빈혈 관련 철은 매우 낮고 세망세포는 높게 측정되었다.
⑤ 2개월 전 local에서 대장내시경 하였으나 정상이었다.

06

부진단명인 치질에 대하여 바르게 설명한 것은?

① Digital rectal examination상 치질을 확인하였다.

② 검사상 3등급의 7&11 사이즈이다.

③ 수술적인 치료를 요하여 수술예정이다.

④ 치료요법으로 좌약과 항생제.

⑤ 검사상 소장흑피증이다.

07

산부인과 협의진료기록으로 볼 때 옳은 내용은?

① 자궁경부함 검사는 비정상이다.

② 초음파상 왼쪽 난소에 2㎝ 사이즈의 난포의 낭종이다.

③ 산부인과적으로 인한 빈혈일 가능성이 높다.

④ 환자의 월경력은 정상이고 28주기의 5~7일 보통의 양이다.

⑤ 환자 임신이나 분만은 없다.

08

자궁경부의 세균배양검사에서 나온 균으로 맞는 것은?

① Streptolysin   ② Stapylococcal   ③ Streptococcus

④ Syphilis   ⑤ Typhoid

09

EGD 판독소견으로 진단명을 주었을 때 올바른 것은?

① K29.3   ② K29.5   ③ K29.4   ④ K29.7   ⑤ K52.9

10

이 환자의 의무기록 내용으로 옳지 않은 것은?

① 수혈을 거부하였으나 3 pack 시행 후 기증자 적혈구 1 pint 9월 3일 수혈함.

② 수혈의 부작용으로 경미하게 두통증상을 호소하였다.

③ 외과 협진 위해 복용한 bisacodyl 좌약으로 대변 많이 보았다.

④ 소장검사 시 조영제 복용 후 검사 연기되고 의사가 구두로 지시하여 CT만 진행하였다.

⑤ 외과 협진 후 현기증은 심하게 호소하지 않았다.

등록번호		보험유형	국민건강
성 명	D	성별/나이	여/33
주민번호		과	
일 자		병 동	

퇴원요약지

주 소		전화번호	
병동 및 병실	W131-09-41	주민번호	
입 원 일	2006.08.29	퇴 원 일	2006.09.07
입 원 과	FM	퇴 원 과	FM 보험유형
전과내역	FM		
협진내역	GIM:2, GS:1, OBGY:1		

〈주호소증상〉
Dizziness
General weakness

〈주진단명〉
IDA

〈부진단명(복합진단, 합병증)〉
Hemorrhoid (2도)

〈검사소견 및 입원진료내역〉
상기 여환은 7~8년 전부터 Dizziness 있어 오던 중, Local에서 3~4년 전 IDA 진단받고 철분제 복용 & 중단을 반복해 오던 분으로 상기 증상으로 FM외래에서 CBC한 결과 Hb 2.8로 check되어 evaluation 위해 adm 함. 내원 후 T/F 시행하였으며 Hb 2.8 → 9.0으로 evaluation 되면서 dizziness 감소하였고 general weakness도 호전되는 양상 보였으며, evaluation 결과 bleeding ocus는 발견되지 않았음.

#1. HCM
EGD Small bowel series OBGY sono상 특이소견 없었으며, tumor marker (-), viral maker (-), stool OB (+) → (-) 였으며, ABD & PEL CT상 특이소견 없었음. 2개월 전 Local에서 colono 시행하였으며, 정상판정 받았음. Hemorrhoid 발견되어 GS 진료보았으며, grade 2로 constipation에 대한 Management recommend 받음.

#2 anemia
2개월 전 local에서 colono 시행하여 정상판정 받았으며, 내원 후 시행한 EGD, ABD CT, Small bowel series상 이상소견 없었음. Bleeding 가능성에 대해 설명하였으나, 환자분 colono 재검에 대해서 refuse 하였음. Anemia lab상 IDA pattern이었으며 Hemocontin 복용 시작함.

Reticulocyte count(manual count) 5.71% immature Reticulocyte
Fractionation 11.10%
Fe(iron) 3µg/dℓ TIBC 270µg/dℓ %Sat.Fe 1.1%

치료결과	② 경쾌	퇴원형태	① 퇴원지시
담당전공의사	김	주치의사	박

등록번호		보험유형	국민건강
성 명	D	성별/나이	여/33
주민번호		과	
일 자		병 동	

퇴원요약지

주 소		전화번호	
병동 및 병실	W131-09-41	주민번호	
입 원 일	2006.08.29	퇴 원 일	2006.09.07
입 원 과	FM	퇴 원 과	FM 　　　　보험유형
전과내역	FM		
협진내역	GIM:2, GS:1, OBGY:1		

Ferritin 4.9ng/ml,　AFP 2.4ng/ml CEA 〈0.1 ng/ml CA 19-9 7.92U/ml
CA 125 4.83U/ml
VDRL.qual Non-Reactive HbsAg Negative
Hb 9.0 ← 9.0 ← 7.0 ← 7.0 ← 2.5 ← 2.8
Stool OB(+)　　(-)
Hct 30.9 ← 31.3 ← 23.6 ← 23.2 ← 10.1 ← 11.3

Platelet count 204x103 ← 237x103 ← 208x103 ← 213x103 ← 202x103 ← 234x103
PT(sec) 12.6 ← 13.8 ← 13.4
aPTT 25.2 ← 23.1 ← 21.7

AST(GOT) 14 ← 23 ← 13
ALT(GPT) 50 ← 108 ← 12

** SMALL BOWEL SERIES
(30, 60분후 촬영포함) (2006.09.06)
Normal study.

** ABD & PEL CT(WITH & WITHOUT) (2006.09.04)
No specific abnormality

** EGD (2006.08.31)
CSG, mild, antrum

** CYTOLOGY-부인과(통상검사) (2006.08.30)
1. Satisfactory for evaluation
2. Benign cellular changes associated with mild inflammation

** GYN ULTRASONOGRAPHY (2006.08.30)
Right ovarian cyst(r/o follicular)

치료결과	② 경쾌	퇴원형태	① 퇴원지시
담당전공의사	김	주치의사	박

등록번호		보험유형	국민건강
성 명	D	성별/나이	여/33
주민번호		과	
일 자		병 동	

퇴원요약지

주 소		전화번호	
병동 및 병실	W131-09-41	주민번호	
입 원 일	2006.08.29	퇴 원 일	2006.09.07
입 원 과	FM	퇴 원 과	FM 보험유형
전과내역	FM		
협진내역	GIM:2, GS:1, OBGY:1		

〈주수술〉

〈기타수술 및 처치〉

〈퇴원처방〉

CARDUUS MARIANUS EXT 140mg/CAP	2.00 CAP #2 3Days [2PC]	
MAGNESIUM OXIDE 250mg/TAB	3.00 TAB #3 7Days [3PC]	
URSODESOXYCHOLIC ACID 100mg/TAB	3.00 TAB #3 3Days [3PC]	
PSYLLIUM HUSK 4g/PK	1.00 PK #1 7Days [HS]	
HEMOCONTIN TABLET	2.00 TAB #1 7Days [1AC]	
ROUTINE CBC WITH DIFF (응급)	(희망일자: 2006.09.13)	
AST(GOT) (응급)	(희망일자: 2006.09.13)	
ALT(GPT) (응급)	(희망일자: 2006.09.13)	
T. BILIRUBIN (응급)	(희망일자: 2006.09.13)	
$T-CO_2$ (응급)	(희망일자: 2006.09.13)	
ELECTROLYTE(NA, K, CL) (응급)	(희망일자: 2006.09.13)	
PT & aPTT (응급)	(희망일자: 2006.09.13)	

〈향후진료계획〉

OPD F/U : 2006.09.13 11:30 [FM] 박
1. OPD에서 RBC SCAN 또는 COLONOSCOPY 재검여부 결정하십시오.
2. 퇴원시 Hb 9.0으로 체크되었습니다. 외래에서 f/u 결과 확인하십시오.
3. 입원도중 ALT elevation 관찰되었습니다. 외래에서 f/u 결과 확인하십시오.
4. hemorrhoid는 수술적 치료 필요치 않은 단계이며, constipation prevention 필요합니다.

〈선행사인〉

부검□

치료결과	② 경쾌	퇴원형태	① 퇴원지시
담당전공의사	김	주치의사	박

등록번호		보험유형	국민건강
성 명	D	성별/나이	여/33
주민번호		과	
일 자		병 동	

내과입원기록지

C.C : dizziness

D. : General weakness

P.I : 7~8년 전부터 상기 증상 있어 Local p.o medi 하던 중 증상 aggrevation 되어 opd 통해 adm.

PHx : Hypertension (+)
      TB (−)
      DM (+)
      Hepatitis (−)
      Smoking :
      Alcohol :

FHx :

ROS : General weakness / Ease fatigability / Poor oral intake (+/−/−)
      Fever / Chill(−/−)
      Headache / Dizziness (+/+) Cough / Sputum (−/−) Dyspnea / DOE (−/−)
      Chest pain / Palpitation (−/−) Hemoptysis / Hematemesis (−/−)
      Anorexia / Nausea / Vomiting (−/−/−) Constipation / Diarrhea (−/−)
      Abdominal pain / discomfort (−/−) Melena / Hematochezia (−/−)
      Dysuria / Oliguria / Hematuria (−/−/−) Wt. loss / Wt. gain (−/−)

```
P/Ex : V/S)        BR 120 / 80 mmHg, PR 70 회/min
                   RR  20 회/min, BT  36℃
       G/A)        Acute / Chronic / Not so ill-looking appearance
                   Mental status :Alert /drowsy / stupor / semicoma / coma
                   Nutritional status : good / moderate / poor
                   Development status : good / moderate / poor
       Skin)       warm / cold and dry / wet
                   Good / Decreased / Poor skin tugor
       HEENT)      Normocephaly without deformity
                   Not pale / Slight pale / Pale conjunctivae
                   Not icteric / Slight icteric / icteric sclerae
                   Not dried / Slight dried / Dried lips and tongue
                   Not injected / injected throat
       Neck)       Supple / Stiff
                   Not engorged / Engorged neck veins
                   Not palpable / Palpable cervical LNs
       Chest/Lung) Symm. Expansion without retraction
                   Clear / Coarse breathing sound s/c rale
                   Wheezing (-) / Rhonchi (-)
       Heart)      PMI at 5th ICS X LMCL
                   RHB without / with murmur
                   Thrill (-) / Heaving (-)
       Abdomen)    Soft / rigid and flat / distended
                   Tenderness (-)
                   Normoactive / Increased / Decreased bowel sound
                   Not palpable liver / spleen / kidney
                   Fluid wave (-) / Shifting dullness (-)
       Back/Ext.)  No LOM / LOM
                   CVA tenderness (-/-)
                   Pitting edema (-/-)
       Impression :
                   IDA
       Plan : Iron Apply
              Conservation care
```

작성일자 : 06. 8. 29   기록자 성명 : 김

등록번호		보험유형	국민건강
성 명	D	성별/나이	여/33
주민번호		과	
일 자		병 동	

경과기록지

Date	내 용	Sign
06/8/29	Hb 2.8로 adm 하였으나 T/F 강력히 refuse 함 Donor 구하여 시행하기 원함	
8/30	T/F 하였으며 3 pack 시행 후 Donor 구하기로 함	
8/31	EGD 시행하였으나 bleeding focus (−)	
9/1	OBGY Sono 상 Rt. Follicular ovarian cyst (x2cm) 이외에 특이 소견 없음	
9/3	Donor pack RBC 1 pint T/F 함 f/u CBC Hb 9.0으로 check	
9/4	Abd. & pel CT 시행하였으며 특이 소견 없었음 Hemorrhoid로 GS 외래에서 진료보았음. Grade 2	
9/6	Small bowel series 시행. 특이 소견 없음	
9/7	Discharge	

등록번호		보험유형	국민건강
성 명	D	성별/나이	여/33
주민번호		과	
일 자		병 동	

협의진료기록

진 료 과 : FW   병   실 : W131-09-41   외   래 :
의뢰구분 : ■응급 □보통   환자상태 : ■외래진료가능   □외래진료불가

ANE 과   김 귀하

의뢰내용	**진단명** Anemia, unspecified
	치료내용 및 의뢰사유 For EGD 상기 여환은 Hb 2.8로 Check되어 입원하신 분입니다. EGD 부탁드립니다. 과거력상 7~8년 전부터 Dizziness 증세 있었으며 2년전 IDA Local에서 진단받고 철분제 1~2개월 복용 후 중단하기를 반복하였으며 melena 양상의 stool을 본 Hx. 있으나, 당시 철분제 복용중이었다고 합니다. (DRE: Negative) 감사합니다.

의뢰일: 2006년 08월 30일 11:01	의뢰과: FM	의뢰의사: 박/김

협 진 일 : 2006. 08. 30
회신내용 : 33/F
1. reason for consultaion : EGD for anemia & melena Hx(for 4 mon)
2. current Dx : R/O UGI bleeding
          IDA
   2개월전 local에서 colonoscopy : NL, EGD Hx(-)
3. ROS & P/Ex
   A/N/V(-/-/-)   C/D(-/-)   headache/dizziness(+/+)
   Melena/hematochezia(+/-)   내원 4개월전부터 intermittent
   Hematemesis(-)   abd pain(-)   DT(-)   vaginal bleeding(-)
   Rectal exam(-)
4. Lab
   CBC 4500/2.8/234k,   PT/PTT 78%/21sec
   s-Fe 3,   TIBC 270,   ferritin 4.9   reticulocyte 5.71%
5. medication : aspirin(-)
6. answer
   Anemia 원인 evaluation 위하여 8/31(목) EGD 시행하도록 하겠습니다.
   VDA로 permission 받아주십시오.

협진일: 2006년 8월 30일	회신일: 06년 8월 30일	회신과: GIM	회신의사: 박

등록번호		보험유형	국민건강	
성 명	D	성별/나이	여/33	**협의진료기록**
주민번호		과		
일 자		병 동		

진 료 과 : FW　　　　　　　　병　　실 : W131-09-41　　　외　　래 :
의뢰구분 : ■응급　□보통　　　환자상태 : ■외래진료가능　　□외래진료불가

ANE 과　　　　　　　　　김　귀하

의뢰내용	**진단명** Anemia, unspecified
	치료내용 및 의뢰사유 For hemorrhoid 상기 여환은 Hb 2.8로 Check되어 입원하신 분입니다. DRE상 Hemorrhoid 있어 귀과에 문의드립니다. 감사합니다.

의뢰일: 2006년 09월 30일 12:00	의뢰과: FM	의뢰의사: 박 / 김

협 진 일 : 2006. 09. 04
회신내용 :
⟨surgery note⟩
2006. 9. 4 (월) 오후 외과 강 선생님 외래로 내려주십시오.
(오전에 dulcolax rectal sup. 주시기 바랍니다.)
감사합니다.

Rectosony
① 2° labeled(7' & 11')
② melanism coli

Ru)
① conservative (proctoscopy suppository & laxatives,stool)
② evaluation constipation

협진일: 2006년 9월 4일	회신일: 06년 9월 4일	회신과: GS	회신의사: 강

등록번호		보험유형	국민건강
성 명	D	성별/나이	여/33
주민번호		과	
일 자		병 동	

협의진료기록

진 료 과 : FW　　　　　　병　실 : W131-09-41　　　외　래 :
의뢰구분 : ■응급 □보통　　　환자상태 : ■외래진료가능　　□외래진료불가

ANE 과　　　　　　김 귀하

의뢰내용	**진단명** Anemia, unspecified
	치료내용 및 의뢰사유 For colonoscopy 상기 여환은 Hb 2.8로 Check되어 입원하신 분입니다. Occult blood상 (+) 소견있어 colonoscopy 부탁드립니다. (DRE : Negative) 감사합니다.

의뢰일: 2006년 08월 31일 17:56	의뢰과: FM	의뢰의사: 박 / 김

협 진 일 : 2006. 09. 01
회신내용 :
환자분 2개월전 local에서 colonoscopy 시행상 normal finding이었다고 합니다.
먼저 small bowel series and/or abdomen-pelvis CT 시행하여 보시는 것이 좋을 것 같습니다.
감사합니다.

협진일: 2006년 9월 1일	회신일: 06년 9월 1일	회신과: GIM	회신의사: 박

등록번호		보험유형	국민건강
성 명	D	성별/나이	여/33
주민번호		과	
일 자		병 동	

협의진료기록

진 료 과 : FW　　　　　　병　실 : W131-09-41　　　외　래 :

의뢰구분 : ■응급　□보통　　　환자상태 : ■외래진료가능　　□외래진료불가

ANE 과　　　　　　김　귀하

의뢰내용	**진단명** Anemia, unspecified
	치료내용 및 의뢰사유 For anemia evaluation 상기 증세에 관하여 산부인과적 evaluation(etc. abd & pei sono) 부탁드립니다. 감사합니다.

의뢰일: 2006년 08월 30일 09:17	의뢰과: FM	의뢰의사: 박 / 김

협 진 일 : 2006. 09. 01

회신내용 :

LNMP : 06. 8. 15

NSVD X 1회

MENS.hx : regular/28days/5-7days/mod.

Pap : W.N.L

Gyn sono상 right ovary 2cm sized cyst(r/o follicle)외 특이소견 없습니다.

산부인과적인 문제로 인한 anemia 가능성 떨어집니다.

Cervix cx 시행하였으니 결과 확인하십시오.

협진일: 2006년 9월 1일	회신일: 06년 9월 1일	회신과: OBGY	회신의사: 장

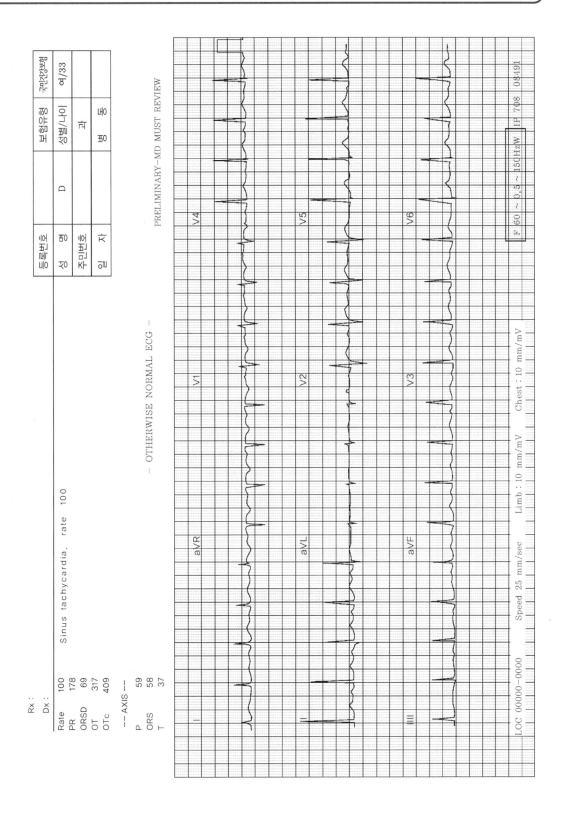

등록번호		보험유형	국민건강
성 명	D	성별/나이	여/33
주민번호		과	
일 자		병 동	

퇴원통합결과보고서

진료과 : FM　　　처방의사 : 김　　　　보고의사 : 유 / 선
처방일자 : 2006.08.29　접수일자 : 2006.08.30　보고일자 : 2006.08.30
L20 : 일반혈액
Reticulocyte : 5.71%　　　▲[0.5~2.5]　　　Immature Ret : 11.10%

진료과 : FM　　　처방의사 : 김　　　　보고의사 : 유 / 선
처방일자 : 2006.08.29　접수일자 : 2006.08.30　보고일자 : 2006.08.30
L23 : ESR
ESR　　　 : * mm/hr　　[0~30]
　REMARK　 : 낮은 Hb값으로 장비상 측정이 불가능합니다.

진료과 : FM　　　처방의사 : 김　　　　보고의사 : 선
처방일자 : 2006.08.29　접수일자 : 2006.08.30　보고일자 : 2006.08.30
L30 : 일반화학

Cholesterol : 114 mg/dℓ	▼[130~220]	ALP	: 31 IU/ℓ	[24~118]
Oric acid : 3.2 mg/dℓ	[2.0~3.9]	Calcium	: 7.7 mg/dℓ ▼[8.0~-9.7]	
P : 4.1 mg/dℓ	[2.5~4.2]	r-GT	: 6 IU/ℓ ▼[11~75]	
Fe(iron) : 3 μg/dℓ	▼[21~193]	TIBC	: 270 μg/dℓ	[244~393]
%Sat.Fe : 1.1 %		Tiglyceride	: 71 mg/dℓ	[35~200]
DH : 124 IU/ℓ	[89~228]			

진료과 : FM　　　처방의사 : 김　　　　보고의사 : 선
처방일자 : 2006.08.29　접수일자 : 2006.08.30　보고일자 : 2006.08.30
L30 : Centaur(자동화검사)

TSH : 1.92 mIU/ℓ ▼[0.35~4.94]	Ferritin : 4.9 μg/mℓ ▼[10.0~204.0]
AFP : 2.4 μg/mℓ [0~12.4]	CEA : <0.1 μg/mℓ [0~5.0]
HBsAg(CLIA) : Negative(<0.10/1.0)	Anti-HBs(CLI) : Positive(52)

진료과 : FM　　　처방의사 : 김　　　　보고의사 : 선
처방일자 : 2006.08.29　접수일자 : 2006.08.30　보고일자 : 2006.08.30
L30 : IMMULITE
CA I9-9　 : 7.92 U/mℓ　　[~37]　　　CA I25　　 : 4.83 U/mℓ　　[~25]

등록번호		보험유형	국민건강	
성 명	D	성별/나이	여/33	
주민번호		과		
일 자		병 동		

퇴원통합결과보고서

진료과   : FM   처방의사 : 김   보고의사 : 김
처방일자 : 2006.08.29   접수일자 : 2006.08.30   보고일자 : 2006.08.30
L80 : 소변검사

Color	: Straw	[Yellow]	Turbidity : Clear	[Clea~Clear]
SG	: 1.01b	[1.005~1.030]	pil	
Protein	: -	[~AI02]	Glucose	
Nitrite	: -	[~AI02]	Retoue	
Orobilinogen	: 0.1 B.U./dℓ	[~0.1]	Bilirubin	
Blood	: -	[~AI02]	WBC	
Vitamin. C	: -	[~AI02]	RBC	
WBC	: 3-5/HPF[~3] Squamous			

진료과   : FM   처방의사 : 정   보고의사 : 김
처방일자 : 2006.08.30   접수일자 : 2006.08.30   보고일자 : 2006.08.30
L61 : 체액검사

Viginal swab : Moderate / HPF

진료과   : FM   처방의사 : 김   보고의사 : 김
처방일자 : 2006.08.29   접수일자 : 2006.08.29   보고일자 : 2006.08.30
L70 : 혈액은행(일반)

Front typing	: O	Back typing	: O
ABO typing	: O	Rh(D) typing	: +
Ab Screening	: Negative [B302~B302]		

진료과   : FM   처방의사 : 서   보고의사 : 김
처방일자 : 2006.08.30   접수일자 : 2006.08.30   보고일자 : 2006.08.30
L80 : 응급 CBC

WBC	: $3.1 \times 10^3/\mu\ell$	▼[3.7~10.0]	RBC	: $1.30 \times 10^3/\mu\ell$	▼[4.0~5.0]
Hb	: 2.5 mg/dℓ	▼[12.0~15.0]	Hct	: 10.1 %	▼[35.0~45.0]
MCV	: 77.7 mg/dℓ	▼[80~99]	MCB	: 19.2 pg	▼[26~32]
MCHC	: 24.8 g/dℓ	▼[32~36]	RDW	: 20.6 %	▲[11.3~15.5]
PDW	: 9.9 %	[9.3~16.0]	Platelet cou	: $202 \times 10^3/\mu\ell$	[140~400]

등록번호		보험유형	국민건강
성 명	D	성별/나이	여/33
주민번호		과	
일 자		병 동	

퇴원통합결과보고서

진료과　　 : FM　　　　　처방의사 : 김　　　　　　보고의사 : 김
처방일자 : 2006.09.02　　접수일자 : 2006.09.02　　보고일자 : 2006.09.02
L80 : 응급 CBC

WBC	: $4.8×10^3/\mu\ell$	[3.7~10.0]	RBC	: $2.79×10^3/\mu\ell$	▼[4.0~5.0]
Hb	: 7.0 g/dℓ	▼[12.0~15.0]	Hct	: 23.6 %	▼[35.0~45.0]
MCV	: 84.8 fL	[80~99]	MCB	: 25.1 pg	▼[26~32]
MCHC	: 29.7 g/dℓ	▼[32~36]	RDW	: 19.4 %	▲[11.3~15.5]
PDW	: 9.9 %	[9.3~16.0]	Platelet cou	: $208×10^3/\mu\ell$	[140~400]
Segmented ne	: 64.5 %	[40~75]	Bosinophil	: 5.0 %	[0~29]
Basophil	: 0.4 %	[0~2]	Lymphocyte	: 22.6 %	[17~48]
Monocyte	: 7.5 %	[3~9]			

진료과　　 : FM　　　　　처방의사 : 김　　　　　　보고의사 : 김
처방일자 : 2006.08.31　　접수일자 : 2006.08.31　　보고일자 : 2006.08.31
L80 : 응급 CBC

WBC	: $5.5×10^3/\mu\ell$	[3.7~10.0]	RBC	: $2.83×10^3/\mu\ell$	▼[4.0~5.0]
Hb	: 7.0 g/dℓ	▼[12.0~15.0]	Hct	: 23.2 %	▼[35.0~45.0]
MCV	: 82.0 fL	[80~99]	MCB	: 24.7 pg	▼[26~32]
MCHC	: 30.2 g/dℓ	▼[32~36]	RDW	: 17.6 %	▲[11.3~15.5]
PDW	: 10.4 %	[9.3~16.0]	Platelet cou	: $213×10^3/\mu\ell$	[140~400]
Segmented ne	: 82.0 %	▲[40~75]	Bosinophil	: 1.5 %	[0~7]
Basophil	: 0.2 %	[0~2]	Lymphocyte	: 13.4 %	▼[17~48]
Monocyte	: 2.9 %	▼[3~9]			

진료과　　 : FM　　　　　처방의사 : 김　　　　　　보고의사 : 김
처방일자 : 2006.09.04　　접수일자 : 2006.09.04　　보고일자 : 2006.09.04
L80 : 응급 CBC

WBC	: $4.4×10^3/\mu\ell$	[3.7~10.0]	RBC	: $3.49×10^3/\mu\ell$	▼[4.0~5.0]
Hb	: 9.0 g/dℓ	▼[12.0~15.0]	Hct	: 31.3 %	▼[35.0~45.0]
MCV	: 83.7 fL	[80~99]	MCB	: 25.8 pg	▼[26~32]
MCHC	: 28.8 g/dℓ	▼[32~36]	RDW	: 21.5 %	▲[11.3~15.5]
PDW	: 11.8 %	[9.3~16.0]	Platelet cou	: $237×10^3/\mu\ell$	[140~400]
Segmented ne	: 59.9 %	[40~75]	Bosinophil	: 4.1 %	[0~7]
Basophil	: 0.7 %	[0~2]	Lymphocyte	: 27.9 %	[17~48]
Monocyte	: 7.4 %	[3~9]			

등록번호		보험유형	국민건강
성 명	D	성별/나이	여/33
주민번호		과	
일 자		병 동	

퇴원통합결과보고서

진료과 : FM　　　　처방의사 : 김　　　　보고의사 : 김
처방일자 : 2006.09.07　　접수일자 : 2006.09.07　　보고일자 : 2006.09.07
L80 : 응급 CBC

WBC	: $4.2 \times 10^3/\mu\ell$	[3.7~10.0]	RBC	: $3.45 \times 10^3/\mu\ell$	▼[4.0~5.0]
Hb	: 9.0 g/dℓ	▼[12.0~15.0]	Hct	: 30.9 %	▼[35.0~45.0]
MCV	: 89.6 fL	[80~99]	MCB	: 26.1 pg	[26~32]
MCHC	: 29.1 g/dℓ	▼[32~36]	RDW	: 21.2 %	▲[11.3~15.5]
PDW	: 11.0 %	[9.3~16.0]	Platelet cou	: $204 \times 10^3/\mu\ell$	[140~400]
Segmented ne	: 45.5 %	[40~75]	Bosinophil	: 3.4 %	[0~7]
Basophil	: 0.2 %	[0~2]	Lymphocyte	: 46.3 %	[17~48]
Monocyte	: 4.6 %	[3~9]			

진료과 : FM　　　　처방의사 : 김　　　　보고의사 : 김
처방일자 : 2006.08.29　　접수일자 : 2006.08.29　　보고일자 : 2006.08.29
L81 : 응급 혈액응고

PT(sec)	: 13.4 sec	▲[9.9~12.3]	PT(%)	: 78.0 %	▼[90.0~135.0]
PT(INR)	: 1.14 INR		aPTT	: 21.7 sec	[20.9~35.0]

　REMARK : 신규장비결과입니다.

진료과 : FM　　　　처방의사 : 김　　　　보고의사 : 김
처방일자 : 2006.08.31　　접수일자 : 2006.08.31　　보고일자 : 2006.08.31
L81 : 응급 혈액응고

PT(sec)	: 13.3 sec	▲[9.9~12.3]	PT(%)	: 79.2 %	▼[90.0~135.0]
PT(INR)	: 1.13 INR		aPTT	: 25.5 sec	[20.9~35.0]

　REMARK : 신규장비결과입니다.

진료과 : FM　　　　처방의사 : 김　　　　보고의사 : 김
처방일자 : 2006.09.02　　접수일자 : 2006.09.02　　보고일자 : 2006.09.02
L81 : 응급 혈액응고

PT(sec)	: 13.8 sec	▲[9.9~12.3]	PT(%)	: 74.3 %	▼[90.0~135.0]
PT(INR)	: 1.17 INR		aPTT	: 23.1 sec	[20.9~35.0]

　REMARK : 신규장비결과입니다.

등록번호		보험유형	국민건강	
성 명	D	성별/나이	여/33	
주민번호		과		
일 자		병 동		

퇴원통합결과보고서

진료과 : FM 처방의사 : 김 보고의사 : 김
처방일자 : 2006.09.04 접수일자 : 2006.09.04 보고일자 : 2006.09.04
L81 : 응급 혈액응고
PT(sec) : 12.6 sec ▲[9.9~12.3] PT(%) : 88.4 % ▼[90.0~135.0]
PT(INR) : 1.07 INR aPTT : 25.2 sec [20.9~35.0]
 REMARK : 신규장비결과입니다.

진료과 : FM 처방의사 : 김 보고의사 : 김
처방일자 : 2006.08.29 접수일자 : 2006.08.29 보고일자 : 2006.08.29
L81 : 응급 화학
Total Protein : 5.8 g/dl [5.8~8.1] Albumin : 0.7 g/dl ▼[0.8~5.1]
T-Bilirubin : 0.5 mg/dl [0.2~1.6] AST(GOT) : 10 IU/ℓ [8~38]
ALT(GPT) : 12 IU/ℓ [1~46] Glucose AC(b : 140 mg/dl ▲[70~110]
BUN : 11 mg/dl [5~23] Creatinine : 0.6 mg/dl [0.6~1.2]
Na : 141 mmol/ℓ [135~145] K : 3.8mmol/ℓ [3.5~5.5]
Cl : 103 mmol/ ℓ [98~110] T-CO$_2$: 20.6 mmol/ℓ ▼[22.0~28.0]

진료과 : FM 처방의사 : 김 보고의사 : 김
처방일자 : 2006.08.31 접수일자 : 2006.08.31 보고일자 : 2006.08.31
L81 : 응급 화학
Na : 140 mmol/ℓ [135~145] K : 3.9 mmol/ℓ [3.5~5.5]
Cl : 108 mmol/ℓ [98~110] T-CO$_2$: 22.7 mmol/ℓ [22.0~28.0]

진료과 : FM 처방의사 : 김 보고의사 : 김
처방일자 : 2006.09.04 접수일자 : 2006.09.04 보고일자 : 2006.09.04
L82 : 응급 화학
T-Bilirubin : 1.0 mg/dl [0.2~1.6] AST(GOT) : 23 IU/ℓ [8~38]
ALT(GPT) : 108 IU/ℓ ▲[1~46] BUN : 12 mg/dl [5~23]
Creatinine : 0.5 mg/dl ▼[0.6~1.2] Na : 140 mmol/ℓ [135~145]
K : 4.2 mmol/ℓ [3.5~5.5] Cl : 108 mmol/ ℓ [98~110]
T-CO$_2$: 27.2 mmol/ℓ [22.0~28.0]
 REMARK : 재검사한 결과입니다.

등록번호		보험유형	국민건강
성 명	D	성별/나이	여/33
주민번호		과	
일 자		병 동	

퇴원통합결과보고서

진료과 : FM   처방의사 : 김   보고의사 : 김
처방일자 : 2006.09.07   접수일자 : 2006.09.07   보고일자 : 2006.09.07
L82 : 응급 화학

T-Bilirubin : 0.6 mg/dℓ [0.2~1.6]		AST(GOT) : 14 IU/ℓ [8~38]	
ALT(GPT) : 50 IU/ℓ ▲[1~46]		Na : 141 mmol/ℓ [135~145]	
K : 3.8 mmol/ℓ [3.5~5.5]		Cl : 105 mmol/ ℓ [98~110]	
T-CO₂ : 25.4 mmol/ℓ [22.0~28.0]			

T-Bilirubin : 0.6 mg/dℓ $[0.2\sim1.6]$ AST(GOT) : 14 IU/ℓ $[8\sim38]$
ALT(GPT) : 50 IU/ℓ ▲$[1\sim46]$ Na : 141 mmol/ℓ $[135\sim145]$
K : 3.8 mmol/ℓ $[3.5\sim5.5]$ Cl : 105 mmol/ ℓ $[98\sim110]$
T-CO$_2$: 25.4 mmol/ℓ $[22.0\sim28.0]$

진료과 : FM   처방의사 : 김   보고의사 : 김
처방일자 : 2006.09.02   접수일자 : 2006.09.02   보고일자 : 2006.09.02
L82 : 응급 화학

Na : 143 mmol/ℓ $[135\sim145]$ K : 4.0 mmol/ℓ $[3.5\sim5.5]$
Cl : 107 mmol/ℓ $[98\sim110]$ T-CO$_2$: 23.3 mmol/ℓ $[22.0\sim28.0]$

진료과 : FM   처방의사 : 김   보고의사 : 유
처방일자 : 2006.08.29   접수일자 : 2006.08.30   보고일자 : 2006.08.30
L22 : PB Smear & malaria Ab, Smear
[PB smear(blood)]
판독결과 : RBC :   Microcytic hypochromic with moderate anisopoikilocytosis
                    Tear drop 1+, elliptocyte 1+, spherocyte 1+
         WBC : Number : slightly decreased
                       Diff(%): segmented 61, lymphocyte 34, monocyte 5
         Platelet : Number : adequate
         Comment : Microcytic hypochromic anemia (R/O IDA) and leukopenia

---

진료과 : FM   처방의사 : 정   보고의사 : 김
처방일자 : 2006.08.30   접수일자 : 2006.08.30   보고일자 : 2006.09.04
L41 : Bacterial culture
[Gram stain(cervix)]
결과일자 : 2006/08/30   GRAM WBC : 1+   GRAM EIP : 1+   GRAM SPO :
GRAM I : No organisms seen
배 양 량 : Many   배양기간 :
예비보고일 :   예비결과 :
COMMENT :
최종보고일 : 2006/09/04   최종결과 : Streptococcus agalactiae

등록번호		보험유형	국민건강
성 명	D	성별/나이	여/33
주민번호		과	
일 자		병 동	

퇴원통합결과보고서

진료과 : FM 처방의사 : 김 보고의사 : 김
처방일자 : 2006.08.29 접수일자 : 2006.08.30 보고일자 : 2006.08.30
L45 : Occult Blood
Occult blood : 418 $\mu g/m\ell$ (Positive) [0~100]

진료과 : FM 처방의사 : 김 보고의사 : 김
처방일자 : 2006.09.01 접수일자 : 2006.09.04 보고일자 : 2006.09.04
L45 : Occult Blood
Occult blood : 5 $\mu g/m\ell$ (Negative) [0~100]

진료과 : FM 처방의사 : 김 보고의사 : 김
처방일자 : 2006.08.29 접수일자 : 2006.08.30 보고일자 : 2006.08.30
L46 : 기생충검사
Helmiath. Ova(Stool) : Negative
Otozoa(Stool) : Negative
** 본 검사실은 대한임상병리학회의 신임 인증을 받은 우수검사실로서
결과의 정확성 및 신빙도를 보증합니다. **

진료과 : FM 처방의사 : 김 보고의사 : 박
처방일자 : 2006.09.06 접수일자 : 2006.09.06 보고일자 : 2006.09.06
RFO : 부서파트
[SMALL BOWEL SERIES]
판독결과 : Normal study

진료과 : FM 처방의사 : 김 보고의사 : 박
처방일자 : 2006.08.31 접수일자 : 2006.09.04 보고일자 : 2006.09.04
RTO : CT파트
[Abdomen &Pelvis CT (with & without)]:
판독결과 : No specific abnormality

진료과 : FM 처방의사 : 박 보고의사 : 최
처방일자 : 2006.08.30 접수일자 : 2006.08.30 보고일자 : 2006.08.31
CG : 세포 I 병리번호 : CG-2006-6289
[CYTOLOGY-부인과 (동상검사)]
수술명 :
육안소견 : 1. Satisfactory for evaluation
2. Benign cellular changes associated with mild inflammation
Block 수 : 0 HE 수 : 1 동결절편수 : 0
육안사전수 : 0 특수염색수 : 0 면역염색수 : 0

진료과 : FM 처방의사 : 김 보고의사 : 권
처방일자 : 2006.08.29 접수일자 : 2006.08.31 보고일자 : 2006.08.31
SAO : 상부내시경실
[EGD]
판독결과 : CSG, mild, antrum

등록번호		보험유형	국민건강
성 명	D	성별/나이	여/33
주민번호		과	
일 자		병 동	

수술 및 마취(검사) 신청서

병동/진료과	년 월 일

EGD & VDA

진 단 명 : Anemia

수술/검사명 :

마 취 : □전신마취　　□부분마취　　□국소마취

기 왕 력 : 특이체질　　고, 저혈압　　심장병

　　　　　 당뇨병　　출혈소인　　마약사고　　알레르기

약부작용및사고 :　　　　　기 타 :

수술 및 마취(검사)의 필요성, 내용, 예상되는 합병증 및 후유증에 대한 설명:

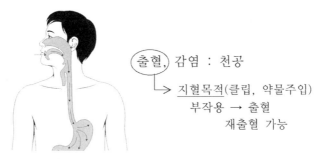

출혈, 감염 : 천공

　　　↳ 지혈목적(클립, 약물주입)
　　　　　 부작용 → 출혈
　　　　　　　　　 재출혈 가능

2006 년 8 월 30 일
주치의 또는 설명 의사 : 홍

본인은 본인(또는 환자)에 대한 수술 및 마취(검사)의 필요성, 내용 및 예상되는 합병증과 후유증에 대하여 자세한 설명을 의사로부터 들었으며 본 수술 및 마취(검사)로써 불가항력적으로 합병증이 야기될 수 있다는 것과, 또는 본인의 특이 체질로 우발적 사고가 일어날 수도 있다는 것에 대한 사전 설명을 충분히 듣고 이해하였으며, 수술에 협력할 것을 서약하고 상기에 따른 의학적 처리를 주치의 판단에 위임하여, 수술 및 마취(또는 검사)를 하는데 동의합니다.

년 월 일

환자또는대리인 (관계 :　) :　D　(인)	주민등록번호 :
주 소 :	전화번호 :
보 호 자 (관계 :　) :	주민등록번호 :
주 소 :	전화번호 :

등록번호		보험유형	국민건강보험
성 명	D	성별/나이	여/33
주민번호		과	
일 자		병 동	

투약기록지

병동/진료과   2006 년   월   일

투약내용	날짜	시간 / 서명	날짜	시간 / 서명	날짜	시간 / 서명	날짜	시간 / 서명	날짜	시간 / 서명	날짜	시간 / 서명	날짜	시간 / 서명
2T Hemocontin po 1AC	8/30	7A 김	31	7A 김	9/1	7A 김	2	7A 김	3	7A 김	4	7A 김	5	7A 김
Psyllium huck po HS					9/1	10pm 김	2	10pm 김	3	10pm 김	4		5	
550mg Magnesium oxide po 3pc					9/1	1 김	2		3		4		5	
100mg Ursodesoxycholic Acid po 3pc													9/5	6p 김
140mg cardaus po 2pc		7A 김		7A 김									9/5	
2T Hemocotin po 1AC	9/6		8	김										
500mg Magnesilim oxide po 3pc	9/6	12p 김	7	김										
Psyllium huck po HS	9/6	8 김	7	김	퇴원									
100mg Ursodesoxycholic Acid po 3pc	9/6	8 김	7	김										
140mg cardaus marianus po 2pc	9/6	8 김	7	김										

등록번호		보험유형	국민건강보험
성 명	D	성별/나이	여/33
주민번호		과	
일 자		병 동	

임상관찰기록지

병동/진료과　　　　년 월 일

2006 년	8 월 29 일		월 30 일			월 31 일			9 월 1 일			월 2 일			월 3 일			월 4 일			
입 원 일 수	1		2			3			4			5			6			7			
수 술 후 일 수																					
시 간	7	9	10	5	9	10	5	9	10	5	9	10	5	9	10	5	9	10	2p	5	9

맥박 / 체온 그래프 (50~150 / 35.0~40.0)

호 흡	18		18	20		16	20		16	20		16	18		16	20		16	18		
수축기혈압/이완기혈압	110/70		120/60	100/60	100/60	100/60	100/60		100/60	100/60		100/70	110/70		100/60	110/70	100/60	90/100	100/60/60		
체중 / 신장	49.5kg / 163cm																				
복위/흉위/두위																					
식이(섭취열량)	GD(석식)		GD			GD(중식)			GD			GD		MN NPO	GD		→ SD(석식)	GD(중식)			

섭 취 량	경 구																				
	정맥주입																				
	혈 량																				
	총섭취량																				
배 설 량	소 변																				
	구 토																				
	배 액																				
	기 타																				
	대 변	1		1	0		0			1			1			0			1			
	총배설량																				

임상관찰기록지+ 120190

임상관찰기록지

2006 년	9 월 5 일			월 6 일			월 7 일										
입 원 일 수	8			9			10										
수술후 일수																	
시 간	10	5	9	10	5	9	10	5	9								

맥박 체온

150	40.0
140	39.5
130	39.0
120	38.5
110	38.0
100	37.5
90	37.0
80	36.5
70	36.0
60	35.5
50	35.0

discoverd at MD

호 흡	16	20		16	20		16										
수축기혈압/이완기혈압	100/60	100/70	100/60	100/60	110/60	110/70	110/50										
체중 / 신장																
복위/흉위/두위																
식이(섭취열량)	GD			GD			GD										

섭취량	경 구																
	정맥주입				20gtt												
	혈 량																
	총섭취량																
배설량	소 변																
	구 토																
	배 액																
	기 타																
	대 변	1			0												
	총배설량																

등록번호		보험유형	국민건강
성 명	D	성별/나이	여/33
주민번호		과	
일 자		병 동	

간호기록지

년월일	시간	투약 및 처치	간 호 내 용	서명
06/8/29	4pm.		Admitted via OPD on foot	
			Onset) 내월 2일전	
			C.C) Anemia dizziness	
			Dx.) : Anemia	
			S : "빈혈치료 위해 왔어요"	
			O : V/S(BP 110/70 PR 88 RR 18 BT 37.2) checked	
			A : #1 입원과 관련된 지식 결여	
			P : 1. Notify by Dr. 김	
			2. 병동안내 및 입원생활안내 (낙상방지 및 도난사고주의 포함)	
			3. V/S Check	
			4. 식이 입력함. GD	
			I : 1~4 시행함.	
			전신 창백하며 dizziness mild 하게 있다고 함	
			BR 하도록 설명함	
	6:30pm.		Chest PA Chest Lt LAT / taken by wheelchair	
	6:40pm.		Dr. 임 환자 살핌. Hb 2.8mg/dℓ 로 T/F 하려 했으나 환자 refuse 함. Dr 임 보호자 헌혈 권유함 N/S 500mℓ5gtt IV started. (Rt. Arm 18G)	
	9pm.		보호자 keep state로 BR함. Dizziness 증가양상 없음.	
	11:30 pm.		O : 수면중임. 혈연관계 헌혈 part에서 좋지 않다고 들었다 함. transfusion을 refuse 하는 상태임. Dizziness mild 유지되며 창백해 보임. 낙상위험 알리고 Bed Rest 권유	
8/30	6am.		O : 밤동안 특이 condition change 없이 수면취함	
	9am.		N/S 5gtt/min IV 주입되며 eral intake 격려함. Dizziness sx 없으며 bed rest 격려함. 대변 양상 관찰 설명함	

년월일	시간	투약 및 처치	간 호 내 용	서명
8/30	10am.		대변 보며 대변 검사 나감(X: 검은색 보았다 함)	
			Bed rest 격려함	
	MD		산부인과 외래 내려감	
	1pm.		산부인과 다녀오며 cgtology, vigime swab cervix(G.8배양나감) cx) 검체 내려감. Face pale 하며 dizzniness sx 없다함 IV Site swelling 되어 remove함(남은 50은 폐기함)	
	2pm.		131w에 유선 연계하여 전동예정임 환자설명후 동의함 IV restart refuse 하여 Dr 김 오심. 우선 skip 하기로 함	
	2:50pm.		131w로 전동감	
기록위	2:40pm.		Dr. 김 수혈의 중요성 설명 후 보호자, 환자 동의함 수혈하기로 함 N/S 500㎖ N/S 500㎖ IV started (18G)	
	3pm.		121w에서 전동옴. Mental alert함. 병실, 병동 orientation was done Done. 수혈 1 piat 4시간에 걸쳐서 하기로 함. 가족수혈 원하여 절차에 대하여 설명하여 줌	
	4:30pm.		peniramin 1ⓐ IV injected before T/F	
			PRBC 1 수혈 started. 환자이름, 혈액형, 혈액번호 확인 후 수혈시작함. 수혈부작용 증세 알리고 증세있을 시 즉시 알리라 교육함	
	5pm.		수혈부작용 없이 수혈중임	
	8:20pm.		수혈 부작용 없이 P-RBC 1û 3-① finish함	
	8:50pm.		환자이름, 혈액형, 혈액번호 확인 후 수혈의 부작용에 대해 설명하고 증상 있을시 바로 알리도록 교육함	
			P-RBC 1û 3-② start함	
	9:05pm.		수혈 부작용 없이 수혈중임	
8/3	MN		수혈부작용 없이 T/I finished. Dizziness mild하게였음	

등록번호		보험유형	국민건강
성 명	D	성별/나이	여/33
주민번호		과	
일 자		병 동	

간호기록지

년월일	시간	투약 및 처치	간 호 내 용	서명
06/8/31	0:20am.		P-RBC 3-③ 1û T/F started 혈핵명, 혈액번호 확인함 수혈부작용 알리며 증상 있을시 알리도록 함 내일 EGD 검사 예정으로 검사 설명서 주어 설명하고 NPO 시킴	
	2am.		Side effect none. T/F 중임	
	4am.		수혈부작용 없이 수혈 끝남. Mild headache 있음 Fuwsemice 20mg IV injected	
	6am.		화장실 다니며 깊게는 못함 N/S 500㎖ 5alt 3U 연결함 CBC Lab checked	
	7am.		NPO 중으로 po medi skip함 for EGD 밤사이 대변을 더 안봄	
	8am.		금일 EGD 예정으로 NPO 유지중임 Dizziness 호소 없이 안정함	
	10:15am.	.	EGD 위해 중앙검사실 내려감. By s-cart myoscine IV Butylbromide 1ⓑ IM injection 함	
	11am.		검사후 병실로 돌아옴. 특이 불편감 호소 없음 NPO 해제됨을 설명함	
	1pm.		Fluid 더 이상 원치 않아 Dr 김에게 알림 heparin Lock apply 하고 ⓡ200cc 폐기함	
	4pm.		BR 상태로 dizziness. Headache 증가 양상 없음.	
	9pm.		특이 condition change 없는 상태로 BR 함	
	11:30pm.		수면중임	
9/1	6am.		아침까지 잘 잠	
	8am.		O : dizziness, headache sx. 호소 없으며 　　침상 안정 중	
	2pm.		O : 간간히 ward내 ambulation 하며 시간 　　보냈으며 특이증상 호소 없음	

년월일	시간	투약 및 처치	간 호 내 용	서명
9/1	2pm.		proamine 10% 500㎖ IV 5gtt start함	
	4pm.		Ward ambulation 하여 dizziness 호소 없음 특이 불편감 없음	
	9pm.		내일 abd&pel CT 예정으로 검사 안내문 제공하고 MN NPO 설명함	
	11pm.		수면중임	
9/2	7am.		아침까지 잘 잠. Dizziness mild 함 금일 CT 예정으로 NPO state. Po medi skip함 금일은 수액 return 함	
	9am.		O : 금일 CT 예정이었으나 원내 사정으로 검사 취소됨 환자 및 보호자에게 검사 취소 사실을 알리고 설 명함 NPO 해제하며 self 식사 하도록 설명함	
	2pm.		O : 간간히 ward내 ambulation 하며 시간 보냄. Dizziness 호소 없음	
	4pm.		Dizziness 호소 없이 ward ambulation 함	
	9pm.		특이 호소 없음	
	11pm.		O : 수면중임. Side rail 올림	
9/3	6am.		O : 수면중임. Dizziness 증가 호소 없음	
	9am.		O : ward ambulation 중임	
	12:25am.		Peniramin 1/2ⓐ IV injected 수혈 동의하여 혈액번호, 이름, 혈액형, 등록번 호 등 Pt. 홍 Dr, 담당간호사 확인하에 P-RBC 1û IV started (VS 100/70mmHg-72회/m-15회/m-36.4℃)	
	12:28am.		수혈 부작용 교육함. At 12:24MD	
	12:40am.		O : 수혈 부작용 없음 (VS 100/70mmHg-72회/m-16회/m-36.6℃)	
	2:30pm.		P-RBC 수혈 끝남 Furosemide 10mg IV injected	
	4pm.		소변 자주 볼 수 없음 설명하며 dizziness 증상 없이 Ward ambulation now Oral intake 보통으로 함	

년월일	시간	투약 및 처치	간 호 내 용	서명
06/9/3	9pm.		Stool passing H. 붉은변 나오지는 않는다 함 General condition 좋다 함 내일 오전 small bowel series & abd. pelvic CT 예정으로 MN NPO teaching 함 검사 설명서 준후 검사 설명함	
	11pm.		자정부터 금식해야 함을 재 설명함 Side rail 올려줌 수면 격려함.	
9/4	6am.		밤사이 dizziness sx. 없이 수면취함 금일 CT. small Bowel series 예정으로 NPO 유지중임	
	8am.		Dizziness mild 함. 금일 CT 예정으로 NPO 중임 Po약 skip 함	
	9:10am.		Barium 450cc po given CT실에서 검사위해 필요하다 하여 복용시킴. 투시촬영실에서 유선으로 barium 먹고서 small bowel Series 금일 촬영 못함을 알려옴 Notified to Dr. 김	
	9:30am.		Dr. 김. CT실 연락후 금일은 CT만 진행하기로 함	
	10am.		abdomen Pelvic CT 위해 검사실 내려감	
	MD		금일 GS consult 위해 bisacodyl Syppo 1piu given	
	2pm.		대변 1회 다량 봄. 점심식사 잘하고 ambulation 나감	
	5pm.		GS Opd 하여금.dizziness 심하고 호소없음 Ambulation 잘함	
	9pm.		크게 불편감 없이 ambulation 함	
	11pm.		Dizziness 호소 없이 수면중임	
9/5	6am.		밤사이 잘 잠	
	9am.		S : "어지러운거 많이 나아졌어요" O : 9/4 혈액검사상 Hb 9.0g/dℓ checked Dizziness 증상 호전됨을 표현하며 표정 밝음	
	12:05am.		Abd S&E 찍고 옴. (조영제 유무 알기 위해)	
	4pm.		Stool passing, 하도록 하여 ward ambulation state	

년월일	시간	투약 및 처치	간 호 내 용	서명
9/5	7pm.		glycerin Enema was done (보통으로 봄)	
	9pm.		Ward ambulation 함 내일 오전 small bowel series 예정으로 MN NPO Teaching 하며 검사 설명함	
	11pm.		내일 검사있어 MN NPO 중임. 수면중임	
9/6	6am.		밤동안 잘자라고 격려함	
	7am.		금일 검사예정으로 NPO state	
	8am.		금일 small bowel series 검사 예정임 NPO 중으로 po medi skip 함	
	8:40am.		회진시 보고 조영제 다 빠졌는지 보기 위해 abdomen S&E checked	
	11:40am.		Small Bowel series 검사 위해 검사실 감	
	MD		검사실에서 올라 옴. 특이 불편감 없음 NPO 해제되어 식사하도록 설명함	
	4pm.		Dizziness sign 없이 ambulation 잘함	
	9pm.		Ambulation 잘함. 식사 잘하며 불편감 sign none	
	11pm.		수면중임	
9/7	6am.		특이 불편감 호소 없이 잘 잠	
	8am.		Dizziness. Abd discomfort 없이 침상안정함	
	10am.		퇴원결정됨. 퇴원시 절차와 퇴원후 주의사항, 퇴원약 복용법에 대해 설명함. 환자. 보호자는 퇴원교육사항에 이해하여 퇴원간호기록지에 서명함	
	1pm.		걸어서 퇴원함	

Date	Time	INTAKE				OUTPUT					
		Oral	Parenteral	Blood	Total	Total	Urine	Drainage	Suction	Vomitus	Stool
10/15	D	GDx2 600 W:100 우유:180	10/15 10DW 100 (R:400)		780	1000	X4 800				X2 200
	E	주스:250 GDx1 350	10/15 10DW 150 (R:250)		750	500	X2 400				X2 100
	N	W:100	10/15 (R:250)		350	400	X2 400				
	Total				1880	1900					
10/16	D	GDx1 100 SDx1 300 W:100 커피:100	10/16 10DW 100 (R:400)		700	1000	X4 800				X2 200
	E	SDx1 300 W:200	10/16 10DW 400		1000	300	X1 300		.		
	N					300	X1 300				
	Total				1700	1600					
10/17	D	SDx1 200 GDx1 300 w:100	10/17 10DW 100 (R:400)		700	700	X3 600				X1 100
	E	GDx1 200 W:100 요플레:100	400		800	800	X4 800				
	N	커피:100			100	300	X1 200				X1 100
	Total				1600	1800					

NURSES RECORD

D.	H.	Nursing Treatment & Symptoms	Sign
10/10	6pm.	Admitted by s-card from ER	
		Alert mentality	
		CC) dyspnea	
		On set) 내원 한달전부터 mild dyspnea 있어오다 3-4일 전부터 증상 심해져 본원 ER 통해 ICU adm.	

		PHx) 10년전 HTN Dx S병원 po Tx 중
		    4년전 AVD, heart failure. Dx Tx 중. S병원ⓗ.
		    4년전 cataract op (+) 강남에 있는 병원.	

		FHx) none	
		B.w) habit : none informor : 본인. 딸.	
		Mild dyspnea sign seen O_2 /min N-P inhalation EKG ⓜ ; SPO_2 연결함. (Dr 강 by done) 보호자 및 환자에게 ICU Orientitaion	김
	8pm.	None pain complain	
		Mild dyspnea (+). SPO_2 100% checked.	김
	추가	High bp (SBP 190mmHg) checked. Notify	
		R2김. Po med 후 180mmHg 까지 checks 하자고 하심	김
	10pm.	Alert Mild dyspnea sustained O_2 5ℓ /min via N-P I-halation SPO_2 100% checked	김
	11pm.	Seen by Dr김	
		Self p.o 주자고	김
	10.30am.	BP 150/110mmHg checked Captopril 250mg p.o give	김
10/11	2am.	Back care was done	노
		None specific change : no dyspnea	
		Closed observation	노

NURSES RECORD

D.	H.	Nursing Treatment & Symptoms	Sign
10/12	8am	Alert O_2 5ℓ /min inhalation N-prong Dyspnea subside SPO$_2$ 100% checked N P O state No chest discomfort with pain	박
	8:30am	Seen by O_2 O_2 3ℓ /min decreased was done	박
	10am	Sono checked Back care was done Alert mentality Transformed to G ward ICU → 307호로 전입옴 V/S) 110/70-98-20-36 Wd OT givien Bed neat now O_2 3ℓ /min Inhalation started	박 여
	3p	Mental : alert O_2 3ℓ /min inhalation	
	10p	No special complain O_2 kept	전
		2007. 10. 13 (일)	
10/13	6A	수면중	
	8AM	O_2 keep state Mental : alert Dyspnea sign : mild	이
	11AM	Foley cath removed	
	3PM	Self voiding. Done Mental : alert No dyspnea sign	

NURSES RECORD

D.	H.	Nursing Treatment & Symptoms	Sign
10/13		O_2 self remove done No chest discomfort sign Stitting) position done No special change	김 전
		2007. 10. 14 (일)	
10/14	6A	수면중	
	8A	Dyspnea : none O_2 self remove state	
	3pm	No Dyspnea sign Bed neat now	
	10pm	수면중	박
		2007. 10. 15 (월)	
	6A	수면중	
	8AM	No Dyspnea sign Both knee pain : mild	박
	3pm	Both knee pain : mild Dyspnea sign : mild O_2 kept state Bed neat now	
	10pm	Both knee pain : mild Beck pain : mild Dyspnea sign : none Bed neat now 2007. 10. 16 (화)	여
10/16	6AM	Sleeping now	
	8AM	Dyspnea sign (−) Both knee & back pain : mild	전
	3P	Both knee : mild	
	4P	PT taken	
	10pm	Sleeping now	

NURSES RECORD

D.	H.	Nursing Treatment & Symptoms	Sign
10/16		O$_2$ 3ℓ kept	이
		2007. 10. 17 (일)	
	6AM	Sleeping now	
	8AM	No dyspnea sign	
		Both knee & back pain : mild	
	9AM	done	
	3P	No special change	
	4P	PT taken	김
	10pm	Dyspnea sign : mild	
		O$_2$ 3ℓ kept	
		SPO$_2$: 100% checked	전
		2007. 10. 18 (목)	
10/18	6A	Sleeping now	
	8AM	No chest pain	
		Dyspnea sign : mild	
		O$_2$ keep state	
	3p	EKG check	박
	10pm	Dyspnea sign : mild	
		O$_2$ 3ℓ kept	
		Bed neat now	
		2007. 10. 19 (금)	
10/19	6A	Sleeping now	
	8AM	No condition change	
	11AM	Do po × 5day given	
		10/23 OPD f/u teaching done	박

단박에
합격하기

보건의료정보관리사
실전모의고사

제 3회 모의고사

1교시
· 보건의료정보관리, 의료정보관리, 의료의 질관리, 조직관리, 건강보험,
  공중보건, 병원통계

2교시
· 질병 및 사인 및 의료행위분류, 의학용어, 기초 및 임상의학, 암등록
· 의료관계법규

3교시
· 실기시험

제 3회 실전모의고사_1교시(97문항)

보건의료정보관리, 의료정보관리, 의료의 질관리, 조직관리, 건강보험, 공중보건, 병원통계

01

SNO(Standard Developed Organization)에 대한 내용을 의미하는 것은?

가. 각국의 공업규격을 통일하고 국제적 교류를 유도하는 세계 최대의 국제 표준화 기구이다.

나. 미국 정부가 인정하는 공식적인 국가 표준기구이며 의료정보 표준화를 제안하였다.

다. 유럽 공식 표준화 기구이며 산하에 보건의료정보 기술위원회에서 의료정보통신 분야의 표준화 활동을 한다.

라. ANSI가 승인한 표준개발기구 중 하나로 정보 공유 및 접속을 위한 의료정보 전송표준 프로토콜이다.

마. 의료영상정보의 표준기술로 영상정보 교환에 관한 표준화를 위한 핵심기술이다.

바. EHR의 콘텐츠와 구조를 위한 표준안으로 전자건강기록의 논리적인 구조와 내용에 표준을 제시한다.

① 가
② 나, 다
③ 다, 라
④ 라, 마
⑤ 마, 바

02

자주 변하지 않는 데이터로 기본자료로 사용되는 자료의 집합으로 비즈니스 의사결정에 근간이 되는 기준데이터를 무엇이라고 하는가?

① 메타데이터(Meta data)
② 마스터데이터(Master data)
③ 데이터 사전(Data dictionary)
④ 데이터 매핑(Data mapping)
⑤ 데이터 아키텍처(Data architecture)

03

DICOM에 대한 내용을 의미하는 것은?

가. 각국의 공업규격을 통일하고 국제적 교류를 유도하는 세계 최대의 국제 표준화 기구이다.

나. 미국 정부가 인정하는 공식적인 국가 표준기구이며 의료정보 표준화를 제안하였다.

다. 유럽 공식 표준화 기구이며 산하에 보건의료정보 기술위원회에서 의료정보통신 분야의 표준화 활동을 한다.

라. ANSI가 승인한 표준개발기구 중 하나로 정보 공유 및 접속을 위한 의료정보 전송표준 프로토콜이다.

마. 의료영상정보의 표준기술로 영상정보 교환에 관한 표준화를 위한 핵심기술이다.

바. EHR의 콘텐츠와 구조를 위한 표준안으로 전자건강기록의 논리적인 구조와 내용에 표준을 제시한다.

① 가
② 가, 나
③ 다, 라
④ 마
⑤ 바

04

거버넌스(governance)에 대한 내용으로 맞는 것은?

① IT 기술을 의료기술에 접목하여 H/W, S/W 개발의 기술을 지원, 개발 및 관리하는 것을의미한다.

② IT 기술을 의료기술에 접목하여 개발 완료된 정보시스템에서 발생하는 정보에 대하여 데이터를 체계적으로 수집하고 분석하는 것을 의미한다.

③ 보건의료정보시스템에서 축적된 데이터를 이용하여 경영에 대한 의사결정에 도움이 될수 있록 통계를 낸다.

④ 병원이나 조직 전체를 움직이는 힘을 의미한다.

⑤ 데이터의 모음을 의미한다.

05

Data set에 대한 내용으로 맞는 것은?

① IT 기술을 의료기술에 접목하여 H/W, S/W 개발의 기술을 지원, 개발 및 관리하는 것을의미한다.

② IT 기술을 의료기술에 접목하여 개발 완료된 정보시스템에서 발생하는 정보에 대하여 데이터를 체계적으로 수집하고 분석하는 것을 의미한다.

③ 보건의료정보시스템에서 축적된 데이터를 이용하여 경영에 대한 의사결정에 도움이 될수 있록 통계를 낸다.

④ 병원이나 조직 전체를 움직이는 힘을 의미한다.

⑤ 데이터의 모음을 의미한다.

06

원래의 데이터베이스에 저장된 내용을 변경할 때 사용하는 명령문은?

① JOIN
② TRIGGER
③ TRANSACTION
④ ALTER
⑤ STORED PROCEDURE

07

도나베이언이 구조,과정,결과모형에 대한 주장에 대한 설명이 틀린것은?

① 쾌적함에는 깨끗한 환경, 안락함, 좋은 식사 등이 포함되지 않는다.

② 구조적 접근방법으로 신임제도와 면허, 자격증이 있다.

③ 과정적 접근방법에는 의료자원 이용검토, 진료비 청구 심사 등이 있다.

④ 동료의사에 의한 심사는 과정적 접근 방법이다.

⑤ 결과적 접근방법에는 사망률, 이환율과 퇴원시 상태 등이 있다.

08

병원정보화의 핵심으로 환자의 진료정보와 검사 및 환자에 관한 모든 정보를 종이차트 대신에 전산화하여 데이터베이스에 저장하거나 영상파일로 기록하여 paper less를 구현한 전자의무기록시스템은 무엇인가?

① CRM   ② OCS

③ ASTM   ④ EMR

⑤ EHR

09

병원의 규모를 나타내주는 통계는 무엇인가?

① 병상이용률

② 병상회전율

③ 외래환자 입원율

④ 외래환자 초진율

⑤ 병원이용률

10

데이터 항목에 대한 내용으로 맞는 것은?

① 데이터 집합의 요소이며 데이터베이스에서 의미를 가진 가장 최소단위이다.

② 유사한 데이터를 저장한 데이터들의 집합체이다.

③ 데이터가 무슨 의미를 갖는지 설명해 놓은 것이다.

④ 테이블, 제약조건, 컬럼이나 사용자 객체와 관련된 정보이다.

⑤ 질 관리된 데이터로 병원 경영에 효율화를 할 수 있다.

11

의무기록의 위치를 알려줄 수 있는 색인 방법은?

① 환자색인   ② 번호색인

③ 수술명 색인   ④ 단순색인

⑤ 교차색인

12

산업재해보상보험 요양급여 산정기준에 대한 내용이 틀린 것은?

① 산재근로자의 요양급여 범위는 보건복지부령이 정하는 국민건강보험법에 따른다.

② 산재보험 의료기관은 요양급여의 범위 및 비용산정기준에 대하여 산재근로자에게 비용을 부담하도록 해서는 안된다.

③ 종합병원 이상에서 산재근로자가 응급진료, 수술 등으로 입원요양이 필요하지만 일반병실이 없는 경우 상급병실료는 7일의 범위에서 인정한다.

④ 요양기관종별가산율을 적용하는 경우에는 상급종합병원은 15%, 종합병원은 12%. 병원은 1%로 가산하여 산정한다.

⑤ 휴일.야간 근로로 인하여 발생한 산재근로자의 업무상 재해 진료를 위하여 응급의료기관을 이용하는 경우에는 응급의료관리료를 지급할 수 없다.

13

SEM(Strategic Enterprise Management)에 대한 설명으로 틀린 것은?

① 기업이나 조직의 가치 극대화를 위하여 경영전략을 수립하고 전략대로 경영활동을

위하여 전략 중심형 조직을 구축하고 실행하는 경영프로세스이다.

② 조직의 추구하는 비전과 목표에 맞는 전략을 수립하여 시스템에 반영하여서 비즈니스를 수행하여 수익성을 높이는 것이다.

③ 경영진의 가치 중심 경영을 구현할 수 있도록 해주는 통합된 프로세스이다.

④ 제품이나 서비스가 공급자에서 최종 소비자까지 모든 자원을 통합된 것이다.

⑤ IT에 기반을 둔 통합성과관리 체계이다.

가. SEM(Strategic Enterprise Management)
나. SCM(Supplied Chain Management)
다. 메타데이터(Meta data)
라. 마스터데이터(Master data)
마. 데이터 아키텍처(Data architecture)
바. 데이터 매핑(Data mapping)

① 가, 나 ② 나, 다
③ 다, 라 ④ 마, 바
⑤ 나, 라

14
PIM(Product Information Management)에 대한 설명으로 맞는 것은?

① 제품이나 서비스가 공급자에서 최종 소비자까지 모든 자원을 통합된 것이다.

② 제품에 대한 마스터 데이터를 관리하는 것이다.

③ 고객 마스터 데이터를 관리하는 것이다.

④ 기업이나 조직의 가치 극대화를 위하여 경영전략을 수립하고 전략대로 경영활동을 위하여 전략 중심형 조직을 구축하고 실행하는 경영프로세스이다.

⑤ 빅 데이터를 분석하여 경영자가 더 좋은 의사결정을 내릴 수 있도록 데이터를 활용할 수 있는 프로세스이다.

15
비즈니스 인텔리젼스(Business intelligence)에 대한 내용으로 구성된 것은?

16
데이터를 이용하여 환자마케팅이나 미수금관리가 가능한 것은 무엇인가?

① Datawarehouse ② DataMining
③ Dataware ④ Datawarehousing
⑤ OLAP

17
과잉진료나 의료서비스의 오남용을 방지할 수 있으며 진단명에 따라 일정한 금액을 의료비용으로 책정하는 진료비지불방식은 무엇인가?

① 총액계약제 ② 인두제
③ 행위별수가제 ④ 봉급제
⑤ 포괄수가제

18
다른 데이터를 설명해주는 데이터를 무엇이라고 하는가?

① 메타데이터(Meta data)

② 데이터 셋(Data Set)

③ 데이터 사전(Data dictionary)

④ 데이터 매핑(Data mapping)

⑤ 데이터 아키텍처(Data architecture)

19

AHIMA에서 주장한 역할로 조직전체의 의료정보 관리를 책임지고 각종 정책 및 제도를 결정하고 지원하는 사람을 무엇이라고 하는가?

① 보건정보관리자(Health Information Manager)

② 임상자료전문가(Clinical Data Specialist)

③ 건강정보관리자(Patient Information Coordination)

④ 데이터 질 관리자(Data Quality Manager)

⑤ 데이터 자원 관리자(Data Resource Administrator)

20

이집트 시대의 인물로 48예의 임상외과 환자에 대한 의학문헌을 저술한 사람은?

① Rhazes

② Galen

③ Papyrus Ebers

④ Edwin Smith Papyrus

⑤ Thoth

21

다음 중 데이터베이스의 특징이 아닌 것은?

① 일관성 유지   ② 무결성 유지

③ 독립성 유지   ④ 보장성 최대화

⑤ 중복성 최대화

22

부모와 자식간의 관계로 표현되며 데이터의 중복의 문제가 생길수 있는 데이터베이스 시스템은?

① 네트워크형 데이터베이스 프로그램

② 객체지향형 데이터베이스

③ 데이터관리시스템

④ 관계형 데이터베이스

⑤ 계층형 데이터베이스

23

ERP나 MIS아 같은 정보시스템에서 경영목적을 위하여 필요한 주요 정보를 정확하고 신속하게 조회할 수 있는 시스템은?

① MIS   ② DSS

③ HIS   ④ EIS

⑤ CIS

24

임신이나 산전관리로 인하여 사망한 환자를 통계를 구한 것은 무엇인가?

① 신생아 사망률   ② 모성사망률

③ 사산율   ④ 제왕절개율

⑤ 수술후 사망률

25

의무기록에 대하여 이사회에 대한 책임인 것은?

① 의료의 질에 대한 법적 도의적 책임

② 의무기록 노출되거나 분실. 변조되는 일이 없도록 관리할 책임

③ 의무기록 작성하는 최종 책임을 진다.

④ 병원장에게 책임을 위임을 받은 비밀문서를 안전하게 보관 관리하는 책임

⑤ 환자 및 입원/외래/응급 환자로 나누어 환자들에게 제공한 진료내용을 정확하게 기록 보관한다.

26

G4 P3 L2 D1 A1에 대한 내용으로 틀린 것은?

① 임신은 4번했다.

② 분만은 2번했다.

③ 살아있는 아이는 2명이다.

④ 사산아는 1명이다.

⑤ 유산은 1번했다.

27

단 한 건이 발생하였어도 검토해야 하는 것이 아닌 것은?

① 잘못된 부위 수술　　② 원내감염

③ 투약오류　　　　　　④ 수혈부작용

⑤ 회진시간 지연

28

원무관리를 통하여 병원경영을 위한 통계정보를 생성하여 병원경영에 합리적인 의사결정을 지원하는 시스템은?

① MIS　　　　　　　　② DSS

③ HIS　　　　　　　　④ NIS

⑤ CIS

29

보건의료정보학(HI)에 대한 내용으로 맞는 것은?

① IT 기술을 의료기술에 접목하여 H/W, S/W 개발의 기술을 지원, 개발 및 관리하는 것을 의미한다.

② IT 기술을 의료기술에 접목하여 개발 완료된 정보시스템에서 발생하는 정보에 대하여 데이터를 체계적으로 수집하고 분석하는 것을 의미한다.

③ 보건의료정보시스템에서 축척된 데이터를 이용하여 경영에 대한 의사결정에 도움이 될수 있록 통계를 낸다.

④ 병원이나 조직 전체를 움직이는 힘을 의미한다.

⑤ 데이터의 모음을 의미한다.

30

협치라고도 할 수 있으며 해당 분야의 업무를 관리하기 위한 전체적인 행정서비스 체계를 의미하는 포괄적인 개념을 가지고 있는 것은?

① HICT　　　　　　　② HIM

③ HI　　　　　　　　④ governance

⑤ Data set

31

임신 20주 이상 37주 미만에 분만하는 것을 무엇이라고 하는가?

① 질식분만 ② 유도분만

③ 무통분만 ④ 조기분만

⑤ 급속분만

32

ASTM E1384에 대한 내용이 아닌 것은?

① ASTM의 분과 중 보건의료정보 기술위원 회에서 의료정보관련 표준화를 담당한다.

② EHR의 콘텐츠와 구조를 위한 표준안 이다.

③ 국내에 적합한 한국보건의료표준 용어 체계 KOSTOM을 개발하였다.

④ EHR 시스템 개발·구매·구현을 위한 공통된 용어를 제공한다.

⑤ EHR을 표준에 의하여 작성된 데이터에 의하여 생명의학 및 보건의료정보분야의 표준으로 매핑이 가능하다.

33

개인정보처리자가 정보주체의 개인정보 처리정지 요구를 할 수 있는 경우가 아닌 것은?

① 법률상 의무를 준수하기 위하여 불가피한 경우

② 정보주체가 계약의 해지 의사를 명확히 밝힌 경우

③ 다른 사람의 생명, 신체를 해할 우려가 있는 경우

④ 다른 사람의 재산과 이익을 부당하게 침해할 우려가 있는 경우

⑤ 개인정보를 처리하지 않으면 정보주체와 약정한 서비스를 제공하지 못하거나 계약의 이행이 곤란한 경우

34

병원데이터베이스 내에 존재하는 데이터를 가져올 때 사용할 수 있는 SQL 명령문은 무엇인가?

① select ② insert

③ update ④ commit

⑤ rollback

35

심사평가원에서 교통사고 환자의 진료수가를 심사한 결과를 통보하는 곳은?

가. 의료기관	나. 교통사고 환자
다. 국토교통부	라. 보험회사
마. 건강보험관리공단	

① 가, 나 ② 다, 라

③ 라, 마 ④ 가, 라

⑤ 나, 마

36

다음 목표지향식 의무기록에 대한 내용인 것은?

① 의사의 의견이나 짐작 등의 내용은 문제목록에 오를 수 없다.

② 문제 목록들은 진료의 대상이 되고 건강상태나 문제점들을 한 눈에 알아 볼 수 있다.

③ 문제 목록이 작성이 되면 초기계획을 세운다.

④ 목표로 삼는 건강상태로 회복될 수 있을 때까지 계획을 세우는 방법이다.

⑤ 체계적인 구조와 과정을 통하여 양질의 진료를 해 나갈 수 있다.

37

AHIMA에서 주장한 역할로 여러가지 분석도구와 DB를 이용하여 의사결정 및 전략계획 수립을 지원하는 업무를 담당하는 역할을 수행하는 사람은?

① 보건정보관리자(Health Information Manager)
② 임상자료전문가(Clinical Data Specialist)
③ 건강정보관리자(Patient Information Coordination)
④ 연구 및 의사결정지원 분석가(Research and Decision Support Analyst))
⑤ 데이터 자원 관리자(Data Resource Administrator)

38

정보를 가지고 있는 것으로 개체를 의미하는 것은?

① 속성(Attribute)   ② 엔티티(Entity)
③ 인스턴스(Instance)   ④ 관계(Relationship)
⑤ Key

39

다음 중 협진기록지에 대한 내용이 틀린 것은?

① 주치의는 자기 전문 분야가 아닌 영역에 문제가 발생 시 정확한 진단이나 치료를 위하여 분야 전문의에게 진단의뢰를 한다.
② 진단이 애매할 때 협의 진료한다.
③ 정신과적 의문이 있을 때 협의 진료한다.
④ 환자상태가 만성적이고 애매할 때 협의진료 한다.
⑤ 환자나 보호자가 요구할 때 협의 진료한다.

40

의무기록을 이용하여 통계를 작성하는 기준은?

① 입원일
② 입원 후 event가 발생한 경우
③ 퇴원일
④ 병원요청일
⑤ 환자요청일

41

보건의료정보시스템 구축 시 고려사항이 아닌 것은?

① 경제성   ② 보안성
③ 안전성   ④ 공간성
⑤ 공공성

42

데이터를 중간 전송장치에 축적하여 모은 다음 데이터를 전송방식을 사용하는 방식은 무엇이라고 하는가?

① 근거리통신망   ② 패킷교환망
③ 인터넷망   ④ 도시권통신망
⑤ 개인통신망

43

황제를 치료하였으며 동맥기능에 대한 정의를 내린 사람은?

① Rhazes
② Galen
③ Papyrus Ebers

④ Edwin Smith Papyrus

⑤ Thoth

44
다음 보기의 내용을 설명한 것은 무엇인가?

> 가. 자료사전이 있다.
> 나. 환자정보의 노출기준이 마련되어야 한다.
> 다. 음성인식시스템이 개발이 필요하다.
> 라. 의학용어의 통일화 작업이 필요하다.

① HL7
② E1384
③ EMR
④ TMR
⑤ CPR

45
의료정보 시스템의 보안기술 방법이 아닌 것은?

① 인증 및 인가
② 접근제어
③ 정보유출
④ 기밀성
⑤ 가용성

46
Apgar score를 위하여 체크하는 항목이 아닌것은?

① 심박수
② 호흡수
③ 근육
④ 체중
⑤ 반사력

47
환자가 퇴원권고 없이 자의적으로 퇴원하는 경우에

자퇴에 대한 내용을 기록하는 기록지는?

> 가. 입원기록지   나. 퇴원요약지
> 다. 경과기록지   라. 간호기록지
> 마. 수술기록지   바. 의사지시기록지

① 가, 나, 다
② 나, 다, 라
③ 다, 라, 마
④ 라, 마, 바
⑤ 나, 라, 바

48
다음 중 요양기관의 종별 가산율 적용기준으로 틀린 것은?

① 종합전문요양기관으로 인정을 받은 종합병원 – 30%
② 종합전문요양기관을 제외한 치과대학부속병원 – 25%
③ 요양병원– 15%
④ 종합전문요양기관에 설치된 특수전문병원 – 30%
⑤ 보건의료원– 15%

49
PRN, STAT에 대한 내용이 나오는 기록지는?

① 수술기록지
② 병리검사보고서
③ 회복실기록지
④ 간호기록지
⑤ 부검 승낙서

50
의료 MEDIS Groups 서비스에서 제공하는 환경의 쾌적함(amenities of care)에 대한 것으로 틀린 것은?

① 진료지침　　② 편리함

③ 사생활보호　　④ 편안함

⑤ 조용함

51

모든 임상의료인이 사용할 수 있는 정보시스템으로 처방자료를 각종 검사장비와 연동하여 결과를 자동으로 통보하는 시스템은?

① LIS　　② RIS

③ OCS　　④ CIS

⑤ NIS

52

다음 중 문제지향식 의무기록에 대한 내용으로 틀린 것은?

① Dr. Lawrence Weed에 의하여 고안되었다.

② 단기적 문제점이 반복되는 경우 주문제 목록으로 변경이 가능하다.

③ 자료의 출처가 같은 것끼리 서식 종류 별로 날짜 순서에 따라 철한다.

④ 법적 소송으로부터 보호하는 법적 근거자료로 제공이 가능하다.

⑤ 환자 의무기록을 통한 진료 질의 지속적 평가가 가능하다.

53

SQL 명령문에 대한 내용으로 틀린 것은?

① SELECT 다음에는 데이터베이스의 테이블 열에서 원하는 정보를 추출하는 명령문이다.

② FROM 다음에는 SELECT 다음에 나열된 열의 정보를 포함한 테이블 이름을 나타낸다.

③ WHERE은 추출하여 가져올 조건들에 대하여 나열한다.

④ GROUP BY은 모든 테이블의 정보를 집합한다.

⑤ ORDER BY는 SELECT 절에 나열한 열을 오름차순 또는 내림차순으로 정보를 가져오도록 한다.

54

다음 중 간호기록지의 가치가 아닌것은?

① 의사가 환자의 진단, 치료 계획을 세우는데 도움이 된다.

② 의사의 진료시간을 절약한다.

③ 법적 문제 발생 시 진료업무를 수행한 사실 기록 증거물이 된다.

④ 연구, 교육, 행정적인 목적으로 이용된다.

⑤ 외과 전문의 제출서류가 된다.

55

신생아의 최초 신체조사를 하는 주치의는?

① 분만의　　② 간호사

③ 내과 주치의　　④ 소아과 주치의

⑤ 호흡기 내과 주치의

56

다차원적으로 데이터를 분석할 수 있는 시스템은 무엇인가?

① Datawarehouse ② DataMining

③ Dataware ④ Datawarehousing

⑤ OLAP

57

EMR(Electronic Medical Record)로 가기 위한 과정 중 종이의무기록이 존재하는 것은?

① Automated Medical Record(AMR)

② Computerized Medical Record System(CMR)

③ Computer-based Patient Record(CPR), Electronic Patient Record(EPR)

④ Electronic Health Record System(EHR)

⑤ PHR(Personal Health Record

58

대량의 데이트를 처리 및 분석하여 의사결정에 필요한 지식을 추출하여 조직의 의사결정을 지원는 시스템은?

① MIS ② DSS

③ HIS ④ NIS

⑤ CIS

59

평균재원일수가 길어지는 경우 병상이용률과 병상회전율에 미치는 영향은?

① 병상이용률은 낮아지고 병상회전율은 낮아진다.

② 병상이용률은 높아지고 병상회전율은 낮아진다.

③ 병상이용률은 낮아지고 병상회전율은 높아진다.

④ 병상이용률만 낮아진다.

⑤ 병상회전율만 높아진다.

60

접수에서 환자등록 시 이중등록을 막는 역할을 하는 것은?

① 환자색인 ② 번호색인

③ 수술명 색인 ④ 단순색인

⑤ 교차색인

61

보험회사가 심사업무수탁수수료를 지급하는 곳은?

① 심사평가원 ② 보건복지부

③ 국토교통부 ④ 의료기관

⑤ 건강보험관리공단

62

HL7 상호잠조모델 RIM(HL7 Reference information model, RIM)에 대한 내용이 아닌 것은?

① HL7에서 개발한 건강관리 데이터의 정보모델로 서로 다른 보건의료 분야의 소프트웨어 애플리케이션 사이에 정보가 호환될 수 있도록 하는 규칙의 집합이다.

② 보건의료 전반에 적용이 가능한 참조모델을 제시하고 있고 단일 프레임워크를 유지하면서 다양한 범주의 정보를 표현하는 유

연함을 가지고 있다.

③ 각각의 속성과 관계에 의해 연결된 클래스 간 관계를 도식화하여 표현되고 있다.

④ 의료 디지털 영상과 부수적인 의료정보의 전송을 위한 표준이다.

⑤ Act, Participation, Entity, Role, ActRealtionship, Rolelink의 구조로 이루어져 있다.

63

의무기록사를 보건의료정보관리사로 명칭이 개정된 시기는?

① 2018년 12월 19일
② 2017년 12월 19일
③ 2019년 12월 19일
④ 2016년 12월19일
⑤ 2015년 12월 19일

64

병원표준화에서 병원신임여부를 심사한 기관은?

① 미국외과학회
② 북미주의무기록협회
③ 보건국제기록연맹
④ JCAH
⑤ PSRO

65

대한보건의료정보관리사에서 제시한 역할로 보건의료정보 분야의 국제 표준을 준수하여 분류함으로써 가치있는 정보 생성에 기여하는 역할은?

① 보건의료정보 표준 전문가
② 보건의료정보 분류전문가
③ 보건정보관리자
④ 보건의료정보관리자
⑤ 개인정보보호 관리자

66

환자명 색인과 최초의 의무기록사서를 채용한 병원은?

가. St.Bartholomew's Hospital
나. Pennsylvania Hospital
다. Massachusettes General Hospital
라. New York Hospital
마. Rochester General Hospital
바. St. Josep Hospital

① 가, 나　　　　② 나, 다
③ 라, 마　　　　④ 마, 바
⑤ 다, 라

67

QI도구를 이용하여 사건이 발생한 빈도의 자료를 수집할 수 있으며 수집된 자료를 이용하여 파레토 도표에서 활용할 수 있는 것은?

① 유사성 다이어그램
② 흐름도
③ 체크시트
④ 우선순위매트릭스
⑤ 런차트

68

보건의료정보시스템에 대한 설명이 틀린 것은?

① POC은 모바일로 진료를 실시간으로 기록하고 처방, 검사결과, 임상정보를 등록하고 조회하는 시스템이다.

② EIS는 최고경영자나 임원 또는 관리자가 경영목적을 위하여 정보를 정확하고 신속하게 조회할수 있는 정보시스템이다.

③ ERP는 기업 내 생산, 물류, 재무, 인사, 회계 등의 경영활동 프로세스를 통합적으로 하나로 연계하여 관리하는 것이다.

④ PRM은 SCM의 한 영역이다.

⑤ SCM는 모니터하는 장치에서 환자 상태에 따라 즉각적으로 대응할 수 있으며 간호정보시스템으로 전송이 된다.

69

DRG 질병군별 점수 산정에 대한 내용이 올바른 것은 무엇인가?

① 정상군은 입원일수가 정상군 하한과 정상군 상한 사이의 중간을 말한다.

② 하단열외군은 입원일수가 정상군 하한 이상인 경우를 말한다.

③ 상단열외군은 입원일수가 정상군 하한을 초과하는 경우를 말한다.

④ 질병군별 평균 입원일수는 해당 질병군의 요양급여에 평균적으로 소요되는 입원일수를 말한다.

⑤ 고정비율은 요양급여비용 총액 중 입원일수만큼 발생하는 평균적으로 발생된 고정비용이 차지하는 비율을 말한다.

70

여러 질병의 신체적 증후와 증상을 비교하는 진단은?

① 주진단명
② 기본진단명
③ 입원진단명
④ 추정진단
⑤ 감별진단

71

병원사망률 계산할 때 병원사망에 포함하지 않는 것은 무엇인가?

가. 입원하여 사망	나. DOA
다. 수술 후 사망	라. 모성사망
마. 마취사망	

① 가
② 나
③ 다
④ 라
⑤ 마

72

전자서명 생성정보가 가입자에게 유일한 사실을 확인하고 증명하는 행위를 무엇이라고 하는가?

① 전자문서
② 전자서명
③ 인증
④ 공인인증기관
⑤ 가입자

73

자재 구입, 주문, 판매, 영수증 발행 등 거래데이터가 발생할 때마다 송수신하는 시스템은?

① TPS
② LIS
③ RIS
④ PACS
⑤ EDS

74

병원 자원을 가장 많이 사용한 진단은?

① 주진단명 ② 기본진단명

③ 입원진단명 ④ 수술 전 진단명

⑤ 임상진단명

75

팀원들이 아이디어를 비판하거나 논평하지 않고 새로운 아이디어, 문제점과 대안을 창출할 수 있는 QI도구는?

① 유사성 다이어그램 ② 브레인스토밍

③ 흐름도 ④ 어골도

⑤ 우선순위매트릭스

76

6 sigma에서의 문제를 해결하는 방법으로 옳은 것은?

① 측정 · 정의 · 분석 · 개선 · 관리

② 정의 · 측정 · 분석 · 관리 · 개선

③ 개선 · 관리 · 분석 · 정의 · 측정

④ 관리 · 개선 · 분석 · 측정 · 정의

⑤ 분석 · 측정 · 관리 · 개선 · 정의

77

임상개요(clinical resume)이라고 하는 기록지는?

① 퇴원요약지

② 단기간 입원기록지

③ 기간 중 병력기록

④ 진단요약색인기록지

⑤ 병력기록지

78

최고경영자 또는 중역들이 경영목적을 달성하기 위하여 조직 내외부의 주요 정보를 신속정확하게 조회할 수 있는 시스템은?

① OCS ② EMR

③ ORS ④ ES

⑤ HCS

79

본인부담금이 무료인 경우만 고르시오.

가. 행려환자

나. 1종수급권자가 약국에서 처방조제를 받음

다. 2종수급권자 중 보건복지부 장관이 정하여 고시하는 심장질환자

라. 장애인

마. 1종수급권자가 의원에서 외래진료를 받음

① 가, 나, 다 ② 나, 다, 라

③ 다, 라, 마 ④ 모두

⑤ 가, 다, 라

80

환자를 모니터링하여 환자 상태에 따라 즉각 대응할 수 있으며 위급상황이면 알람 시스템이 있는 시스템은?

① PIS ② MS

③ EMR ④ OCS

⑤ LIS

81

주진료 경로와 임상진료지침의 차이점이 틀린 것은?

① 주진료 경로는 환자의 입원여부 시술 시행 여부에 대한 결정 후 환자에게 제공되는 진료의 질과 효율성에 초점을 둔다.

② 임상진료지침은 검사, 치료의 적응증을 기술함으로써 진료의 적절성에 대한 의사결정에 초점을 둔다.

③ 주진료 경로는 의사에 의하여 개발되었다.

④ 주진료 경로는 특정한 행동에 대한 시간개념이 포함되었다.

⑤ 임상진료지침은 시간개념이 포함되지 않았다.

82

행정적인 목적으로 보관이 되어 의무기록지에 함께 철할 필요가 없는 기록지는?

① 사고기록지   ② 응급실기록지

③ 투약기록지   ④ 간호기록지

⑤ 자료공개동의서

83

병원의 상근 의무기록 담당자들의 능력이 부족할 때 도와주는 사람은?

① 보건행정가

② 비상근 의무기록감독자

③ 의무기록행정가

④ 보건의료보험 청구자

⑤ 보건정보관리자

84

환자입장에서의 일관성 있는 치료가 이루어져야 한다고 Mayer가 주장한 개념은?

① 접근성   ② 질

③ 지속성   ④ 효율성

⑤ 효과성

85

나이. 성별을 고려하지 않은 자연적 사망률을 무엇이라고 하는가?

① 순사망률

② 태아사망률

③ 영아사망률

④ 모성사망률

⑤ 조사망률

86

다음 설명 중 틀린 것은?

① 정부기관이나 조직이 개인에게 일정수준의 능력을 증명하여 특정 직업에 종사할 수 있도록 허가해주는 것은 면허이다.

② 민간기관이나 협회가 개인에게 일정한 수준의 자격을 인정해주는 것은 자격증이다.

③ 과정변수에는 사망률, 이환율과 퇴원 시 상태 등이 있다.

④ 구조적 방법에는 진료의 수단이나 여건을 의미한다.

⑤ 1972년 의료감사의 방법으로 PEP를 개발하고 동료심사평가를 하였다.

87

전문과목별, 요양기관별로 진료비를 많이 배분 받기 위한 갈등이 발생할 수 있고 의료의 질이 저하될 가능성이 높은 진료비 지불방식은 무엇인가?

① 총액계약제   ② 인두제

③ 행위별수가제   ④ 봉급제

⑤ 포괄수가제

88

입원병상에 포함되는 것은?

① 진찰실   ② 물리치료실

③ 분만실   ④ 중환자실

⑤ 응급실병상

89

공휴일에 진찰을 하는 경우 가산되는 진찰료는 몇%인가?

① 50%   ② 40%

③ 30%   ④ 25%

⑤ 10%

90

DICOM에 대한 내용이 아닌것은?

① 미국방사선학회와 전기공업회가 합동으로 설립한 위원회가 모체가 되어 설립된 기구이다.

② 병원에 사용되는 영상장비들은 시스템 간 연동을 위해서는 표준이 필수적이다.

③ 의료 디지털 영상과 부수적인 의료정보의 전송을 위한 표준

④ 유럽 공식 표준화 기구이다.

⑤ 표준영상신호 프로토콜로 네트워크를 통한 PACS(Picture Archiving Communication System)의 표준기술이다.

91

투약, 처치 처방이 간호부서 및 진료지원 부서에 전달되어 약국, 연구소, 방사선과로 전달되어 진료에 대한 진료비를 정산하고 수납하는 시스템은?

① PIS   ② MS

③ EMR   ④ OCS

⑤ LIS

92

보건의료시설에 입원하여 생후 4주 이내의 사망을 계산하는 통계를 무엇이라고 하는가?

① 영아사망률   ② 유아사망률

③ 신생아사망률   ④ 태아사망률

⑤ 사산율

93

표준용어에(standardized terminology) 대한 내용을 의미하는 것은?

① 다양하게 표현되는 용어를 같은 의미로 해석되도록 개념에 대한 정의나 개념간 관계를 코드화한 체계이다.

② 동의어와 같은 관련 속성을 가지고 있는 다축 구조의 용어체계이다.

③ 미리 약속된 일정한 규칙에 따라 문자나 메세지를 부호로 변환하는 것을 말한다.

④ 유의어 목록으로 유의어집, 관련어집이라
고 한다.

⑤ 각종 데이터를 식별할 수 있는 표준이다.

94

다음 중 보건의료정보 관리를 해야 할 필요성에 대한 내용으로 틀린 것은?

① 급속한 정보화

② 관리할 보건의료데이터량의 증가

③ 데이터 처리 방법 및 기술의 발전

④ 보건의료데이터를 필요로 하는 용도가 많아짐

⑤ 보건의료데이터가 부가가치 창출이 되고 있음

95

속성정보라고 하며 빅데이터 사용하기 위하여 일정한 규칙에 따라 부여되어 정보의 인덱스 역할을 하는 것은?

① 메타데이터(Meta data)

② 데이터 셋(Data Set)

③ 데이터 사전(Data dictionary)

④ 데이터 매핑(Data mapping)

⑤ 데이터 아키텍처(Data architecture)

96

연령, 만성질환상태 등 12가지 생리적 측정치에 근거하여 중환자실의 이용도를 향상시켜준 것은?

① TMR   ② CSI

③ MedisGroups   ④ PMCS

⑤ APACHE

97

자동차보험진료수가에 관한 기준을 고시하는 자는?

① 심사평가원장

② 보건복지부장관

③ 국토교통부장관

④ 자동차보험회사

⑤ 건강보험관리공단

제 3회 실전모의고사_
2교시(73문항)+의료관계법규(20문항)

질병 및 사인 및 의료행위분류, 의학용어, 기초 및 임상의학, 암등록+의료관계법규

01

간암을 발견할 수 있는 종양표지자는?

① AFP
② POA
③ CA - 19 - 9
④ CA - 125
⑤ SCC

02

hypophysis와 동의어는?

① parotid gland
② pituitary gland
③ apocrine gland
④ sublingual gland
⑤ submandibular gland

03

진단명에 Acute와 Chronic이 같이 붙어 있는 경우 질병 분류하는 방법은?

① 상세불명으로 분류한다.
② 중복되어 있으므로 질병분류코드에 .8로 분류한다.
③ Acute으로만 분류한다.
④ Chronic으로만 분류한다.
⑤ Acute와 Chronic으로 둘 다 분류한다.

04

melatonin과 serotonin을 분비하는 곳은?

① parotid gland
② pituitary gland
③ pineal gland
④ sublingual gland
⑤ submandibular gland

05

엄지발가락의 통증은?

① podagra
② ostealgia
③ myalgia
④ bunion
⑤ lodosis

06

대장에(Large intestine) 포함되지 않는 것은?

① 공장
② 결장
③ 맹장
④ 직장
⑤ 항문

07

혈관 부분이 꽉 막힌 것은?

① occlusion
② vegetation
③ varicose vein
④ thrombosis
⑤ regurgitation

08

월경하는 정상주기보다 월경기간이 보통보다 긴 것은?

① menorrhagia

② intermenstrual bleeding

③ amenorrhea

④ menstruation

⑤ dysmenorrheal

09

신생물의 조직학적 형태가 육종인 경우 질병이 발생한 해부학적 부위의 결합조직에 가서 질병분류를 해야 한다는 의미를 가진 기호는?

① <>　　　　② *

③ #　　　　④ }

⑤ †

10

alopecia와 동의어는?

① cicatrix　　② baldness

③ wart　　　④ blister

⑤ hive

11

대부분 바이러스 감염으로 인하여 심장근육에 생기는 염증은?

① pericarditis

② myocarditis

③ hemopericardium

④ congestive heart failure

⑤ chronic ischemic heart disease

12

행동양식에 대한 내용으로 틀린 것은?

① 상피내 신생물은 이행성과 침습성 암 사이에서 형태학적 과정상에 위치한 것이다.

② 인접한 주위조직으로 침윤 및 전이되어 사망까지 이르게 하는 것은 악성이다.

③ 신생물이 발생한 자리 낭을 형성하고 국부적 영향을 미치며 재발이 거의 없는 것은 양성이다.

④ 신생물 발견 당시 행동양식을 결정할 수 없는 신생물은 행동양식 불명 또는 미상으로 분류한다.

⑤ 행동양식은 신생물 세포의 활동 상황을 말하며 원발성과 상세불명으로 크게 나눌수 있다.

13

조직속의 산소가 정상치 이하로 감소된 상태는?

① hyperoxia　　② hypoxia

③ erythrocytosis　　④ erythrogenesis

⑤ hypertensive

14

위 안의 염산이 부족한 것은?

① hyperchlorhydria　　② achlorhydria

③ indigestion　　④ eructation

⑤ dyspepsia

15

고혈압에 대한 질병분류 준칙이 틀린 것은?

① 심장기능상실, 심근염, 상세불명의 심장질
환등과 같이 고혈압이 동반된 경우 I11._로
분류한다.

② 만성콩팥기능상실과 상세불명의 콩팥기능
상실 및 상세불병의 콩팥위축과 고혈압이
동반된 경우 I12._로 분류한다.

③ 고혈압성 심장질환과 콩팥질환의 질환이
고혈압과 동반된 경우 I13._로 분류한다.

④ 허혈성 심장질환과 고혈압이 동반된 경우
고혈압의 동반사실을 나타내주기 위하여
고혈압에 대하여 추가분류 할 수 있다.

⑤ 뇌혈관 질환과 고혈압이 동반된 경우에는
뇌혈관 질환만 분류한다.

16

유문협착증인 경우 치료하는 수술은?

① Abbr – Estlander operation

② pyloromyotomy

③ staphylorraphy

④ ptyalectasis

⑤ vagotomy

17

vitiligo와 동의어는?

① vesicle   ② leukoplakia

③ leukoderma   ④ xeroderma

⑤ impetigo

18

국소적으로 조직이나 장기에 혈액공급이 감소되는
경우를 무엇이라고 하는가?

① 응고   ② 허혈

③ 출혈   ④ 색전

⑤ 괴사

19

심장마비의 원인으로 심장에 영양을 공급하는 관상
동맥이 괴사된 질환은?

① myocardial infarction

② myocarditis

③ hemopericardium

④ congestive heart failure

⑤ chronic ischemic heart disease

20

melatonin이 분비되기 전에 생성되며 수면에 관
여하는 것은?

① epinephrine   ② norepinephrine

③ thymosin   ④ serotonin

⑤ insulin

21

세포형태에 따라 비호즈킨 림프종을 분류하는 방법
은?

① WF   ② Rappaport

③ Keil   ④ Dorfman

⑤ Lukes and collins

22

소화기계의 부속기관인 것은?

가. oral cavity	나. liver
다. esophagus	라. cecum
마. rectum	

① 가　　　　② 나　　　　③ 다

④ 라　　　　⑤ 마

23

심장박동을 느리게 하며 혈압을 감소시키는 역할을 하는 것은?

① 부교감신경　　　② 삼차신경

③ 교감신경　　　　④ 더부신경

⑤ 척수신경

24

seizure와 동의어는?

① coma　　　　② confusion

③ semicoma　　④ convulsion

⑤ delirium

25

otitis interma와 동의어는?

① deafness　　　② mastoiditis

③ labyrinthitis　④ cholesteatoma

⑤ aerotitis

26

정상조직과 아주 많이 다른 분화도를 나타내는 것은(Grade 분화도를 의미 - G)?

① G1　　　　② G2　　　　③ G3

④ G4　　　　⑤ G5

27

요관 주위의 유착물을 수술을 통하여 분리하여 주는 것은?

① ureterectomy　　② ureterolithotomy

③ ureterolysis　　④ urethrorrhaphy

⑤ ureterostomy

28

고름이 모여 있는 상태는?

① suppuration　　② pus

③ dehiscence　　④ abscess

⑤ impetigo

29

피부에 대한 질병분류 준칙이 틀린 것은?

① 피부질환이 출생전후기에 발생한 경우에는 P코드로 부여한다.

② 연조직염을 발생시킨 원인균이 기재되어 있다면 연조직염 분류와 원인균을 나타내는 B95~B97의 번호에서 부가적으로 분류할 수 있다.

③ 내복약을 복용한 이후 발생한 피부염은 L25.1로 분류한다.

④ 약물로 인한 피부염인 경우 원인이 되는 외인분류를 추가적으로 분류할 수 있다.

⑤ 약을 오용 또는 과용으로 발생한 피부염은 손상외인 분류를(T36~T50) 추가적으로 분류할 수 있다.

30

고막에 염증이 난 것은?

① labyrinthitis ② cholesteatoma

③ mastoiditis ④ myringitis

⑤ barotitis

31

heart burn과 동의어는?

① pyrosis ② nausea

③ vomitting ④ epigastric pain

⑤ dysentery

32

혈액형 중 만능 공혈자인 것은?

① A형 ② O형 ③ B형

④ AB형 ⑤ AA형

33

Growth Hormone의 과다분비로 생기는 질환은?

① Addison's disease

② Cushing's syndrome

③ Diabetes inspidus

④ acromegaly

⑤ goiter

34

월경을 해야 하는 나이에 월경이 중지된 상태는?

① menorrhagia

② intermenstrual bleeding

③ amenorrhea

④ menstruation

⑤ dysmenorrheal

35

소화기계통 질환에 대한 분류준칙이 틀린 것은 무엇인가?

① 감염성 위장염과 비감염성 위장염은 K코드로 분류한다.

② 식도염이 약물 및 화학물질에 의한것이라면 원인에 대하여 외인분류번호를 부가적으로 분류한다.

③ 식도 또는 십이지장의 천공이 사고에 의한 것이면 손상외인으로 분류한다.

④ 위의 기능적 장애가 심인성인 경우에는 F45.3으로 분류한다.

⑤ 복막염은 환자상황에 따라 분류될 수 있다.

36

태아를 둘러싼 가장 안쪽의 막은?

① umbilical cord ② chorion

③ amnion ④ serous membrane

⑤ basement membrane

37

귀지가 많이 나오는 것은?

① otorrhagia ② otalgia

③ otolith ④ otorrhea

⑤ otocyst

38

위의 내용물이 풍만할 때 연동운동이 없어지고 결장의 길이가 짧아져서 직장으로 내보내도록 하는 운동을 무엇이라고 하는가?

① 집단운동 ② 연하운동

③ 연동운동 ④ 분절운동

⑤ 진자운동

39

유산이 3번 이상 자연유산 되는 것을 무엇이라고 하는가?

① spontaneous abortion

② habitual abortion

③ missed abortion

④ threatened abortion

⑤ induced abortion

40

chicken pox와 동의어는?

① vesicle   ② verruca

③ vitiligo   ④ measles

⑤ varicella

41

심장 박동을 증가시키는 호르몬은?

① 노르에프네프린

② 에피네프린

③ 스테로이드 호르몬

④ 칼시토닌

⑤ 코르티솔

42

월경할 때 하복부 등에 통증을 동반하는 월경은?

① menorrhagia

② intermenstrual bleeding

③ amenorrhea

④ menstruation

⑤ dysmenorrheal

43

양쪽 귀의 듣는 능력을 검사하는 것은?

① tympanometry   ② tunic folk test

③ Romberg test   ④ otoscopy

⑤ audiogram

44

암이 악성을 의미하는 것은?

① Primary   ② Benign

③ Metastatic   ④ Malignant

⑤ disseminated

45

소장의 첫번째 부분은?

① jejunum   ② ileum

③ duodenum   ④ cecum

⑤ colon

46

알레르기 반응 때 체내에서 과량으로 분비되는 것은?

① serous   ② histamine

③ histocyte   ④ keratin

⑤ melanin

47

암세포의 진전도를 나타내는 것은?

① Morpology   ② Topography

③ Behavior   ④ Grade

⑤ staging

48

요관과 방광을 성형해주는 수술은?

① enterovesicoplasty ② cystoplasty

③ colpocystoplasty ④ ureterovesicoplasty

⑤ enteroureteroplasty

49

흉강에 공기가 있는 상태는?

① hydrothorax ② pleuritis

③ pneumothorax ④ hemothorax

⑤ empyema

50

심장 박동을 증가시키는 역할을 하는 것은?

① 부교감신경 ② 삼차신경

③ 교감신경 ④ 더부신경

⑤ 척수신경

51

혈액 중에 요소 수준을 측정하는 검사는?

① occult blood

② blood urea nitrogen

③ blood coagulation test

④ blood count

⑤ arterial blood gas

52

음식, 진드기, 꽃가루 등에 대한 반응으로 연속적 재채기와 콧물을 흘리는 것은?

① atrophic rhinitis ② sinusitis

③ nasopharyngitis ④ allergic rhinitis

⑤ rhinorrhea

53

최대 호기 후에 들이마시거나 최대 흡기 후 내쉴수 있는 최대의 공기량을 무엇이라고 하는가?

① Total volume(일호흡용적)

② Residual volume(잔기량)

③ Vital capacity(폐활량)

④ Dead space(사장)

⑤ Total capacity(총폐활량)

54

진해제를 의미하는 것은?

① antianemic ② antixerotic

③ antipyretics ④ antitussives

⑤ antiasthmatic

55

뇌조직의 구조적 손상은 없으며 일시적으로 뇌기능 부전이 된 것은?

① cerebrovascular accident

② cerebral concussion

③ cerebral confusion

④ cerebral palsy

⑤ cerebral infarction

56

다음 중 위의 기능이 아닌 것은?

① 음식소화 ② 연동운동

③ 수분흡수 ④ 재생기능

⑤ 알코올흡수

57

출산 시 대뇌손상으로 운동기능의 부분적인 마비가 온 것은?

① Bell palsy

② cerebral concussion

③ cerebral confusion

④ cerebral palsy

⑤ cerebral infarction

58

배뇨 시 방광을 X-ray 촬영을 하는 것은?

① RPG

② IVP

③ KUB

④ CMG

⑤ VCUG

59

원발부위에 처음 발생한 종양을 무엇이라고 하는가?

① Primary

② Benign

③ Metastatic

④ Malignant

⑤ disseminated

60

KUB를 촬영하는 부위는?

가. kidney	나. Urethra
다. Bladder	라. Ureter
마. renal pelvis	

① 가, 나, 다

② 가, 다, 라

③ 가, 다, 마

④ 나, 다, 마

⑤ 다, 라, 마

61

흉강 안에 물이 고인 상태는?

① hydrothorax

② pleuritis

③ pneumothorax

④ hemothorax

⑤ empyema

62

종양의 악성정도를 나타내는 것은?

① Morpology

② Topography

③ Behavior

④ Grade

⑤ staging

63

뇌조직에 혈액공급이 차단되어 조직이 죽은 것은?

① Bell palsy

② cerebral thrombosis

③ cerebral embolism

④ cerebral palsy

⑤ cerebral infarction

64

narcoma와 동의어는?

① coma

② confusion

③ semicoma

④ convulsion

⑤ delirium

65

정상조직에 가까우면서 고분화도인 것은 (Grade 분화도를 의미-G)?

① G1

② G2

③ G3

④ G4

⑤ G5

66

통증 자극에는 반응을 보이지만 의식이 없는 상태는?

① coma ② confusion

③ semicoma ④ convulsion

⑤ delirium

67

중이의 뼈가 자라서 이경화증(otosclerosis)가 발생한 경우 치료하는 수술은?

① fenestration ② myringotomy

③ otoplasy ④ mastoidectomy

⑤ tympanoplasty

68

산소와 이산화탄소의 가스교환을 하는 곳은?

① 심장 ② 기관지

③ 폐포 ④ 세기관지

⑤ 기관분기부

69

혈액응고를 억제시키는 약은?

① anti－inflammatory ② antiemetics

③ antiperspirant ④ antipyretic

⑤ anticoagulant

70

발바닥이 편평한 발은?

> 가. Tailpes calcaneus
> 나. Tailpes cavus
> 다. Tailpes planus
> 라. Tailpes varus
> 마. Tailpes valgus

① 가 ② 나 ③ 다

④ 라 ⑤ 마

71

ischemic contracture와 동의어는?

> 가. Parrot's pseudoparalysis
> 나. myasthenia gravis
> 다. Volkmanns contracture
> 라. Potts disease
> 마. Lou Gehrig disease

① 가 ② 나 ③ 다

④ 라 ⑤ 마

72

맥압(pulse pressure)란?

① 수축기 혈압을 의미한다.

② 이완기 혈압을 의미한다.

③ 수축기 혈압과 이완기 혈압을 더한 것이다.

④ 수축기 혈압에서 이완기 혈압을 뺀 것이다.

⑤ 수축기 혈압에 상관계수를 곱한 것이다.

73

산소가 많은 것으로만 구성된 것은?

> 가. pulmonary vein
> 나. aorta
> 다. left ventricle
> 라. pulmonary artery
> 마. Right atrium

① 가, 나, 다 ② 나, 다, 라

③ 다, 라, 마 ④ 가, 다, 마

⑤ 나, 라, 마

★ 의료관계법규(20문항) ★

01

다음 중 의료유사업자로 구성된 것은?

가. 조산사	나. 현지의사
다. 치위생사	라. 침사
마. 구사	바. 접골사

① 가, 마　　　　　② 가, 나, 다
③ 가, 다　　　　　④ 라, 마, 바
⑤ 가, 라, 마

02

국립암센터 임원에 대한 내용이 아닌것은?

① 이사장, 이사 및 감사는 이사회에서 선임하되 보건복지부 장관의 승인을 받아야 한다.
② 원장은 비상근으로 한다.
③ 이사장 및 이사의 임기는 3년으로 하되 1차에 한하여 연임할 수 있다.
④ 감사의 임기는 2년으로 하되 1차에 한하여 연임할 수 있다.
⑤ 감사는 국립암센터의 업무 및 회계를 감사한다.

03

동물과 사람간에 서로 전파되는 인수공통 감염병인 탄저가 발생한 경우 누구에게 즉시 통보해야 하는가?

① 질병관리본부장　② 보건복지부 장관
③ 보건소장　　　　④ 시도지사
⑤ 구청장

04

보건복지부 장관은 이 법에 따른 건강보험의 건전한 운영을 위하여 건강보험 정책 심의 위원회의 심의를 거쳐 (　)년마다 국민건강종합 계획을 수립하여야 한다 괄호안에 알맞은 내용은?

① 5년　　　　② 4년　　　　③ 3년
④ 2년　　　　⑤ 1년

05

세탁물 처리업자가 1개월 이상 휴업과 폐업을 하는 경우 신고를 받는 자는 누구인가?

① 보건소장　　　② 보건복지부 장관
③ 시장　　　　　④ 질병관리본부장
⑤ 경찰서장

06

감염병의 예방 및 관리에 관한 용어에 대한 설명이 틀린것은?

① 생물테러감염병이란 고의 또는 테러등을 목적으로 이용된 병원체에 의하여 발생된 감염병 중 보건복지부 장관이 고시하는 감염병을 말한다.
② 성매개감염병이란 성접촉을 통하여 전파되는 감염병 중 보건복지부 장관이 고시하는 감염병이다.
③ 감염병환자란 감염병의 병원체가 인체에 침입하여 증상을 나타내는 사람을 말한다.
④ 감염병의사환자란 의사가 감염병 병원체가 침입한 것으로 증상을 나타낸다고 판정한 것이다.
⑤ 병원체 보유자란 임상적인 증상은 없지만 감염병 병원체를 보유하고 있는 사람을 말한다.

07

국민건강보험 공단의 정관을 변경시 누구의 인가를 받아야 하는가?

① 시도지사　　　　② 구청장
③ 대통령　　　　　④ 보건복지부 장관
⑤ 국민건강보험공단 이사장

08

다음 중 의료인의 면허 취소 사유에 해당하는 것은?

① 의료인의 품위손상
② 진단서 거짓 작성
③ 의료인이 아닌 자로 하여금 의료행위를 하게 한 때
④ 관련서류를 위조, 변조하여 진료비를 거짓 청구한 때
⑤ 3회이상 자격정지처분을 받은 경우

09

국가예방접종사업의 대상이 되는 감염병은 무엇인가?

① 콜레라　　　　　② 일본뇌염
③ 결핵　　　　　　④ 두창
⑤ C형간염

10

암에 대한 국민의 이해를 높이고 암의 예방 치료 및 관리를 위한 매년 행사를 하는 암 예방의 날은?

① 3월 21일　　　　② 4월 21일
③ 5월 21일　　　　④ 9월 21일
⑤ 10월 21일

11

온열치료, 수치료, 기능훈련 및 신체교정운동을 할 수 있는 의료기사는?

① 작업치료사　　　② 물리치료사
③ 방사선사　　　　④ 안경사
⑤ 치과기공사

12

국민건강보험 공단의 자산관리 운영 및 증식사업을 위한 방법으로 틀린 것은?

① 은행이 직접 발행하거나 채무이행을 보증하는 유가증권 매입
② 대통령령으로 정하는 사업
③ 공단의 업무에 사용되는 부동산의 취득 및 일부 임대
④ 집합투자업자가 발행하는 수익증권의 매입
⑤ 증권가의 주식매입

13

의료인이 임신 32주 이전의 임부에게 태아 성감별을 해준 경우의 처분은?

① 자격정지
② 면허정지
③ 면허취소
④ 5년 이하의 징역이나 5천만원 이하의 벌금
⑤ 3년 이하의 징역이나 3천만원의 벌금

14

의료기관에 소속되지 안니한 치과의사가 제1급감염병부터 제 3급 감염병까지에 해당하는 감염병으

로 사망한 경우 누구에게 신고해야 하는가?

> 가. 질병관리본부장　　나. 보건소장
> 다. 시도지사　　　　　라. 시장 군수 구청장
> 마. 국립검역소장

① 가　　　　　② 나　　　　　③ 다
④ 라　　　　　⑤ 마

15
치과기공소에 대한 내용이 아닌 것은?

> 가. 치과의사는 치과기공소를 개설할 수 있다.
> 나. 치과기공소 개설자는 보건복지부령에 의하여 치과기공물 제작의뢰서를 보존하여야 한다.
> 다. 치과의사는 치과기공물 제작의뢰서에 따라 적합하게 이루어지고 있는지 확인할 수 있다.
> 라. 치과기공사, 치과의사, 의사는 치과기공소를 개설할 수 있다.
> 마. 치과기공소는 1개만을 개설 할 수 있다.

① 가　　　　　② 나　　　　　③ 다
④ 라　　　　　⑤ 마

16
국민건강보험공단 이사장을 임명하는 자는?

① 시도지사　　　　② 구청장
③ 대통령　　　　　④ 보건복지부 장관
⑤ 의료기관장들의 추천

17
의료기사의 결격 사유를 벗어나는 사람은?

① 피성년후견인 지정

② 마약류 중독자로 판정
③ 금고이상 실형 면제
④ 피한정후견인 지정
⑤ 정신질환자

18
국민건강보험공단의 비상임이사를 임명하는 자는?

① 시도지사　　　　② 구청장
③ 대통령　　　　　④ 보건복지부 장관
⑤ 의료기관장들의 추천

19
다음 중 내용이 틀린 것은 무엇인가?

① 의료기사, 보건의료정보관리사 및 안경사의 업무의 범위와 한계는 보건복지부령으로 한다.
② 면허증의 재 교부 신청을 한 때에는 접수증이 면허증으로 갈음할 수 있다.
③ 군 복무 중 인자는 보수교육에 면제된다.
④ 의료기사 등의 면허종류에 따라 설립된 단체나 협회는 보수교육 위탁기관으로 가능하다.
⑤ 의료기사등의 협회는 법인으로 하며 민법 중 사단법인에 관한 규정을 준용한다.

20
암관리종합계획은 ( )마다 세워야 한다 괄호안의 내용으로 맞는것은?

① 3년　　　　② 2년　　　　③ 5년
④ 4년　　　　⑤ 10년

제 3회 실전모의고사_3교시

보건의료정보관리사 실전모의고사 3차(3교시 의무기록실무)

---

l 환자의 Chart를 보고 물음에 답하시오.

01

주진단명과 기타진단명의 분류기호로 옳은 것은?

① M51.2, S09.90
② M50.12, S06.90
③ M50.12, S06.02
④ M43.12, S06.00
⑤ M43.12, S14.00

02

수술 및 처치코드로 옳은 것은?

① 80.51, 81.08
② 80.50, 81.01
③ 80.51, 81.02
④ 80.50, 81.08
⑤ 80.50, 81.02

03

이 환자의 의무기록 내용으로 옳지 않은 것은?

① 금일 음주상태로 보행 중 넘어져 목의 통증을 호소하며 응급실에 왔다.
② 고혈압과 당뇨의 가족력을 가지고 있으며 교통사고의 과거력이 있다.
③ 입원 중 내과와 신경외과의 협진을 의뢰하였다.
④ 환자는 번데기와 고등어 알러지로 약을 복용중이다.
⑤ 협진의 결과 뇌진탕이라는 진단을 받았다.

보기 (4 – 5번)

ㄱ. 금식과 통증자가조절법에 대하여 설명해 주라는 지시가 있었다.

ㄴ. 교차시험 후 RBC lPints 준비하고, 혈액항체선별검사를 실시하였다.

ㄷ. V/S 15분마다 4번, 30분마다 4번, 2시간마다 4번하고 안정되면 6시간마다 하도록 지시하였다.

ㄹ. 수술 전 EDBC를 위하여 공기분출병을 사용하도록 하였다.

ㅁ. 가스가 나올 때까지 금식하였고, 수술부위에 Hot – Pack으로 찜질하였다.

ㅂ. 필요에 따라 DCF와 TRD를 주사하도록 하였다.

ㅅ. 환자의 H/V의 수를 매일 체크하도록 하였고, 수술실의 수액을 그대로 연결하여 사용하였다.

04

위의 보기에서 수술 전 시행된 처치로 바르게 짝지어진 것은?

① ㄱ, ㄴ   ② ㄴ, ㅂ   ③ ㄴ, ㄹ, ㅂ   ④ ㄷ, ㅁ, ㅅ   ⑤ ㄱ, ㄴ, ㄷ, ㅂ

05

위의 보기에서 OP – DAY의 지시내용으로 바르게 짝지어진 것은?

① ㄱ, ㄷ   ② ㄱ, ㄴ, ㅂ   ③ ㄴ, ㅁ, ㅅ   ④ ㄷ, ㅁ, ㅂ   ⑤ ㄴ, ㄷ, ㅂ, ㅅ

06

다음 중 환자가 입원기간 중 촬영한 것이 아닌 것은?

① C – Spine Ap/Lat   ② Brain CT   ③ C – Spine MRI
④ Chest PA   ⑤ Skull AP

07

다음 중 환자가 받은 처방으로서 틀린 것은?

① 통증호소 시 진통제로서 DCF, TRD 등을 주사로 맞았다.

② 불면을 호소하여 Iolpid를 주사로 맞았다.

③ 수술 후 Philadelpia, Thomas collor로 목을 고정하였다.

④ 감기증상이 있어 Cough Sy. 과 Suda를 처방받았다.

⑤ 감기약과 Trast 파스를 퇴원 시에 처방받았다.

08

환자의 수술기록으로 틀린 것은?

① 수술전·후 진단명은 C5.6 척추간판탈출증과 신경뿌리병증이었다.

② 환자는 앙와위자세로 전신마취 하에 피부준비와 방포를 하였다.

③ 경추골간의 사이를 벌리는 기구로 Casper distractor이 사용되었다.

④ 수술 중 Fluorscopy, C-arm, Screws, Buck's traction 등이 사용되었다.

⑤ 수술부위는 H/V 삽입 후 지혈제로 지혈하고 소독, 세척한 후 층층이 닫았다.

09

환자의 의무기록 내용으로서 틀린 것은?

① 환자는 응급실을 경유하여 동일과로 입·퇴원하였고, 재원기간은 24일이다.

② OP는 1월 9일 주치의의 집도하에 실시하였고, 병실로 돌아왔을 때의 BP는 140/80, BT는 37도였다.

③ POD#1에 폴리카테터를 제거하였고, I/O는 1000/1020이었다.

④ POD#2에 헤모박을 모두 제거하였고, 가스배출이 되어 정규식을 시작하였다.

⑤ 모든 봉합사를 제거하였으나, 다음날 제거한 부위의 통증을 호소하였다.

10

다음 중 약어의 풀이가 잘못된 것은?

① HNP: Herniated Nucleus Pulposus

② URI: Upper Respiratory Infection

③ PCA: Person Conduct Aanalysis

④ EDBC: Encouraging Deep Breathing Cough

⑤ MRI: Magnatic Resonance Imaging

성 명	A	성별/나이	M/36
주민번호		과	SS
일 자	2007. 1. 5	병 동	500

퇴원기록지

입 원	2007 년 1 월 5 일 13 시 20 분 SS 과 500 병동 502 호	재원일수
퇴 원	2007 년 1 월 29 일 /시 분 SS 과 5 병동 502 호	

최 종 진 단 명	분류번호
주 진 단 명 : 1. HNP C-6	
기타진단명 : 2. Cbr. concussion	

수술 및 처치명	분류번호
주 수 술 명 : 1. → Discectomy & AIF atlantis plate C5-6	
2. → conservation Tx	
기타수술(처치) 및 주요검사 :	

원사인 :	부검 : Y/N

치료결과	☐Recovered ■Improved ☐호전안됨 ☐진단뿐 ☐가망없는 퇴원 ☐48시간 이내 사망 ☐48시간 이후 사망 ☐수술 후 10일 이내 사망
퇴원형태	■퇴원지시후 ☐자의퇴원 ☐전원 ( ) ☐사망 ☐기타 ( )
재 입 원	☐계획된 재입원 ☐계획되지 않은 재입원
원내감염	☐없음 / ☐있음: 수술후. 기타처치후. 비뇨기계. 호흡기계. 소화기계 기타( )
추후진료 계획 ☐없음 ■있음 (20   년   월 2주후 일   시   과)
재 입 원 계획 ☐없음 ☐있음 (20   년   월   일   시   과)
담당전공의의사서명 :   (서명) 주치의사서명 :   (서명)
의무기록 완성 일자 : 200 년   월   일   의무기록사서명 :

간호정보조사지 (성인)	등록번호		보험유형	건강보험
	성 명	A	성별/나이	M/36
	주민번호		과	SS
	일 자		병 동	502

일반정보

입 원 일   2007 년   1 월   5 일   2 pm 시
정보제공자   부인   작성간호사   김
직   업   교육 정도   refuse
종   교   전화 번호
현 주 소
흡   연   1 갑/일   기간   10   년
음   주   종류 소주   양 $1\frac{1}{2}$ 병/회   횟수   회/월   기간   년

〈 가계도 및 가족병력 〉

입원과 관련된 정보   진단명   Neck Pain   R/O HCD C_4 C_7

입원경로   □외래   ■응급실   □기타
입원방법   □도보   □휠체어   ■응급차   □기타
V/S   130/90 – 36^4 – 60 – 20   발병일   07. 1. 5
주 증 상   가슴에서 목쪽으로 아파요
입원동기   07년 1월 5일 MN경 음주상태로 보행 중 넘어져 ER → Adm.

         FH : 어머니 HTN, 아버지 DM
         PH : 5년전 TA로 15일 정도 입원치료
         Bw : 55kg,   Ht : 167cm
과거병력   □고혈압   □당뇨   □결핵   □기타
         수술명   □알레르기   □없음   ■있음   번데기, 고등어
최근투약상태   None

병에 대한 인식

신체검진
전반적상태
기   형   ■없음 □있음 부위
등   통   □없음 ■있음 부위 Neck(둔함, 쑤심, 퍼짐, 예리함, 찌르는듯함, 기타)
식   욕   ■좋음 □보통 □나쁨   체중변화   □없음 □있음
수면상태   수면시간 7-8 시간/일   수면장애 _____ 수면을 돕는법 _____
대   변   횟수 1 회/( )일 색깔   □설사   □변비   □등통   □기타
소   변   횟수 4-5회/( )일   양   색깔   냄새
         □빈뇨   □필뇨   □혈뇨   □긴급뇨의   □실금   □작열감   □배뇨곤란
활동상태   ■자유로움   □자유롭지 못함

OS ADMISSION ORDER (OP Case)

Diagnosis: _____

_____

_____

Date: 2007. 1. 5

등록번호		보험유형	건강보험
성 명	A	성별/나이	M/36
주민번호		과	SS
일 자		병 동	502

1. Check V/S qid
2. Diet: __GD__
3. Bed rest
4. Check X-ray
    1) Chest PA
5. Lab
    1) CBC c plt, ESR, CRP, RA
    2) Chemistry: TP/Alb, GOT/GPT, TB/l, BUN/Cr, FBS
    3) s-Electrolyte: Na/K/Cl
    4) HBsAg/AB, VDRL, AIDS
    5) PT PTT
    6) ABO c Rh
    7) U/A c micro
6. ECG
7. Special study:
8. Apply   splint c Ice pack
9. Consult to _____ for _____
10. 5% D/S 1ℓ
    Perison 1ⓐ   Mix IV c 10gtt/min × 3days
    Maro   1ⓐ
11. DCF 1ⓐ IM q 12hrs   × 2days
    DCF 1ⓐ IM q 24hrs   × 5days
12. PO medi : ACL 2ⓣ
           REO 2ⓣ   #2 PO × 7days
           DSP 2ⓣ
13. PT :
    1) Ice pack for 2days
    2) Hot pack, US, ICT bid
19. prn) TRD 1ⓐ IM if pain   × 7days

Signature Dr. _____ Nr. _____

PREOP ORDER 정형외과 척추클리닉

Diagnosis: _____

_____

_____

Date: 2007. 1. 9

등록번호			보험유형	건강보험
성 명	A		성별/나이	M/36
주민번호			과	
일 자			병 동	

1. MN NPO
2. Check V/S q 6hrs
3. Bed rest
4. Get op permission
5. Skin pre(L-Spine) : Whole back to both mid thigh
   Neck (절대 상처 입히지 말고 상처 나면 노티 하세요)
6. 환자보호자에게 PCA에 대하여 설명해주고 할지 여부를 결정하여 차트 앞에
   복사해 주세요.
7. send W-Ceftacin 1v to OR (AST후)'
8. 임상병리검사
   1) Blood Bank: Blood Antibody Screening Test
9. 주사
   1) 5DW10%   1000㎖ 1BT   #1   IV
   2) HS10   1000㎖ 1PK   #1   IV
   3) W-Ceftacin   1g   IV   q   12hr(AST후)
   4) lparocin   400mg
      N/S   100cc Mix   IV
   5) Tetabulin   250IU   IM
   6) Robinul   1ⓐ   IM
10. Prep pack RBC 1   pints after cross matching
11. Enema(Yal)   1BT   #1
12. prn) DCF   1ⓐ   IM
        TRD   1ⓐ   IM   if pain.

Signature Dr. _____   Nr. _____

OP–DAY ORDER 정형외과 척추클리닉

Diagnosis: _____

_____

_____

Date: 2007. 1. 9

등록번호		보험유형	건강보험
성 명	A	성별/나이	M/36
주민번호		과	
일 자		병 동	

1. NPO until next order
2. Check V/S q 15min(×4), 30min(×4), 2hr(×4), if stable q 6hrs.
3. Bed rest
4. Apply ice bag on op. site
5. Check H/V count daily
6. Check I/O
7. EDBC and encourage blowing bottle
8. OR remaind fluid
9. 복대 해주세요.
10. Hypafix 등의 부직포 준비하세요.
11. 임상병리검사
    1) Routine CBC(2회 : 수술직후, 밤 10시)
12. 방사선 검사 : C-spine AP & Lat, L-Spine Ap & Lat, D-L spine Ap & Lat.
13. 주사
    1) 5DW10   1000㎖   1BT   #1   MIV
       Perison   1ⓐ
       Malotus   1ⓐ
    2) 5DS10   1000㎖   1BT   #1   MIV
       Perison   1ⓐ
       Malotus   1ⓐ
    3) W-Ceftacin   1g   IV   q   12hr(AST후)
    4) lparocin   400㎎
       N/S   100cc   Mix   IV
    5) Muteran   600㎎   2A   #2   IV
    6) Tagamet inj. 600㎎   3A   #3   IV
    7) PABA(Esbix) 100㎎   2A   #1   IV
14. prn) DCF   1ⓐ   IM   if, complain of pain
         TRD   1ⓐ   IM   if, complain of pain
15. 숨을 잘 쉬는지 확인(V/S check 할 때마다)
    숨을 마시고 내쉬는 것 잘 되는지 확인

Signature Dr. _____ Nr. _____

POD #1-#2 ORDER 정형외과 척추클리닉

Diagnosis: _____

_____

_____

Date: 2007. 1. 10

등록번호		보험유형	건강보험
성 명	A	성별/나이	M/36
주민번호		과	
일 자		병 동	

1. NPO until gas out   2. Check V/S q 6hrs.
3. Bed rest & working 가능   4. Apply ice bag on op. site
5. Check H/V count daily   6. EDBC and encourage blowing bottle
7. gas out 못하면 po medi. Hold 해주시고, prn의 fluid 달아주세요.
8. gas out 후 sips 시작하고 괜찮으면 soft diet부터 진행해주세요.
9. 임상병리검사
    1) Routine CBC
    2) BC : AST(SGOT)/ALT(SGPT)/Sodium/Potassium/Chloride/
            Creatinine/ Urea nitrogen/ Bilirubin, total/ Fasting surgar
10. 주사
    1) 5DW10   1000㎖   1BT   #1   MIV   (10gtt)
       Perison   1ⓐ
       Malotus   1ⓐ
    2) W-Ceftacin   1g   IV   q   12hr
    3) lparocin   400㎎
       N/S   100cc   Mix   IV
    4) Muteran   600㎎   3A   #2   IV
    5) Tagamet inj. 600㎎   3A   #3   IV
    6) PABA(Esbix)   100㎎   2A   #1   IV
11. 약
    1) ACF   2T   #2   × 2days
    2) VXO2   2T   #2   × 2days
    3) GSP   2T   #2   × 2days
    4) MGOH   2T   #2   × 2days
12. prn) DCF   1ⓐ   IM   if, complain of pain
        TRD   1ⓐ   IM   if, complain of pain
        5DS10   1000㎖   1BT
        Perison   1ⓐ
        Malouts   1ⓐ   #1   MIV   (10gtt)

Signature Dr. _____   Nr. _____

POD #3 ORDER 정형외과 척추클리닉

Diagnosis: _____

_____

_____

Date: 2007, 1, 12

등록번호			보험유형	건강보험
성 명	A		성별/나이	M/36
주민번호			과	
일 자			병 동	

1. Check V/S q 6hrs.
2. Bed rest
3. Check H/V count daily
4. gas out 못했어도 아침에 sips of water 시작하고 괜찮으면 점심부터 soft diet 주세요.
5. 주사

    1) 5DW10   1000mℓ   1BT   #1   MIV   (10gtt)

       Perison   1ⓐ

       Malotus   1ⓐ

    2) W-Ceftacin   1g   IV   q   12hr

    3) lparocin   400mg

       N/S   100cc   Mix   IV

    4) Muteran   600mg   2A   #2   IV

    5) Tagamet inj. 600mg   3A   #3   IV

    6) PABA(Esbix) 100mg   2A   #1   IV

6. 약 (× 7days)

    1) ACF   2T   #2

    2) VXO2   2T   #2

    3) GSP   2T   #2

    4) MGOH   2T   #2

7. prn) DCF   1ⓐ   IM   if, complain of pain

       TRD   1ⓐ   IM   if, complain of pain

Signature Dr. _____   Nr. _____

ORDERS FOR TREATMENT

Name _____

2007.   .

UNIT No.			
NAME		A	
AGE	36	SEX	남
DEPT	SS	WARD	502

M	D	O R D E R S	Dr's Sign	Nurse's Sign
1	5	Demead 1A IM 'PRN' – Hold DCF 1A IM 'PRN' Tridol 1A H/S 'PRN' Stilnox 1T Po		
1	11	H-Con 2A #2 × 7days po		
1	12	Thomas color apply at night		
1	14	Stilnox 1T Po Stilnox 1T Po		
1	16	X-ray C-Spine AP/Lat, Chest PA		
1	18	H-Con 2T #2 Po 8days 소견서 1부 발급		
1	19	1. Med ACF 2T #2 × 7days po VXO2 2T #2 × 7days po GSP 2T #2 × 7days po Stilnox → D/C		
1	20	Amitriptyline o.st HS daily PRN If insomnia Lab flu		
1	23	X-ray f/u C-spine Ap/lat NDI (수술전, 후)		
1	25	RSD gel 1tube(50g) apply on neck		
1	26	1. Med		
		ACF 2ⓐ #2 × 7days po VXO2 2ⓐ #2 × 7days po GSP 2ⓐ #2 × 7days po H-con 2ⓐ #2 × 7days po DCF 1A IM 2days DCF 1A IM PRN		
1	29	DC		
		Trast 1ⓐ 주세요.		

DISCHARGE ORDER 정형외과 척추클리닉

Diagnosis: _____

_____

_____

Date: 2007. 1. 17

등록번호		보험유형	건강보험
성 명	A	성별/나이	M/36
주민번호		과	
일 자		병 동	

1. 약

    1) ACF   2T   #2   14days

    2) VXO2   2T   #2   14days

    3) GSPC   2T   #2   14days

    4) H-Con 2T   #2

* 약(추가)

    1) Cough(s) 60cc #3   × 5days

    2) sudafed   1.5   #3   × 5days

2. 외래에 전화해서 2주일 뒤 척추외과 외래에 예약해주세요.

Signature Dr. _____   Nr. _____

CONSULTATION SHEET

Chart No :	
Name : A	M.F : 남
Room No : 502	Age : 36
Dept : SS	

To : Department of   Med

The patient ⌈ <u>can</u>   be moved from ward
          ⌊ can not

Impression : HCD.   C5/6

History and Findings :

URI symptoms

  → (upper respiratory infection)

Reply

  2007. 1. 25

    Cough syrup 60cc   #3 po for 3days
    Sudafed   1.5ⓣ #3 po for 3days

                Signature Dr.   Nr.

CONSULTATION SHEET

Chart No :	
Name : A	M.F : 남
Room No : 502	Age : 36
Dept : SS	

To : Department of   NS

The patient ⌈ <u>can</u>   be moved from ward
        ⌊ can not

Impression : HCD : C4, C8 level

History and Findings :

본 남환은 내원 전날(2007년 1월 4일) drunken state로 뒤로 넘어져 occipital area에 contulsion 있습니다. Further evaluation 필요성 여부에 관하여 귀하의 협진의뢰합니다. (Brain CT 촬영하였습니다.) 감사합니다.

SS 이 / 이   (서명)

Reply

     Jun. 5. 2007
     Mentation in alert
     Painful an pupils are size equal

     Moter   ☐
     Sencery   ☐   WNL
     Reffex   ☐

     Pathlagical -/-   pathological -/-
     Brain CT review no abnormal finding
     Imp) Cerebral concussion

Signature Dr.   Nr.

PROGRESS NOTE

O.P.D.   No. _____

Name A	Age 36	Sex M	Room No. 502	Adm. date	Dis.date

Provisional Diagnosis		
Date Dr's sign		Dr's sign
07/1/5	C/C 1. Neck pain	
/	c Lt. hand timgling sensation Onset : 07. 1. 4	
/	2. Headache By: Drunken station에서 뒤로 넘어짐	
/	Past/Hx) DM/HTN/Tbc/Hepatitis	
/	R.O.S)	
/	P/Ex)	
/	〈L-Spine〉	
/	SLR:	
/	Motor/Sensory:	
/	Tomas T:	
/	Patric T:	
/	Forward Bending	
/	Backward Bending	
/	rSLR:	R₂김
/	Td:	
/	〈C-Spine〉	R₂김
/	Motor: Lt. hand grip power : GTD ↓	
	Sensory : C4 & C8 dermatome hypersthemia	
/	Spurling sign:	R₂김
	Neck Compression T: uncheckable d/t pain	
	ROM: LOM	
	C-Spine : straight & decreased	
	X-ray of	
	Imp) 1. Spineneck	
	2. R/O HNP C-Spine	
	Plan) 1. BR	
	2. MRI C-Spine	
	3. Philadelphia Brace apply	
07/1/8	O: MRI C-Spine	
	→ C₅~C₆ IVDS narrowing & decreased lordosis	
	Ruptured disc C5~C6, HNP C5~C6	

의료기관명	J병원		의료기관기호				차트번호		
환자명	A	주민등록번호			나이	36	성별	M	공상구분
의료보험증번호		피보험자성명		진료과	SS	병동	502	진료의사	이
채취일자		의뢰일자	2007. 1. 10		보고일자		2007. 1. 12		
수거센터		영업소			접수번호				

〈 보험코드 〉　　　　〈 분류번호 〉　　　〈 의뢰검체종류 〉

C5501 x1　　　　　나550　　　　　가. Small specimen

〈 GROSS 〉

Received in formalin are several pieces of fragmented cartilaginous tissue,
aggregating about 2.0㎖. Totally embedded after decalcilication.

〈 MICRO 〉

Section from disk shows degeneration. And ther is no evidence of malignancy.

〈 DIAGNOSIS 〉

Intervertebra, C5-6, curettage(laminectomy and discectomy);
　　Degenerated fibrocartilage. Consistent with
　　　Intervertebral disc herniation (Herniated nucleus pulposus)

〈 NOTE 〉

판독의사 : 병리전문의 김

ANESHESIA RECORD

Anes No. pye I 20 07 Mo 1 D 9

Preop. Diag. HNP	Op. Prop.				
Postop. Diag.	Op. Perf.				
Premedication	Dose	Route	Time	Effect	

Unit No.	176466
Name	A
Age 36 Sex M	Room 502

Physical Status

Total dose ①2 3 4 5 Ⓔ

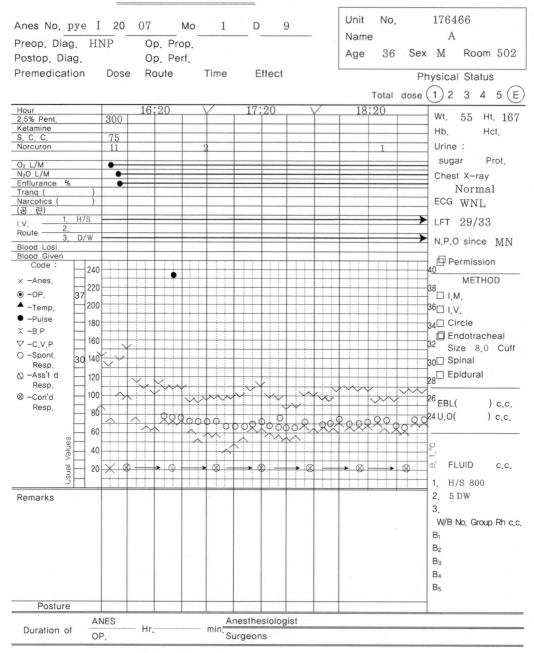

Wt. 55 Ht. 167
Hb. Hct.
Urine :
 sugar Prot.
Chest X-ray
 Normal
ECG WNL
LFT 29/33
N.P.O since MN

Permission

METHOD
☐ I.M.
☐ I.V.
☐ Circle
☑ Endotracheal
 Size 8.0 Cuff
☐ Spinal
☐ Epidural

EBL( ) c.c.
U.O( ) c.c.

FLUID c.c.
1. H/S 800
2. 5 DW
3.
 W/B No. Group Rh c.c.
B₁
B₂
B₃
B₄
B₅

Remarks

Posture

Duration of ANES Hr. .... min. Anesthesiologist
 OP. Surgeons

ANESHESIA RECORD

Anes No. Ⅱ 20 07 Mo 1 D 9

Preop. Diag.		Op. Prop.		
Postop. Diag.		Op. Perf.		
Premedication	Dose	Route	Time	Effect

Unit No. 176466
Name A
Age 36 Sex M Room 502

Physical Status
Total dose 1 2 3 4 5 E

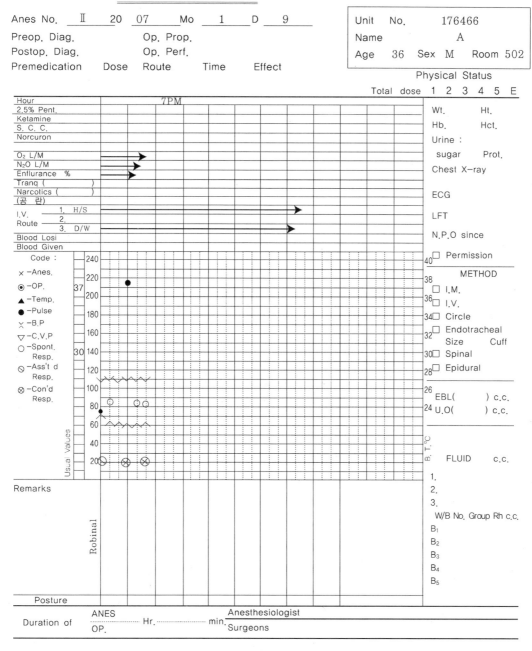

			7PM	
Hour			7PM	
2.5% Pent.				
Ketamine				
S. C. C.				
Norcuron				
O₂ L/M				
N₂O L/M				
Enflurance %				
Tranq ( )				
Narcolics ( )				
(공 란)				

O₂ L/M
N₂O L/M
Enflurance %

I.V. Route
1. H/S
2.
3. D/W

Blood Losi
Blood Given

Code :
× —Anes.
◉ —OP.
▲ —Temp.
● —Pulse
× —B.P
▽ —C.V.P
○ —Spont. Resp.
⊘ —Ass't d Resp.
⊗ —Con'd Resp.

Usual Values

Remarks

Robinal

Wt. Ht.
Hb. Hct.
Urine :
 sugar Prot.
Chest X-ray

ECG

LFT

N.P.O since

☐ Permission

METHOD
☐ I.M.
☐ I.V.
☐ Circle
☐ Endotracheal
 Size Cuff
☐ Spinal
☐ Epidural

EBL( ) c.c.
U.O( ) c.c.

B.T.°C

FLUID c.c.
1.
2.
3.
 W/B No. Group Rh c.c.
B₁
B₂
B₃
B₄
B₅

Posture

Duration of ANES Hr. min.
OP.
Anesthesiologist
Surgeons

OPERATIVE RECORDS

No:
NAME: A   Age/Sex : M/36
Depart: OS(Spine Center)   Ward:
Op.Date: 2007. 1. 9
Operator   Dr.이   Prof.김   1st.Ass.김
Preoperative Diagnosis   HNP C5-6 c radiculopathy, L.t
Postoperative Diagnosis   S/A
Op.Title   Discectomy C5~C6,
                    AIF(anterior interbody fusion) c Atlantis plate & AIBG

Op.findings
  1) Ruptured soft disc(+)
  2) PLL: rupture
  3) L.t nerve root compression(+)
  4) Bone graft harvest site: Lt. ASIS 2cm 후방
     * Atlantis plate : 23cm
     Screws × 4 (15mm)

Op.procedure
Under the endotracheal general anesthesia, the patient was placed on the operation table
in the supine position. A towel roll to facilitate neck extension is used. The shoulder was
taped to better visualize the lower cervical spine. OS routine skin preferation & draping
was done at neck and Lt. ASIS. The incision is marked and the cervical skin area is
sterilely prepared. Draping was carried out in the usual manner. A transverse skin
incision was made from the midline to the lateral border of the SCM muscle about 4cm in
length. The platysma muscle was divided tranxversly. The medial border of the SCM and
carotid sheath are retracted laterally. The omohyoid and sterothyroid muscles are then
retracted medially along with the trachea and esophagus. With blunt dissection, the
prevertebral fascial layer was exposed and incised in the midline to reveal the longus
colli muscle. An 18-gauge needle was inserted into the intervertebral disc space and
fluoroscopy was used to localized the level. Discectomy was performed. And Casper
distractor was applied. Additional discectomy was performed. End plate preferation was
done with ring currett & burr. Above operative finding was observed. Then, skin incision
was performed at Lt. ASIS area. Using oscillating saw, graft bone was harvested.
Trimming of bone block was done using Ronger. Bone block was inserted at IVDS. After
burring of osteophyte, Atlantis plate applied and fixed by screws. Rocking screws was
fixed. Position of plate was confirmed by c-arm. The operation wound was closed by
layer saline irrigation and hemostasis and hemovac inserted. The patient was well
tolerable to the anesthesia during the operation.

NEUROSURGICAL SPECIAL WATCH RECORD

Diagnosis _____

번호 :		
성 명 : A	성별/나이 : M/36	
과 :	호 실 :	

2007 월	2007 일	HOUR	CONSC LEVEL	PUPILS R	PUPILS L	B.P /	P /MIN	R /MIN	T ℃	OTHER EVENTS	NURSE'S NAME
1	9	6:55pm				130/70	88	18	36^2		
		7:15pm				130/70	68	24	36^9		
		7:40pm				140/80	64	22	37		
		7:55pm				130/80	68	20	36^9		
		8:30pm				140/90	68	22	37^1		
		9:00pm				140/90	64	22	37^3		
		9:30pm				130/90	64	20	37^3		
		10pm				120/80	68	22	37^2		
		MN				130/80	76	20	37^7		
		2am				120/80	80	20	37^5		
		4am				120/80	78	20	37^5		
		6am				120/80	80	20	37		

THE LEVEL OF CONSCIOUSNESS	PUPILS	OTHER EVENTS
Alert ························· A (정상)	Normal reacting to light well	Vomiting
Forceful verbal stimuli required ·············· B (큰소리로 부르면 깬다)	Small non reacting to light	Tremor
Respond to pain ··········· C (아픔을 느낀다)	Dilated non reacting	Convulsion
No response ·············· D (반응이 없다)	Sluggish light reflex	Restlessness, etc

MEDICATION & SPECIAL TREATMENT RECORD

Unit No.	176466
Name	A
Sex	M
Age	36
Dept	SS
Room	502

Order No	Treatment Medication	Date	Time / Initial	Date	Time / Initial	Date	Time / Initial	Date	Time / Initial	Date	Time / Initial	Date	Time / Initial	Date	Time / Initial	Date	Time / Initial
	Malouts 1Ⓐ		5		6 김		1		9		10		10		10		
	DCF 2Ⓣ2#				10 김		10 김		10 김		10 김		10 김		10 김		
	ACL REO DSP } 2Ⓣ2#				8		8		8		8		8		8		
					6		6		6		6		6		6		
	DCF+Robinal IM																
	Perison 50mg IM	김															
	TRD 1Ⓐ IM																
	Demoend 1Ⓐ																
	Actited 1g po																
	DCF 1Ⓐ IM																
	TRD 1Ⓐ IV																
	H/S 1																
	5DW/O 1																
	Ceftacin 2.0g #2 (After AST)																
	tetabulin 250IU IM #1																
	Neet cream (skin test)																
	5DW 1 +PRS 1Ⓐ MBV 1Ⓐ																
	Esbix 2Ⓐ #12																

MEDICATION & SPECIAL TREATMENT RECORD

Unit No.	
Name	A
	Age
Sex	Dept
Room	

Order No	Treatment Medication	Date	Time Initial	Date	Time Initial	Date	Time Initial	Date	Time Initial	Date	Time Initial	Date	Time Initial	Date	Time Initial
	MTR 2Ⓐ #2 IM										8pm				
	H₂ 3Ⓐ #3 IV														
	5DW 1 +PRS MBV ⟩1Ⓐ					10	김								
	5DS 1 +PRS MBV ⟩1Ⓐ			10	김										
	Ceftacin 2g #2 IV	10		10											
		10		10											
	IParocin 400mg +NS 1Ⓐ #1	10		10											
	Esbix 2Ⓐ #1 IV	10		10											
	MTR 2Ⓐ #2 IV	10		10											
		10		10											
	H₂ 3Ⓐ #3 IV	10		10											
		4		4											
		10		10											
	TRD 1Ⓐ IM														
	ACL VxO₂ GSP MGOH ⟩2Ⓣ #2 po														

MEDICATION & SPECIAL TREATMENT RECORD

Unit No.	176466		
Name	A		
Sex	M	Age	36
		Dept	SS
Room	502		

Order No	Treatment Medication	Date	Time Initial	Date	Time Initial	Date	Time Initial	Date	Time Initial	Date	Time Initial	Date	Time Initial	Date	Time Initial
	5% DW 1 c PRS 1Ⓐ														
	Ceftacin 2g IV		10		10		10		10		10		10		10
			10		10		10		10		10		10		10
	Esbix 2Ⓐ IV		10		10		10		10		10				
	Iparocin 400mg IV		10												
			10												
	MTR 2Ⓐ #2 IV		10												
	Esbix 2Ⓐ IV		8		8		8		8		8		8		8
			6		6		6		6		6		6		6
	ACL VXO₂ 2Ⓣ #2 MGO		8		8		8		8		8		8		8
			6		6		6		6		6		6		6
	H-con 2Ⓣ 2po								700		700				
	TRD 1Ⓐ IM														
	stillnox 1Ⓣ po														
	Cefatacin 2g IV		10		10		10		10		10		10		10
			10		10		10		10		10		10		10
	ACL VXO₂ 2Ⓣ #2 po GSP		8		8		8		8		8		8		8
			6		6		6		6		6		6		6
	H-con 2Ⓣ #2 po		8		8		8		8		8		8		8
			6		6		6		6		6		6		6

T.P.R. Chart

Unit No.	176460	
Name :	A	
Sex : M	Age :	36
Room : 502	Dept. :	SS

200 7	1/5		6		7		8		9		10		11	
Hosp. Days	1		2		3		4		5		6		7	
Op. Days									op		1		2	
Treatment performed														
Hour	A.M	P.M	A.M	P.M	A.M	P.M	A.M	P.M	A.M	P.M	A.M	P.M	A.M	P.M
	2	6 6	2	6 6	2	6 6	2	6 6	2	6 6	2	6 6	2	6

Diet	GD×1	GD	GD	GD	GD×1	NPO	NPO
Urine					NPO		
Stool							
Measurement Wt.	55kg						
Ht.	167cm						
					1000/1020	2000/1925	
					10	5	
					10	20	

T.P.R. Chart

200 7		1/12			13			14			15			16			17			18	
Hosp. Days		8			9			10			11			12			13			14	
Op. Days		3			4			5			6			7			8			9	
Treatment performed																					
Hour		A.M	P.M	A.M		P.M	A.M		P.M	A.M		P.M	A.M		P.M	A.M		P.M	A.M		P.M
		6	2 6	6		2 6	6		2 6	6		2 6	6		2 6	6		2 6	6		2 6

Diet	SDX1	GDX	GD	GD	GD	GD	GD
Urine	GDX2						
Stool							
Measure-ment Wt.							
Ht.							

T.P.R. Chart

Unit No.	176460		
Name :	A		
Sex : M		Age :	36
Room : 502		Dept. :	SS

200 7	1/19	20	21	22	23	24	25
Hosp. Days	15	16	17	18	19	20	21
Op. Days	10	11	12	13	14	15	16
Treatment performed							

Hour		A.M	P.M	A.M	P.M	A.M	P.M	A.M	P.M	A.M	P.M	A.M	P.M	A.M	P.M
		6	2 6	6	2 6	6	2 6	6	2 6	6	2 6	6	2 6	6	2 6

Diet	GD	GD	GD	GD	GD	GD	GD
Urine	(고등어, 번데기 제외)						
Stool							
Measurement	Wt.							
	Ht.							

B.P 190 / T 41
140 / 40
P 90 150 / 39
130 / 38
R 60 110 / 37
50 90 / 36
40 70 / 35
30 50 / 34
20 30
10

T.P.R. Chart

200 7	1/26		27		28		29		30					
Hosp. Days	22		23		24		25		26					
Op. Days	17		18		19		20		21					
Treatment performed														
Hour	A.M	P.M	A.M	P.M	A.M	P.M	A.M	P.M	A.M	P.M	A.M	P.M	A.M	P.M
	6	2 6	6	2 6	6	2 6	6	2 6	6	2 6				

B.P 190 T 41

140 40

P 90 150 39 부 재 부 재

130 38

R 60 110 37

50 90 36

40 70 35

30 50 34

20 30

10

Diet	GD		GD		GD		GD		GDX2					
Urine														
Stool														
Measure-ment Wt.														
Ht.														

INTAKE AND OUTPUT

번 호 :	
성 명 : A	성별/나이 : M/36
과 : SS	호 실 : 502

Date	Time	INTAKE				OUTPUT					
		Oral	Parenteral	Blood	Total	Total	Urine	Drainage	Suction	Vomitus	Stool
2007 1/9	D										
	E										
	N		5% DW 1 1000 R:00		1000	1020		800 +200			
	Total				1000	1020					
2007 1/10	D	NPO	2-① 600 (R:400)		600	300	300				
	E	NPO	2-① 400 2-② 300 (R:700)		700	500	500				
	N						600				
	Total										
2007 1/11	D										
	E										
	N										
	Total										

NURSES' RECORD

UNIT No. :	
Name :	A
Sex : M	Age : 36
Room :	Dept. :

2007년		Time	Treatment	Notes		Sign
M.	D.					
1	5	2pm.		Admitted by ER via Stretch car.		
				IMP: Neck pain		
				R/O HCD C4, C7		
				c.c) "가슴에서 목쪽으로 아파요"		
				PTx; 금일 0am경. 음주상태로 보행 중 넘어진 후 상기 C.C로 ER 통해 Ad.		
				PHx: 5년 전 TA로 15일 정도 Adm. Tx.		
				FHx; 어머니 HTN., 아버지 DM.		
				Allergy: 번데기, 고등어		
				V/S: 130/90-60-20-36.4℃ checked		
				Ward orientation given.		
				Philadelpia brace keep.		
				State.		
		3:30pm.		Chest pain complain PRN) TRD 1ⓐ IM Injected		
		3:30pm.		Med rest now		
		4:30pm.		"아까 맞은 주사는 효과가 전혀 없어요." "응급실에서 맞은 주사로 센것으로 놔주세요" Dr. 이 Phone noty		
1	5	4:30pm.		Demerol 250mg IM ($\frac{1}{2}$ⓐ) By Dr. 이 T/O		
		5:30pm.		NS Consult (+) B-CT 결과 DR. 유 설명함 Neck Pain Complain		

NURSES' RECORD

2007년		Time	Treatment	Notes	Sign
M.	D.				
1	6	8am.		"가슴에서 목쪽으로, 아래에서 위로 통증이 있어요" Philadelpia brace keep state	
		3pm.		Sleeping now	
		6pm.		Deep pain remained Philadelpia brace keep state Prn) TRD 1ⓐ IV done	
1	7	6am.		"아파서 잠이 안와요" "수면제나 진통제 주세요" Prn) DCF 1ⓐ IM done	
		9am.		Philadelpia brace keep Neck pain remained Bed rest now	
		2pm.		Pain complain Prn) TRD 1ⓐ IV injected	
		3pm.		Philadelpia brace keep High Semi-Fowler's position state 낮잠자고 있음	
		10pm.		Philadelpia brace keep state Pain sense remained Bed rest now	
1	8	1am.		Pain sense complained Prn) TRD 1ⓐ IV injected	
		6am.		Sleeping now	
		8am.		Neck pain still	

NURSES' RECORD

2007년		Time	Treatment	Notes	Sign
M.	D.				
1	8			Philadelpia brace keep state	
		11:15am		Cx-Point MRI taken	
		3pm		낮잠자고 있음	
		4:30pm		Back pain complain Prn) DCF 1ⓐ IM done	
		5:30pm		Dr. 이 rounded MRI 결과 환자에게 설명함	
		10pm		"오늘 수술하기로 결정했는데 담당주치의 선생님 시간이랑 다른 것 때문에 아직 정확히 결정은 안됐어요." Neck Pain complained Philadelpia brace keep state	
1	9	1am		Neck Pain complained Prn) I&O 1ⓐ TOS injected	
		6am		Sleeping now	
		8am		Philadelpia brace keep "이 병원에서 수술해야 할 것 같아요."	
		9:40am		NPO Teaching done	
		1:20pm		PRC done Neck brace applies on Neck	

NURSES' RECORD

2007년		Time	Treatment	Notes	Sign
M.	D.				
1	9	2:10pm.		환자&보호자(이종사촌) 외래 내려가 수술에 대한 설명들음	
		3pm.		Tetadulin 1ⓐ IM Robinal 1ⓐ IM injected V/S: 150/90-64-20-365℃ Self voiding now	
		3:20pm.		Send to OR	
		7:35pm.		Return to Room 502 from OR V/S: 140/80-64-22-37℃ checked CBC checked. NPO teaching H/V(x2) keep. Encouraged EDBC Philadelpia brace keep state Sitting position 가능함을 설명함 Respiratory from : good	
		8:20pm.		Neck & Back pain complain Prn) TRD 1ⓐ IM Injected	
		9:25pm.		Pain complain Prn) DCF 1ⓐ IM Injected	
		10pm.		H/V(x2) keep state BT: 377℃ EDBC 권유함 Sitting position done. Pain sense remained. Foly cath. Keep state	

NURSES' RECORD

2007년		Time	Treatment	Notes	Sign
M.	D.				
1	9	10:20pm		DR. 이 call 숨 마시고 내쉬는거 편한지 봐주세요. PT. No special complained Closed-observation now	
1	10	2am		Deep breath well done V/S stable 잠이 안와 걱정이예요. Close observation now	
		6am		V/S: 170/80-80-20-37℃ checked Deep breath well done CBC. OT/PT & BUN/cr. Glu T bili	
		7am		I/O 1000/1020 checked Observation now Pain sense complaint Prn) TRD 1ⓐ + N/S 5㎖ mix IV	
		8am		Philadelpia brace keep state 뒷 목부분이 불편해요. Gavrze 대줌 H/V keep state (2개) Abd. Binding keep state NPO keep state 45° sitting state Reofoing now	

NURSES' RECORD

2007년		Time	Treatment	Notes	Sign
M.	D.				
1	10	계속		"왼쪽 4번째, 5번째 손가락 저린 느낌은 남아있어요"	
		8:40am		Foly catheter removed (result: 300cc 버림)	
		3pm		Semi-fowler's position now Philadelpia brace keep 목 아픈 것만 남아있는데 어제보다는 나아진 것 같아요. Self voidings (-)	
		5:30pm	Rounded Dr. 이	Ambrlation 가능함 Hemeptysis complain 수술시 마취로 인한 삽관자극으로 그럴 수 있다 설명함 Obs	
		5:50pm		Self voiding well(R:500cc) 왼쪽손가락 저리고 아파요. Philadelpia brace keep OP. wd. Pain (-) Abd. Binder keep	
1	11	1am		양쪽 어깨가 너무 아파요. Both hand power : good H/V 2ea natural clressing now	
		1:30am		Sleeping now Respiration stable	

NURSES' RECORD

2007년		Time	Treatment	Notes	Sign
M.	D.				
1	11	6am.		"머리 높이 올려주세요. 낮아서 목이 아픈 것 같아요." Head up 45° CBC & Bun/Cr OT/PT. T.B. Glu Check	
		7:30am.		Gas out (+) S.O.W teching	
		8am.		Philadelpia brace keep state "목 아래에서 어깨까지 저려요." S.O.W state H/V keep state	
		5:30pm.		Rounded Dr. 이 Pain sense remained 45° sitting position now	
		8:30am.		H/V removed (2개) Dressing 2ea. done	
		1pm.		H_CON 2ⓣ #2 po given (Neck & Shoulder numbness)	
		3pm.		Philadelpia brace keep Ward ambulation now	
		10pm.		Philadelpia brace keep	
1	12	2:50am.		"목 지지대가 불편해 잠을 잘 수가 없어요. 진통제 놔 주세요." PRN) TRD 1ⓐ IM injection Head up 45° done	
		6am.		Sleeping now	

NURSES' RECORD

2007년		Time	Treatment	Notes	Sign
M.	D.				
1	12	8am		밤에 이거(philadelpia Brace) 때문에 아파서 못 자겠어요. 목이랑 어깨가 아파요.	
		8:30am		주치의: 낮에 활동시에는 philadelpia 하고 잘 때는 Thomas collar 하도록 설명함 SD → GD checked	
		3pm		아파도 일부러 일어나서 걸어다니고 운동해요 손 저린감 여전히 있어요. Ward ambulation now	
		10pm		Thomas collar change Op. wd. Pain mild	
1	13	0:20am		수술전과 같이 아파요 수술하면 더 나아지는거 아니예요? PRN) TRD 1ⓐ IM injection	
		6am		Bed rest now	
		8am		Sitting pres keep 아파서 잠을 못잤어요. Thomas collar 착용해도 여전히 아파요. Thomas collar keep state	
		8:30am		Dressing was done on Neck 　　　　Lt. pelvic area Philadelpia brace keep	
		3pm		양쪽 어깨가 누가 세게 눌러 놓은 것처럼 아파요. Sitting position now	

NURSES' RECORD

2007년		Time	Treatment	Notes	Sign
M.	D.				
1	13	9pm.		Dressing was done	
		10pm.		Philadelpia brace keep 가슴 아픈 건 덜한데 양쪽 어깨가 아프고 손이 저려요.	
1	14	1am.		잠이 안와서 그러는데 수면제 좀 주세요. Notify to 당직의 Iolpid 1ⓣ po 처방냄 Iolpid 1ⓣ po given	
		6am.		Sleeping now	
		8am.		오늘 어깨하고 가슴부위가 아파요. Philadelpia brace keep 수면제 먹고 좀 잤어요.	
		3pm.		Neck pain : remained 진통제 안 맞고 좀 참아볼게요.	
		9pm.		오늘도 수면제 원해요. Dr. 이 notified Stilunox 1ⓣ p.o 처방드림	
		10pm.		Both shoulder pain remained Philadelpia brace keep	
1	15	4am.		Neck pain complain PRN) TRD 1ⓐ IM injection	
		6am.		Sleeping now	
		8am.		기침할 때 가슴이 울려요. Philadelpia brace keep state	
		8:30am.		Dressing was done	
		3pm.		Philadelpia brace keep state	

NURSES' RECORD

2007년 M.	D.	Time	Treatment	Notes	Sign
1	15	계속		가슴 불편한 건 조금 나아졌어요.	
		6pm		Philadelpia brace kept 오늘 컨디션이 조금 좋아요. Bed rest now	
1	16	6am		Sleeping now	
		7am		C-spine A/L Checked Chest PA Checked	
	추가	4am		Neck pain complain PRN) TRD 1ⓐ IM injection	
		8am		가슴에서 수술한 목부위로 다시 아픈 것 같아요. 왼쪽 어깨도 아프고 X-ray 아침에 촬 영했어요.	
				Philadelpia brace keep	
		8:30am		주치의 X-ray 결과 설명함	
		3pm		Philadelpia brace kept Ward ambulation now	
		10pm		Shoulder/Neck pain remained Bed rest now	
1	17	6am		Sleeping now	
		8am		밤과 새벽만 되면 목 주변이 아파요. 아침에는 참아보려고 해요.	
		8:30am		Dressing was done	
		3pm		Neck pain : mild Philadelpia brace keep	
		5:30pm		Dr. 이 round p-l 계속 쓰자했음	

NURSES' RECORD

2007년		Time	Treatment	Notes	Sign
M.	D.				
1	17	10pm		아픈 것이 계속 돌아다니는 것 같아요. 저리고 아픈 것 남아있어요. Philadelpia brace keep	
1	18	6am		Sleeping now	
		8am		왼쪽 쇄골에서 목으로 아파요. Philadelpia brace keep	
		3pm		OP. wd. Pain : mild Bed rest now	
		10pm		Philadelpia brace keep Neck pain remained	
1	19	6am		Sleeping now	
		8am		밤에 아파서 잠을 못자요.	
		8:30am		Dressing was done : Neck & Lt. pelvic	
		3pm		낮에는 괜찮아요. 밤에는 아파서 밤이 무서워요. Philadelpia brace keep state	
		10pm		수면제 좀 주세요. Bed rest now PRN) Amitripaylrin 0.5ⓣ p.o given	
		10:30pm		Neck pain remained Bed rest now Philadelpia brace keep	
1	20	6am		CBC. & Bun/Cr. OT/PT Glu T.bil checked	
		8am		감기 걸린 것 같아요 기침하고 기침할 때마다 가슴이 울리고 결려요. 코도 나오고	

NURSES' RECORD

2007년		Time	Treatment	Notes	Sign
M.	D.				
1	20	계속		Philadelpia brace kept	
			PRN) cough sy 60cc ☐ Suda 1.5ⓣ ☐ ☐ 3po. Given		
		3pm.		부재중	
		10pm.		감기약 먹고 좀 나아졌어요. 쇄골뼈 밑부터 왼쪽 어깨까지 저리고 아픈 건 남아있어요.	
				Philadelpia brace keep	
1	21	5:20am.		Pain complain PRN) DCF 1ⓐ IM injection	
		8am.		Philadelpia brace kept state	
		3pm.		어제 참다가 주사맞고 잤어요.	
		10pm.		감기증상은 나아졌어요. Philadelpia brace keep Bed rest now	
1	22	6am.		Sleeping now	
		8am.		대변볼 때 점액질같이 나오고 배가 아파요.	
		8:30am.		주치의: 점액질처럼 나오는 건 좀 지켜보자 설명함 Dressing was done Total stitch out done	
		3pm.		두번째 변은 색깔 괜찮았어요. 우선 더 지켜봐야 할 것 같아요. Philadelpia brace keep	
		10pm.		Non special sign	
1	23	6am.		Sleeping now	

NURSES' RECORD

2007년		Time	Treatment	Notes	Sign
M.	D.				
1	23	8am.		실밥 뺀 주변으로 아직도 아파요. Philadelpia brace keep	
		8:30am.		주치의: philadelpia 가끔씩 빼고 있어 도 된다 설명함 이번주 퇴원하자고 함	
		2pm.		Cx-spine A/L Taken	
		10pm.		Bed rest now Philadelpia brace keep	
1	24	6am.		목을 뒤로 젖히니까 당기고 아파요. 아직 뒤로 젖히지는 말고 고개를 좌우 로 움직이는 것은 가능하다고 설명함 Philadelpia brace kept state	
		3pm.		낮잠자고 있음	
		10pm.		내일 아침엔 감기약 원해요. Ward ambulation now	
1	25	6am.		Sleeping now	
		8am.		잔기침하고 코가 막혀요. 오후까지 지 켜봤다 감기약 처방받고 싶어요.	
		8:30am.		주치의: 통원치료 가능함을 설명함	
		3pm.		왼쪽 어깨가 점점 더 아픈 것 같아요. 몸살 기운처럼 감기가 있는데 오후까지 지켜보고 말할게요.	
		10pm.		붙이는 파스 원했는데 감기 지켜보다 말할게요. Bed rest now	
1	26	6am.		Sleeping now	
		8am.		코막힌 것 여전하고 목하고 머리가 아 파요.	

NURSES' RECORD

2007년		Time	Treatment	Notes	Sign
M.	D.				
1	26	계속		목뒤에서 왼쪽어깨까지 아파요.	
		8:30am.		주치의: 2일정도 DCF 1ⓐ IM 맞아보자 설명함 내일 통원치료 가능함을 설명함	
		10am.		DCF 1ⓐ IM Injected	
		3pm.		골반쪽이 결리는 느낌이 있으면서 조금 아파요.	
		10pm.		내일 퇴원예정이예요. Bed rest now Philadelpia brace keep state	
1	27	6am.		Sleeping now	
		8am.		오늘 과장님과 상의해서 퇴원결정할게요.	
		3pm.		왼쪽어깨 아팠다 안 아팠다 해요. Philadelpia brace keep	
		10pm.		코하고 목이 칼칼하게 아직 감기증상 있어요. 주사맞고 괜찮아진 것 같아요. Bed rest now	
1	28	6am.		감기기운 아직 남아있고, 목이랑 어깨에 붙일 파스도 받았으면 좋겠어요. Brace self remove state	
		3pm.		부재중	
		5pm.		Ward ambulation now	
		10pm.		내일 퇴원하려고요 X-ray 찍나요? Philadelpia brace keep Bed rest now	

NURSES' RECORD

2007년		Time	Treatment	Notes	Sign
M.	D.				
1	29	6am		Sleeping now	
		8am		퇴원하려고요. 파스 좀 주세요.	
				Bed rest now	
		3pm		퇴원수속함	
				퇴원약 14일분 줌	
				OPD F/u 설명함	
		추가		감기약 원하여 추가처방 났음	

J 환자의 Chart를 보고 물음에 답하시오.

01
주진단명과 부진단명의 분류기호로 옳은 것은?

| 가. I 35.1 | 나. I 07.1 | 다. I 33.0 | 라. I 33.9 | 마. I 36.1 |

① 가, 나   ② 다, 라   ③ 가, 마   ④ 가, 다   ⑤ 다, 마

02
부진단명의 원인코드로 맞는 것은?

① A 49.1   ② B 95.5   ③ A 23.9   ④ B 95.0   ⑤ B 95.6

03
수술 및 처치코드의 번호를 모두 고르시오.

| 가. 35.10 | 나. 35.11 | 다. 36.10 | 라. 39.61 | 마. 99.62 |

① 가, 나   ② 가, 나, 다   ③ 나, 라, 마
④ 다, 라, 마   ⑤ 나, 다, 마

04
이 환자의 수술처치 분류행위로 옳은 것은?

가. 입원과: 흉부외과

나. 퇴원과: 흉부외과

다. 재원일수: 순환기내과 1일, 흉부외과 18일

라. 재원일수: 흉부외과 2일, 순환기내과 17일

① 가, 나, 다   ② 가, 라   ③ 나, 라   ④ 가, 나   ⑤ 나, 다

05

현 병력 분석내용으로 바른 것은?

① 입원 당시 열을 동반하지 않은 오른쪽 옆구리의 통증이 있었다.

② 개인병원 CT상 비장의 비대증상으로 큰 병원 의뢰하였다.

③ 가슴경유 심초음파 검사에서 좌측 총경동맥 탈출로 인한 경미에서부터 심한 대동맥역류.

④ 검안경검사상 각막출혈과 삼출물은 증가하였다.

⑤ RCC & LCC에 같은 크기의 증식을 의심했다.

06

증식, 농양, 심내막염을 진단하기 위한 검사방법은?

① TTE&TEE   ② CT   ③ EKG   ④ Blood Cx   ⑤ PTCA

07

다음의 검사 중 수치가 높을수록 감염을 의심할 수 있는 것은?

① PT/APPT   ② ABGA   ③ Troponin-1   ④ ESR   ⑤ Glucose

08

endocarditis의 원인 균으로 옳은 것은?

① Enterococci   ② Mitis Streptococci   ③ Staphylococci

④ Cardiobacterium   ⑤ Bovis Streptococci

09

수술기록지의 내용으로 옳은 것은?

① 심낭막은 협착이 있고 흉선은 분열이 없는 상태이다.

② 류마티스의 후유증으로 RCC&LCC에 대량의 석회화와 첨판 축소가 있었다.

③ 세동 제거하고 다시 따뜻하게 덮히고 단속봉합 하였다.

④ 출혈을 조절하고 T-tube 삽입 후 수술부위 닫았다.

⑤ 심장정지 주입액을 오른쪽 관상동맥에 700cc, 왼쪽 관상동맥에 1,100cc 주입했다.

10

TEE 검사결과에 대해 바르게 해석한 것은?

① 대동맥 판막은 3개의 첨판으로 양쪽 총경동맥에 심한 이동성 관찰됨.

② 이완 시 동맥 내로, 수축 시 좌심실 내로 빠지는 증식이다.

③ 좌측 총경동맥의 협착으로 인해 격하게 움직인다.

④ 천공을 동반한 좌측 총경동맥의 격한 움직임으로 인해 심한 대동맥역류.

⑤ 우측 심방의 혈전은 없고 동맥경화증으로 기인된 변화도 없었다.

입퇴원요약지(1)

등록번호 :	환자이름 :　B	주민번호 :

주소 :	☎ :

입원과 : CV　　입원일 : 20040217　　주치의 :　　　　퇴원과 : CS　퇴원일 : 20040308
주치의 :

진 단 명

Infective endocarditis. AR

주 요 경 과 기 록

20040220 AVP(STJ reduction/ bovine pericardial leaflet extension)
20040226 echo EF 46%(preop 60%)
　　　　　　S/P AVP
　　　　　　Successful AVP repair status
　　　　　　Mild LV dysfunction
20040220 OHS

퇴 원 투 약					치 료 계 획		
GASTER 20mg	1ⓣ APH	2회	8일		20040315	CS	송
TYLENOL ER TAB	1ⓣ T	3회	8일		20040330	CV	강
MGO 50mg	1ⓒ T	3회	8일				
COUGH SYRUP-S	20㎖ T	3회	3일				
LASIX 40mg	1ⓣ B94	2회	8일				
BANAN 100mg	100mg T	3회	8일				
WARFA 2mg	1.5ⓣ P8	1회	8일				

전공의사 서명 :　황	전문의사 서명 :

등록번호		보험유형	국민건강
성 명	B	성별/나이	남/47
주민번호		과	
일 자		병 동	

응급실 경과 기록지

Date	내 용	Sign
	〈 CVS ER note 〉	
2004		
2.17	C.C : Known aorta valve endocarditis with severe TR	
	P.I : 47/남	
	2003. 5~7 발치 및 의치를 시행	
	2003. 10월 Lt. flank pain & fever	
	2004. 1. 15 round sharp Lt flank pain	
	→ 개인 병원 CT q spleen infection 으로 충남대 방문	
	2004. 1. 30 〈TTE〉	
	EF 651 LVID 40/62	
	LCC의 LVOT side에 10×1.5cm speed	
	mobile vegetation (+)	
	mild ~ severe AR (3+) d/x LCC prolapse	
	TR vmax = 3.4㎧	
	〈TEE〉	
	LCC vegetation 1.5×100cm	
	RCC에도 0.3cm vegetation 의심	
	OPN exam – retinal hemorrhage & exudate improving	
	2004. 2. 7 부터 ampicilin 2.0g q 4hrs	
	GM 80㎎ q 8hrs	
	2004. 2. 16 f/u TTE	
	AR 악화 : decending Thorac aorta의 holodiastolic	
	Flow reversal abd aorta early diastole reversal	
	AR 심해지고 수술고려해야 하는 상황이어서 본원 transfer 됨	

Date	내 용	Sign
	Physical exam ⟩	
	V/S	
	G/A (acute, chronic, ⟨not so⟩)-ill looking appearance	
	alert mental status, well-oriented	
	HEENT　　　　isocoric pupils　prompt light reflex	
	⟨Icteric⟩/ anicteric sclera	
	Pinkish conjunctiva JVD (−) Cervical LAP (−)	
	CHEST　　　regular heart beat　with murmur → diastal ⓜ	
	Clear breathing sound　without crackle　wheezing	
	ABDOMEN　Soft & felt　T / RT (−/−)	
	(Normxch) bowel sound organomegaly (−)	
	Back & Ext CVAT (−/−)　Pretibial pitting edema (−/−)	
	Initial Laboratory data ⟩	
	ABGA (　) −　　mmHg−　　mmHg−(　)mEq/L−　　mEq/L−	%
	CBC　　　　　　PT/aPTT	
	Ca/P　　　　　Glucose	
	UA/Chol　　　　　　　Protein/Albumin	
	AST/ALT　　　　ALP/rGT　　　　　　　Bil	
	Electrolyte　　　　　　Amylase/Lipase	
	U/A	
	CK/CKMB/TnI/LD	
	CXR ⟩　　　　　　　　EKG ⟩　　　　CT ⟩	
	LVH	
	cardiomegaly	
	# Aorta valve endocarditis & AR	
	P ⟩ adm 내일 TTE, TEE 합니다. CVA warning 하세요!! ABR !!	

등록번호			보험유형	국민건강
성 명	B		성별/나이	남/47
주민번호			과	
일 자			병 동	

응급실 경과 기록지

Date	내 용	Sign
2004	Antibiotics 같이 유지	
2.17	Ampicilin 2.0g q 8hrs	
	GM 80mg q 8hrs	
	→ 맞을 때 pain이 심하답니다.	
	꼭 희석해서 주세요.	

등록번호		보험유형	국민건강
성 명	B	성별/나이	남/47
주민번호		과	
일 자		병 동	

병력기록지

1. Chief complaints	2. Present illness	
3. Past history	4. Family history	5. Social history

C.C   Aortiz valve endocarditis refered by Dr.

P.I   평소 건강하게 지내옴

77년 군대 입대하여 만기 제대함

95년경 인근 치과에서 발치하였으며 문제없었음

03. 3~5월까지 발치후 의치술 시행받음

03. 10 Lt flank pain 과 fever 있었으나 2~3일내에 self-limited

04. 1. 15   Lt. flank pain. 지난해와 같은 nature로 발생

인근 병원 방문하여 큰 병원 권유받고 H병원 방문

1° DR clinic 의뢰하여 시행한 CT(;)상 spleen & occlusion 소견

보인다며 내과로 입원

TTE 상. EF = 65%   LVID s/d 40/62

LCC의 LVOT side에 1.0x1.5cm mobile vegetation mild~severe

AR(3+) d/t LCC prolapse

Sub acute I.E assess 2.2~7 까지 culture 만 시행

2. 7   culture 한 쌍에서 streptococcus mitiz 자라

Ampicilin 2.0g q 4hrs. GM 80mg q 8hrs start

2.16   f/u TTE 상 EF = 61% LVID s/d : 40/68 AR 악화

Decending thoracic aorta의 holodiastolic Flow reversal

abd aorta의 early diastole reversal vegetation

Date of record   2004. 2. 17   Dr's sign

이화학 검사 기록지

소견보여 수술적 치료 고려하여 본원으로 전원됨.

               Ass. Sx) fever / chill (-/-)

                    Headache(-) dizziness (-)

                    Syncope(-)   visual disturbance (-)

                    Abd pain (-)

                    L/E claudication

Past Medical Hx

    DM / HTN / pul Tbr / hepatitis (-/-/-/-)

    Op. Hx (-)

    Drug Hx (-)

Family Hx

    Non-specific

Social Hx

    Smoking (+) : 10ps. 18개월로 quit

    Alcohol (+ : 15년간 매일 소주 1/2 ~ 1병

ROS

    Wt. loss(-) fatigue (-) sore throat (-)

    Cough/sputum (-/-) dyspnia(-) palpitation (-)

    A / N / V (-/-/-) C/D (-/-) melena (-)

    Hematuria (-) dysuria (-) anuria (-)

Physical Exam

    V/S 118/54 - 73 - 20 - 36℃

    G/A alert MS well-oriented

      Not so ill-lookup

    HEENT

        Clear scliara

        Pinkish conjunction

        No JUD

Date of record	2004. 2. 17	Dr's sign

등록번호		보험유형	국민건강
성 명	B	성별/나이	남/47
주민번호		과	
일 자		병 동	

경과기록지

Date	내 용	Sign
04.2.17	Chest	
	No tenderness	
	Clear BS without ⓜ rale	
	Regular HB without diastolic decrease ⓜ	
	Abd	
	Soft and flat	
	No tenderness	
	Not palpable liver	
	Ent	
	No pretibial pitting edinial	
	Initial Lab Data	
	Pleure sac flow shunt	
	CXR LVH Mild cardiomegaly	
	Initial problem list	
	#1 infective endocarditis	
	#2 AR	
	#3 spleen infart	
	Lab	
	#1 T. E	
	A) subacute	
	No definite culture (+) strain	
	P) AMX / GM 유지	
	Blood culture	

Date	내 용	Sign
04.2.17	#2 AR	
	A) Severe	
	P) TTE and TEE	
	#2 AR	
	S) dyspnea(−)	
	O) TTE · EF = 60%	
	LA · 52㎜ LVESV: 112cc EDV .. 284cc LVID s/d : 37/70 AV 3 cusp LCC에 shaggy hypermobile mass (1.9 × 0.9cm) → LVOT를 flow로 채우는 Severe AR	
	TR: Vmax 4.0 ㎧ : severe resting pul HTN	
	Abd. Aorta. holodiastolic reversal	
	A) severe AR	
	P) Op. consult	
2. 18	〈Transfer – out note 〉	
	#2. Aorta valve infection endocarditis & severe reflux AR	
	Brief Hx)	
	Prolapse severe AR	
	A&P)	
	#2. I.E. AR	
	A) severe form	
	P) 수술적 치료 의뢰드립니다.	

등록번호		보험유형	국민건강
성 명	B	성별/나이	남/47
주민번호		과	
일 자		병 동	

경과기록지

Date	내 용	Sign
04.2.18	Prn ANS note)	
	1. ID echo EF 61% AR $G_2$4 TR+1. Severe resting Pulmonary HTN	
	2. ASA PS Ⅲ	
2. 20	OP 시행함	
	AVP (STJ reduction / bovine pericardial leaflet extension)	
2. 23	General ward로 Transfer 됨	
2. 24	Cough 호소	
	→ cough syrup 투여	
2. 26	I-D echo 시행	
2. 28	INF ⓒ reply 상	
	Ceftriaxone + GM 쓰자	
	Change	
3. 2	INR 잘 조절중	
	ESR / CRP 71 / 2.71	
3. 4	Doing well	
	내일 flu lab 예정	

수 술 기 록 지

Chart No.		ID No.		Name	B	Sex/Age	남/47

집도의 / 조수1 / 조수2	송 / 이 / 신

수술일 04-02-20	Bwt/HT/BSA	75.3 kg	173.0 cm	1.90 ㎡	OpType Elective

수 술 진 단	수 술 명
A1720 Infective endocarditis. Native valve	A121 AVP
Infective endocarditis. AR	AVP(STJ reduction/bovine pericardial leaflet extention)

수 술 소 견	#. Previously healthy patient #. 03-05 Dental procedure Hx(+) → Flank pain으로 local clinic 　　visit → AR/infective endocarditis. Splenic infarction Dx → AMC 　　referred #. Pre-op TTE/TEE EF=61%. AR G IV, MR G II Hypermobile mass(1.9*0.9cm sized) on LCC Flail LCC No evidence of periaortic abscess MV tethering with mild to moderate MR #. Findings & procedures Skin to pericardium: free/ no adhesion Thymus : division Aorta : normal sized / no atheroma Contractility : normal (preserved LV function maybe from subacute 　　　　　　　　　lesion) Asc.aorta/RAA cannulation Core cooling → bradycardia → fibrillator → ACC Transverse aortotomy Direct CPS(HTK) infusion (initial 1,100cc for LCA/ 700cc for RCA) #. Moderate hypothermia (rectal temp : 29℃) #. AV : tricuspid/ vegetation on LCC Leaflet thickness with some calcification on RCC/LCC suggesting rheumatic sequeale → STJ reduction with inner ring implantation (26mm sized) Vegetation excision & all three leaflet extention with bovine pericardium #. Decrease drain → head down → root vent on → warming up → ACC release #. Smooth weaning

체외 순환	CPB Time 180 min　　ACC Time 80 min　　TCA Time　　min
	CPB weaning & rhythm	Smooth with NSR

수 술 방 법
1. Prepare as usual aseptic manner
2. Median sternotomy & pericardial tenting → Aorta snaring → Heparin IVS
3. Prepare CPB line → Asc. aorta/RAA cannulation → CPB on → Aorta tagging
4. Root cannulation & core cooling around 34℃ → bradycardia induced → febrilator on
5. ACC → Aortotomy(half) → CPS direct infusion
6. Aortotomy extension about 2/3 of circumference → vegetation excision with LCC → aorta sizing → inner ring implantation(commissure first. Pay attention avoiding coronary os obstruction)
7. Bovine pericardial leaflet extension with continuous 6-0 prolene suture (each stiches tied outside aorta)
8. Aortotomy repair single prolene 4-0 running suture → Dearing(filling heart & head down) → ACC release with compressing RCA
9. Defib → rewarding → several reinforcement sutures with plegtted 4-0 prolene
10. CPB weaning around rectal temp 36.5℃ → RAA decannulation left untied
11. Root decannulation → protamine infusion → Aortic decannulation
12. Bleeding control
13. Chest tube insertion
14. Wound closure
15. Transfer to CSICU on stable hemodynamics

병리과 외과병리 보고서

등록번호 :   환 자 명 : B   Age/Sex : 47/M

의 뢰 처 : CS / 114-01 / 입원 의뢰의사 : 송   판독의사 : 조 / 김

의뢰일자 : 2004.02.21   검사일자 : 2004.02.21   최종보고 : 2004.02.26

임상소견 : 없음   최초보고 : 2004.02.26

Preoperative diagnosis : Infective endocarditis

Postoperative diagnosis : Same as above

Specimen : Aortic leaflet

GROSS :

Received in formalin is a piece of yellowish gray soft tissue, measuring 1.4cm in greatest dimension.

Serially sectioned and entirely submitted in one cassette. (MDK/조/lee)

(Gram, GMS, PAS)

DIAGNOSIS :

Heart, (aortic valve). Resection :

Chronic active inflammation with vegetation containing fibrin and Gram-negative bacterial colonies, consistent with infective endocarditis.

〈기타코드〉 T32000   P01   M43000   ME000Z

간호정보조사지 (성인)	등록번호		보험유형	건강보험
	성 명	B	성별/나이	M/47
	주민번호		과	
	일 자		병 동	

입원일 : 2004년 2월 17일 11pm 시 정보제공자 : PT
작성자 :
현주소 : 　　　　　　전화 : ① 　　②
진단명 : Aortic valve endocarditis & Severe TR

〈 가계도 및 가족병력 〉

<u>입원상태</u>
입원경로 : ■외래 　□응급실 　□기타
입원방법 : ■도보 　□앉는차 　□눕는차 　□기타
활력증후 : 혈압 78/54mmHg 체온 36℃ 맥박 73회/min
　　　　　호흡 20회/min
활력증후 : 체중 77kg 　신장 173cm 　기타

<u>사회적 상태</u> 　직업 건설업 　종교 불교 　교육정도 대졸
입원동기 Mx 　　　　　　　주증상 　　・　　　발병일 　　・
03.5.7 발치&의치술 시행. 03.10 Lt flank pain & fever. 04. 1. 15 Lt flank pain → Local visit CT상 spleen infarction → 충남대 TTE EF65% LVOT size에 1.0x1.5cm mobile vegetation(+) mod-seve AR. TEE. LCC vegetation 1.5x1.0cm 04. 2. 7 ampicillin. GM Tx. 04. 2. 16 F/u TTE. AR 악화 → 수술고려 AMC refer
과거병력 　　□당뇨 　　□고혈압 　　□간염 □결핵 □기타
　　　　　　　이명약 안약(눈에 뭐가 떠다니는 것 같다)
최근투약상태 아침약 3가지 QD 9A, Xanax 1ⓣ po hs
알레르기 　■없음 □있음

<u>신체적 상태</u>
호흡기문제 : ■없음 □있음(호흡곤란 　청색증 　기침 　가래 　)
등　　통 : ■없음 □있음 – 부위 　　　정도
마비및쇠약 : ■없음 □있음 – 상지(좌, 우), 하지(좌, 우)
명백한기형 : ■없음 □있음(　　　) – 　　보조기구 (　　　　)
시력 장애 : ■없음 □있음(안경, 콘택트렌즈, 의안)
청력 장애 : ■없음 □있음 □보청기
피부 상태 : ■없음
　　　　　　□있음(발진, 물집, 흉터, 상처, 반점, 욕창, 발한, 건조, 불결함, 소양감, 부종)
피부 색깔 : ■정상 □창백 □홍조 □청색증 □황달

의식 및 정서상태

지 남 력 : ■있음   □없음(시간, 장소, 사람)

의식 상태 : ■명료   □혼돈   □반의식   □무의

의사 소통 : ■원만함 □곤란함 □불가능 □기타 언어장애

정서 상태 : ■안정   □불안   □슬픔   □분노   □우울   □기타

습관

대   변 : 횟수 1 회/( )일 색깔 Nl 설사 변비 동통 다른 포함물 기타

소   변 : 횟수 6-7회/( )일 양 색깔 냄새 (긴급뇨의, 실금, 동통, 작열감, 기타)

수면상태 : 수면시간 6 시간/일   수면장애   수면을 돕는 법

음   주 : (양) 소주반병 (기간)

흡   연 : (양) 1갑/일   (기간) 1년6개월   금연 기타 :

입원생활안내 교육

피교육자 :   간호사 :

보고

담 당 의 :   보고시간 :   보고자 서명 :이

간호정보조사지(응급실)

등록번호 : 이름 : B 주민번호 : 나이/성별 : 47/M

주 소 : 보험유형 : 지역보험

내원일시 : 2004-02-17 15:21

내원상태
연락처 :

내원경로 : 타, 원-도보

주증상
For Work Up (발현시간 : 1개월전)

현병력
상기 환자는 2003년 5-7월에 발치함

1개월 전에 Lt. flank pain이 있어 충남대병원에서 'Aortic valve endocarditis & Lt. splenic infarction'으로 치료하다가 큰 병원 권유받고

2004년 2월 17일 15시 21분에 본원 응급센터로 내원.

알레르기
약물(-) : 없음 질환(-) : 없음 음식(-) : 없음

기타(-) : 없음

과거력
간질환(-) : 없음 고혈압(-) : 없음 당뇨(-) : 없음

심질환(-) : 없음 신질환(-) : 없음 호흡기질환(-) : 없음

수술(-) : 없음

생체징후
의식상태 : A, 혈압 : 120/59mmHg 맥박 : 71회/분 호흡수 : 20회/분

체온(고막) : 36.0℃ 체중 : 77.00kg SPO$_2$: 99%

GCS : 15 (E : 4 V : 5 M : 6)

내원시 교육
낙상, 도난방지, 금연, 보호자교육, 진료절차

2004/02/17 15:29:27 ER 김

TRANSESOPHAGEAL ECHOCARDIOGRAPHY

등록번호 :　　　　　　　　　STUDY DATE : 2004. 2. 17
이　름 : 　B　　　　　　　　IX OF STUDTY
주민등록 :
진 료 과 :　　　　　　　　　RHYTHM
병　　실 : 124　　　　　　　VIDEO TAPE

I. 2 DEMENSIONAL AND COLOR DOPPLER

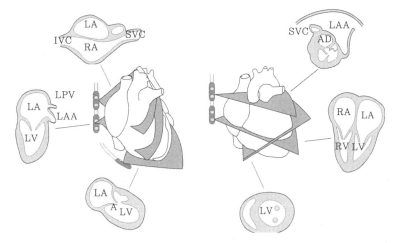

II. MEASUREMENTS
　　1. INTERATRIAL SEPTUM
　　　a. morphology :
　　　b. septal excursion :　　　cm
　　　c. septal aneurysm(base width > 1.5cm, excursion > 1.1cm) :

　　2. MITRAL VALVE
　　　a. morphology :
　　　b. E/A velocity :
　　　c. pressure gradient(max/mean) :
　　　d. valve area :
　　　e. pressure half-time :
　　　f. mitral regurgitation area :
　　　g. vegetation :

　　3. AORTIC VALVE
　　　a. morphology :
　　　b. aortic regurgitation :

4. LEFT ATRIAL THROMBI

5. SPONTANESOUS ECHO CONTRAST
   a. grade 1(confined to LA appendage)
   b. grade 2(moderate)
   c. grade 3(vigorous SEC in LA cavity)
   d. no SEC

6. LV CONTRACTILITY

7. LV MASS OR THROMBI

8. AORTA

9. CONTRAST ECHOCG
   a. agent :
   b. results : basal   (+)   (−)
             valsalva   (+)   (−)

10. PULMONARY VENOUS VELOCITY
   a. systolic(early/late) :   /   cm/sec
   b. diastolic :   cm/sec
   c. atrial reversal :   cm/sec

11. LA APPENDAGE FLOW
   a. positive flow :   cm/sec
   b. negative flow :   cm/sec

III. COMMENTS
  1. AV는 3개 Cusp으로 되어 있으며 LCC에 1.8x0.9cm hypermobile echogenic mass가 관찰됨. Systole시 aorta내로 diastole시 LVOT내로 빠지는 vegetation으로 사료되며 LCC의 rupture로 인한 LCC의 flail에 의해 LVOT를 가득 채우는 severe eccentric AR로 관찰됨. AV 주위의 Aortic wall에 echo free space or abscess의 소견도 없으며 MAIVF 에서도 lesion은 관찰되지 않음.
  2. MV 이 있으며 aliasing velocity 40cm/s에서 PISA radius 5mm의 mild to moderate MR이 관찰됨.
  3. NO LA/LAA thrombi intact interactiveial septum
  4. No significant Atherosclerotic change of decline thrombic Aorta − aortic arch

IV. Conclusion
  1. Severe AR d/t flail LCC with perforation
  2. hypermobile vegetation on LCC

TRANSTHORACIC ECHOCARDIOGRAPHY REPORT

1. Patient Information

Name	B	ID No.		Date		Video tape	04-291
Age/Sex	47/M	Ward/OPD	124	Height	cm	Weight	kg
	00.0 M	Rhythm	2	BP		PB	

2. Normal LV

	37	IVIDd	70	IVPWs	17		11
	18	IVSd	12	LA	52	Aorta	36
	112	LVEDN	284	EF	61	SF	47
		RVIDd		EPSS		LVMASS	0466
		IVCDexd		P.Elant			

A. Mitral valve   tethering(E′/A′=8/7)

peak	111	cm/s	peak A Vel		cm/s	Dec Time	
E/A			Ann Diameter		mm	IVRT	
PHT		ms	LVOT diameter	/	cm	PG(max/mean)	
MR	2		MR jet area	13	cm	MR TVI	

B. Aorta valve

Peak	4	LVOT Vel	4.2	mm	Peak Vel	14
		LVOT diameter		cm/s		

C. Tricuspid valve   Normal

Grade	1	Peak TR Vel	4.2	mm	PGsys(RV-RA)	70
	mmHg	Peak E Vel		cm/s	Peak A Vel	

D. Pulmonic Value

Peak Vel	cm/s	MPA diameter	mm	Acc Time	
PR grade		PR Peak Vel	cm/s	PRED Vel	

TRANSTHORACIC ECHOCARDIOGRAPHY REPORT

1. Enlarged La and LV cavity dimension with borderline thickned LV walls
2. LV는 regional wall motion abnomality 없이 global LV EF=61%의 normal systolic function 보이며 RV contractility도 preserved됨
3. AV는 3cusps, left coronary cusp에 attach된 shaggy shape, hypermobile mass(1.9*0.9cm)가 관찰되는데 left coronary cusp의 flail이 의심되며 이로 인해 LVOT를 계속 채우는 severe AR이 형성되고 있음
   Aortic wall의 definite한 abscess cavity는 관찰되지 않으며 aortic root size도 normal range임
   MV:tethering mild to moderate MR(+2)이 동반되어 있음
   Mitral inflow pattern은 summation되어 판별이 어려움
   TV:normal morphology with mild TR(+1)
   TR Vmx=4.0 -4.2m/sec의 severe resting pulmonary HTN 소견있음
4. Abdominal aorta의 holodiastolic reversal은 severe AR에 합당한 소견임
   IVC pletjora(-),pericardial effusion(-)

Conclusion) 1: Aortic valve infective endocarditis with severe AR
           2: Mild TR with severe resting pulmonary HTN

TRANSTHORACIC ECHOCARDIOGRAPHY REPORT

1. normal caradiac chamber dimension with slightly thickened LV walls
   Decreased LV and LA dimension compared with previous study(04.2.18)
2. LV의 definite regional wall motion abnormality 없이 global hypokinesia로 LVEF=45% 정도의 mild LV dysfunction 소견을 보임.RV contractility는 양호함
3. AV:AVP 시행한 상태로 sinotubular junction에 ring이 관찰되고 있음
   Color Doppler상 remnant AR은 거의 관찰되지 않아 successful repair을 보이고 있으며 vegetation의 evidence도 없음.transAV Vmax=2.4m/sec.PG=22/13mmhg
   MV and TV:normal morphology
   Trivial MR로 preop study에 비해 MR이 줄어들었음
   Color Doppler상 TR이 거의 관찰되지 않아 CW profile이 깨끗치는 않으나 significant resting pulmonary HTN은 없어보임
4. LV posterior side로 11mm,RA posterior side로 11mm정도의 mild to moderate pericardial effusion 관찰되며 IVC plethora 등의 hemodynamic significant는 없음

Conclusion) S/P AVP
           Sucessful AV repair status
           Mild LV dysfunction

진단검사의학과 최종 보고서

(재원기간 : 20040217-20040217-20040308)

===

등록번호:　　　　　성 명 :　B　　생년월일 :　　　/M　　출력일자 : 04-03-09

===

L40 : 일반미생물검사
처방일자 　　(ER) 20040217 : 155100　　　　　　　참고치
Urine Culture-Sensi　No growth $< 10^3$/㎖　　　　~ $<$ 1,000　　cfu/㎖
Prelim. cult/blood　　No growth after 2day　　~
Prelim. cult/blood　　No growth after 2day　　~
Prelim. cult/blood　　No growth after 2day　　~
Final cult/blood　　　No growth after 2day　　~
Final cult/blood　　　No growth after 2day　　~
Final cult/blood　　　No growth after 2day　　~

L80 : 일반응급검사
처방일자 　　(ER) 20040217 : 155100　　　　참고치
WBC　　　　　8.9　　　　　　4.0 ~ 10.0　　$\times 10^3$/㎟
RBC　　　　　3.72　　　　　4.2 ~ 6.3　　　$\times 10*6$/㎟
Hb　　　　　　11.3　　　　　13 ~ 17　　　　g/㎗
Hct　　　　　34.4　　　　　39 ~ 52　　　　%
Platelet　　　265　　　　　150 ~ 350　　　$\times 10^3$/㎟
MCV　　　　　92.5　　　　　81 ~ 96　　　　fl
MCH　　　　　30.4　　　　　27 ~ 33　　　　pg
MCHC　　　　32.8　　　　　32 ~ 36　　　　g/㎗

L81 : 응급화학검사
처방일자 　　(ER) 20040217 : 155100　　　　참고치
CRP (Quan)　　2.40　　　　　0 ~ 0.6　　　mg/㎗

L85 : 응급뇨검사
처방일자 　　(ER) 20040217 : 155100　　　　참고치
Specific gravity　　1.015　　　　1.005 ~ 1.03
pH　　　　　　7.0　　　　　4.5 ~ 8.0
Albumin　　　-　　　　　　-
Glucose　　　-　　　　　　-
Ketone　　　　-　　　　　　-
Bilirubin　　　-　　　　　　-
Occult Blood　TR　　　　　TR
Urobilinogen　-　　　　　　-
Nitrite　　　　-　　　　　　-
WBC (Stick)　　-　　　　　　-

L86 : 응급응고검사
처방일자 　　(ER) 20040217 : 155100　　　　참고치
PT(%)　　　　81.7　　　　70 ~ 140　　　%
PT(INR)　　　1.19　　　　0.8 ~ 1.3　　　INR
APTT(EM)　　40.9　　　　30.5 ~ 45.0　sec

진단검사의학과 최종 보고서

(재원기간 : 20040217-20040217-20040308)   Page: 1

```
==================================================================
등록번호:        성 명 :  B    생년월일 :      /M    출력일자 : 04-03-09
==================================================================
```

L39 : 뇨검사
처방일자   (ER) 20040218 : 103200   참고치
Color   Straw   -
Specific gravity   1.010   1.005 ~ 1.03
pH   7.0   4.5 ~ 8
Albumin   -   -
Glucose   -   -
Ketone   -   -
Bilirubin   -   -
Occult Blood   TR   TR
Urobilinogen   -   -
Nitrite   -   -
WBC (Stick)   -   -
RBC   3-5/HPF   0 ~ 2   /HPF
WBC   0-2/HPF   0 ~ 2   /HPF
Squamous cell   0-2/HPF   0 ~ 2   /HPF
Appearance   Clear   -

L51 : 면역혈청검사
처방일자   (ER) 20040218 : 103200   참고치
매독침강 정성(SERUM)   Nonreactive   ~ NON-REA
ANTI-HIV(EIA)   Negative   ~ NEGATIVE
Anti-HCV AB   Negative   ~ NEGATIVE

L70 : 혈액은행검사
처방일자   (ER) 20040218 : 111100   참고치
ABO TYPING   A   ~
RH TYPING   +   ~
ANTIBODY SCREENING T   Positive(1+)   ~

L83 : 응급화학검사 (III)
처방일자   (ER) 20040218 : 111100   참고치
pH ABGA   7.473   7.35 ~ 7.45
pCO₂   39.8   35 ~ 45   mmHg
pO₂   95.3   80 ~ 90   mmHg
Base Excess   + 5.5   ~   mmEq/ℓ
Bicarbonate   29.3   23 ~ 29   mmEq/ℓ
O₂ Saturation   97.9   94 ~ 100   %
Comment : L8310 Rt. arm에서 하세요.
```
```

L70 : 혈액은행검사
처방일자   (ER) 20040218 : 173000   참고치
ANTIBODY INDETIFICAT   Anti-Lea   ~

L83 : 응급화학검사 (III)
처방일자   (ER) 20040220 : 092400   참고치

pH ABGA	7.395	7.35 ~ 7.45	
pCO$_2$	43.5	35 ~ 45	mmHg
pO$_2$	218.9	80 ~ 90	mmHg
Base Excess	1.0	~	mmEq/ℓ
Bicarbonate	26.0	23 ~ 29	mmEq/ℓ
O$_2$ Saturation	99.5	94 ~ 100	%
Ionized Calcium	3.36	3.9 ~ 4.5	mEq/ℓ
Sodium (POCT)	141	135 ~ 145	mEq/ℓ
Potassium (POCT)	3.5	3.5 ~ 5.5	mEq/ℓ
Chloride (POCT)	107	98 ~ 110	mEq/ℓ
Hct (POCT)	29	39 ~ 52	%
Glucose (POCT)	115	70 ~ 110	mg/dℓ

L83 : 응급화학검사 (III)
처방일자   (ER) 20040220 : 103600   참고치

pH ABGA	7.427	7.35 ~ 7.45	
pCO$_2$	33.8	35 ~ 45	mmHg
pO$_2$	319.7	80 ~ 90	mmHg
Base Excess	- 2.3	~	mmEq/ℓ
Bicarbonate	21.8	23 ~ 29	mmEq/ℓ
O$_2$ Saturation	99.7	94 ~ 100	%
Ionized Calcium	3.88	3.9 ~ 4.5	mEq/ℓ
Sodium (POCT)	116	135 ~ 145	mEq/ℓ
Potassium (POCT)	4.3	3.5 ~ 5.5	mEq/ℓ
Chloride (POCT)	95	98 ~ 110	mEq/ℓ
Hct (POCT)	20	39 ~ 52	%
Glucose (POCT)	93	70 ~ 110	mg/dℓ

L83 : 응급화학검사 (III)
처방일자   (ER) 20040220 : 112600   참고치

pH ABGA	7.480	7.35 ~ 7.45	
pCO$_2$	33.2	35 ~ 45	mmHg
pO$_2$	253.5	80 ~ 90	mmHg
Base Excess	0.9	~	mmEq/ℓ
Bicarbonate	24.2	23 ~ 29	mmEq/ℓ
O$_2$ Saturation	99.6	94 ~ 100	%
Ionized Calcium	4.16	3.9 ~ 4.5	mEq/ℓ
Sodium (POCT)	126	135 ~ 145	mEq/ℓ
Potassium (POCT)	3.6	3.5 ~ 5.5	mEq/ℓ
Chloride (POCT)	99	98 ~ 110	mEq/ℓ
Hct (POCT)	26	39 ~ 52	%
Glucose (POCT)	170	70 ~ 110	mg/dℓ

L83 : 응급화학검사 (III)
처방일자　　(ER) 20040220 : 114600　　　참고치

pH ABGA	7.502	7.35 ~ 7.45	
pCO$_2$	29.2	35 ~ 45	mmHg
pO$_2$	427.2	80 ~ 90	mmHg
Base Excess	- 0.4	~	mmEq/ℓ
Bicarbonate	22.4	23 ~ 29	mmEq/ℓ
O$_2$ Saturation	99.9	94 ~ 100	%
Ionized Calcium	5.04	3.9 ~ 4.5	mEq/ℓ
Sodium (POCT)	128	135 ~ 145	mEq/ℓ
Potassium (POCT)	4.1	3.5 ~ 5.5	mEq/ℓ
Chloride (POCT)	99	98 ~ 110	mEq/ℓ
Hct (POCT)	25	39 ~ 52	%
Glucose (POCT)	188	70 ~ 110	mg/dℓ

L83 : 응급화학검사 (III)
처방일자　　(ER) 20040220 : 122100　　　참고치

pH ABGA	7.446	7.35 ~ 7.45	
pCO$_2$	36.6	35 ~ 45	mmHg
pO$_2$	174.5	80 ~ 90	mmHg
Base Excess	0.7	~	mmEq/ℓ
Bicarbonate	24.6	23 ~ 29	mmEq/ℓ
O$_2$ Saturation	99.3	94 ~ 100	%
Ionized Calcium	4.56	3.9 ~ 4.5	mEq/ℓ
Sodium (POCT)	131	135 ~ 145	mEq/ℓ
Potassium (POCT)	4.6	3.5 ~ 5.5	mEq/ℓ
Chloride (POCT)	99	98 ~ 110	mEq/ℓ
Hct (POCT)	28	39 ~ 52	%
Glucose (POCT)	194	70 ~ 110	mg/dℓ

L83 : 응급화학검사 (III)
처방일자　　(ER) 20040220 : 125100　　　참고치

pH ABGA	7.501	7.35 ~ 7.45	
pCO$_2$	32.2	35 ~ 45	mmHg
pO$_2$	328.2	80 ~ 90	mmHg
Base Excess	1.7	~	mmEq/ℓ
Bicarbonate	24.6	23 ~ 29	mmEq/ℓ
O$_2$ Saturation	99.8	94 ~ 100	%
Ionized Calcium	4.36	3.9 ~ 4.5	mEq/ℓ
Sodium (POCT)	129	135 ~ 145	mEq/ℓ
Potassium (POCT)	5.1	3.5 ~ 5.5	mEq/ℓ
Chloride (POCT)	101	98 ~ 110	mEq/ℓ
Hct (POCT)	28	39 ~ 52	%
Glucose (POCT)	205	70 ~ 110	mg/dℓ

L83 : 응급화학검사 (III)

처방일자	(ER) 20040220 : 131700	참고치	
pH ABGA	7.365	7.35 ~ 7.45	
pCO_2	41.8	35 ~ 45	mmHg
pO_2	125.8	80 ~ 90	mmHg
Base Excess	- 1.9	~	mmEq/ℓ
Bicarbonate	23.4	23 ~ 29	mmEq/ℓ
O_2 Saturation	98.4	94 ~ 100	%
Ionized Calcium	2.72	3.9 ~ 4.5	mEq/ℓ
Sodium (POCT)	139	135 ~ 145	mEq/ℓ
Potassium (POCT)	3.5	3.5 ~ 5.5	mEq/ℓ
Chloride (POCT)	108	98 ~ 110	mEq/ℓ
Hct (POCT)	21	39 ~ 52	%
Glucose (POCT)	156	70 ~ 110	mg/dℓ

L80 : 일반응급검사

처방일자	(ER) 20040220 : 131800	참고치	
WBC	15.4	4.0 ~ 10.0	x10^3/㎣
WBC	17.7	4.0 ~ 10.0	x10^3/㎣
RBC	3.32	4.2 ~ 6.3	x10*6/㎣
RBC	3.34	4.2 ~ 6.3	x10*6/㎣
Hb	10.1	13 ~ 17	g/dℓ
Hb	10.3	13 ~ 17	g/dℓ
Hct	30.2	39 ~ 52	%
Hct	30.6	39 ~ 52	%
Platelet	235	150 ~ 350	x10^3/㎣
Platelet	233	150 ~ 350	x10^3/㎣
MCV	91.0	81 ~ 96	fl
MCV	91.6	81 ~ 96	fl
MCH	30.4	27 ~ 33	pg
MCH	30.8	27 ~ 33	pg
MCHC	33.4	32 ~ 36	g/dℓ
MCHC	33.7	32 ~ 36	g/dℓ

L81 : 응급화학검사

처방일자	(CV) 20040220 : 131800	참고치	
CK (EM)	520	50 ~ 250	U/ℓ
CK (EM)	479	50 ~ 250	U/ℓ
LD (EM)	500	120 ~ 250	U/ℓ
LD (EM)	494	120 ~ 250	U/ℓ

L82 : 응급화학검사 II

처방일자	(CV) 20040220 : 131800	참고치	
Troponin-I	10.0	~ 1.5	ng/㎖
Troponin-I	10.6	~ 1.5	ng/㎖
CK-MB	23.0	~ 5.0	ng/㎖
CK-MB	33.4	~ 5.0	ng/㎖

L86 : 응급응고검사

처방일자	(CV) 20040221 : 131800	참고치	
PT(%)	72.2	70 ~ 140	%
PT(%)	74.2	70 ~ 140	%
PT(INR)	1.32	0.8 ~ 1.3	INR
PT(INR)	1.27	0.8 ~ 1.3	INR
APTT(EM)	40.0	30.5 ~ 45.0	sec
APTT(EM)	37.3	30.5 ~ 45.0	sec

L86 : 응급응고검사

처방일자	(CV) 20040221 : 131800	참고치	
PT(%)	68	70 ~ 140	%
PT(INR)	1.33	0.8 ~ 1.3	INR
aPTT	42.4	30.5 ~ 45.0	sec
aPTT(NC)	35.5	~	sec

L80 : 일반응급검사

처방일자	(CV) 20040221 : 131800	참고치	
WBC	7.7	4.0 ~ 10.0	$x10^3/mm^3$
RBC	3.28	4.2 ~ 6.3	$x10*6/mm^3$
Hb	9.8	13 ~ 17	g/dℓ
Hct	29.5	39 ~ 52	%
Platelet	162	150 ~ 350	$x10^3/mm^3$
MCV	89.9	81 ~ 96	fl
MCH	29.9	27 ~ 33	pg
MCHC	33.2	32 ~ 36	g/dℓ

L82 : 응급화학검사 II

처방일자	(CV) 20040221 : 131800	참고치	
Troponin-I	9.9	~ 1.5	ng/mℓ
CK-MB	12.1	~ 5.0	ng/mℓ

L80 : 일반응급검사

처방일자	(CV) 20040222 : 140400	참고치	
WBC	8.1	4.0 ~ 10.0	$x10^3/mm^3$
RBC	3.14	4.2 ~ 6.3	$x10*6/mm^3$
Hb	9.3	13 ~ 17	g/dℓ
Hct	28.1	39 ~ 52	%
Platelet	143	150 ~ 350	$x10^3/mm^3$
MCV	89.5	81 ~ 96	fl
MCH	29.6	27 ~ 33	pg
MCHC	33.1	32 ~ 36	g/dℓ

L86 : 응급응고검사

처방일자	(CS) 20040222 : 140400	참고치	
PT(%)	79.2	70 ~ 140	%
PT(INR)	1.22	0.8 ~ 1.3	INR

L21 : 혈액응고검사
처방일자　　(CS) 20040223 : 160400　　　　참고치
PT(%)　　　　　　　　　91　　　　70 ~ 140　　%
PT(INR)　　　　　　　1.07　　　0.8 ~ 1.3　　INR

L21 : 혈액응고검사
처방일자　　(CS) 20040224 : 165600　　　　참고치
PT(%)　　　　　　　　　84　　　　70 ~ 140　　%
PT(INR)　　　　　　　1.13　　　0.8 ~ 1.3　　INR

L21 : 혈액응고검사
처방일자　　(CS) 20040225 : 165700　　　　참고치
PT(%)　　　　　　　　　85　　　　70 ~ 140　　%
PT(INR)　　　　　　　1.12　　　0.8 ~ 1.3　　INR

L21 : 혈액응고검사
처방일자　　(CS) 20040226 : 152800　　　　참고치
PT(%)　　　　　　　　　82　　　　70 ~ 140　　%
PT(INR)　　　　　　　1.16　　　0.8 ~ 1.3　　INR

L21 : 혈액응고검사
처방일자　　(CS) 20040227 : 142400　　　　참고치
PT(%)　　　　　　　　　81　　　　70 ~ 140　　%
PT(INR)　　　　　　　1.17　　　0.8 ~ 1.3　　INR

L21 : 혈액응고검사
처방일자　　(CS) 20040228 : 142400　　　　참고치
PT(%)　　　　　　　　　71　　　　70 ~ 140　　%
PT(INR)　　　　　　　1.29　　　0.8 ~ 1.3　　INR

L34 : 단백.면역화학검사
처방일자　　(CS) 20040228 : 142400　　　　참고치
hsCRP　　　　　　　　3.03　　　0 ~ 0.6　　　mg/dℓ

L86 : 응급응고검사
처방일자　　(CS) 20040229 : 153500　　　　참고치
PT(%)　　　　　　　　　63.3　　　70 ~ 140　　%
PT(INR)　　　　　　　1.47　　　0.8 ~ 1.3　　INR

L86 : 응급응고검사
처방일자　　(CS) 20040301 : 102100　　　　참고치
PT(%)　　　　　　　　　56.1　　　70 ~ 140　　%
PT(INR)　　　　　　　1.62　　　0.8 ~ 1.3　　INR

L21 : 혈액응고검사
처방일자　　(CS) 20040302 : 172500　　　　참고치
PT(%)　　　　　　　　　58　　　　70 ~ 140　　%
PT(INR)　　　　　　　1.53　　　0.8 ~ 1.3　　INR

L34 : 단백.면역화학검사
처방일자　　（ CS ） 20040302 : 172500　　　　참고치
hsCRP　　　　　　　　　 2.71　　　　0 ～ 0.6　　　mg/dℓ

L21 : 혈액응고검사
처방일자　　（ CS ） 20040303 : 142500　　　　참고치
PT(%)　　　　　　　　　 55　　　　 70 ～ 140　　 %
PT(INR)　　　　　　　　 1.59　　　0.8 ～ 1.3　　INR

L21 : 혈액응고검사
처방일자　　（ CS ） 20040304 : 153900　　　　참고치
PT(%)　　　　　　　　　 53　　　　 70 ～ 140　　 %
PT(INR)　　　　　　　　 1.65　　　0.8 ～ 1.3　　INR

L21 : 혈액응고검사
처방일자　　（ CS ） 20040305 : 142600　　　　참고치
PT(%)　　　　　　　　　 52　　　　 70 ～ 140　　 %
PT(INR)　　　　　　　　 1.69　　　0.8 ～ 1.3　　INR

L34 : 단백.면역화학검사
처방일자　　（ CS ） 20040305 : 142600　　　　참고치
hsCRP　　　　　　　　　 1.51　　　　0 ～ 0.6　　　mg/dℓ

L86 : 응급응고검사
처방일자　　（ CS ） 20040306 : 155000　　　　참고치
PT(%)　　　　　　　　　 47.9　　　 70 ～ 140　　 %
PT(INR)　　　　　　　　 1.85　　　0.8 ～ 1.3　　INR

L86 : 응급응고검사
처방일자　　（ CS ） 20040307 : 201100　　　　참고치
PT(%)　　　　　　　　　 46.8　　　 70 ～ 140　　 %
PT(INR)　　　　　　　　 1.89　　　0.8 ～ 1.3　　INR

L86 : 응급응고검사
처방일자　　（ CS ） 20040308 : 011000　　　　참고치
PT(%)　　　　　　　　　 43.9　　　 70 ～ 140　　 %
PT(INR)　　　　　　　　 1.99　　　0.8 ～ 1.3　　INR
--- End Of Patient ---

진단검사의학과 퇴원 후 추가 보고서

(재원기간 : 20040217-20040217-20040308)

보고일자 : 2004/03/08   퇴원과 : CS   Page : 1

==

등록번호 :   성 명 : B   생년월일 :   /M   출력일자 : 04-03-09

==

L86 : 응급응고검사

처방일자	2004/03/08		참고치
(CS) 01:10 PT(%)		43.9	70 ~ 140
(CS) 01:10 PT(INR)		1.99	0.8 ~ 1.3

--- End Of Patient ---

등록번호		보험유형	국민건강
성 명	B	성별/나이	남/47
주민번호		과	
일 자		병 동	

경과기록지

Date	내 용	Sign
2004/2/16	〈 김 님 소견서 〉	
	# Aortic valve endocarditis with severe AR	
	# Lt. splenic infarction	
	ⓢ M/47, Prev healthy	
	2003.5~7월, 발치 및 의치술 시행	
	2003.10월, Lt. flank pain & fever → spontaneously resolved	
	2004.1.15, reoccurred sharp Lt. flank pain	
	→ 1° clinic CT상 splenic infarction 보여 reffered.	
	(본원 Adm 2004/1/30 ~)	
	Asso Sx) fever (-) chill (-)	
	Wt loss 91kg → 75kg	
	P/E) 110/48 - 60	
	Early Diastole ⓜ III~IV/VI on Erb area	
	CXR cardiomegaly (CTR ≒ 55%)	
	Initial TTE (2004/1/30)	
	- LVID s/d 40/62 EF 65%	
	- IVS s/d 13/19 PW s/d 13/18	
	- LA 38	
	- LCC의 LVOT side에 1.0x1.5cm sized mobile vegetation (+)	
	- Mild ~ severe AR (3+) d/t LCC prolapse	
	- TR Vmax = 3.4㎧	
	TEE	
	- LCC vegetation 1.5x1.0cm	
	- NCC에도 0.3cm vegetation 의심	
	- No subvalvular Cx	

Date	내 용	Sign
	1/30 2/5 2/9	
	WBC 8330 9220 9270	
	ESR 68 76	
	CRP 4.5 4.0	
	u/A RBC +2 +4 +3	
	PRO – – –	
	WBC – – –	
	(H) Subacute IE ≒ Cx 이라서 Adm 후 1주간은 blood culture만 시행 (3sets/day)	
	→ 2004/2/1 1쌍에서 strep.mitis ; Susceptable to PCN & GM (Amc 미생물실에 균체 보냈음)	
	- 안과 exam	
	; Retinal hemorrhage & exudates (+) → F/u study 상 정도 감소추세	
	- Antibiotics (2004/2/7 ~)	

	Ampiccillin 2.0g q 4hrs
	   Gm 80mg q 8hrs
	   * penicillin IV에는 심한 pain 보였고, 단 1회 자란
	     Strep mitis가 Contaminant 하면 culture negative IV 준한
	     Tx 해야 하므로 Amp + GM 조합을 선택하였음.	

	Flu TTE (2004/2/16)	

	- LVID s/d 40/68 ESV/EDV 80/197 LVEF 61%
	   - AR이 좀더 심해졌고, desc. Thoracic aortic의 holodiastolic
	     flow reversal과 Abd aorta의 early diastolic reversal 보임
	   - vegetation 1.8 x 0.7cm
	   - TR Vmax = 3.5$^{m}/_{s}$	

	Opinion)	
	① F/u TTE 상 LV dimension이 약간 커지고, AR이 좀더 심해지는 양 상보여 결국은 Aortic valve surgery 필요하리라 사료되어 refer 드 립니다.	
	② Strep mitis의 m/c 검사는 Amc 미생물실에 전화로 의뢰드려 놓았 습니다.	

♠ 균배당 결과지 ♠

Date	Specimens	Isolated Organisms	Sensitivity
2004.2.17	Blood Cx(x3)	No growth after 2days	
	Urine Cx	No growth	

K 환자의 Chart를 보고 물음에 답하시오.

01

이 환자의 CC는 무엇인가?

① Strabismus   ② extropia   ③ hypertropia

④ astigmatism   ⑤ diplopia

02

눈에 대한 신체검진의 내용이 틀린 것은?

① 전방은 양쪽이 깊고 깨끗하였다.

② 렌즈와 유리체는 중간정도로 깨끗했다.

③ 왼쪽 동공은 빛의 반사가 좋았다.

④ 눈꺼풀은 별다른 이상이 없다.

⑤ 결막과 각막은 별다른 이상이 없었다.

03

의무기록의 내용이 맞는 것은?

① 체중은 20kg이며 체온은 항문으로 체크했다.

② 병원에 입원하여 편도가 부어있었다.

③ 수술부위 삼출물은 없었다.

④ 수술 후 산소를 1분에 9ℓ를 흡입하여주었다.

⑤ PCA를 하고 했다.

04

이 환자의 Chest X-ray에 대한 내용이 맞는 것은?

① 이 환자는 Chest X-ray를 촬영하지 않았다.

② 폐가 희미하게 보였으며 정상동리듬이었다.

③ 경미하게 심장이 비대되어 있었다.

④ 폐가 침윤되어 있었다.

⑤ 외래에서 촬영하기로 하였다.

05

다음 중 약어풀이가 틀린 것은?

① aPTT: activated partial thromboplastin time

② EKG: electrocardiogram

③ EDBC: encourage coughing deep breathing

④ ABGA: arterial blood gas analysis

⑤ CBC: complete blood checklist

06

수술전 처치를 하지 않은 것은?

① 수술부위 표식확인   ② 유치카테터 삽입   ③ 활력징후 체크

④ 수술 전 검사   ⑤ 수술부위 피부준비

07

환자에 대한 내용이 틀린 것은?

① 재원일수는 2일이며 안과에 입원하였다.

② 과거에 안경은 착용했었다.

③ 회복실에서 소변을 보지 않은 상태로 병동으로 보내졌다.

④ 회복실에서 기도유지는 하지 않았다.

⑤ 입원기간동안 cefprozil 을 경구복용하였다.

08

마취전 투약한 약은?

① Robinul   ② Levofloxacin   ③ cefprozil

④ tebramercin   ⑤ saline

09

다음 중 퇴원처방한 약으로만 구성된 것은?

가. Levofloxacin	나. cefprozil	다. tobramycin
라. Robinul	마. saline	

① 가, 나   ② 나, 다   ③ 다, 라   ④ 라, 마   ⑤ 가, 다, 마

10

회복실에서 환자의 체위자세가 올바른 것은?

① 가슴을 위로 하고 반듯이 누워있었다.

② 가슴을 아래로 하고 반듯이 누워있었다.

③ 옆으로 누워있었다.

④ 가슴을 위로하고 다리를 직각을 올리고 누워있었다.

⑤ 양대퇴를 벌리고 복부에 가깝게 양무릎은 굽히고 있었다.

등록번호		보험유형	국민건강
성 명	C	성별/나이	여/6
주민번호		과	
일 자	06.12.25	병 동	

퇴원요약지

주 소		전화번호	
병동 및 병실	W62-54-21	주민번호	
입 원 일	2006. 12. 25	퇴 원 일	2006. 12. 27
입 원 과	EYE	퇴 원 과	EYE 보험유형
전과내역	EYE		
협진내역	ENT:1		

〈주호소증상〉

Diplopia

〈주진단명〉

Intermittent extropia

Left hypertropia

〈부진단명(복합진단, 합병증)〉

〈검사소견 및 입원진료내역〉

Everted eyeball(OU)

〈주수술〉

BLR recession 6.5mm

IO recession 10.0mm(OU)

〈기타수술 및 처치〉

〈퇴원처방〉

CEFPROZIL SYRUP 125mg(5㎖)/㎖	18.00 ㎖ #3 7days [Q8]
FLUOROMETHOLONE 0.1% OPHTH 5㎖/BTL	1.00 BTL #12 1days [OPH]
TOBRAMYCIN SULFATE 0.3% OPHTH 5㎖/BTL	1.00 BTL #12 1days [OPH]

〈향후진료계획〉

OPD F/U

〈선행사인〉

부검□

치료결과	② 경쾌	퇴원형태	① 퇴원지시
담당전공의사	이	주치의사	박

등록번호		보험유형	국민건강
성 명	C	성별/나이	여/6
주민번호		과	
일 자		병 동	

병력 및 신체검진기록

병 실 :
직 업 :   진료과 :

주증상(Chief complaint)   기간
1. _____   _____
2. _____   _____
3. _____   _____

과거력 (해당사항은 언제, 기간, 치료 및 효과 등이 있는 경우 ■를 선택하시오)

약물부작용 ■없음 □있음 _____   고 혈 압 ■없음 □있음 _____
폐 결 핵   ■없음 □있음 _____   간   염 ■없음 □있음 _____
당 뇨 병   ■없음 □있음 _____   종   양 ■없음 □있음 _____
기타질환력

입원, 상해 및 수술력
흡 연   음 주
약물복용

가족력

고 혈 압 ■없음 □있음 _____   당뇨병 ■없음 □있음 _____
종   양 ■없음 □있음 _____   기 타 _____

문진소견(해당사항에 ■를 선택하시오)

전신무력	■없음	□있음	피 로 감	■없음	□있음	발 열	■없음	□있음
오 한	■없음	□있음	두 통	■없음	□있음	현 기 증	■없음	□있음
불 면 증	■없음	□있음	인 후 통	■없음	□있음	기 침	■없음	□있음
객 담	■없음	□있음	객 혈	■없음	□있음	흉 통	■없음	□있음
심계항진	■없음	□있음	호흡곤란	■없음	□있음			
부 종	■없음	□있음	(안면, 등, 하지)					
오 심	■없음	□있음	구 토	■없음	□있음	토 혈	■없음	□있음
복 통	■없음	□있음	소화불량	■없음	□있음	식욕부진	■없음	□있음
복부팽만감	■없음	□있음						
혈 변	■없음	□있음	변 비	■없음	□있음	설 사	■없음	□있음
체중 변화 (증가)	■없음	□있음						
배뇨곤란	■없음	□있음	혈 뇨	■없음	□있음	발기부진	■없음	□있음

병력 및 신체검진 기록

병동/진료과 : 62 / EYE   년 월 일 : 06. 12. 25

신체검진(해당사항에 ■를 선택하시오)
혈압 120/80mmHg   맥박 70/분   호흡 12/분   체온 36℃   체중 ____kg   신장 ____cm

● **전신외관**
　외관　　　　　　　■병색없음　　□만성병색　　□급성병색
　의식상태　　　　　■정상　　　　□몽롱　　　　□혼미　　　　□반혼수　　　□혼수
　발육 및 영양상태　■정상　　　　□부족　　　　□비만

● **피부**
　피부촉진　　　■온　□건　□냉　□습　　　피부긴장도　　　■정상　□빈약

● **머리, 눈, 귀, 코 및 인후**
　두개형상　　■정상　□이상 _____　입술 및 혀　■정상　□건조(경함, 심함)
　결막　　　　■정상　□창백(경함, 심함)　　□충혈(경함, 심함)
　인후 및 편도　■정상　□충혈(경함, 심함)　　□편도비대
　공막　　　　■정상　□황달(경함, 심함)　　기타

● **경부**
　목　　　　■유연　□경직(경함, 심함)　　림프절　■정상　　□이상
　경정맥　　■정상　□확장(경함, 심함)　　갑상선　■정상　　□이상

● **가슴 및 폐**
　시진　　　　　■대칭팽창　□비대칭팽창　　□흡기시 함몰(늑간, 흉골하, 늑연하)
　촉진및타진　　■정상　　　□이상 _____
　청진　　　　　■정상　　　□이상 _____

● **심장**
　최대박동점　■정상(5th ICS × LMCL)　　□이상 _____
　심박동　　　■규칙　　　　　　　　　　□불규칙
　잡음(murmurs), 진동(thrills), 진전(heavings) 및 S2, S3　　■없음　　□있음

● **복부**
　시진　　　　　■편평　　　□함몰　　□팽창(경,중)
　청진　　　　　■정상장음　□이상
　촉진 및 타진　■유연　□강직　□이상소견(장기촉진, 종괴, 압통, shifting dullness 등)

● **등 및 사지**
　늑골 척추간 압통　　■없음　　□있음
　하지 함요 부종　　　■없음　　□있음
　기타(언어,　　　　연하장애,　　　　　바빈스키 등)

● **추정진단 및 감별진단**

● **치료계획**

작성일 _____ 기록자 : 박물관

등록번호		보험유형	국민건강
성 명	C	성별/나이	여/6
주민번호		과	
일 자		병 동	

경과기록지

Date	내 용	Sign
06.12.26	〈 Admission Note 〉	
	본 6세 여환은 diplopia (ou)로 외래 경과관찰 중	
	BLR recession 위해 금일 admission 함.	
	PHx) DM(−)	
	HiBP(−)	
	Pul. Tbc(−). Hepatitis(−)	
	Glass Hx : N−C	
	Ocular Trauma & Surgery Hx : N−C	
	PEx)	
	Vision : R :0.8−1 Tension : R :	
	L :0−2 L :	
	Lid : Neg(OU)	
	Conjunctiva : Neg(OU)	
	Cornea : Clear(OU)	
	A/C : Deep & Clear(OU)	
	Pupil : Well reflex to light(OU)	
	Lens & Vitreous : Media clear(OU)	
	Muscles : No LOM(OU) No diplopia	
	Fundus :	
	ROS)	
	Headache/Dizziness(−/−) Fever/Chill(−/−)	
	Cough/Sputum/Rale(−/−/−) Chest discomfort/Dyspnea(−/−)	
	Anorexia/Nausea/Vomiting/Diarrhea/Constipation(−/−/−/−)	
	Hematemesis/Melena/Hematochezia(−/−/−)	
	Urinary Sx(−)	
	Imp) intermittent extropia	
	Plan) BLR recession	

Date	내 용	Sign
06.12.26	〈 OR note 〉	
	Dx : intermittent extropia & left hypertropia	
	Op. name : Bilateral lateral rectus muscle recession 6.5	
	Inferior oblique muscle recession 3mm	
	Op. date :2006.12.26	
	Surgeon : Kim	
	Assist : Hong	
	Anesthesia : general	

등록번호		보험유형	국민건강
성 명	C	성별/나이	여/6
주민번호		과	
일 자		병 동	

협의진료기록

진 료 과 : OBGY　　　　병　실 : W62-54-21　　　외　래 :
의뢰구분 : ■응급　□보통　　　환자상태 : □외래진료가능　　■외래진료불가

ENT 과　　　　　이　귀하

의뢰내용	진단명 Divergent concomitant strabismus
	치료내용 및 의뢰사유 For R/O tonsilitis 상기 환아 금일 general anethesia 하에 Op. 진행한 환아로 금일 마취과에서 Intubation 도중 tonsil 부위에 대한 귀과적 evaluation 권고하여 협진의뢰 드리오니 고진선처 바랍니다. 감사합니다. (금일 혹은 내일 오전 퇴원 예정인 환자입니다.)

의뢰일: 2006년 12월 26일 14:46	의뢰과: EYE	의뢰의사: 박 / 이

협 진 일 : 2006.12.26
회신내용 : Both tonsillar mild injection 소견보이나 현재 증상은 없는 상태로
　　　　　안과퇴원시 Antibiotics 먹는 약으로 약 5일정도 유지하면 되겠습니다.
　　　　　추후 증상 발현시 F/U 부탁드립니다.

협진일: 2006년 12월 26일	회신일: 06년 12월 26일	회신과: ENT	회신의사: 김 / 박

등록번호		보험유형	국민건강
성 명	C	성별/나이	여/6
주민번호		과	
일 자		병 동	

수술 및
마취(검사)신청서

병동/진료과	년월일

진 단 명 : intermittent exotropia

수술/검사명 : BLR recession

마 취 : ■전신마취　　□부분마취　　□국소마취

기 왕 력 : 특이체질　　고,저혈압　　심장병

　　　　　　당뇨병　　출혈소인　　마약사고　　알레르기

약부작용및사고 :　　　　　　　　　기 타 :

수술 및 마취(검사)의 필요성, 내용, 예상되는 합병증 및 후유증에 대한 설명:

2006 년 12 월 26 일

주치의 또는 설명 의사 : 이

본인은 본인(또는 환자)에 대한 수술 및 마취(검사)의 필요성, 내용 및 예상되는 합병증과 후유증에 대하여 자세한 설명을 의사로부터 들었으며 본 수술 및 마취(검사)로써 불가항력적으로 합병증이 야기될 수 있다는 것과, 또는 본인의 특이 체질로 우발적 사고가 일어날 수도 있다는 것에 대한 사전 설명을 충분히 듣고 이해하였으며, 수술에 협력할 것을 서약하고 상기에 따른 의학적 처리를 주치의 판단에 위임하여, 수술 및 마취(또는 검사)를 하는데 동의합니다.

2006 년 12 월 26 일

환자또는대리인 (관계 :　) :　C　(인)	주민등록번호 :
주 소 :	전화번호 :
보 호 자 (관계 :　) :	주민등록번호 :
주 소 :	전화번호 :

등록번호		보험유형	국민건강
성 명	C	성별/나이	여/6
주민번호		과	
일 자		병 동	

수술전 처치 및 간호상태확인표

병동/진료과		년 월 일

수술실 도착시간　　13:37

감염여부　　□HBsAg　　□VDRL　　□HIV　　□기타　　■해당없음

알레르기 여부　　■없음　　　□있음

확 인 내 용	간 호 단 위			수 술 실		
	예	아니오	해당없음	예	아니오	해당없음
환자확인	✔			✔		
수술동의서	✔			✔		
금식(시간:MN NPO　　　　)	✔			✔		
활력징후(T:36.7 P:94 R:20 BP:)	✔			✔		
수술전투약 None			✔			✔
의치, 안경, 콘택트렌즈, 보청기 제거 및 의안 확인	✔			✔		
장신구 제거(핀, 반지, 시계, 목걸이, 귀걸이)	✔			✔		
화장제거(매니큐어, 페티큐어 포함)	✔			✔		
환의착용(속옷, 양말 제거)	✔			✔		
수술전 검사(CBC, BT, LFT/UA, ECG, Chest X-ray)	✔			✔		
혈액준비(예약 및 혈액형 결과지 확인)			✔			✔
수술부위 피부준비			✔			✔
유치카테터 삽입/자연배뇨 확인	✔			✔		
위관삽입			✔			✔
관장			✔			✔
수술부위표식확인		✔				

보내는 물품 및 약품 : □없음　　■있음(0.5% Lerotloxacin 5cc OPH　　　　　)

　　　　　　　■의무기록　　□진료카드　　□필름　　□기타(　　　)

담당간호사(간호단위)　　　　　　　　　　　/(수술실)

수간호사(간호단위)　　　홍 / 김

등록번호		보험유형	국민건강
성 명	C	성별/나이	여/6
주민번호		과	
일 자		병 동	

마취전 환자평가

수술전 진단 : Divergent concomitant strabismus
예정 수술 : STRABISMUS SURGERY (SIMPLE:SINGLE MUSCLE)
Hegiht :   Weight :

Present & History of Medical Problem

Cardiovascular :   Pulmonary :
Hepatic :   Endocrine :
Renal :   Neurologic :
Allergies :   Pregnant :
Alcohol/Smoking :   /
기타 :   수술(마취)기왕력 :
투약 :

Physical Examination

Vital Sign :
     BP :   mmHg   PR :   회/min   RR :   회/min   BT :   ℃
Heart :   Lungs :
Airway :   Teeth :
Extrimities :   Neurologic :
Other :

Laboratory Data

CBC(WBC/Hb/Hct/Platelet) : 13.3 / 11.5 / 35.4 / 518
Electrolytes(Na/K/Cl) : 137 / 4.3 / 103   BUN/Cr : 12 / 0.5
U/A(SG, Glucose, Protein) : 1.015 / - / -
PT/aPTT :   / 35.9   SGOT/PT : 29 / 9   T-Bil : 0.4   B-Sugar : 102
EKG :
CXR : Mild cardiomegaly

ABGA(Na, K, Cl) :
Others :

Anesthesia Plan : 전신마취

2006년 12월 26일   작성자   유   (인)

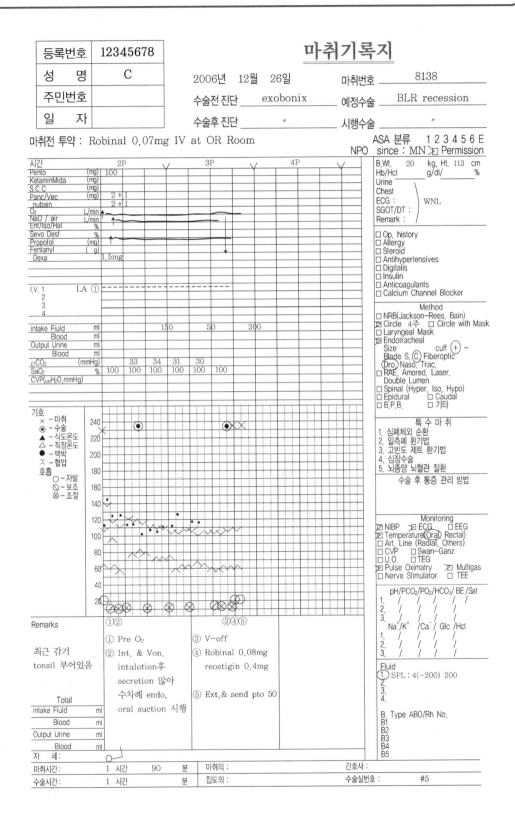

마취기록지

등록번호	12345678
성 명	C
주민번호	
일 자	

2006년 12월 26일   마취번호 _____ 8138 _____

수술전 진단 ___ exobonix ___   예정수술 ___ BLR recession ___

수술후 진단 _____ ″ _____   시행수술 _____ ″ _____

마취전 투약 : Robinal 0.07mg IV at OR Room

ASA 분류   1 2 3 4 5 6 E
NPO since : MN ☒ Permission

시간		2P	3P	4P
Pento	(mg)	100		
KetaminMida	(mg)			
S.C.C	(mg)			
Panc/Vec	(mg)	2+1		
nubain		2+1		
O₂	L/min			
N₂O / air	L/min			
Enf/Iso/Hal	%			
Sevo Desf	%			
Propofol	(mg)			
Fentanyl	(g)			
Dexa		1.5mg		

I.V. 1 LA ①
2
3
4

intake Fiuld	ml	150	50	200
Blood	ml			
Output Urine	ml			
Blood	ml			
ETCO₂	(mmHg)	33 34 31 30		
SaO₂	%	100 100 100 100 100 100		
CVP	(cmH₂O,mmHg)			

기호
× - 마취
◎ - 수술
▲ - 식도온도
△ - 직장온도
● - 맥박
× - 혈압

호흡
○ - 자발
◑ - 보조
⊗ - 조절

Remarks

최근 감기
tonsil 부어있음

① Pre O₂
② Int. & Von. intulotion후 secretion 많아 수차례 endo, oral suction 시행

③ V-off
④ Robinal 0.08mg reostigin 0.4mg
⑤ Ext.& send pto 50

Total		
Intake Fiuld	ml	
Blood	ml	
Output Urine	ml	
Blood	ml	

자 세 :
마취시간 : 1 시간 90 분
수술시간 : 1 시간 분

마취의 :
집도의 :

B.Wt.	20 kg, Ht. 113 cm
Hb/Hct	g/dl/ %
Urine	
Chest	
ECG	WNL
SGOT/DT	
Remark	

☐ Op. history
☐ Allergy
☐ Steroid
☐ Antihypertensives
☐ Digitalis
☐ Insulin
☐ Anticoagulants
☐ Calcium Channel Blocker

Method
☐ NRB(Jackson–Rees. Bain)
☒ Circle 4주 ☐ Circle with Mask
☐ Laryngeal Mask
☒ Endotracheal
   Size   cuff (+) –
   Blade S. ⓒ Fiberoptic
   (Oro) Naso. Trac.
☐ RAE. Amored. Laser.
   Double Lumen
☐ Spinal (Hyper. Iso. Hypo)
☐ Epidural   ☐ Caudal
☐ B.P.B.   ☐ 기타

특 수 마 취
1. 심폐체외 순환
2. 일측폐 환기법
3. 고빈도 제트 환기법
4. 심장수술
5. 뇌종양 뇌혈관 질환

수술 후 통증 관리 방법

Monitoring
☒ NIBP ☒ ECG ☐ EEG
☒ Temperature (Oral) Rectal)
☐ Art. Line (Radial. Others)
☐ CVP ☐ Swan–Ganz
☐ U.O. ☐ TEG
☒ Pulse Oximatry ☒ Multigas
☐ Nerve Stimulator ☐ TEE

pH/PCO₂/PO₂/HCO₃/BE /Sat
1. / / / / /
2. / / / / /
3. / / / / /

Na⁺/K⁺ /Ca⁻/ Glc /Hct
1. / / / /
2. / / / /
3. / / / /

Fluid
1. SPL : 4(–200) 200
2.
3.
4.

B. Type ABO/Rh No.
B1
B2
B3
B4
B5

간호사 :
수술실번호 : #5

등록번호		보험유형	국민건강
성 명	C	성별/나이	여/6
주민번호		과	
일 자		병 동	

수술기록지

수 술 일 : 2006.12.26   수 술 과 : EYE   집 도 의 : kim

제 1 보조의 : Hong   제 2 보조의 :   제 3 보조의 :

마 취 의 :   마 취 방 법 : General

소독간호사 :   순환간호사 :

수술전 진단명 : Intermittent exotropia

수술후 진단명 : Same as above

수술명: Bilateral lateral rectus muscle recession 6.5㎜

Inferior oblique muscle recession 10㎜(OÜ)

OP finding : Exotropia

수술방법 및 관찰사항 :

After the usual preoperative preparation, the operation was performed on the both eyes under the general anesthesia. The right eyelid fissure widened with a lid speculum. The locking forceps were placed at conjunctiva near the limbus at 12 and 6 o'clock positions and the eyeball was retracted medially. The conjunctiva and Tenon's capsule were incised from 7:30 to 10:30 o'clock positions with Wescott scissors near the limbus. Bleeding was controlled with cautery. The lateral rectus muscle was isolated with a muscle hook. One 7-0 Vicryl double-armed suture was placed through the insertion site of the muscle. The muscle was severed at insertion site with tenotomy scissor and the muscle was reattached to sclera 6.5㎜ posterior of original insertion site. And the muscle was cut adjacent to the Hartmann straight mosquito with #15 Bard-Parker blade. The double armed sutures were pulled toward the insertion site and the bow knot tie was done with 6-0 vicryl. The inferior oblique muscle was isolated with a muscle hook. One 7-0 Vicryl double-armed suture was placed through the insertion site of the muscle. The muscle was severed at insertion site with tenotomy scissor and the muscle was reattached to sclera 3.0㎜ lateral & 2.0 ㎜ posterior to lateral margin of inferior insertion site. The conjuctival flap was placed and closed with 7-0 black silk interruptedly. The left lateral rectus muscle was recessed 6.5㎜ with inferior oblique muscle …

조직검사(유, 무)   배농/배액 (유, 무)   패드확인 (유, 무)

기록자 서명 :   집도의 서명 :

등록번호	12345678	보험유형	국민건강
성 명	C	성별/나이	여/6
주민번호		과	
일 자		병 동	

□ 감염( )
□ post op x-ray □ Y □ N

회복실기록지

회복번호 : 7818 마취번호 :

병동	62W	진료과	Eye
진단명	entropion		
수술명	BLR resection		

마 취 종 류

☐ 전신마취(Endo)· IV · Mask) □ IV(Gen,Reg)
□ Epidural □ B.P.B □ spinal □ caudal

기도유지	□ Endotracheal (발관시간 : 제기자 :)
	□ Oral airway □ Nasal airway
	☐ None □ Tracheostomy

간호 기록 및 Remark

① O₂ 5 /min

② 보호자 입회 (엄마)

③ O₂ 5 /min 상태에서 SPO₂ 95%
checked Dr. 이
이 정도면 괜찮다고 함.
더 떨어지면 notify해 달라고 함.

④ Dr. 박 exam함

⑤ op site coeing(−)

⑥ Room air 상 SPO₂ 98%
checked

⑦ uvination(−)

⑧ sand to ward c chart

Time 15:10 16:00

O₂ %5 L/min Mask Tube off

× B.P. 220 / ● Pluse 200 / ○ Respirations 180

PL History

SaO₂ %	95%	96% 98%	98%

Block Level

Position

Monitoring		Yes	No	N/A	Discharge Summary
□NBP	□A-Line □L-Tube	☐	□	□	PAR Score 8-10
☐Pulse Oxymetry	□Foley □Hemo-vac	□	☐	□	Vomiting
□ECG	□X-ray □EVD-vac	☐	□	□	Dressing Dry
□CVP	□Chest Tube □Baro-vac	□	□	☐	Sensory Block;<T10
□기타 :		□	□	☐	Epidural Catheter
☐Drug :	Levofloxaczuxl	□	□	☐	Transport with O₂
□검체 :		□	□	☐	Portable X-ray

Post-Anesthetic Recovery Score

	Activity	Respiration	Circulation	Consciousness	Color
ADM	1	2	2	1	2
30Min	1	2	2	2	2
DISCHRG	2	2	2	2	2

입실 :	15	시	10	분
퇴실 :	16	시	00	분
재실 :		시	50	분

1. 퇴실 결정의사 : 유 / 이
2. 회복실 간호사 : 한 / 권

PCA ☐none □ IV(PCA전용,side connect) □Epidural□ Abbott □ Accufuser(2day, 5day)□ Baxter

구 분	섭취량					배설량		
Type	H/S	N/S	1:4SD			Urine	Blood loss	Drain
잔 량			100					
수술실			200					
회복실			50					
Total			250					

등록번호	12345678	보험유형	국민건강
성 명	C	성별/나이	여/6
주민번호		과	
일 자		병 동	

투약기록지

병동/진료과   년   월   일

투약내용		날짜	시간 / 서명	날짜	시간 / 서명	날짜	시간 / 서명	날짜	시간 / 서명	날짜	시간 / 서명	날짜	시간 / 서명	날짜	시간 / 서명
Cefprozil po	6cc #8	12 / 26	6P 8Am	27	8										
0.3% tobramusin opu	5cc #12	12 / 26	4P6P 8P10P	27	8A10A 6P8P10P										
0.1% Fluoromethdove opu	5cc #12	12 / 26	4P6P 8P10P	27	8A										

등록번호	12345678	보험유형	국민건강
성 명	C	성별/나이	여/6
주민번호		과	
일 자		병 동	

임상관찰기록지

병동/진료과   년 월 일

2006 년	12 월 25 일	월 26일	월 27일						
입 원 일 수	1	2	3						
수술후 일수		op	1						
시 간	4PM								

맥박 / 체온

admitted via opp

150	40.0
140	39.5
130	39.0
120	38.5
110	38.0
100	37.5
90	37.0
80	36.5
70	36.0
60	35.5
50	35.0

퇴원

호 흡	20	18 20	20			
수축기혈압/이완기혈압						
체중 / 신장	20.4kg/113.3cm					
복위/흉위/두위						
식이(섭취열량)		SOW	NPO / SD(석)	GD(소아식)		

섭취량	경 구						
	정맥주입			15gtt			
	혈 량						
	총섭취량						

배설량	소 변						
	구 토						
	배 액						
	기 타						
	대 변	1					
	총배설량						

445

등록번호		보험유형	국민건강
성 명	C	성별/나이	여/6
주민번호		과	
일 자		병 동	

간호기록지

년월일	시간	투약및처치	간 호 내 용	서명
06/12/25	4pm		Admitted via OPD walking	
		#1	S : "눈 수술하러 왔어요."	
			O : strabismus로 사시교정술 위해 adm 함	
			1. 입원생활 안내책자 드리고 병동안내 및 　입원생활 안내를 한다. 　(낙상방지 및 도난사고 주의 포함)	
			2. 환자권리선언 및 고충처리 이용안내, 　무단외출 주의에 대한 설명을 한다.	
			3. V/S check 한다.	
			4. DR 이에게 notify 한다.	
			1,2,3,4 시행함.	
			F : 입원 생활을 이해하고 서명확인함	
		#2	A : 수술전 교육	
			P : ① 전신마취 주의사항 설명한다.	
			② MN NPO teaching 한다.	
			③ 수술전,후 주의사항 설명한다.	
			R : ① ~ ③ 시행함	~
			E : 수술에 대한 불안감소 말로 표현함	
	11:30pm		수면중임	
12/26	6am		밤사이 잘 잠	
	8am		1:4 sal 500㎖ OR용 started	
			Pre-medi : none	
			정서적 지지후 send to OR	
	4:05pm		strabismus OP(os)후 RR 경유하여 병실 올라옴	
			1:4 sal 100㎖ IV dropping now (10gtt)	
			ANE) General Mental: Alert	
			S : "언제까지 금식해요?"	

년월일	시간	투약및처치	간 호 내 용	서명
12/26	4:05pm	#3,4	A. 수술과 관련된 통증 및 잠재된 합병증	
			P1. Sow → SD → GD 설명한다.	
			2. EDBC 격려한다.	
			3. OP size bleeding 관찰한다.	
			4. 통증시 말로 표현하도록 한다.	
			5. 필요시 진통제 투여 가능성 설명한다.	
			I. 1-5 시행함.	
			E. OP site bleeding sign none. Pain 없이 EDBC 중임.	
	7:10pm		S : "아프다고 울면서 자꾸 보채네요"	
			Notify to Dr.	
	7:20pm		처방난 acetominopren syrup 제공하려 하였으나 환아자고 있으며 보호자 pain 있을시 알려주겠다하여 skip.	
	9pm		S : "열이 나는거 같아요. 아파하진 않는데"	
			BT : 36.3℃ checked. Fever sign 시작시 알리도록 함.	
	11pm		특이호소없이 수면중임.	
12/27	5am		밤동안 fever sign 없이 수면함.	
	8am		None specific sign	
	11am		퇴원간호기록지를 이용하여 퇴원약, 복용법, 식이, 안약점안 교육 후 환아 보호자 설명 이해함.	
	9am	Add)	EYE OPD flu 함.	

L 환자의 Chart를 보고 물음에 답하시오.

01

약어풀이가 틀린 것은?

① DOE: Dyspnea on exercise

② PMI: Point of maximum

③ LMCL: Left midcavicular line

④ SLR: Straigt leg reaction

⑤ NIC: Neurogenic intermitted claudication

02

외래초진기록지의 내용이 아닌 것은?

① 무릎을 구부리는 운동기능은 정상이다.

② 발목을 구부리는 운동기능은 정상이다.

③ 두번째 중족관절 발 통증이 있다.

④ 등은 편평하지 않았다.

⑤ 등통증을 위하여 시각상사척도 검사를 하였다.

03

의무기록의 내용으로 틀린 것은?

① 호흡소리는 마찰음이 들렸다.

② 늑골척추간 압통은 없었다.

③ 척추후궁절제술과 추간판절제술을 하였다.

④ 다리통증을 위하여 시각상사척도 검사를 하였다.

⑤ 무릎을 펴는 운동기능은 정상이다.

04

수술기록지의 내용이 아닌 것은?

① 요추 5번과 천골 1번에 정중선 피부를 절개하였다.

② Homovac을 1개 남겨두고 세척하였다.

③ 수술실에서 실시한 신체검사에서 우측 S1 피부분절에 감각이상이 있었다.

④ 우측 S1 에서 탈출된 디스크 조각을 제거하고 감압술을 실시하였다.

⑤ 신경뿌리는 비대되어 있었다.

05

일반적으로 수술상처를 closed layer by layer은 어떤 순서에 의하여
처리하는 것을 의미하는가?

① 장기 ➡ 기관 ➡ 근육 ➡ 근막 ➡ 피하조직 ➡ 피부

② 장기 ➡ 기관 ➡ 근막 ➡ 근육 ➡ 피하조직 ➡ 피부

③ 피부 ➡ 피하조직 ➡ 근육 ➡ 근막 ➡ 기관 ➡ 장기

④ 장기 ➡ 기관 ➡ 피하조직 ➡ 근막 ➡ 근육 ➡ 피부

⑤ 피부 ➡ 피하조직 ➡ 근막 ➡ 근육 ➡ 기관 ➡ 장기

06

일반적인 수술동의서에 대한 내용이 틀린 것은?

① 주의의무 위반 입증의 유력한 증거로 활용되지는 못한다.

② 환자의 치료에 대한 자유를 보장하기 위하여 환자의 자기결정권을 존중하는데에 기초를 둔 수술
동의서이어야 한다.

③ 수술동의서가 작성되지 않은 수술은 assault라고 한다.

④ 의사의 수술행위가 설명의 의무가 이행된 경우 일상적인 행위로 이해된다.

⑤ 수술에 대한 설명을 위하여 상세한 가이드 라인이 필요하다.

07

수핵탈출증을 의미하는 용어는?

① Herniated nucleus pressure

② Herniated nucleus peptide

③ Herniated nucleus polyposis

④ Herniated nucleus pulposus

⑤ Herniated nucleus palsy

08

입원기록지에 대한 내용이 맞는 것은?

① 경구영양섭취를 못하고 있다.
② 정신상태는 명료하지만 영양상태는 수핵탈출증으로 인하여 좋지 못하다.
③ 환자는 흡연상태이다.
④ 감각이상은 있고 신경성 간헐성 절뚝거림이 없다.
⑤ 통증의 악화요인은 음주와 흡연이다.

09

이 환자의 의무기록을 통계분석한 내용이 맞는 것은?

① 재원일수는 8일이다.
② 협의시행건수는 1건이다.
③ 퇴원후 첫 외래방문일은 2월 12일이다.
④ 입퇴원과는 정형외과이며 치료결과는 경쾌하다.
⑤ 전과건수는 1건이다.

10

신경학적 간헐적 절뚝거리는 것을 나타내는 용어는?

① Visual analogue scale
② Nerogenic intermittent claudication
③ sensory tingling sensation
④ Straight leg raising
⑤ radiating pain

퇴원요약

작성일 : 2007-02-12　　　　　등록번호 : 5156728　　　　　환자성명 : D　　　남/27세
주민등록번호 :

입원정보
입원일자　　　2007-02-23
입 원 과　　　정형외과　　　　　　　입원주치의　　이
퇴원정보
퇴원일자　　　2007-02-12
퇴 원 과　　　정형외과　　　　　　　퇴원주치의　　이
진 단 명
　　　　　　　Herniated nucleus pulposus. L5-S1

주호소 또는 입원사유
　　　　　　　Rt leg radiating pain
　　　　　　　D: 4mon

과거력 및 현재병력　　상기 환자는 Trauma Hx 없이 내원 4개월 전부터 발생한
　　　　　　　Rt leg radiating pain을 주호소로 local에서 2개월 간
　　　　　　　conservative care 했으나 증세 지속되어 이 선생님 외래 경유
　　　　　　　수술적 치료 위해 금일 입원하였다.

재원 중 투약내역　　IV antibiotics

검사소견　　　　　　MRI L-spine　2006.11.06
　　　　　　　Rt. Paracentral disc protrusion, central spinal canal stenosis, L5/S1.
　　　　　　　Rt. Paracentral disc protrusion, L4/5

치료 및 효과 1. HNP L5-S1 extrusion right
　　　　　　　수술일　　2007.02-05
　　　　　　　L5-S1 right laminectomy and discectomy

치료결과　　　　　　○ 완쾌　● 경쾌　○ 호전안됨　○ 진단뿐　○ 가망없는 퇴원
　　　　　　　　　　○ 48시간이내 사망　　　　　○ 48시간이후 사망

향후 치료계획　　　opd f/u

- 이송 시 필수저장항목　　　　이송여부　● No　○ Yes

퇴원요약

작성일 : 2007-02-12　　　　등록번호 : 5156728　　　　환자성명 : D　　　　남/27세
주민등록번호 :

1) 이송사유
2) 연속적으로 제공되어야 할 치료사항
3) 받는기관명/진료과

퇴원약

약 명	일 수	용 법	효 능
로지세프정 250mg × 1,000	7	아침, 저녁 식후 30분 복용하십시오.	
레코미드정 100mg × 1,000	7	아침, 점심, 저녁 식후 30분 복용하십시오.	
포리푸틴정 × 1,000	7	아침, 점심, 저녁 식후 30분 복용하십시오.	
소말겐정 × 1,000	7	아침, 점심, 저녁 식후 30분 복용하십시오.	

기록자명　　　이

입원기록

작성일 : 2007-02-03 　　　 등록번호 : 5156728 　　　 환자성명 : D 　　　 남/27세
주민등록번호 :

입원과 　　　 정형외과 　　　　　　 입원주치의 　　 이

주호소 또는 입원사유

　　　　　 Rt leg radiating pain

　　　　　 D: 4mon

현재질병상태 　　 상기 환자는 Trauma Hx 없이 내원 4개월전부터 발생한 Rt leg
　　　 radiation pain을 주호소로 local에서 2개월간 conservative care했으나
　　　 증세 지속되어 이 선생님 외래 경유 수술적 치료 위해 금일 입원하였다.

과거력

Hypertension	● No	○ Yes
Pul. Tbc	● No	○ Yes
DM	● No	○ Yes
Hepatitis	● No	○ Yes
Smoking	○ No	● Yes (1/2P * 6yr)
Alcohol	● No	○ Yes
Others	occupation sedentary worker (연구원)	
	Aggravating factor : n-c	

가족력 　　　 n-c

계통문진

Generalized Weakness	● No	○ Yes
Easy Fatigue	● No	○ Yes
Fever	● No	○ Yes
Chill	● No	○ Yes
Headache	● No	○ Yes
Dizziness	● No	○ Yes
Insomnia	● No	○ Yes
Cough	● No	○ Yes
Sputum	● No	○ Yes
Dyspnea	● No	○ Yes
DOE	● No	○ Yes
Chest pain	● No	○ Yes

입원기록

작성일 : 2007-02-03   등록번호 : 5156728   환자성명 : D   남/27세
주민등록번호 :

Palpitation	● No	○ Yes
Hemoptysis	● No	○ Yes
Hematemesis	● No	○ Yes
Anorexia	● No	○ Yes
Vomiting	● No	○ Yes
Constipation	● No	○ Yes
Diarrhea	● No	○ Yes
Abdominal pain	● No	○ Yes
Abdominal discomfort	● No	○ Yes
Hematochezia	● No	○ Yes
Melena	● No	○ Yes
Dysuria	● No	○ Yes
Oliguria	● No	○ Yes
Hematuria	● No	○ Yes
Poor oral intake	● No	○ Yes
Weight Loss	● No	○ Yes
Weight Gain	● No	○ Yes
Others		

신체조사

General Appearance

Appearance   Not so ill-looking appearance

Mental Status   ● Alert   ○ Drowsy   ○ Stupor   ○ Semicoma   ○ Coma

Nutritional and Development status   ● Good   ○ Moderate   ○ Poor

Skin

피부촉   ■ Warm   □ Cold   □ Wet   □ Dry

Abnormal skin rash   ● No   ○ Yes

Skin tugor   Good

HEENT

Normocephaly without deformity   ● No   ○ Yes

Sclera   not icteric   Conjunctive   not pale

Throat   not injected   Lips & tongues   not dried

입원기록

작성일 : 2007-02-03　　　　등록번호 : 5156728　　　　환자성명 : D　　　　남/27세
주민등록번호 :

Neck
Stiffness　　　　　　　　supple
Cervical LNs　　not palpable　　　　　　　Neck veins　　not engorged
Chest/Lung
Symmetric expansion　　○ No　　● Yes
Retraction　　　　　■ No　　☐ Rt　　☐ Lt
Breath sounds　　　■ clear　　☐ increased　　☐ decreased
Site　　　　　　　☐ Rt　　☐ Lt /　☐ upper　　☐ middle　　☐ lower
　　　　　　　　　☐ all
　　　　　　　　　☐ other
character　　　　　☐ fine crackle　　☐ coarse crackle　　☐ friction rub
　　　　　　　　　☐ Velcro type dry crackle　　　　☐ other
Wheezing　　　　　■ No
　　　　　　　　　☐ Yes (☐ Rt　　☐ Lt　/ ☐ upper　　☐ middle　　☐ lower)
Rhonchi　　　　　■ No
　　　　　　　　　☐ Yes (☐ Rt　　☐ Lt　/ ☐ upper　　☐ middle　　☐ lower)
Heart
PMI　　　　　　　● 정상 (5th ICS * LMCL)
　　　　　　　　　○ 이상
RHB　　　　　　　● without murmur
　　　　　　　　　○ with murmur
Thrill　　　　　　● No　　○ Yes
Heaving　　　　　● No　　○ Yes
Abdomen
Palpation　　　　■ soft　　☐ rigid　　☐ flat　　☐ distended
Bowel sound　　　normoative
Tenderness　　　● No　　○ Yes
Palpation of organ　　　■ No
　　　　　　　　　　　☐ liver
　　　　　　　　　　　☐ kidney
　　　　　　　　　　　☐ spleen
Shifting dullness ● No　　○ Yes

입원기록

작성일 : 2007-02-03   등록번호 : 5156728   환자성명 : D   남/27세
주민등록번호 :

Fluid wave   ● No   ○ Yes
Back and extremity
LOM   ● No   ○ Yes
CVA tenderness   ● No   ○ Rt.   ○ Lt.   ○ Both
Pitting edema   ● No   ○ Yes
Paresthesia   ● No   ○ Yes
Others (Physical Exam)
        〈Back & L/Ext〉
        Ext wd –
        Swelling –
        Tenderness –
        Motor intact
        Sensory tingling sensation on Rt S1 dermatome
        ROM full
        Aggrevation c coughing –
        Left side trunk lift +

        SLR (30/full)
        Patrick (–/–)
        K-C (–/–)

        NIC less than 10min (variation 심하다고 함)
        Dorsalis pedis ++/++
통증평가
  통증여부   ○ No   ● Yes
통증시 필수 저장항목
  1) 평가도구   NPIS (The Numerical Pain Intensity Scale)
  2) 통증부위   Rt leg
  3) 통증강도   4
  4) 통증기간   4 mo
  5) 악화/완화요인 n-c

위험도 평가
  Nutritional status   ● low risk   ○ high risk
  Functional status   ● low risk   ○ high risk

추정진단   HNP, L5/S1
계획   discectomy
기록자명   이

경과기록

작성일 : 2007-02-05   등록번호 : 5156728   환자성명 : D   남/27세

주민등록번호 :

진료과   정형외과

주치의   이

경과   On February 4. The patient and his family were told about
            present condition.
            Op procedure and outcomes of the surgery. They were also told
            about possible periop complications including fatal and neurologic ones
            such as death or Paraplegia.
            They understood my explanation and agreed to undergo an op.

계획   L5-S1 right discectomy

기록자명   이

경과기록

작성일 : 2007-02-06 등록번호 : 5156728 환자성명 : D 남/27세
주민등록번호 :

진료과	정형외과
주치의	이
경과	POD#1
	S : OP site pain
	O : H/V 제거함
	A : S/P L5-S1 right discectomy
	P : wd care
	IV antibiotics
계획	wd care
	IV antibiotics
기록자명	이

경과기록

작성일 : 2007-02-07 　　　　등록번호 : 5156728 　　　　환자성명 : D 　　　남/27세
주민등록번호 :

진료과	정형외과
주치의	이
경과	POD#2d
	S : OP site pain
	O : dressing done – wd clean
	A : abdominal discomfort 호전됨. Gas passing은 안함.
	P : wd care
	IV antibiotics
계획	wd care
	IV antibiotics
기록자명	이

경과기록

작성일 : 2007-02-08   등록번호 : 5156728   환자성명 : D   남/27세
주민등록번호 :

진료과   정형외과
주치의   이
경과   POD#3d
              S : OP site pain 감소됨
              O : dressing done – wd clean
              A : 식이 시작 후 tolerable 함
              P : wd care
              IV antibiotics

계획   wd care
              IV antibiotics

기록자명   이

경과기록

작성일 : 2007-02-10   등록번호 : 5156728   환자성명 : D   남/27세
주민등록번호 :

진료과	정형외과
주치의	이
경과	POD#5d
	S : pain 거의 없음
	O : dressing done – wd clean
	A : LS corset apply 후 ambulation 잘 함. No radiating pain
	P : 월요일 퇴원 예정
	IV antibiotics
계획	wd care
	IV antibiotics
기록자명	이

수술기록

등록번호 : 5156728   환자성명 : D   남/27세
주민등록번호 :

수술기록

Date : 2007. 2. 5   Surgeon   Lee
1st Ass't   Lee   2nd Ass't
Scrub nurse Moon   Circ. Nurse   Chun

Surgeon's announcement

On February 4, The patient and his family were told present condition, operative procedures and outcome of surgery. They were also told about possible perioperative complication including fatal and neurologic ones such as death or paraplegia. They understood surgeon's explanation and agreed to undergo an operation.

Operative findings:

Extrusion of L5-S1 disc was noted just slightly anterolateral to the root
Redness of S1 root was noted
Foraminal stenosis was not noted

Operative description:

General endotracheal anesthesia was induced while patient was still on the cart. The patient was then turned prone on the Andrew operating table in kneeling position, and all pressure points were carefully padded. The whole back and upper was prepared and draped as the usual sterile orthopaedic manner.

Skin incision was made over the posterior midline of L5-S1 vertebrae about 7cm sized, longitudinally. As the dissection was deepened, subcutaneous tissue and lumbosacral fascia was exposed and spinous process of L5 was exposed. Level was confirmed by portable X-ray. Paraspinous muscle was stripped by subperiosteal dissection with Cobb's elevator on right side of the spinous process and immediately packed with x-ray gauze to lessen bleeding. Right side subperiosteal approach was used with Talyor's self retractor. After retracting the muscles, right L5-S1 facet joint and lamina of the L5 were exposed. Partial removal of distal part of L5 lamina was performed using power burrs. Dural sac and right S1 root were exposed after removal of ligamentum flavum. Redness of S1 root was noted. Dural sac and S1 root were retracted to left by a Love root retractor. Extrusion of L5-S1 disc was noted just slightly anterolateral to the right S1 root. Extrunded disc fragments were removed. S1 root tension was relieved. Definite foraminal stenosis was not noted. Good dural sac pulsation was noted after full decompression.

After copious irrigation and meticulous hemostasis, the fascia and operation wound closed layer by layer with one hemovac. Aseptic dressing was done. During the procedure, the patient's condition was stable.

Estimated blood loss : scanty

수술기록

등록번호 : 5156728 환자성명 : D 남/27세
주민등록번호 :

Preoperative diagnosis : Herniated lumbar disc, L5-S1, right (Extrusion)
Postoperative diagnosis : Same as above (subligamentous extrusion)
Name of operation : Posterior decompression with laminectomy, L5 and
      discectomy, L5-S1, right

Indications :
  1. Chronic right lower extremity radiculopathy that extends below knee
      joint for four months
  2. Symptom has been getting worse and refractory to conservation
      treatment for recent 2 months.
  3. The tension test was positive and well leg raising test was positive.
  4. MRI finding : Right paracentral disc extrusion with central spinal
      canal stenosis, L5-S1
  5. Oswestry Disability Index score : 18/45

Physical examination:
  No external wound
  Swelling / Tenderness : (-/-)
  Motor : intact
  Sensory : paresthesia on right S1 dermatome
  SLR (30/70)
  K-C (-/-)
  Patrick (-/-)
  Circulation : (good / good)
  NIC : lesser than 10min
          - continued -

Tissue to Path. Yes, No.   Drains : One barovac
Sponge Count Correct : Yes, No.
Dictated/Written by. Lee   Surgeon's signature

수술기록

등록번호 : 5156728　　　　　　　환자성명 : D　　　　　　　　남/27세
주민등록번호 :

수술일　　　　　2007-02-05　　　　　　　　　　　　Op room MOR D9
집도의　　　　　이
보조의(1)　　　　이　　　　　　　보조의(2)
보조의(3)　　　　　　　　　　　　보조의(4)
보조간호사　　　Moon　　　　　　순환간호사　　　Chun
수술전 진단명

진단명	진단분류코드

정확한 진단명　　1. HNP L5-S1 extrusion right

수술후 진단명

진단명	진단분류코드

정확한 진단명　　same as above - subligamentous extrusion

Name of op　　☑ laminectomy (L5-S1)
　　　　　　　　☑ Discectomy (L5-S1)
　　　　　　　　☐ Facetectomy
　　　　　　　　☐ Foraminotomy
　　　　　　　　☐ PLF
　　　　　　　　☐ PLIF
　　　　　　　　☐ instrumentation
　　　　　　　　☐ Bone graft auto　　　☐ Bone graft allo

Indication　　1. Chronic right L/E radiculopathy that extends below knee
　　　　　　　　joint for 4 mos
　　　　　　　2. Sx has been getting worse and refractory to cons Tx for
　　　　　　　　recent 2 mos
　　　　　　　3. positive tension test with well leg raising test +++
　　　　　　　4. image findings ⋯

Procedure
1) anesthesia general
2) position　　　☐ prone　　　☑ kneeling

수술기록

등록번호 : 5156728　　　　　환자성명 : D　　　　　남/27세
주민등록번호 :

---

3) position　　　　　■ No　　　　□ Yes
4) incision　　　　　■ midline longitudinal (5)　　　㎝
5) approach　　　　　■ midline　　□ wiltze
6) level confirm　　　portable
7) decompression　　□ No　　　　■ Yes (L5-S1 right side)
8) pedicle screw or hook

	Lt		Rt	
	mm	screw or hook	mm	screw or hook
T1				
T2				
T3				
T4				
T5				
T6				
T7				
T8				
T9				
T10				
T11				
T12				
L1				
L2				
L3				
L4				
L5				
S1				

Comment

9) DTT
10) Donor graft　　□ allo　　　　□ xeno
　　　　　　　　　　□ ilium Rt same incision
　　　　　　　　　　□ ilium Rt separate incision
　　　　　　　　　　□ ilium Lt same incision
　　　　　　　　　　□ ilium Lt seperate incision

수술기록

등록번호 : 5156728 　　　　　　환자성명 : D　　　　　　　남/27세
주민등록번호 :

---

11) H/V　　　　　　B/V
12) EBL　　　　　　scanty

Op finding
1) Disc　　　☐ buldging　　　☐ protrusion　　　■ extrusion subligament
　　　　　　☐ extrusion transligament　　　☐ sequestration
2) facet　　　☐ hypertrophy　　　☐ capsule thickening　　　☐ osteophyte
3) ligament flavum　　　☐ thickening
4) pars　　　　　　☐ defect
5) nerve root　　　☐ thickening　　　■ inflammatory
6) scar adhesion (laminectomy membrane)
　　　　1. prone and kneeling on Andrew frame
　　　　2. midline skin incision at L5-S1 level
　　　　3. right side subperiosteal dissection done and level confirmed
　　　　4. Taylor retractor applied at facet joint and removal of
　　　　　 distal part of L5 lamina using power burrs
　　　　5. removal of lig flavum done using punches
　　　　6. dural sac and S1 root was posterior moved because of
　　　　　 extruded disc – severe tension observed
　　　　7. S1 root was reddened retraction of dural sac and root to
　　　　　 left side using Love root retractor extruded disc was noted just
　　　　　 slightly anterolateral to the right S1 root removal of extruded disc
　　　　　 fragments root tension was relieved no definite foraminal stenosis
　　　　　 noted good dural sac pulsation noted after full decompression
　　　　8. irrigation and closed wd remaining one B/V
　　　　9. patient condition stable during the procedures

Tissue to Pathology　　　○ No　　● Yes
Sponge count correct　　　○ No　　● Yes

기록자명　　　이

외래초진기록

작성일 : 2006-11-01 　　　등록번호 : 5156728 　　　환자성명 : D 　　　남/26세
주민등록번호 :

진료과 　　　정형외과
주치의 　　　문
주호소

주호소	기간
Severe LBP L/Ext radiating pain, right	2 months

Occupation

PHx
- ☐ Trauma
- ☐ Operation
- ☐ Smoking
- ☐ Alcohol
- ☐ Tuberculosis
- ☐ DM
- ☐ Hypertension
- ☐ Back pain
- ☐ Allergy
- ☐ Medication

FHx
- ☐ Back or neck pain
- ☐ Osteoporosis
- ☐ Malignancy

Present illness
2달전 교통사고

R.O.S
- ☐ Neurogenic intermittent claudication
- ☐ Night awakening due to leg pain　☐ Sleep disturbance due to pain
- ☐ Limping gait
- ☐ Bladder and bowel control　☐ Motor weakness lower extremity
- ☐ Sensory changes lower extremity

외래초진기록

작성일 : 2006-11-01   등록번호 : 5156728   환자성명 : D   남/26세
주민등록번호 :

- ☐ Weight loss
- ☐ Fever   ☐ Night sweating   ☐ Back stiffness
- ☐ Monitoring stiffness   ☐ Foot(plantar) pain
- ☐ 1st MP joint foot pain
- ☐ 다리가 아프다   ☐ 다리가 저리다   ☐ 다리가 터져나간다
- ☐ Knee pain   ☐ Hip pain   ☐ Buttock pain

P/Ex

Height　　　(cm)　　　Weight　　　(kg)

BP(S)　　　(mmHg)　　BP(D)　　　(mmHg)　　　PR　　　(회/분)

External scar or wound	● No	○ Yes
Tenderness	● No	○ Yes
Step off deformity	● No	○ Yes
Trunk tilt	● No	○ Yes
Flat back	● No	○ Yes
Straight leg raising test	● Rt (40도)	○ Lt
Well leg raising test	● Rt (-/-)	○ Lt

Range of motion

Back full ROM	○ No	○ Yes
Hip full ROM	○ No	○ Yes
Knee full ROM	○ No	○ Yes

Motor of function　　(N,G,F,P,Zero)

Hip flexion right	N	Hip flexion left	N
Hip abduction right	N	Hip abduction left	N
Hip adduction right	N	Hip adduction left	N
Knee extension right	N	Knee extension left	N
Knee flexion right	N	Knee flexion left	N
Ankle flexion right	N	Ankle flexion left	N
Ankle extension right	N	Ankle extension left	N
Toe flexion right	N	Toe flexion left	N
Toe extension right	N	Toe extension left	N

외래초진기록

작성일 : 2006-11-01   등록번호 : 5156728   환자성명 : D   남/26세
주민등록번호 :

Anal tone checked   ○ No   ○ Yes

Sensory function

     Anesthesia   ● No   ○ Yes

     Hypesthesia   ● No   ○ Yes

     Paresthesia   ● No   ○ Yes

Dermatone   ● Rt   ○ Lt

Saddle anesthesia   ● No   ○ Yes

Decreased perianal sense   ● No   ○ Yes

DTR

Knee jerk   ○ Rt   ○ Lt

Ankle jerk   ○ Rt   ○ Lt

Thomas test   ○ Rt   ○ Lt

Patrick test   ○ Rt   ○ Lt

Schoeber's test   ○ positive   ● negative

Chest expansion test   ○ positive   ● negative

Chin to chest test   ○ positive   ● negative

ACLL   ☐ Rt   ☐ Lt

APLL   ☐ Rt   ☐ Lt

Mid thigh circumference   ☐ Rt   ☐ Lt

Mid leg circumference   ☐ Rt   ☐ Lt

Oswenstry disability index   (   )/45   (   )/50

Visual analogue scale for back pain   / 10

Visual analogue scale for leg pain   / 10

Visual analogue scale for neurogenic intermittent claudication   / 10

진단명

진단명
Lower back pain

기록자명   문

외래재진기록

작성일 : 2006-11-13   등록번호 : 5156728   환자성명 : D   남/27세
주민등록번호 :

진료과   정형외과
주치의   문
경과   cauda equine syndrome warned

기록자명   문

외래재진기록

작성일 : 2006-11-13   등록번호 : 5156728   환자성명 : D   남/27세
주민등록번호 :

진료과   정형외과
주치의   문
경과   약 드시고 효과 있음
                NIC –
                x-ray 큰 이상 없음
                MRI → L4/5/S1 추간판 탈출증
                VAS Rt. leg 6-7
                증상이 악화하면 수술
                Medication and follow up 1 month later

기록자명   문

외래재진기록

작성일 : 2006-11-13   등록번호 : 5156728   환자성명 : D   남/27세
주민등록번호 :

진료과   정형외과
주치의   문
경과   resting paresthesia right

NIC several meters
VAS right radiation pain 4/10 walking 시 7/10
Plan medication PT

If symptom worsening operation discectomy

기록자명   문

외래재진기록

작성일 : 2006-12-13 　　　 등록번호 : 5156728 　　　 환자성명 : D 　　　 남/27세
주민등록번호 :

진료과　　　정형외과
주치의　　　문
경과　　　　symptom so so
　　　　　　VAS radiation pain 7/10

기록자명　　문

외래재진기록

작성일 : 2006-12-13   등록번호 : 5156728   환자성명 : D   남/27세
주민등록번호 :

진료과   정형외과
주치의   문
경과   symptom worsening operation

기록자명   문

외래재진기록

작성일 : 2007-01-22   등록번호 : 5156728   환자성명 : D   남/27세

주민등록번호 :

진료과	정형외과
주치의	문
경과	stenosis L4-5 and disc herniation right side
	NIC +

Operation option1 : discectomy : symptom worsening recur and stenosis symptom occurs

operation option2 : laminectomy and fusion discectomy disad : extensive surgery.

기록자명   문

외래재진기록

작성일 : 2007-01-23　　　　등록번호 : 5156728　　　　환자성명 : D　　　남/27세
주민등록번호 :

진료과	정형외과
주치의	이
경과	back pain
	Rt leg radiating pain
	D: 4mon
	Trauma Hx(-)
	Local에서 conservative care했으나 증세 지속
	본원 내원 MRI 상 HNP L4/5, 5/S1
	Hx) none
	Occupation sedentary worker
	Smoking 1/2P * 6yr
	185cm/73kg
	〈Back & L/Ext〉
	Ext wd -
	Swelling -
	Tenderness -
	Motor intact
	Sensory tingling sensation on Rt S1 dermatome
	ROM full
	Aggrevation c coughing -
	Left side trunk lift +
	SLR (30/full)
	Patrick (-/-)
	K-C (-/-)
	NIC less than 10min
	Dorsalis pedis ++/++
	Limitation of ADL 일상 생활 많이 불편합니다.
	MRI 상 HNP L5/S1, Rt (extrusion)
	Rec) op planned
	목요일 수술일 결정 후 내원토록 함
	다음주 하길 원함
기록자명	이

외래재진기록

작성일 : 2007-01-25   등록번호 : 5156728   환자성명 : D   남/27세

주민등록번호 :

진료과	정형외과
주치의	이
경과	op result and risk explained
	Must quit smoking advised
	Op : feb 15 – lami and discectomy

기록자명   이

영상검사 CT & MR

등록번호 : 5156728 　　　　　　　 환자성명 : D 　　　　　　　 남/27세
주민등록번호 :

영상검사 CT/MR 판독결과지

검사명	MRI L-spine (non contrast)*whole-sag T2 추가*
검사방법	2006.11.06 17:39 　　　　　 촬영실 　　 MRI 2호
판독일자	2006.11.08 12:04
Description	Rt. Paracentral disc protrusion, central spinal canal stenosis, L5/S1
	Rt. Paracentral disc protrusion, L4/5
판독의/전문의	서

단박에
합격하기

보건의료정보관리사
실전모의고사

제 4회 모의고사

1교시
- 보건의료정보관리, 의료정보관리, 의료의 질관리, 조직관리, 건강보험, 공중보건, 병원통계

2교시
- 질병 및 사인 및 의료행위분류, 의학용어, 기초 및 임상의학, 암등록
- 의료관계법규

3교시
- 실기시험

제 4회 실전모의고사_1교시(97문항)

보건의료정보관리, 의료정보관리, 의료의 질관리, 조직관리, 건강보험, 공중보건, 병원통계

01

가정전문간호사가 가정을 방문하여 질병 회복이 되도록 하고 건강관리 및 유지 증진을 위하여 제공하는 포괄적인 건강관리 시스템은?

① OCS
② EMR
③ ORS
④ ES
⑤ HCS

02

병원이나 가정 등 환자상태를 정보통신기술이 적용된 기기를 이용하여 지능적으로 모니터링하고 환자정보와 질병정보를 분석하여 실시간 건강서비스를 제공하는 것은?

① S-Healthcare
② Tele-Health
③ e-Health
④ U-Health
⑤ CIS

03

간단한 수술이나 처치 등으로 48시간 이내 입원환자를 위한 기록지는?

① 퇴원요약지
② 단기간 입원기록지
③ 기간 중 병력기록
④ 진단요약색인기록지
⑤ 병력기록지

04

국내에 적합한 한국보건의료표준 용어 체계를 의미하는 것은?

① NANDA
② UMLS
③ SNOMED CT
④ KOSTOM
⑤ DICOM

05

전자서명의 인증기관에서 부여된 인증서 관리 시스템에서 사용하는 암호화 기법은 무엇인가?

① PKI
② 시저암호
③ 전치형 암호
④ 폴리비우스 암호
⑤ DH

06

데이블에 있는 행(튜플)의 값을 수정할 때 사용하는 것은?

① select   ② insert

③ update   ④ commit

⑤ delete

07

sponge count 등을 기록하는 기록지는?

① 수술기록지   ② 병리검사보고서

③ 회복실기록지   ④ 간호기록지

⑤ 투약기록지

08

다음 중 의료감사에 대한 내용이 틀린 것은?

① 의사에 대하여 징계처분, 행정처분의 정보를 포함하였다.

② 1972년 의료감사 방법으로 PEP를 개발하였다.

③ 외과학회에서 시작한 1918년 자발적인 병원표준화 프로그램으로 의료감사의 시발점이 되었다.

④ 1970년 병원표준화프로그램의 최소기준을 달성가능한 기준으로 병원인가지침(AMH)로 바꾸었다.

⑤ 1986년 QA 접근방법을 구조, 과정, 결과로 바꾸고자 하였다.

09

가정간호 기본방문료에 대하여 틀린 내용은 무엇인가?

가. 가정전문간호사가 환자의 자택을 방문하여 가정간호대상환자에게 가정간호를 행한 경우에 산정한다.

나. 진료담당의사의 진단과 처방에 따라 가정전문간호사가 환자의 가정을 방문하여 검사 및 간단한 처치를 한경우에는 별도로 산정한다.

다. 교통비는 가정전문간호사가 진료담당의사의 진단과 처방에 따라 환자 자택에 방문하는 경우 소요시간과 방문지역을 불문하고 1회 방문당 정해진 수가에 의하여 환자본인이 100분의 100 부담한다.

라. 진료담당의사의 진단과 처방에 따라 가정전문간호사가 환자의 가정을 방문하여 검사를 위한 검체 채취 및 운반에 따른 비용은 별도로 산정하지 않는다.

마. 가정간호 방문료 이외의 의약품 관리료는 외래환자 의약품관리료로 산정한다.

① 가   ② 나   ③ 다

④ 라   ⑤ 마

10

개인의 평생동안의 진료와 건강관련 정보를 모두 지원하고 관리하는 단계는?

① Automated Medical Record(AMR)

② Computerized Medical Record System(CMR)

③ Computer-based Patient Record(CPR), Electronic Patient Record(EPR)

④ Electronic Health Record System(EHR)

⑤ PHR(Personal Health Record

11

삭제, 검색, 수정 등의 SQL 명령들을 하나의 덩어리로 만들어 한번에 처리하는 명령문은 무엇인가?

① JOIN
② TRIGGER
③ TRANSACTION
④ ALTER
⑤ STORED PROCEDURE

12

임신 20주를 지나 임신 37주 이전의 분만을 무엇이라고 하는가?

① 유산　　　　　② 조산
③ 지연분만　　　④ 유도분만
⑤ 정상분만

13

방사선 광선의 종류. 양, 날짜 등을 기록하는 기록지는?

① 의사지시 기록지
② 병력기록지
③ 치료방사선 기록지
④ 핵의학 검사지
⑤ 진단방사선기록지

14

진료를 맡은 진료팀이 서로 대화 협의가 가능한 기록지는?

① 경과기록지
② 단기간 입원기록지

③ 기간 중 병력기록
④ 진단요약색인기록지
⑤ 병력기록지

15

진료기록을 이미지해서 스캐닝하여 저장하고 네트워크 환경에서 의무기록 정보를 검색하다록 구현한 시스템은?

① PIS　　　　　② MS
③ EMR　　　　　④ OCS
⑤ LIS

16

퇴원요약지의 작성목적이 아닌 것은?

① 단시간 내에 환자 상태 파악이 쉽다
② 전원시 사본을 보내어 연계성 있는 진료가 가능
③ 전문의 시험응시 구비서류
④ 임상자료로 활용
⑤ 외과 전공의 시험 제출서류

17

개인정보처리자가 개인정보를 수집할 수 있는 경우가 아닌것은?

가. 정보주체의 동의를 안 받은 경우
나. 공공기간이 법령 등에서 정하는 소관 업무의 수행을 위하여 불가피한 경우
다. 정보주체와의 계약의 체결 및 이행을 위하여 불가피하게 필요한 경우
라. 법률상 의무를 준수하기 위하여 불가피한 경우
마. 정보주체 또는 제 3자의 급박한 생명, 신체, 재산의 이익을 위하여 필요하다고 인정되는 경우

① 가   ② 나   ③ 다
④ 라   ⑤ 마

18

데이터베이스관리시스템(Data Base Management System)의 소프트웨어에 속하지 않는 것은?

① 오라클   ② C++
③ 사이베이스   ④ 인포믹스
⑤ MS-SQL Server

19

미국 의학교육의 질적인 면에서 혁신 및 의학교육의 새로운 기준을 만들게 되었으며 현대의학의 시금석이 되는 보고서를 발표한 사람은?

① Imhotep   ② Rhazes
③ Flexner   ④ John Graunt
⑤ Galen

20

영상의학진단 장비를 이용하여 환자의 진료를 지원하는 시스템은?

① PIS   ② RIS
③ EMR   ④ OCS
⑤ LIS

21

의무기록에 대하여 병원장의 책임인 것은?

① 의료의 질에 대한 법적 도의적 책임
② 의무기록 노출되거나 분실. 변조되는 일이

없도록 관리할 책임
③ 의무기록 작성하는 최종 책임을 진다.
④ 병원장에게 책임을 위임을 받은 비밀문서를 안전하게 보관 관리하는 책임
⑤ 환자 및 입원/외래/응급 환자로 나누어 환자들에게 제공한 진료내용을 정확하게 기록 보관한다.

22

건강보험환자가 야간에 진료를 받는 경우 야간가산율이 적용하면 안되는 항목은 무엇인가?

① 검사료
② 조산료
③ 처치 및 수술료
④ 마취료
⑤ 진찰료

23

1병상당 몇 명의 입원환자를 수용하였는지 나타내는 통계는 무엇인가?

① 병상이용률
② 평균재원일수
③ 병상회전율
④ 평균일일 재원환자수
⑤ 동반질병률

24

다음 중 UMLS 에 대한 내용으로만 구성된 것은?

가. 국가 표준용어(standardized terminology) 체계이다.

나. 국내 의료환경에 적합한 용어체계 지원을 위해 개발되었다.

다. 국내 의료분야에 사용되는 모든 용어를 포괄적으로 관리할 수 있다.

라. 전 세계의 100개 이상의 어휘집, 코드세트, 유의어사전 등이 개념을 엮어서 구축하였다.

마. 메티시소러스(metathesaurus), 의미망(Semantic Network),전문 어휘사전(Specialist Lexicon)을 핵심요소로 가진다.

바. 형태학 및 해부학을 기술하기 위하여 CAP에 의해 출판이 되었다.

① 가, 나, 다
② 라, 마
③ 나, 다, 바
④ 라, 마, 바
⑤ 바

25

AHIMA에서 주장한 역할로 조직전체의 자료관리를 하고 CQI(Countinuous Auality Improvement) 업무를 하는 사람은?

① 보건정보관리자(Health Information Manager)
② 임상자료전문가(Clinical Data Specialist)
③ 건강정보관리자(Patient Information Coordination)
④ 데이터 질 관리자(Data Quality Manager)
⑤ 데이터 자원 관리자(Data Resource Administrator)

26

인체 해부학을 연구하는 사람은?

① Rhazes
② Galen
③ Andres Vesalius
④ Avicenna
⑤ Thoth

27

아이디어, 관심, 문제점 혹은 대안을 창출해내는 QI 도구는?

① 점검표
② 브레인스토밍
③ 파레토도표
④ 유사성다이어그램
⑤ 우선순위매트릭스

28

병상회전간격이 길다면 의미하는 바는 무엇인가?

① 병상이용률이 높아지고 있다
② 병상이용률이 낮아지고 있다
③ 평균재원환자수가 많아지고 있다
④ 평균재원일수가 길어지고 있다
⑤ 아무런 상관관계가 없다

29

다음 중 SNOMED CT의 관계를 의미하는 것은?

① 다른 개념과 한 개 이상의 관계를 갖는다.
② 기존 용어체계의 용어 그대로 가져온 원자 개념이 있다.
③ 유일하고 영구적인 문자열 식별자가 있다.
④ 표준어휘집에서 매핑생성을 도와준다.
⑤ 동일한 의미를 연결하는 동일한 개념 고유 식별자가 있다.

30

전자의무기록시스템 도입효과가 아닌 것은?

① 연구수준 향상

② 비용절감

③ 환자의 서비스 개선

④ 비효율적인 정보검색으로 접근성 향상

⑤ 자료의 질 향상

31

의사가 맡고 있는 환자수, 자기의 환자가 될 가능성이 있는 일정지역의 주민수에 일정금액을 곱하여 이에 상응하는 보수를 지급받는 진료보수지불제도는 무엇인가?

① 총액계약제 ② 인두제

③ 행위별수가제 ④ 봉급제

⑤ 포괄수가제

32

메샤추세스 종합병원에서 만든 최초의 외래의무기록은?

① TMR ② COSTAR

③ ERP ④ EMR

⑤ CPR

33

CPR시스템으로 가기 위한 사전 준비작업에 해당하지 않는 것은?

① 의학용어의 통일화 작업

② 기본내용, 항목내용, 자료교환방법, 순서 등이 포함된 한국형 표준안이 세계 적인 표준안과 호환성 있는 표준화 추진

③ 환자 정보의 안정성과 사생활 및 비밀이 보장될 수 있는 노출기준 마련

④ 처방내용 및 검사내용의 정형화

⑤ 추진기구 설립

34

별도의 퇴원요약지를 기록할 필요가 없는 기록지는?

① 퇴원요약지

② 단기간 입원기록지

③ 기간 중 병력기록

④ 진단요약색인기록지

⑤ 병력기록지

35

다음 중 내용이 틀린 것은?

① 국제의료행위분류(ICHI, International Classification of Health Intervention)는 처치, 수술 등의 건강중재를 분류하기 위한 체계이다.

② HCPCS(Healthcare Common Procedure Coding System)은 미국에서 개발한 의료행위 분류체계로 진료비 상환을 목적으로 의사가 제공한 의료서비스를 분류하기 위해 사용한다.

③ 포괄수가제(Diagnosis Related Groups)는 입원환자들이 일정한 기준에 의하여 일정한 수의 환자군으로 분류하는 방법이다.

④ 국제질병사인분류 ICD(International Classification of Disease)는 우리나라에서

질병 및 사인분류의 통계 목적으로 분류한 것이다.

⑤ OpenEHR은 유연한 e-health 시스템 개발을 위한 오픈 도메인 기반의 플랫폼으로 EHR을 위한 개방형 명세세트이다.

36
데이터 표준에 대한 내용으로 맞는 것은?

① 다양하게 표현되는 용어를 같은 의미로 해석되도록 개념에 대한 정의나 개념간 관계를 코드화한 체계이다.

② 동의어와 같은 관련 속성을 가지고 있는 다축 구조의 용어체계이다.

③ 일정한 체계하에 비슷한 종류끼리 묶는것

④ 유의어 목록으로 유의어집, 관련어집이라고 한다.

⑤ 각종 데이터를 식별할 수 있는 표준이다.

37
수혈경력, 순환성 질환, 성병, 이전 임신력의 내용이 기록되는 기록지는?

① 수술기록지   ② 응급실 기록지
③ 산전기록지   ④ 진통기록지
⑤ 신생아기록지

38
하나 이상의 SQL 명령문을 작성하여 저장해 놓은 다음 한 묶음으로 실행할 수 있는 명령문은 무엇인가?

① JOIN   ② TRIGGER

③ TRANSACTION   ④ ALTER
⑤ STORED PROCEDURE

39
개인정보보호법에서 사용하는 용어에 대하여 틀린 내용은?

① 정보주체란 처리되는 정보에 의하여 알아볼 수 있는 사람으로 정보의 주체가되는 사람을 말한다.

② 개인정보처리자란 업무를 목적으로 개인정보파일을 운용하기 위하여 스스로또는 다른 사람을 통하여 개인정보를 처리하는 공공기관, 법인, 단체 및 개인을 말한다.

③ 개인정보 파일이란 개인정보를 쉽게 검색할 수 있도록 일정한 규칙에 따라 체계적으로 배열하거나 구성한 개인정보의 집합물을 말한다.

④ 영상정보처리기기란 일정한 공간에 지속적으로 설치되어 사람 또는 사물의 영상을 촬영하거나 유무선망을 통하여 전송하는 장치로 보건복지부령으로 정하는 장치를 말한다.

⑤ 처리란 개인정보의 수집, 생성, 기록, 저장, 보유, 가공, 편집, 검색, 출력, 정정, 복구, 이용,제공 등 이와 유사한 행위를 말한다.

40
간호사나 의사가 작성할 수 있는 기록지는?

① 수술기록지   ② 병리검사보고서
③ 회복실기록지   ④ 간호기록지
⑤ 투약기록지

41

Deming의 PDCA cycle에서 의료의 질 개선을 위하여 실행을 하는 단계는?

가. Plan	나. Do
다. Act	라. Check

① 가　②나　③ 다　④ 라　⑤가, 라

42

기간 중 퇴원환자들의 총재원일수를 퇴원환자수로 나누어 계산한 것은 무엇인가?

① 병상이용률　　② 병상회전율
③ 평균재원일수　④ 평균재원환자수
⑤ 총재원일수

43

공인인증기관이 발급하는 인증서를 무엇이라고 하는가?

① 전자문서　　② 전자서명
③ 인증　　　　④ 공인인증서
⑤ 가입자

44

다음 중 문제지향식 의무기록에 대한 내용으로 틀린 것은?

① 의사의 의견이나 짐작 등의 내용은 문제목록에 오를 수 없다.
② 문제 목록들은 진료의 대상이 되고 건강상태나 문제점들을 한 눈에 알아 볼 수 있다.
③ 문제 목록이 작성이 되면 초기계획을 세운

다.
④ 목표로 삼는 건강상태로 회복될 수 있을 때까지 계획을 세우는 방법이다.
⑤ 체계적인 구조와 과정을 통하여 양질의 진료를 해 나갈 수 있다.

45

환자 입원시 맨 앞면 박스형으로 쓰는 서식은?

① 퇴원요약지
② 단기간 입원기록지
③ 기간 중 병력기록
④ 진단요약색인기록지
⑤ 병력기록지

46

Myer가 주장한 양질의 의료의 구성요소가 아닌것은?

① 효과성　　　　② 접근성
③ 질　　　　　　④ 지속성
⑤ 효율성

47

개인정보파일 등록 및 공개에 대한 내용이 틀린 것은?

① 공공기관의 장이 개인정보파일을 운용하는 경우 행정안전부장관에게 등록해야한다.
② 개인정보파일의 등록사항과 그 내용을 검토하여 행정안전부 장관은 해당 공공기관의 장에게 개선을 권고할 수 있다.
③ 개인정보파일 등록과 공개방법, 범위 및 절

차에 관하여 필요한 사항은 보건복지부령으로 한다.

④ 행정안전부 장관은 개인정보 파일 등록현황을 쉽게 열람할 수 있도록 공개 해야 한다.

⑤ 국회, 법원, 헌법재판소, 중앙선거관리 위원회의 개인정보파일 등록 및 공개에 관하여 국회규칙, 대법원규칙, 헌법재판소규칙 및 중앙선거관리위원회 규칙으로 정한다.

48

TPR Sheet라고도 하는 기록지는?

① 수술기록지　　　　② 병리검사보고서
③ 회복실기록지　　　④ 간호기록지
⑤ 그래픽기록지

49

입원료를 30% 가산하는 경우에 대하여 고르시오.

가. 내과질환자	나. 정신질환자
다. 8세 미만의 소아환자	라. 산모
바. 골절환자	

① 가, 나, 다　　　② 나, 다, 라
③ 다, 라, 마　　　④ 모두
⑤ 가, 다, 라

50

국내 의료환경에 적합한 용어체계 지원, 공공의료기관 및 중/소 병원 정보화 지원을 위해 만들어진 한국의 보건의료표준은?

① DICOM　　　　② ICNP
③ KOSTOM　　　④ UMLS
⑤ SNOMED CT

51

CDI(Customer Data Integration)을 의미하는 것은?

① 제품이나 서비스가 공급자에서 최종 소비자까지 모든 자원을 통합된 것이다.
② 제품에 대한 마스터 데이터를 관리하는 것이다.
③ 고객 마스터 데이터를 관리하는 것이다.
④ 기업이나 조직의 가치 극대화를 위하여 경영전략을 수립하고 전략대로 경영활동을 위하여 전략 중심형 조직을 구축하고 실행하는 경영프로세스이다.
⑤ 빅 데이터를 분석하여 경영자가 더 좋은 의사결정을 내릴 수 있도록 데이터를 활용할 수 있는 프로세스이다.

52

분만의와 간호사가 서명하는 기록지는?

① 출생기록지　　　② 응급실 기록지
③ 산전기록지　　　④ 진통기록지
⑤ 신생아기록지

53

환자가 입원한 시점과 재원 중간시점에서 중증도를 평가하는 것은?

① TMR　　　　　　② CSI

③ MedisGroups　　④ PMCS

⑤ APACHE

① Rhazes

② Galen

③ Andres Vesalius

④ Avicenna

⑤ Captain John Graunt

54

다음 의료기관인증평가에 대한 내용이 틀린 것은?

① 환자의 안전과 지속적인 질을 향상시키기 위하여 의료기관 인증기준 및 방법등에 대하여 의료법 제 59조 3에 의하여 실시한다.

② 전의료기관을 대상으로 서류 및 현지평가를 하며 평가주기는 3년으로 한다.

③ 인증,조건부인증, 불인증 등 3개 등급으로 분류하며 인증된 경우에는 인증기간을 4년으로 하고 조건부 인증은 유효기간이 1년이다.

④ 인증기준은 안전보장활동 및 지속적인 질 향상을 하는 기본가치체계가 있다.

⑤ 의료기관의 보건의료 서비스 향상과 적정 수준의 의료서비스를 보장하기 위하여 실시한다.

57

요양기관 종별가산율을 적용하지 않는 경우는?

① 보건소　　　　　② 의원

③ 한방병원　　　　④ 치과병원

⑤ 요양병원

58

병원사망률 계산할 때 병원사망에 포함하지 않는 것은 무엇인가?

가. 입원하여 사망	나. 사산아
다. 수술 후 사망	라. 모성사망
마. 마취사망	

① 가　　　　② 나　　　　③ 다

④ 라　　　　⑤ 마

55

데이터 분석, 예측모델 개발, 최적화 모델, 서비스에 대한 디자인 등의 업무를 할수 있는 분야는?

① HICT　　　　　② HIM

③ HI　　　　　　④ governance

⑤ Data set

56

매장, 결혼 및 세례에 대한 생정통계에 대한 연구를 한 사람은?

59

전 세계의 100개 이상의 어휘집, 코드세트, 유의어 사전 등이 개념을 엮어서 구축하였고 호환되지 않는 임상영역의 용어체계를 호환시키기 위하여 개발하는 의료분야의 통합용어 모델인 것은?

① DICOM　　　　② EDI

③ HL7　　　　　④ UMLS

⑤ SNOMED CT

60

환자가 이혼하여 딸과 살고 있는 내용을 기재할 수 있는 곳은?

① PI
② PHX
③ FHX
④ SHX
⑤ ROS

61

다음 중 유산을 의미하는 것은?

① 임신 10주 미만의 태아사망
② 임신 20주 미만의 태아사망
③ 임신 25주 미만의 태아사망
④ 임신 28주 미만의 태아사망
⑤ 임신 22주 미만의 태아사망

62

문제지향식 경과기록지 작성방법이 맞는 것은?

① 환자의 주증상, 사회력, 가족력, 증상 등은 객관적인 자료에 기록한다.
② 혈압, 검사결과 등은 주관적 자료에 기록한다.
③ 초기계획에 감별진단에 대한 계획은 기록하지 않는다.
④ 의사의 의견이나 짐작 등의 내용은 문제목록에 오를 수 있다.
⑤ 문제해결을 위한 논리적인 접근 방법으로 유도한다.

63

2019년 1월 14일 최종 월경일인 경우 분만예정일

은?

① 2019년 10월 14일
② 2019년 10월 21일
③ 2019년 10월 7일
④ 2019년 11월 7일
⑤ 2019년 11월 21일

64

근거기반의 진료로 부적절한 검사 및 중복 검사의 치료비용을 줄이고 의료사고를 줄일 수 있는 데이터 표준은?

① DICOM
② EDI
③ HL7
④ ICD−10
⑤ SNOMED CT

65

환자의 사적이고 비공개적인 내용을 기록하지 않으며 환자 의무기록지에 별도의 기록을 요약하여 첨부하는 기록지는?

① 호흡치료 기록지
② 물리치료기록지
③ 사회사업기록지
④ 이송기록지
⑤ 신장투석기록지

66

분류에 대한 내용으로 맞는 것은?

① 다양하게 표현되는 용어를 같은 의미로 해석되도록 개념에 대한 정의나 개념간 관계를 코드화한 체계이다.
② 동의어와 같은 관련 속성을 가지고 있는 다축 구조의 용어체계이다.

③ 일정한 체계하에 비슷한 종류끼리 묶는것

④ 유의어 목록으로 유의어집, 관련어집이라고 한다.

⑤ 각종 데이터를 식별할 수 있는 표준이다.

③ HL7

④ UMLS

⑤ SNOMED CT

67

외과 전공의 시험 응시 때 사본을 제출하는 기록지는?

① 수술기록지

② 병리검사보고서

③ 회복실기록지

④ 간호기록지

⑤ 투약기록지

71

도나베이언의 구조, 과정. 결과를 연결할 수 있는 지표는?

① 추적지표(tracer)

② 역치(threshold)

③ 기준(Criteria)

④ 변이(variation)

⑤ 표준(Standard)

68

테이블을 식별할수 있는 유일한 값을 무엇이라고 하는가?

① 속성(Attribute)

② 엔티티(Entity)

③ 인스턴스(Instance)

④ 관계(Relationship)

⑤ Key

72

열선조영술,건식촬영법, 방사선 주사한 내용 등을 기록하는 기록지는?

① 의사지시 기록지

② 병력기록지

③ 치료방사선 기록지

④ 핵의학 검사지

⑤ 진단방사선기록지

69

태아의 분만부터 태반이 나올때까지의 단계는?

① 제 1기

② 제 2기

③ 제 3기

④ 제 4기

⑤ 제 0기

73

입원료에 대한 설명이 다른 것은 무엇인가?

① 입원료에는 입원환자 의학관리료, 입원환자 간호관리료, 입원환자 병원관리료가 포함되어 있다.

② 입원료는 요양기관 종별에 따라 산정하지 않는다.

③ 분만 후 당일 귀가한 경우 낮 병동 입원료를 산정할 수 있다.

④ 낮 병동 입원료를 산정하는 당일의 일부 본인부담금은 입원진료 본인부담률에 따라 산정한다.

70

간호실무에 사용되는 간호진단과 결과, 중재를 표현하는 7개 축의 모델로 개발된 데이터 표준은?

① DICOM

② ICNP

⑤ 신생아 입원료는 질병이 없는 신생아를 신

생아실 또는 모자동실에서 진료 간호한 경우 산정할 수 있다.

74

미국 JCAHO에서 부검이 실시되면 완전한 부검보고서를 첨부하는 기간은?

① 7일 이내
② 90일 이내
③ 60일 이내
④ 3일 이내
⑤ 10일 이내

75

환자의 사회적, 정서적 문제를 기록하는 기록지는?

① 호흡치료기록지
② 물리치료기록지
③ 사회사업기록지
④ 이송기록지
⑤ 신장투석기록지

76

환자들의 상태나 정보를 데이터웨어하우스 관점에서 통합하고 고객특성을 파악하기 위한 병원의 마케팅 활동을 보조하는 시스템을 무엇이라고 하는가?

① CRM
② OCS
③ ERP
④ EMR
⑤ EHR

77

의사에 의해 개발되었으며 환자를 진료할 때 진료의 적절성에 대하여 의사결정을 지원할 수 있는 시스템은?

① 사례관리
② APACHE
③ 임상진료지침
④ 환자중심의 진료
⑤ MedisGroups

78

진단명에 따라 일정한 금액을 의료비용으로 책정한 포괄수가제도에 대한 단점이 아닌것을 고르시오.

가. 중증환자 기피현상
나. 수술환자에게 조기퇴원 권유
다. 의료의 질 저하
라. 과소진료의 우려
마. 요양급여비용의 정산과 청구절차가 간단하다.

① 가
② 나
③ 다
④ 라
⑤ 마

79

자동차보험진료수가 기준이 적합한지 심사하는 곳은?

① 심사평가원
② 보건복지부
③ 국토교통부
④ 고용노동부장관
⑤ 건강보험관리공단

80

환자에게 여러 증상이 있는 경우 검사를 실시하여 검사결과와 환자에게 얻은 정보로 내리는 진단을 무엇이라고 하는가?

① 복합질병
② 합병증
③ 임상진단
④ 감별진단
⑤ 주진단

81

1월 1일 30명이 입원하여 3일간 입원한 경우 입원 연인원수와 재원일수는?

① 30명, 3일　　② 30명, 30일

③ 20명, 3일　　④ 90명, 3일

⑤ 60명, 3일

82

엔티티간의 연관성으로 테이블간의 상관관계를 도식화 한 것은?

① 속성(Attribute)

② 엔티티(Entity)

③ 인스턴스(Instance)

④ 관계(Relationship)

⑤ Key

83

임신된 개체로 수정 후 2주부터 8주까지를 무엇이라고 하는가?

① 태아　　　　② 유아

③ 배아　　　　④ 영아

⑤ 초생아

84

하나의 개념이 하나 이상의 부모를 가질수 있는 특징을 가지는 데이터 표준은?

① DICOM　　　② EDI

③ HL7　　　　④ ICD-10

⑤ SNOMED CT

85

병원환자들과의 관계를 관리해주는 시스템은?

① CRM　　　　② EMR

③ CDSS　　　　④ ORS

⑤ HCS

86

Berwick이 주장한 'Theory of Bad Apple'에 대한 내용으로 틀린 것은 무엇인가?

① 잘못된 결과를 끄집어 내는 것이다.

② 낮은 질을 야기시키는 과정을 개선한다.

③ 받아들이기 어려운 서비스와 상품 혹은 정보를 찾아내어 제거한다.

④ 대부분 추가비용이 발생한다.

⑤ 감시하는 방법으로 대부분 재작업을 해야 한다.

87

외래환자 조제, 복약지도료를 산정할 수 있는 대상자는 누구인가?

① 교통사고 환자　　② 산업재해근로자

③ 의약분업예외환자　④ 신생아

⑤ 일반외래환자

88

AHIMA에서 주장한 역할로 CPR, CDR 등의 매체를 이용하여 자료를 관리하며 자료에 쉽게 접근하여 활용하는 역할을 수행하는 사람은?

① 보건정보관리자(Health Information Manager)

② 임상자료전문가(Clinical Data Specialist)

③ 건강정보관리자(Patient Information Coordination)

④ 데이터 질 관리자(Data Quality Manager)

⑤ 데이터 자원 관리자(Data Resource Administrator)

89

POMR 의무기록 기본구조에서 문제 목록을 작성하는 기초사항을 환자 자신의 표현언어로 쓰는 곳은?

① 기초자료　　　　② 문제목록

③ 초기계획　　　　④ 경과기록

⑤ 계획

90

개인을 알아볼 수 있는 부호, 문자, 음성, 음향, 영상 및 생체 특성에 관한 정보를 무엇이라고 하는가?

① 인증　　　　　② 전자서명

③ 공인인증업무　　④ 개인정보

⑤ 서명자

91

위험요소를 확인하는 자료원이 아닌 것은?

① 사고보고서　　　② 자퇴서약서

③ 감염관리보고서　④ 환자불만신고서

⑤ 의사모임회의록

92

입원이 필요하지 않는 환자는 적절한 의료기관으로 보내는 UM의 시행방법은?

① 입원 중 검토　　② 퇴원후 검토

③ 입원전 검토　　　④ 선별적 중점검토

⑤ 후향적검토

93

CT. MRI. PET 등에서 촬영한 방사선 결과를 디지털 이미지로 변환하여 초고속 통신망을 사용하여 전송하여 영상의학과 전문가가 모니터를 통하며 판독할 수 있는 시스템은?

① TPS　　　　　② LIS

③ RIS　　　　　　④ PACS

⑤ EDS

94

대한보건의료정보관리사에서 제시한 역할로 보건의료정보의 컨텐츠와 국제표준을 준수하고 국가 보건의료정보의 신뢰성을 확보하고 정보교류의 효율적 활용을 촉진하는 역할은?

① 보건의료정보 표준 전문가

② 보건의료정보 분류전문가

③ 보건정보관리자

④ 보건의료정보관리자

⑤ 개인정보보호 관리자

95

행위별 수가제도에 관련한 내용으로 올바른 것은?

가. 국민들이 부담하는 의료비가 상승한다.

나. 새로운 의료기술의 개발에 대한 동기가 부여된다.

다. 의료서비스 질이 향상된다.

라. 양질의 진료가 제공된다.

① 가, 나, 다　　　② 나, 다, 라

③ 다, 라, 마　　　④ 모두

⑤ 가, 다, 라

96

임상의사 결정 작업에 도움을 주기 위한 건강정보 기술 시스템은?

① OCS　　　② EMR

③ CDSS　　　④ ORS

⑤ HCS

97

해당 상병의 완치 여부가 명확하지 않은 상태에서 90일 이내 내원한 경우 산정할 수 있는 것은?

① 초진진찰료

② 재진진찰료

③ 초진진찰료와 재진진찰료

④ 의약품관리료

⑤ 입원료

제 4회 실전모의고사_

2교시(73문항)+의료관계법규(20문항)

질병 및 사인 및 의료행위분류, 의학용어, 기초 및 임상의학, 암등록+의료관계법규

01

동공을 수축시키는 약물은?

① miotic
② decongestant
③ mydriatic
④ anticoagulant
⑤ sedative

02

태아의 머리 두정부가 자궁 출구 쪽으로 향하며 엉덩이를 위쪽으로 위치하고 있는 태위는?

① occiput presentation
② brow presentation
③ vertex presentation
④ breech presentation
⑤ cephalic presentation

03

다음 중 R 코드로 분류할 수 없는 경우는?

① 필요한 검사를 모두 하였지만 진단이 나오지 않음.
② 환자가족의 협진을 의뢰하여 진단이 나온 경우.
③ 진단을 내리기 전 환자가 자의퇴원한 경우.
④ 지속적이지 않고 증상이 잠시 있는 경우.
⑤ 진단을 내리기 전 필요한 검사를 위하여 타 병원으로 환자를 이송한 경우.

04

Von Recklinghausen disease와 동의어는?

① Parkinson disease
② neurofibromatosis
③ Lou Gehrig disease
④ Alzheimer disease
⑤ multiple sclerosis

05

기능이 완전히 상실되지 않고 약화된 상태의 마비를 무엇이라고 하는가?

① paresis
② diplegia
③ paraplegia
④ monoplegia
⑤ hemiplegia

06

신경전달을 차단시켜서 감각을 상실시키는 약품을 의미하는 용어는?

① antibiotics
② antiemetics
③ antihistamine
④ anesthetics
⑤ antiperspirant

07

원발 부위를 알 수 없는 전이 악성종양인 경우 등록하는 행동양식은?

① /0   ② /3   ③ /1
④ /6   ⑤ /9

08

호르몬의 변화로 남성의 젖샘이 발달된 것은?

① galactorrhea   ② galactocele
③ amastia   ④ gynecomastia
⑤ hypermastia

09

항응고물질을 분비하는 층은?

① Sequamous cell layer
② basal layer
③ Papillary layer
④ reticular layer
⑤ subcutaneous tissue

10

심장의 특징에 대하여 올바른 것은?

가. 불수위근	나. 내장근
다. 횡문근	라. 평활근
마. 골격근	

① 가, 나, 다   ② 나, 다, 라
③ 다, 라, 마   ④ 가, 다, 마
⑤ 나, 라, 마

11

전립선비대 또는 염증으로 배뇨 시 이상이 생기는 질환은?

① ureteritis
② urethritis
③ benign prostatic hypertrophy
④ nephritic syndrome
⑤ nephrosis

12

판막에 대한 설명이 틀린 것은?

① 혈액의 역류를 방지한다.
② 혈액은 항상 같은 방향으로 흐른다.
③ 심방과 심실 사이에 존재한다.
④ 동맥에 존재한다.
⑤ 심실과 폐동맥 및 대동맥에 존재한다.

13

다음 중 내용이 틀린 것은?

① femoral hernia는 대퇴부의 탈장이다.
② melena는 상부위장관의 출혈로 착색된 검은 변이다.
③ ileus는 intususception과 동의어이다.
④ proctitis는 직장과 항문의 염증이다.
⑤ hernia는 장기의 일부분이 정상 위치에서 돌출된 것이다.

14

가려움증을 경감시키는 약품을 의미하는 용어는?

① antibiotics   ② antiemetics
③ antihistamine   ④ antipruritics
⑤ antiperspirant

15

M8000/3라고 의무기록에 적힌 경우 코딩하는 방법이 아닌 것은?

① 종양이 현미경으로 진단되지 않은 경우에 코딩할 수 있다.

② maligant neoplasm라고 기재된 경우에 등록한다.

③ 특별한 해부학적 부위를 나타내는 조직소견인 경우에는 현미경적 진단이 없어도 조직학적 진단으로 인정하여 코딩한다.

④ 조직소견을 모르는 경우이므로 등록하지 않는다.

⑤ tumor, cancer라고만 기재된 경우에 등록한다.

16

scanty urine과 동의어는?

① dysuria

② urinary frequency

③ oligouria

④ polyuria

⑤ anuria

17

태아의 이마가 자궁 출구로 향하고 있는 태위는?

① occiput presentation

② brow presentation

③ vertex presentation

④ breech presentation

⑤ cephalic presentation

18

심근의 특성으로 틀린 것은?

① 율동성　　　　② 수축성

③ 탄력성　　　　④ 자동성

⑤ 탄성

19

기관을 외과적으로 개구해주는 수술은?

① thoracostomy　　② bronchostomy

③ tracheostomy　　④ esophagostomy

⑤ proctostomy

20

흉터나 절개한 부위에 탈장이 일어난 것은?

① umbilical hernia

② strangulated hernia

③ incisional hernia

④ femoral hernia

⑤ inguinal hernia

21

림프종의 대부분의 원발 부위는?

① 림프　　　② 혈액　　　③ 뼈

④ 골수　　　⑤ 뇌

22

기관지 근육의 경련이나 기관지 점막이 부음으로 기침을 하는 알레르기성 질환은?

① atelectasis

② obstructive lung disorder

③ asthma

④ asphyxia

⑤ expectoration

23

오줌량이 많아지면 생기는 현상은?

가. 땀의 분비가 적어진다.
나. 신사구체에서 여과가 증가된다.
다. 분비가 많아진다.
라. 재흡수를 많이 한다.
마. 땀의 분비가 많아진다.

① 가, 나, 다   ② 나, 다, 라
③ 다, 라, 마   ④ 가, 나, 라
⑤ 나, 라, 마

24

만성폐쇄성 폐질환에 속하는 것은?

가. Atelectasis   나. Pleurodynia
다. Cor pulmonle   라. Emphysema
마. Chronic bronchitis

① 가, 나   ② 나, 다
③ 다, 라   ④ 라, 마
⑤ 가, 라

25

소변배설이 불가능한 상태는?

① dysuria
② urinary frequency
③ oligouria
④ polyuria
⑤ anuria

26

Rule out이라는 용어가 진단명 앞에 있을 때 질병
분류하는 방법은?

① 확진된 경우와 같이 분류한다.
② 질병 분류를 하지 않는다.
③ R코드로 분류한다.
④ Z코드로 분류한다.
⑤ 상세불명으로 분류한다.

27

수정체의 형태를 조절하는 것은?

① sclera   ② choroid
③ iris   ④ retina
⑤ ciliary body

28

남자에게 주로 발생하며 손, 팔, 다리 등의 근육이
쇠약해지며 근위축이 전신적으로 진행되는 병은?

① Bell palsy
② Confusion
③ Lou Gehrig disease
④ Parkinson disease
⑤ Alzheimer disease

29

체순환에서 정맥으로 돌아올 때의 혈액상태에 대하
여 올바른 것은?

가. 산소가 적다.
나. 노폐물을 가지고 있다.
다. 산소를 전달한다.
라. 이산화탄소를 가지고 있다.
마. 노폐물은 없다.

① 가, 나, 다   ② 나, 다, 라
③ 다, 라, 마   ④ 가, 나, 라
⑤ 나, 라, 마

30

hiccough라고 하는 것은?

① rales　　　　　② wheezes

③ stridor　　　　④ pertussis

⑤ hiccup

31

croup와 동의어는?

① laryngospasm

② layngotracheobronchitis

③ cor pulmonle

④ bronchostenosis

⑤ atelectasis

32

뇌혈관장벽에 대한 설명이 틀린 것은?

① 혈관과 뇌 사이를 분리시키는 장벽이다.

② 혈액 속의 나쁜 성분이 통과되지 못하도록 선택적 투과성질을 가진다.

③ 뇌혈류량은 산소의 농도에 직접 비례한다.

④ 동맥내 혈압이 올라가도 뇌혈류량에는 영향이 없다.

⑤ 체순환 혈압이 올라가도 뇌혈류량에는 영향이 없다.

33

소변에 공기가 있는 것은?

① pyuria　　　　② pneumaturia

③ anuria　　　　④ enuresis

⑤ hematuria

34

뇌 두개골의 뼈 사이를 연결하는 것은 무엇인가?

① synovial cavity　　② suture

③ cartilage　　　　④ sinus

⑤ sulcus

35

다음 중 내용이 올바르지 않은 것은?

① 골절에 대하여 개방성과 폐쇄성이 명시되지 않는 경우 폐쇄성으로 분류한다.

② 후유증은 급성 손상 후 1개월 이상 경과한 후에 나타난 병태를 의미한다.

③ 급성과 만성이 기록되어 있는 경우 Acute와 Chronic으로 둘 다 분류한다.

④ 중독이란 약 또는 약물제제 등을 과용 및 오용으로 인하여 발생한 상태이다.

⑤ 부작용이란 올바른 용법으로 복용 또는 외용을 하였지만 어떤 증상이 나타난 경우이다.

36

Pelvis를 구성하는 것은?

가. Hip bone	나. Sacrum
다. Coccyx	라. Ischium
마. Pubis	

① 가, 나, 다　　　② 나, 다, 라

③ 다, 라, 마　　　④ 가, 다, 마

⑤ 가, 나, 라

37

적혈구와 혈색소가 증가하는 것은?

① polycythemia　　② erythropenia

③ leukopenia ④ lymphocytopenia

⑤ lymphocytosis

① Topography만 코딩한다.

② 조직소견은 등록하지 않는다.

③ 조직소견이 가장 높은 코드 M9989/1로 코딩한다.

④ 양성으로 판정하여 코딩한다.

⑤ M8000/3으로 코딩한다.

38
림프의 특징으로 틀린 것은?

① 적혈구가 많다.

② 백혈구가 많다.

③ 맹관이다.

④ 소화기관에 발달되어 있다.

⑤ Lymph site가 많다.

42
인대가 손상되어 삔 것을 무엇이라고 하는가?

① contracture ② strain

③ crepitus ④ sprain

⑤ cramp

39
손목에 통과하는 신경이 눌려서 손가락이 저린 증상을 무엇이라고 하는가?

① acute compartment syndrome

② carpal tunnel syndrome

③ dupuytrens contracture

④ ganglion

⑤ Lou Gehrig disease

43
항이뇨호르몬이 과소 분비되어 생기는 질환은?

① Addison's disease

② Cushing's syndrome

③ diabetes inspidus

④ diabetes mellitus

⑤ goiter

40
부신피질 기능항진이 원인으로 생기는 질환은?

① Addison's disease

② Cushing's syndrome

③ diabetes inspidus

④ acromegaly

⑤ goiter

44
Topography 하나의 3단위 분류 내 4자리 분류에 해당하는 원발 부위가 2개 이상 중복되어 침범된 경우 코딩하는 방법은?

① 원발 부위를 등록하지 않는다.

② C80.9를 등록한다.

③ C_.9로 코딩한다.

④ 둘 다 모두 코딩한다.

⑤ C_.8로 코딩한다.

41
조직검사 결과 음성인데 종양이라고 진단을 내린 경우 코딩 방법은?

45

뼈 근막 안에 조직압이 증가되어 미세순환장애, 심한통증을 일으키는 질환은?

① acute compartment syndrome

② ankylosing spondylitis

③ arthrosclerosis

④ arthritis

⑤ gout

46

약어에 대한 설명이 틀린 것은?

> 가. CIHD – Chronic ischemic heart disease.
> 나. CHD – Congenital heart disease.
> 다. CHF – Chronic heart failure.
> 라. CAD – Coronary artery disease.
> 마. TIA – Transient ischemic attack.

① 가   ② 나   ③ 다

④ 라   ⑤ 마

47

세뇨관에서 물을 재흡수하는데 관여하는 호르몬은?

① 항이뇨호르몬   ② 프로락틴 호르몬

③ 에스트로겐 호르몬   ④ 황체호르몬

⑤ 성장호르몬

48

백혈구의 수가 정상보다 적어지는 것은?

① polycythemia   ② erythropenia

③ leukopenia   ④ lymphocytopenia

⑤ lymphocytosis

49

산모가 출산한 자녀 수에 따라 산모기록에 추가적으로 분류할 수 있는 번호는?

① Z37   ② Z38   ③ Z36

④ Z35   ⑤ Z34

50

만성 갑상샘염을 의미하는 것은?

① goiter

② exopthalmus

③ hyperparathyroidism

④ Hashmoto thyroiditis

⑤ hypoparathyroidism

51

협심증의 통증을 완화시키는 약물명을 의미하는 것은?

① anticoagulant   ② antiarrhythmic

③ antihypertensive   ④ antiangina

⑤ cardiotonic

52

손상 중독 및 외인에 대한 질병 분류 준칙이 아닌 것은?

① T코드는 단일신체 부위와 관련되어 손상을 분류한다.

② 신체의 동일 부위에 손상의 유형이 같은 경우 다발성 손상에 대하여 다발성 손상코드를 주된 번호로 분류하고 각각 손상 부위를 분류한다.

③ 신체의 동일 부위에 손상의 유형이 다른 경우 다발성 손상을 나타내는 .7을 부여하고 각각 손상 부위를 분류한다.

④ 외상에 의한 조기 합병증은 T79로 분류한다.

⑤ 골절에 대하여 개방성과 폐쇄성이 명시되지 않는 경우 폐쇄성으로 분류한다.

53
관상동맥이 협착되거나 좁아진 곳을 수술하지 않고 치료하는 방법은?

① CABG　　　② PCNA

③ ESWL　　　④ PTCA

⑤ CMG

54
태반이 자궁 출구를 일부 혹은 전부를 막은 것은?

① abruption placenta

② placenta accreta

③ placenta previa

④ placenta percreta

⑤ annular placenta

55
1세 이하에 사망한 경우 선천성 질환인 Q코드로 분류할 수 없는 것은 무엇인가?

① atrophy of brain

② displacement of organ

③ pulmonary stenosis

④ double uterus, pregnant state

⑤ Valvular heart disease

56
소변에서 혈액이 나오는 상태는?

① pyuria　　　② pneumaturia

③ anuria　　　④ enuresis

⑤ hematuria

57
어두운 빛과 밝은 빛을 지각하는 곳은?

① sclera　　　② choroid

③ iris　　　④ retina

⑤ pupil

58
신생물의 세포 형태가 Carcinoma 또는 Adeno-carcinoma 인 경우 원발 부위를 명시하지 않는 것으로 간주하여 전이 부위로 코딩해야 한다는 것을 의미하는 기호는?

① <>　　　② *　　　③ #

④ }　　　⑤ †

59
판막 주위의 감염 결과로 비정상적인 조직이 성장하는 것은?

① occlusion　　　② vegetation

③ varicose vein　　　④ thrombosis

⑤ regurgitation

60
고령 초산부가 임신한 경우 고혈압, 단백뇨, 부종이 나타나는 질환은?

① eclampsia　　　② preeclampsia

③ endometritis　　　④ frigidity

⑤ hirsutism

61

접두어가 붙은 원발 부위의 코드를 찾을 수 없는 경우는?

① 원발 부위를 등록하지 않는다.

② C80.9를 등록한다.

③ C_.9로 코딩한다.

④ C76._으로 코딩한다.

⑤ C_.8로 코딩한다.

62

판막의 장애로 정맥이 꼬여 뭉친 것을 무엇이라고 하는가?

① occlusion   ② vegetation

③ varicose vein   ④ thrombosis

⑤ regurgitation

63

동통이나 이물감을 느끼는 각막염을 의미하는 것은?

① hypopyon   ② pterygium

③ hordeolum   ④ epiphora

⑤ keratitis

64

세뇨관에서 신우로 모이고 수뇨관을 통하여 방광에 저장되고 요도를 통하여 배설될 때 평활근 수축으로 배출이 된다. 평활근 수축을 지배하는 신경은?

① 부교감신경   ② 삼차신경

③ 교감신경   ④ 더부신경

⑤ 척수신경

65

뇌의 혈류가 갑작스럽게 감소하여 단시간의 의식이 상실된 것은?

① coma   ② stupor

③ confusion   ④ syncope

⑤ semicoma

66

다음 중 질병분류준칙에 대한 내용이 틀린 것으로만 조합된 것을 고르시오.

> 가. 임신, 유산 및 산후기에 합병된 내분비 질환은 O99.2로 분류한다.
>
> 나. 당뇨병의 합병증이 있는 경우에는 다발성 합병증을 동반한 당뇨병을 나타내는 .7으로만 분류하고 합병증코드는 분류하지 않는다.
>
> 다. 정신활성 물질의 사용으로 인한 정신 및 행동장애는 F10~F19로 분류하며 제 1권가서 확인하여 분류한다.
>
> 라. 뇌의 퇴행성 이상상태에 동반되는 정신장애가 있는 경우에는 뇌의 퇴행성 이상상태에 대해서만 분류한다.
>
> 마. 편두통이 약물로 인하여 발생한 경우에는 편두통과 약물을 나타내는 번호를 분류할 수 있다.

① 가, 나   ② 나, 다

③ 다, 라   ④ 라, 마

⑤ 나, 라

67

Sleepwalking, 몽유병이라고 하는 것은?

① paresis   ② stupor

③ somnambulism   ④ syncope

⑤ poliomyelitis

68

분화도가 두 가지로 의무기록에 기술된 경우 코딩 방법은?

① 분화도가 높은 코드로 코딩한다.

② 분화도 두 개 모두 코딩한다.

③ 분화도 코드 중 낮은 코드로 코딩한다.

④ 분화도 코드 모두 코딩하지 않는다.

⑤ M8000/3으로 코딩한다.

69

눈꺼풀이 겉으로 말려 올라가는 것은?

① ectropion   ② entropion

③ coloboma   ④ chalazion

⑤ blepharoptosis

70

세뇨관에서 원뇨가 지나가면서 우리 몸에 필요한 성분이 재흡수되는 물질은 무엇인가?

가. 포도당	나. 아미노산
다. 무기염류	라. 단백질
마. 비타민	

① 가, 나, 다   ② 나, 다, 라

③ 다, 라, 마   ④ 가, 나, 라

⑤ 나, 라, 마

71

백혈병의 원발 부위는?

① 림프   ② 혈액

③ 뼈   ④ 골수

⑤ 뇌

72

출생 전후기를 가장 잘 나타내는 기간은?

① 임신에서 출생 후 28일까지

② 임신 30주에서 출산 후 7일까지

③ 임신 22주에서 출산 후 7일까지

④ 출생 후 1년까지

⑤ 임신 28주에서 출생 후 1년까지

73

사산아를 분만한 산모에 대하여 올바른 질병분류방법은 무엇인가?

① 질병 분류하지 않는다.

② P코드로 분류하여 신생아 차트에 기록한다.

③ 사산의 원인을 나타내는 외인코드를(S, T) 신생아 차트에 기록한다.

④ 산모의 차트에 사산의 원인을 나타내 주기 위하여 부가적으로 분류해야 한다.

⑤ 신생아 차트와 산모의 차트에 사산의 원인을 모두 분류한다.

★ 의료관계법규(20문항) ★

01

중앙암등록본부의 장은 전년도의 암등록 통계사업 결과를 종합 분석하여 그 다음 연도 ( )월 말일까지 ( )에게 보고한 후 매년 공포해야 한다. 괄호안의 내용으로 올바른 것은?

① 2월초, 보건복지부 장관
② 2월말, 국립암센터 원장
③ 2월초, 국민건강보험공단 이사장
④ 2월말, 심사평가원장
⑤ 2월말, 보건복지부 장관

02

간호조무사는 누구에게 자격인정을 받아야 하는가?

① 대통령　　　　　② 간호조무사협회
③ 보건복지부 장관　④ 간호조무사 학원
⑤ 보건복지부 차관

03

국민건강보호법에 의하여 3년 이상의 징역 또는 3천만원 이하의 벌금에 처하는 경우는?

① 대행청구 단체가 아닌 자로 하여금 대행하게 한 자.
② 거짓이나 부정한 방법으로 보험 급여를 받은 자.
③ 업무를 수행하면서 알게된 정보를 직무상 목적외의 용도로 이용한 경우.
④ 근로자를 고용하는 사용자는 직장가입자가 되는 것을 방해한 경우.

⑤ 업무정지기간 중에 요양급여를 한 요양기관의 개설자.

04

마시는 물이나 식품을 매개로 발생하여 집단 발생의 우려가 큰 감염병은 무엇인가?

① 제 1군 감염병　　② 제 2군 감염병
③ 제 3군 감염병　　④ 제 4군 감염병
⑤ 제 5군 감염병

05

의원급 의료기관에 한하여 의사, 치과의사, 한의사의 지도하에 환자의 요양을 위한 간호 및 진료의 보조를 수행할 수 있는 자는?

① 간호사
② 보건의료정보관리사
③ 물리치료사
④ 간호조무사
⑤ 임상병리사

06

보험급여를 받을 수 있는 사람에게 급여의 정지를 할 수 있는 사항이 아닌 것은?

① 국외에 여행 중.
② 국외에서 업무에 종사하고 있음.
③ 교도소에서 수용이 끝난 경우.
④ 교도소에서 수용되어 있는 경우.
⑤ 군간부후보생.

07

다음 중 국가시험과 관련된 내용중 틀린 것을 고르시오.

> 가. 피성년후견인은 국가시험에 응시할 수 없다.
> 나. 국가시험의 장은 시험 실시에 필요한 사항은 시험 실시 90일 전까지 공고하여야 한다.
> 다. 보건복지부 장관은 수험이 정지되거나 합격이 무효가 된 사람에 대하여 다음에 치러지는 국가시험 등의 응시를 2회의 범위에서 제한할 수 있다.
> 라. 의료인의 국가시험을 보건복지부 장관이 시행한다.
> 마. 국가시험의 장은 국가시험장소를 30일 전까지 공고할 수 있다.

① 가   ② 나   ③ 다
④ 라   ⑤ 마

08

암등록 통계 사업을 위하여 암환자를 진단 치료한 자료의 제출을 해야 하는 곳으로만 구성된 것은?

> 가. 의료인   나. 의료기관
> 다. 국민건강보험공단   라. 건강보험심사평가원
> 마. 암 관련 사업하는 법인

① 가, 나, 다   ② 나, 다, 라
③ 다, 라, 마   ④ 가, 라, 마
⑤ 가, 나, 다, 라, 마

09

조산원이 개설된 경우 조산사에게 신고를 받는 사람은 누구인가?

① 보건복지부 장관
② 구청장
③ 도지사
④ 산부인과 의료기관
⑤ 보건소장

10

건강보험 분쟁조정위원회의 내용이 틀린 것은?

① 위원장을 포함하여 60명 이내의 위원으로 하고 위원장을 제외한 위원 중 1명은 당연직 위원으로 한다.
② 분쟁조정위원회 회의는 위장장, 당연직 위원 및 위원장이 매 회의마다 지정 하는 7명의 위원을 포함하여 총 9명으로 구성한다.
③ 분쟁조정위원회 회의는 공무원 위원이 과반수가 되도록 한다.
④ 분쟁조정위원회 구성원 과반수의 출석과 출석위원 과반수의 찬성으로 의결한다.
⑤ 분쟁조정위원회 및 사무국의 구성 및 운영 등에 필요한 사항은 대통령령으로 한다.

11

임상적인 증상은 없으나 감염병 병원체를 보유하고 있는 사람을 무엇이라고하는가?

① 의료관련감염병
② 감염병환자
③ 감염병의사환자
④ 병원체보유자
⑤ 이상반응자

12

다음 중 의료기관 인증에 대하여 틀린 내용은 무엇인가?

① 의료기관 인증등급은 조건부인증 및 불인증으로 구분한다.

② 인증의 유효기간은 4년으로 하고 조건부 인증의 유효기간은 2년으로 한다.

③ 의료기관 인증위원회의 위원장은 1명을 포함한 15인 이내의 위원으로 구성 된다.

④ 의료기관의 인증기준은 환자의 권리와 안전, 의료기관의 의료서비스 질 향상 활동 등을 포함하여야 한다.

⑤ 의료기관인증위원회의 위원은 보건복지부장관이 임명하거나 위촉한다.

13

지역암센터에서 하는 사업이 아닌 것은?

① 암환자 진료

② 암예방과 관리에 대한 홍보 및 교육

③ 암의 발생 및 예방에 대한 연구

④ 암등록통계 자료의 수집분석

⑤ 암 발생률 및 생존율 분석

14

요양기관이 속임수나 부당한 방법으로 보험자, 가입자 및 피부양자에게 요양급여비용을 부담하게 한 경우, 업무정지 처분을 갈음하여 속임수나 부당한 방법으로 부담하게 한 금액의 (   ) 이하의 금액을 과징금으로 부과, 징수할 수 있다. 괄호안의 내용으로 알맞은 것은?

① 2배   ② 3배   ③ 4배

④ 5배   ⑤ 10배

15

필수 예방접종대상 아동 부모에게 보건복지부령으로 정하는 바에 따라 필수예방접종을 사전에 알려야 하는 자는?

① 질병관리본부장

② 시장, 군수, 구청장

③ 건강보험공단 이사장

④ 식약청장

⑤ 병원장

16

의료인의 품위손상 행위의 범위가 아닌 것은?

① 비도덕적 진료행위

② 의료기사가 아닌자에게 의료기사의 업무를 하게 하는 경우

③ 과장광고

④ 전공의 선발에 부당 금품 수수행위

⑤ 약국과 담합행위

17

건강보험심사평가원의 설립목적은?

① 요양급여의 심사와 적정성 평가업무를 수행한다.

② 요양급여 심사를 통하여 국민보건향상을 증진시키고 보건기획을 한다.

③ 의료사업의 향상과 증진이 목적이다.

④ 국민의료에 관하여 필요한 사항을 규정하여 국민의 질병을 치료하고 예방한다.

⑤ 요양급여 심사를 통하여 보건의료를 효율적으로 제공할 방안을 마련한다.

18

한의원을 개설하려고 하는 경우 어디에 신고하는가?

① 보건복지부 장관

② 시장, 군수, 구청장

③ 질병관리본부장

④ 국가시험관리의 장

⑤ 시도지사

19

마시는 물 또는 식품을 매개로 발생하여 집단 발생의 우려가 큰 감염병에 해당하는 것은 무엇인가?

① 장출혈성대장균감염증

② B형간염

③ 비브리오패혈증

④ 두창

⑤ 회충증

20

원격의료를 할 수 있는 자로 구성된 것은?

가. 의사	나. 치과의사
다. 한의사	라. 조산사
마. 간호사	

① 가, 라 ② 나, 마

③ 가, 나, 다 ④ 나, 라

⑤ 라, 마

제 4회 실전모의고사_3교시

보건의료정보관리사 실전모의고사 4차(3교시 의무기록실무)

M 환자의 Chart를 보고 물음에 답하시오.

01

다음 중 약어의 내용이 틀린 것은?

① EMC: Emergency medical center

② AFB: Aacid fast biofiltration

③ ARF: Acute respiratory failure

④ CHF: Congestive heart failure

⑤ NPH: Neutral Protamine Hagedorn

02

병원에서 실시한 처치 및 검사가 아닌 것은?

① thoracostomy   ② Chest tube Drain   ③ ERCP

④ Pleural culture   ⑤ Adenosine deaminase

03

임상관찰기록 결과가 맞는 내용은 무엇인가?

① 항상 호흡은 정상치를 유지하였다.

② 혈압은 항상 정상혈압이었다.

③ 맥박도 항상 일정하게 70을 유지하였다.

④ 체온은 항상 일정하게 정상을 유지하였다.

⑤ 항상 1800kcal를 섭취하였다.

04

환자의 혈당조절 관련한 내용이 틀린 것은?

① 12월 2일 BST는 300 mg/dl 이상이었다.

② 12월 5일 BST는 200 mg/dl 이하였다.

③ 12월 18일 오전 6시까지 NPH로 혈당을 조절하였다.

④ 12월 24일 오전 12시 BST 수치가 65 mg/dl으로 체크되었지만 저혈당증상은 없었다.

⑤ 12월 19일 인슐린 대신 당뇨약으로 혈당조절하자고 하였다.

05

KUB 검사에 대한 내용이 틀린 것은?

① 신장기능을 검사하는 것이다.

② 신장의 윤곽, 크기, 형태, 위치를 파악한다.

③ Kidney, ureter, bladder를 촬영한다.

④ 요도결석이나 이물질을 확인하는 검사이다.

⑤ 비뇨기계를 촬영하는 단순방사선 검사이다.

06

응급실에서 CT를 hold한 이유는 무엇인가?

① S - Cr 수치가 1.6이었다.

② thoracostomy를 먼저 시행해야하기 때문이다.

③ thoracocentesis를 시행하였다.

④ pleural lab에서 결과가 안 좋았다.

⑤ 백혈구 수치가 상승하였다.

07

의무기록의 내용이 틀린 것은?

① 타조신에 대한 약물 부작용이 있었다.

② 가슴의 농양을 배양한 결과 유연성 연쇄구균이었다.

③ 12월 13일 가슴관을 제거하였다.

④ 옆구리 통증을 주증상으로 입원하였다.

⑤ 12월 22일 오한과 지속적인 fecer 소견보여 ENM과로 협진하였다.

08

농흉에 대한 설명이 틀린 것은?

① 늑막암이 진행되어 늑막강 안에 고름이 고인 것이다.

② 약물치료와 늑막강 내의 고름을 배농해야 한다.

③ 세균감염에 의하여 늑막강 내에 고름이 형성된다.

④ 일차적으로 흉부방사선 사진을 촬영한다.

⑤ 폐렴, 폐농양, 흉부외상, 식도파열, 횡경막하농양, 기흉의 합병증이 원인으로 발생한다.

09

환자가 협의진료한 진료과목이 아닌 것은?

① ENM   ② GIM   ③ IDM   ④ PUM   ⑤ OBGY

10

입원기간동안 환자의 증상이 아닌 것은?

① Chest wall pain   ② Hyperglycemia   ③ Leukocytosis

④ constipation   ⑤ DM

등록번호		보험유형	국민건강
성 명	A	성별/나이	남/60
주민번호		과	
일 자		병 동	

퇴원요약지

주 소		전화번호	
병동 및 병실	W72-58-43	주민번호	
입 원 일	2006.12.02	퇴 원 일	2007.01.10
입 원 과	CS	퇴 원 과	CS 보험유형
전과내역	CS		
협진내역	ENM:2, GIM:1, IDM:1, PUM:7		

〈주호소증상〉

Dyspnea

〈주진단명〉

Empyema thoracis, Rt.

〈부진단명(복합진단, 합병증)〉

〈검사소견 및 입원진료내역〉

ESR 54mm/hr (0,20) ESR 58mm/hr (0,20) ESR 73mm/hr (0,20) ESR 64mm/hr (0,20) ESR 57 mm/hr (0,20) CRP, quan 7.74mg/dℓ (0.10, 0.80) CRP.quan 0.57mg/dℓ (0.10, 0.80) CRP.quan 5.26mg/dℓ (0.10, 0.80) CRP.quan 2.32mg/dℓ (0.10, 0.80) CRP.quan 1.24mg/dℓ (0.1 0, 0.80) ** CHEST PA (2006.12.27) Still remaining haziness in RLL with small amount of pleural effusion.

〈주수술〉

Closed thoracostomy. Rt.

〈기타수술 및 처치〉

IV-anti(Panipenem, Metronidazole)

〈퇴원처방〉

METRONIDAZOLE 250MG/TAB	8.00 TAB #4	7Days [4PC]
HEDERAE HELICIS FOLIUM EXT. 25MG/TAB	6.00 TAB #3	7Days[3PC]
METFORMIN HCL 500MG/TAB	2.00 TAB #2	14Days[2WM]
CIMETIDINE 200MG/TAB	4.00 TAB #4	7Days[4PC]
CEFIXIME 100MG/CAP	2.00 CAP #2	7Days[2PC]
CHEST PA	(희망일자 : 2007.01.17)	

〈향후진료계획〉

강 선생님 OPD F/U 1/17

〈선행사인〉

부검□

치료결과	② 경쾌	퇴원형태	① 퇴원지시
담당전공의사	이	주치의사	김

등록번호		보험유형	국민건강
성 명	A	성별/나이	남/60
주민번호		과	
일 자		병 동	

응급의료센터 임상기록지

주증상	Rt. flank pain	기간	6일
현재 병력	상기 환자는 투여 병력 없이 지내시다가 6일전 증상있어 ER 내원		

〈활력징후〉

☐ 혈압 : 117 174mmHg　☐ 맥박수 : 98회/분
☐ 호흡수 : 18회/분　　☐ 체온 : 36.3℃
☐ 체중 :　　kg

〈과거력〉

· 무　　· 고혈압　　· 당뇨　　· 결핵
· 간염　　· 알레르기
· 기타:
술 : 소주1병/46yrs　담배 : 40p/ys

〈문진사항〉(해당사항에 ■를 선택하시오)

☐febricity　☐chill　☐headache
☐dizziness　☐gait　☐weight loss
☐dyspnea　☐cough　☐sputum
☐hemoptysis　☐chest pain
☐tachycardia　☐anorexia ☐nausea
☐vomiting　☐constipation
☐diarrhea　■abdominal pain
☐hematemesis ☐backache ☐dysuria
☐oliguria　☐기타(　　　　)

〈소아력〉 (해당사항에 ■를 선택하시오)

Birth history
　☐spontaneous labor
　☐preterm birth
　☐cesarian section
　☐기타　출산시 체중　kg
Vaccination
　☐BCG　　☐rubeola
　☐hepatitis 1,2,3차
　☐D.P.T　　☐poliomyelitis1,2,3 추가
　☐MMR
　☐encephalitis virus, japanese

〈초진신체검사〉 (해당사항에 ■를 선택)

· conjunctiva　(normal/pallor)
· sclera　(normal /icterus)
· lip, tongue　(normal /dry)
· oral cavity　(normal/ red/hypertrophic
　　　　　　　　　tonsillae)
· neck　(soft/spasticity/Lymph node
　　　　　　　hypertrophy)
· chest
　▷normal　(distention/depressed)
　▷breath sound　(normal /coarseness
　　　　　　　　/wheeze /rale)
　▷heart sound　(regularis /irregular/
　　　　　　　　murmur)

〈의식상태〉(해당사항에 ■를 선택)

■A　　☐V　　☐P　　☐U

· abdomen
  ▷(soft/rigidity/■flat/ distention)
  ▷(normal bowel sound/hyperfunction/
    reduce)
  ▷(liver, spleen, kidney)
    palpable/ not palpable
  ▷tenderness(−/■+)
· limb, back
  ▷CVA tenderness(+/−)
  ▷pitting edema (−/−)

추정진단	R/O GB stone	진료의사
	R/O ureter stone	cho
	R/O pleural effusion	

〈협진 및 결과〉

협진과	협진의	협진일시	협진과	협진의	협진일시
CS (4)					

등록번호			보험유형	국민건강
성 명	A		성별/나이	남/60
주민번호			과	
일 자			병 동	

응급간호기록지(I)

도착시간 : 2006 년 12 월 02 일   10 시 45 분 (오전, 오후)

도착경로 : ■직접내원　　　　　□타 병원 경유 (　　)　　　　□본원 외래 경유 (　　)

내원방법 : ■도보　　　□부축　　　□휠체어　　　□눕는차　　　□안겨서　　　□특이사항

구급차이용 : □유 (□119　　□유료)　　　　□무
동행인　　 : ■유 (■가족　□경찰　□행인)　　□무

내원시교육 : ■보호자 1인 상주　　■도난방지 및 귀중품관리　　■낙상방지　　□기타

주소 및 연락처 :　　　　　　　　　　　　　　　□ B.wt

연월일	시간	혈압	맥박	호흡	체온	투약	처치	간호내용	서명
2006 12/2	10:45am	117 /74	98	18	36.3			도착시 활력증후 측정함	
							C/C	Rt. Chest wall pain Generalized weakness	
							Onset	6일전	
							PI	상기 sx 지속되어	
								EMC 내원함	
							PHx	--	
							의식상태	■A　□V　□P	
								ED 의사 cho PEX done	
								O_2 sat : 98% checked	
	11:00am							Emergency sono 시행함	
								N/S 500cc	
								Tiropa 100mg / mix하여 IV 주사함	
								(Rt on 20G 30gtt)	
								Routine CBC c diff. PT/APTT Epo/Alb. OT/PT. amylase/lipase E. T-CO_2. T-bilirubin CK/CK-MB/	
								N/S 10cc	

응급간호기록지(I)

연월일	시간	혈압	맥박	호흡	체온	투약	처치	간호내용	서명
2006 12/2	11:00am.							Ketorolac 30mg /mix하여 IV 주사함 Cimetidine 200mg IV 주사함	
	11:54am.							Chest PA, KUB / Abdomen erect Chest Rt LAT. Chest Rt DEC 시행함	
	12:40pm.							CT 조영제 permission 받음	
	12:50pm.							ABGA 시행함 CT enhance permission 받았으나 S-cr 1.6이어서 Dr 에게 notify 후 일단 Hold 하기로 함 N/S mix fluid (R:200cc버림) Half saline 1ℓ IV connected(40gtt) CT without으로 진행하겠다함 Chest CT(without) 시행함	
	1:30pm.							Chest RT. DEC, Chest RT LAT 시행함	
	1:25pm.							Chest CT c taken	
	1:10pm.	120 /80			37			− V/S checked −	
	2:30pm.	130 /70	88	20	37			− V/S checked −	
	3:11pm.							Na. Cl U/A / urine 나감 By clean cath	
	3:15pm.							Rt posterior Chest wall Side Thoraceutesis 시행함 By Dr 김 Turbidity − dark yellowish Color로 30cc 나옴 냄새 심함	

응급간호기록지(I)

연월일	시간	혈압	맥박	호흡	체온	투약	처치	간호내용	서명
2006 12/2	3:15pm.							pleural Lab S- lab / 나감 BR 교육함	
	4:15pm.							AFB. Mc. Fc. Q/S, B.C Blood cuiture 2번나감	
	4:30pm.	120/70	87	18	372			- V/S checked - Ceftriaxal Skin test done (R: negative) N/S 100 Clindamycin 600mg /mix 　　　　IV로 주사함 Cytology 검체 냉장보관함 Ceftriaxal 2g IV로 주사함	
	5pm.							CS 강 staff 환자 봄 Thoracotomy 시행함 By NR 강 32Fr with Chest bottle 연결함 (R: 냄새 심하여 turbidity하게 황토색으로 1400cc drain 됨 Chest PA taken E-Pump - 20mmH$_2$O 연결함 보호자 입원수속 하고 옴 - V/S checked - EKG portable taken Albumin 100㎖ 5gtt 연결함 인계후 72W 입원함 부인과용 cytology paper with 　cytology specimen 보냄	

등록번호		보험유형	국민건강
성 명	A	성별/나이	남/60
주민번호		과	
일 자		병 동	

경과기록지

Date	내 용	Sign
	〈 Emergency Sono Note 〉	
	① No evidence of	
	② definite GB wall thick & dilatation R/O GB sludge.	
	③ Kidney size : 1009cm	
	NO evidence of define	
	④ No evidence of parenchymal	
	⑤ WNL liver of parenchymal	
	⑥ abdominal duct dilatate	

등록번호		보험유형	국민건강
성 명	A	성별/나이	남/60
주민번호		과	
일 자		병 동	

경과기록지

Date	내 용	Sign
	〈 CS ER Note 〉	
	상기 60세 남환은 Rt. Flank pain 주소로 06. 12. 2 본원 ER 내원한 Pt 로 CXR Or Lab 상 ARF. Pleural effusion 있어 IM notify 후 thoracentesis 시행 상 pus 있어 tube insertion 위해 CS notify 되었습니다. CS cho 선생님께 notify 하였고 CXR, chest CT review 하였습니다.	
	CS 강 선생님과 tube insertion 시행하였고 CS admission 하였습니다.	
	〈CS adm〉	
06.12.3	Rt chest tube insertion status	
	→ drainage continuous	
	→ odor	
	Chest 협진 상 mild coarse 하나 특별히 wheezing rale 소견 들이지 않음	
	V/S stable & chest tube site d/c mild (+) → bloody (+/−)	
06.12.5	v/s stable	
	CTD continuous	
	WBL ↑ & lenkocytosis fever (−)	
12.9	v/s stable	
12/12	v/s stable	
12/13	Chest tube removal	
	v/s stable	
12/16	v/s stable	
	IV−anti apply	

Date	내 용	Sign
12/18	v/s stable	
	IV-anti apply	
12/21	v/s stable	
12/24	v/s stable	
12/26	Anti change s/p sid off	
12/29	v/s stable	
07/1/1	v/s stable	
	Headache 호소	
1/4	v/s stable	
1/7	v/s stable	
1/10	Discharge	
	OPD / Flu	

등록번호		보험유형	국민건강
성 명	A	성별/나이	남/60
주민번호		과	
일 자		병 동	

협의진료기록

진 료 과 : CS　　　　　　병 실 : W62-52-43　　　　외 래 :
의뢰구분 : ■응급 □보통　　　환자상태 : □외래진료가능　　■외래진료불가

　　　　　　　　　　　　PUM 과　　　　　　　kim 귀하

의뢰내용	**진단명** Empyema thoracis (without fistula)

치료내용 및 의뢰사유

For F/U
상기 진단으로 Chest tube insertion 후 IV-anti apply하고 Drainage 양 줄어 Tube removal 후 IV-anti management 하고 계시던 분으로 금일 오전 한 차례 chilling 동반한 지속적인 Fever 소견 보여 Management 문의드립니다.
고진선처 바랍니다.
감사합니다.

의뢰일: 2006년 12월 22일 17:03	의뢰과: CS	의뢰의사: 강/박

협 진 일 : 2006. 12. 26
회신내용 :
C'7500/10.4/293k
Pleural Cx : lactobacillous → No growth
Blood Cx : no
ESR/CRP 57/1.24 (12/15) → ?
Anti : tazo+metro (12/8~)

Chest f/u 하였습니다. 현재 lab상 악화소견 보이지 않으며 fever 역시 22일 1회, 24일 1회만 있었던 상태로 현재 사용하는 anti 유지하는 것이 좋겠습니다. 하지만 향후 chest lab상 악화되거나 fever 지속적으로 보이면 pleural exam 및 anti change를 고려하는 것이 좋겠습니다.
감사합니다.

협진일: 2006년 12월 28일	회신일: 06년 12월 26일	회신과: PUM	회신의사:

등록번호		보험유형	국민건강
성 명	A	성별/나이	남/60
주민번호		과	
일 자		병 동	

협의진료기록

진 료 과 : CS 병 실 : W72-58-43 외 래 :
의뢰구분 : ■응급 □보통 환자상태 : □외래진료가능 ■외래진료불가

PUM 과 kim 귀하

의뢰내용	진단명
	Empyema thoracis (without fistula)

치료내용 및 의뢰사유

For Management of Leukocytosis
응급실 통해 Thoracentesis 상 Pus 보여 Chest tube insertion 하신 분으로
현재 drainage 200cc 이상 나오고 있으며 특별히 Fever 없으나 Leukocytosis
소견 보여 IV-anti management에 대해 문의드립니다.
고진선처 바랍니다. 감사합니다.

의뢰일: 2006년 12월 7일 08:21	의뢰과: CS	의뢰의사: 강 / 박

회신내용 :
PHx : none, 60pyrs
PIx : 농사 및 과일도매상을 하는 환자로 7일전부터 URI Sx있으며 내원당일 Rt chest wall
pain 있어서 ER내원하여 pus discharge되어 chest tube insertion 시행함.

Chest CT
1. 우측 늑막강의 의존성부위를 따라 흉관이 위치해 있으며, 흉벽측 늑막액은 거의 배액된상
   태임.
2. 그러나 동측 종격동 및 엽간열을 따라 고여 있는 늑막액들은 배액되지 못하고 남아 있음.
3. 해당 벽측늑막들이 전반적으로 균일하고 얇게 두꺼워진 양상이지만 악성 파종을 시사하는
   결절(들)이나 침윤성 병변(들)은 없음.
4. 팽창된 우하엽에 이상없으며, 경도의 소엽중심성 폐기종은 변화 없음.
5. 우측 상부 기관식도 열구(tracheoesophageal groove)에 있던 몇 군데 경계선상의 반응성
   림프절들도 변화 없음.

LAB
C'13600/14.2/263k(77%) → 18600/11.3/471k(80%)
Pro/alb 5.8/2.7 ot/pt 37/71 bun/Cr 16/1.0
Pleural Cx : lactobacillous, streptococcus viridians
Pleural fluid : 미정
Anti : ceftriaxone + clindamycin
Chest tube : ant : 30cc-30cc-0cc-out
            Post : 580cc-550cc-200cc
ROS
Fever → subside
Rt chest wall pain → subside
ans : tazocin(IV) + metronidazol(po)로 변경하십시요. 감사합니다.

협진일: 2006년 12월 7일	회신일: 06년 12월 7일	회신과: PUM	회신의사:

등록번호		보험유형	국민건강	
성 명	A	성별/나이	남/60	**협의진료기록**
주민번호		과		
일 자		병 동		

진 료 과 : CS　　　　　　　　병 실 : W72-52-43　　　　외 래 :
의뢰구분 : ■응급 □보통　　　　환자상태 : □외래진료가능　■외래진료불가

<table>
<tr><td colspan="2" align="center">ANE 과　　　　　　　김 귀하</td></tr>
<tr><td rowspan="7">의뢰내용</td><td>진단명
Empyema thoracis (without fistula)</td></tr>
<tr><td>치료내용 및 의뢰사유
For F/U & T/O 문의
환자분 empyema thoracis로 anti(panioenem, metronidazole) 투약중인 환자로 2일전부터 38도 이상의 fever 있으며 환자 general condition 떨어져 proper management & T/O 문의드립니다.
고진선처 부탁드립니다. 감사합니다.</td></tr>
</table>

의뢰일: 2007년 01월 04일 09:06	의뢰과: CS	의뢰의사: 강 / 이

협 진 일 : 2007. 01. 04
회신내용 : 1. reason for consultation : proper management and T/O
　　　　　 2. current diagnosis : empyema thoracis, chest tube insertion(12/2~12/13)
　　　　　 3. P/Ex
　　　　　 4. Lab : CBC 12600(72%)/11.3/361k ESR 54　CRP 7.74
　　　　　　　　Abscess culture(12/5) viridans streptococci,
　　　　　　　　　　　　　　　 alpha-hemolytic, lactobacillus
　　　　　 5. medication : triaxone / clinda(12/2) (tazocin / metro(12/8)
　　　　　　　　→ panipenem / metro
　　　　 (12/27~): 12/27 fever 있어 anti 교체 후 subside 되었다 1/2밤 38도
　　　　　 6. chest CT(12/3)
　　　　　　　　1) 우측 늑막강의 의존성 부위를 따라 흉관이 위치해 있으며,
　　　　　　　　　 흉벽측 늑막액은 거의 배액된 상태임.
　　　　　　　　2) 그러나 동측 종격동 및 엽간열을 따라 고여 있는 늑막액은
　　　　　　　　　 배액되지 못하고 남아 있음.
　　　　　　　　3) 해당 벽측늑막들이 전반적으로 균일하고 얇게 두꺼워진 양상이
　　　　　　　　　 지만악성파종을 시사하는 결절(들)이나 침윤성병변(들)은 없음.
　　　　　　　　4) 팽창된 우하엽에 이상없으며, 경도의 소엽중심성 폐기종은 변화없음.
　　　　　　　　5) 우측 상부 기관식도 열구(tracheoesophageal groove)에 있던
　　　　　　　　　 몇 군데 경계선상의 반응성 림프절들도 변화없음.
　　　　　　　　6) 새로 발생한 다른 병변(들)은 없음.
　　　　　　　　　 CXR(1/4) : No interval changes since prior chest radiograph.
　　　　　　 7. answer
Staff notify 하였습니다.
현재 CXR 상 definite 한 interval change 없으며 condition tolerable 한 상태로, 현재 호소
하는 URI 등에 대해 conservative care 하시기 바랍니다. F/U 하겠습니다.

협진일: 2007년 1월 4일	회신일: 07년 1월 4일	회신과: PUM	회신의사:

등록번호		보험유형	국민건강
성 명	A	성별/나이	남/60
주민번호		과	
일 자		병 동	

협의진료기록

진 료 과 : CS 병 실 : W72-58-43 외 래 :
의뢰구분 : ■응급 □보통 환자상태 : □외래진료가능 ■외래진료불가

PUM 과 kim 귀하

의뢰내용	진단명
	Empyema thoracis (without fistula)

치료내용 및 의뢰사유

For anemia evaluation
상기 진단으로 IV-anti 3주간 apply 중으로 최근 1주일 새 Fever Sx
보여 IV-anti Stop 후 observation 했으나 특이 소견 찾을 수 없어
12/26 IV-anti 다시 apply 하였으나 G-I Sx 및 chilling, Fever 소견
보여 Antibiotics Management 및 D/C plan에 관해 문의 드립니다.
감사합니다.

의뢰일: 2006년 12월 27일 08:59	의뢰과: CS	의뢰의사: 강 / 박

협 진 일 : 2006. 12. 27
회신내용 :
PHx : none, 60pyrs
Pix : 농사 및 과일도매상을 하는 환자로 7일전부터 URI Sx 있으며 내원당일
　　　 Rt chest wall pain 있어서 ER 내원하여 pus discharge되어 chest tube
　　　 insertion 시행하였으며 tube removal 이후 anti 유지중임
　　C'13600/14.2/263k(77%) → 18600/11.3/471k(80%) → 19100/10.3/506k(83%)
　　C'11700/10.1/744k(72%) → 8200/10.1/451k(70%) → 7500/10.4/293k(53%)
　　ESR/CRP 57/1.24 (12/15) → 64/2.3
　　Pleural Cx : lactobacillous → No growth
　　Blood Cx : no
　　f/u chest PA, Rt Lat
　　new developed effusion
　　anti : triax + clinda (12/2~12/7)
　　　　　 tazo (12/8~12/22)
　　　　　 metro (12/8 ~ 27)
12월 22일 tazocin 들어간 이후 fever Sx 발생하였으며 재차 주입시에 발생하여 r/o drug
side Effect로 tazocin stop함
ROS
Cough/sputum (-/-)
Fever : 22일 fever, 24일 fever, 26일 fever
Ans : panipenem으로 anti change하십시요. Pleural fluid에서 대해서 US guided로
　　　 fluid exam을 시행하는 것이 좋겠습니다. 감사합니다.

협진일: 2006년 12월 27일	회신일: 06년 12월 27일	회신과: PUM	회신의사:

진단검사의학과 검사 종합검증/판독 보고서

진단명 : Empyema thoracis (without fistula)

검사항목 및 이상결과

1. 12/2 : Urine Urobilinogen 1.0 EU/dℓ (<0.1)
2. 12/2 : Pro BNP 315.8 pg/mℓ (<194)

검증방법

    Calibration verification
    Internal quality control
    Delta/Panic verification
    * 검사결과는 위 방법에 의하여 검증되었습니다.

판독

1. 정상요에는 1㎎/dℓ의 urobilinogen이 있으므로 +/- 은 정상소견입니다.
   Urine urobilinogen은 간질환, 용혈성 빈혈일 경우는 양성으로 담도폐쇄시에는 음성(정상)으로 나타납니다. 또한 constipation이 있는 경우 bilirubin의 장관 정체 시간 연장으로 증가하기도 합니다.
   임상 증상과 관련하여 재검 바랍니다.

2. Brain natriuretic peptide(BNP)는 porcine tissue에서 나온 것으로 주로 cardiac ventricles 의 myocardium에 저장되어 있으며 ANP와 비슷한 생물학적 효과를 보입니다. NT-proBNP 는 C-terminal BNP(physiologically active hormone)와 함께 major circulation form입니다. BNP는 fluid volume, blood pressure, electrolyte balance를 조절하기 위해 분비되는데 volume 증가시 atrial and/or ventricular stretch에 반응하여 분비됩니다. 그러므로 이런 상황을 보이는 CHF 뿐만 아니라 renal and liver disease, some endocrine disease (Cushing's disease, primary hyperaldosteronism) 등에서 분비가 증가될 수 있습니다.
   NT-proBNP는 심장질환과 폐질환의 감별시 사용될 수 있으며, 좌심부전 환자의 예후 판정, 심부전 환자의 약물 치료에 대한 모니터링, 심근경색 이후 장기적인 예후 판정 등에 활용할 수 있습니다.

추천

알림: 종합 검증 판독 보고서는 검사의 품질 향상을 위해 내부 및 외부정도관리를 성실히 수행하고 인증심사를 통과한 검사실만이 발행할 수 있습니다. 그러나 검사소견만으로 환자를 평가할 수 없으므로 본 보고서는 환자의 임상 상태를 정확히 반영하지 못할 수 있습니다.

보고일 2006년 12월 4일
보고자 choi (전문의번호:)

등록번호		보험유형	국민건강
성 명	A	성별/나이	남/60
주민번호		과	
일 자		병 동	

검사결과보고서

분류/코드	검사항목	검사결과	참고치
나272 B2721	Adenosine deaminase	102 *검사보고 완료입니다.*	남, 여 : 4~21 IU/ℓ 양성 : 6~23 IU/ℓ 세균성 : 26-50 IU/ℓ 결핵성 : 47-83 IU/ℓ

진단검사의학과 전문의 : 배, 김, 강

본 검사실은 대한진단검사의학회(KSLM)의 신임인증을 받은 우수 검사실로서 결과의 정확성과 신빙도를 보증합니다.

등록번호	I0569221	보험유형	국민건강
성 명	A	성별/나이	남/60
주민번호		과	
일 자		병 동	

임상관찰기록지

병동/진료과　　　년　월　일

06 년		12월 2일			월 3일		월 일		월 4일				월 5일			월 6일			월 7일		
입 원 일 수		1			2				3				4			5			6		
수술후 일수																					
시 간		6			6	8	10	5	9	6	10	5	9	10	2p	5	9	10	5	9	10	2p	5	9

맥박 체온
150 40.0
140 39.5
130 39.0
120 38.5 p
110 38.0 수
100 37.5
90 37.0 면
80 36.5
70 36.0 중
60 35.5
50 35.0

EMC 통해 원

호 흡		20		20		20	20	20		22	20	20	20	20	20	22	20	20		20	20	20
수축기혈압/이완기혈압		130/90	130/70		130/70		120/80	120/90		140/80	140/80	140/80	140/80	140/90	140/80	140/70	130/80		140/70	120/70	130/80
체중 / 신장																						
복위/흉위/두위																						
식이(섭취열량)		석) self			GD				GD				GD			DM GD 1800			DM GD 1800		

섭 취 량	경 구																						
	정맥주입																						
	혈 량																						
	총섭취량																						
배 설 량	소 변														ante? poster?							
	구 토	E	N	Ⓣ											↑							
	배 액	1620	170	1890	D	E	N	Ⓣ			D	E	N	10	260	0→		90	D	E	N
	check tube	anterior/20	30	0	150		Ⓐ	0	30	0	E	20	170	E		80	90	40	10
	기 타	posterior/80	180	80	340		Ⓟ	190	240	150	N	0	120	N			Ⓣ	140
	대 변	0		Ⓣ				anterior	Ⓣ	30	Ⓣ	30	550	Ⓣ	20	0		
	총배설량				0			posterior	Ⓣ	580	0			0			1	

임상관찰기록지

2006 년	12 월 8 일			월 9 일			월 10 일			월 11 일			월 12 일			월 13 일			월 14 일		
입 원 일 수	7			8			9			10			11			12			13		
수술후 일수																					
시 간	10	5	9	10	5	9	10	5	9	10	5	9	10	5	9	10	5	9	10	5	9

맥박	체온
150	40.0
140	39.5
130	39.0
120	38.5
110	38.0
100	37.5
90	37.0
80	36.5
70	36.0
60	35.5
50	35.0

호 흡	18	20	20	20		20	20	20	20	18	20	20	18	20	20	2	20	20	20	20	20
수축기혈압/이완기혈압	130/90	120/80	110/60	110/70		130/70	130/80	110/60	120/70	120/60	120/80	120/90	110/70	120/60	130/80	120/80	120/70	120/70	130/70	130/80	100/80
체중 / 신장	64kg																				
복위/흉위/두위																					
식이(섭취열량)	DM GD 1800			DM GD 1800			DM GD 1800			DM GD 1800			DM GD 1800			DM GD 1800			DM GD 1800		

		12/8			12/9			12/10			12/11			12/12			12/13			12/14		
섭취량	경 구																					
	정맥주입																					
	혈 량																					
	총섭취량																					
배설량	소 변																					
	구 토	D	E	N	D	E	N	D	E	N	D	E	N	D	E	N	D	E	N	D	E	N
	GD 배 액	40+40 −80	50	70	90	90	80	60	30	60	70	20	70	30	30	60	10 ↑					
		⊤	200		⊤	260		⊤	150		⊤	160		⊤	120		⊤					
	기 타																					
	대 변	3			1			1			0			1			1			1		
	총배설량																					

등록번호	I096221	보험유형	국민건강보험
성 명	A	성별/나이	남/60
주민번호		과	
일 자		병 동	

임상관찰기록지

병동/진료과 72W CS 06년   월   일

06 년	12월 15일			월 16일			월 17일			월 18일			월 19일			월 20일			월 21일		
입 원 일 수	14			15			16			17			18			19			20		
수 술 후 일 수																					
시 간	10	5	9	10	5	9	10	5	9	10	5	9	10	5	9	10	5	9	10	5	9

맥박	체온
150	40.0
140	39.5
130	39.0
120	38.5
110	38.0
100	37.5
90	37.0
80	36.5
70	36.0
60	35.5
50	35.0

호 흡	20	20		10		20	20	20		16		20	18		20	18		20	20	20	20	20
수축기혈압/이완기혈압	130/70	110/70		110/80		130/80	120/70	130/80		110/60		110/70	130/70		100/70	110/60		130/80	110/110	120/70	110/70	130/80
체중 / 신장																						
복위/흉위/두위																						
식이(섭취열량)	DM GD 1800			DM GD 1800			DM GD 1800			DM GD 1800			DM GD 1800			DM GD 1800			DM GD 1800		

섭취량	경 구																						
	정맥주입																						
	혈 량																						
	총섭취량																						
배설량	소 변																						
	구 토																						
	배 액																						
	기 타																						
	대 변	1			1			2			1			2			2			1		
	총배설량																						

임상관찰기록지+ 120190

임상관찰기록지

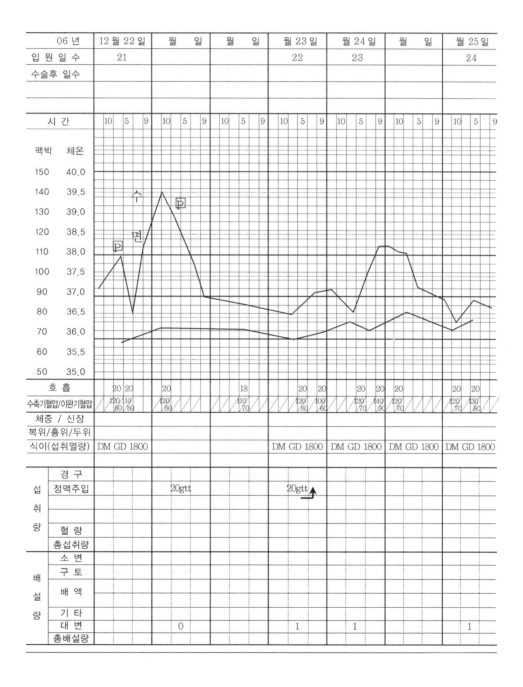

06 년	12 월 22 일	월 일	월 일	월 23 일	월 24 일	월 일	월 25 일
입 원 일 수	21			22	23		24
수술후 일수							

시 간	10	5	9	10	5	9	10	5	9	10	5	9	10	5	9	10	5	9	10	5	9

맥박	체온
150	40.0
140	39.5
130	39.0
120	38.5
110	38.0
100	37.5
90	37.0
80	36.5
70	36.0
60	35.5
50	35.0

호 흡	20	20		20			18			20	20		20	20	20		20	20	

수축기혈압/이완기혈압	120/80	110/80		120/80			110/70			120/80	100/60		120/70	140/90	120/70		120/70	130/80	

체중 / 신장							
복위/흉위/두위							
식이(섭취열량)	DM GD 1800			DM GD 1800	DM GD 1800	DM GD 1800	DM GD 1800

섭취량	경 구						
	정맥주입		20gtt		20gtt		
	혈 량						
	총섭취량						

배설량	소 변						
	구 토						
	배 액						
	기 타						
	대 변		0		1	1		1
	총배설량						

등록번호	10569221	보험유형	국민건강보험
성 명	A	성별/나이	남/60
주민번호		과	
일 자		병 동	

임상관찰기록지

병동/진료과   년 월 일

2006 년	12 월 26일	월 27일	월 28일	월 29일	월 30일	월 31일	1 월 1 일
입 원 일 수	25	26	27	28	29	30	31
수술후 일수							

| 시 간 | 10 | 5 | 10 | 3p | 6 | 10 | 2 | 5 | 8 | 9 | 6 | 10 | 5 | 9 | 10 | 5 | 9 | 10 | 5 | 9 | 10 | 5 | 9 | 10 | 5 | 9 |

맥박 / 체온 그래프 (150/40.0 ~ 50/35.0)

부, 수, 면, 중, 재, 수, 면

호 흡	20	20		20	20		20	20	20	20	20	20	20	20	18	16	20	20		20	20	20

수축기혈압/이완기혈압	120/80	120/80		90/60	130/80		130/70	130/70	110/80	120/80	120/80	130/80	130/80	120/100	130/70	110/70	120/70	120/80	140/80

체중 / 신장							
복위/흉위/두위							
식이(섭취열량)	DM GD 1800	DM GD 1800	DM GD 1800	DM GD 1800	DM GD 1800	DM GD 1800 kcal	DM GD 1800 kcal

섭취량	경 구							
	정맥주입							
	혈 량							
	총섭취량							
배설량	소 변							
	구 토							
	배 액							
	기 타							
	대 변	1	1	0	1	1	1	1
	총배설량							

임상관찰기록지

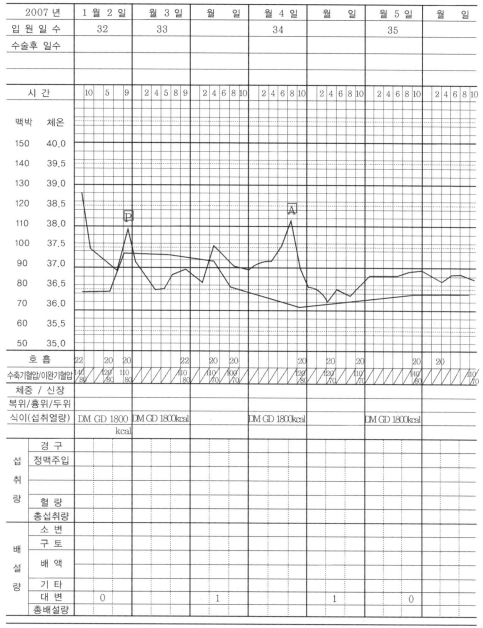

2007 년	1 월 2 일			월 3 일		월 일		월 4 일		월 일		월 5 일		월 일	
입 원 일 수	32			33				34				35			
수술후 일수															
시 간	10	5	9	2 4 5 8 9		2 4 6 8 10		2 4 6 8 10		2 4 6 8 10		2 4 6 8 10		2 4 6 8 10	

맥박 체온

150	40.0
140	39.5
130	39.0
120	38.5
110	38.0
100	37.5
90	37.0
80	36.5
70	36.0
60	35.5
50	35.0

호 흡	22	20	20		22	20	20		20	20	20		20	20	
수축기혈압/이완기혈압	140/80	120/80	110/80			110/80	110/70	100/70		120/80	120/70	110/70		140/80	110/70
체중 / 신장															
복위/흉위/두위															
식이(섭취열량)	DM GD 1800 kcal			DM GD 1800kcal				DM GD 1800kcal				DM GD 1800kcal			

섭취량	경 구													
	정맥주입													
	혈 량													
	총섭취량													
배설량	소 변													
	구 토													
	배 액													
	기 타													
	대 변	0			1			1			0			
	총배설량													

임상관찰기록지+ 120190

등록번호	10569221	보험유형	국민건강보험
성 명	A	성별/나이	남/60
주민번호		과	
일 자		병 동	

임상관찰기록지

병동/진료과   년 월 일
72W / CS

07 년	1월 6일	월 일	월 7일	월 일	월 8일	월 9일	1월 10일
입 원 일 수	36		37		38	39	40
수술후 일수							

시 간	2 4 6 8 10	2 4 6 8 10	2 4 6 8 10	5 9	6 10	5 9	10	5 9	10	5 9

맥박	체온
150	40.0
140	39.5
130	39.0
120	38.5
110	38.0
100	37.5
90	37.0
80	36.5
70	36.0
60	35.5
50	35.0

부재 수면

호 흡	20	20	20	20	20	20	20	18	20	20
수축기혈압/이완기혈압	130/80	120/70	110/70		140/80	140/80	130/70	130/80	130/90	130/70	130/70

체중 / 신장	
복위/흉위/두위	
식이(섭취열량)	DM GD 1800kcal		DM GD 1800		DM GD 1800	DM GD 1800	DM GD 1800 ↑

섭취량	경 구							
	정맥주입							
	혈 량							
	총섭취량							
배설량	소 변							
	구 토							
	배 액							
	기 타							
	대 변	1	1		1	0		
	총배설량							

임상관찰기록지+ 120190

등록번호		보험유형	국민건강
성 명	A	성별/나이	남/60
주민번호		과	
일 자		병 동	

혈당기록지

PRGM-ID : JOM1041Q   BMI : kg/㎡   IBWt : 0%   출력자 :
기간 : 2006.02.09 ~ 2007.02.12   신장 : cm 체 중 : kg
DATE : 2007.02.12 19 : 28 : 09

등록일자	섭취량			혈당측정		혈당조절				기타
	식사	정맥	약명	시간	mg/dl	시간	인슐린	용량	경로	
2006.12.03	상식 0			06:00		:				
				12:00	307	:				
				17:00	321	:				
				21:00	304	21:30	lisp	4	S.C	
2006.12.04	상식 0			06:00	260	:				
				12:00	335	:	Lisp	6	S.C	
				12:02		:	NPH	20	S.C	
				17:00	255	:			S.C	
				21:00	263	:				
2006.12.05	상식 1800			06:00	224	:				
				12:00	259	:	lisp	4	S.C	
				17:00	209	:	NPH	26	S.C	
				21:00	266	:				
2006.12.06	상식 1800			06:00	193	:				
				06:01		:	NPH	30	S.C	
				12:00	271	:	lisp	4	S.C	
				17:00	138	:				
				21:00	238	:				
2006.12.07	상식 1800			06:00	125	:				
				12:00	85	:	NPH	26	S.C	
				17:00	229	:				
				21:00	240	:				
2006.12.08	상식 1800			06:00	157	:	NPH	36	S.C	
				12:00	130	:				
				17:00	121	:				
				21:00	301	:				

등록일자	섭취량			혈당측정		혈당조절				기타
	식사	정맥	약명	시간	mg/dℓ	시간	인슐린	용량	경로	
2006.12.09	상식 1800			06:00	105	07:00	NPH	36	S.C	
				12:00	82	:				
				17:00	103	:				
				21:00	211					
2006.12.10	상식 1800			06:00	95	:	NPH	36	S.C	
				12:00	149	:				
				17:00	190	:				
				21:00	241	:				
2006.12.11	상식 1800			06:00	93	:	NPH	36	S.C	
				12:00	79	:				
				17:00	103	:				
				21:00	220	:				
2006.12.12	상식 1800			06:00	101	07:00	NPH	36	S.C	
				15:00	242	:				
2006.12.13	상식 1800			06:00	88	:	NPH	36	S.C	
				15:00	173	:				
2006.12.14	상식 1800			06:00	87	:	NPH	36	S.C	
				15:00	223	:				
2006.12.15	상식 1800			06:00	69	:	NPH	36	S.C	
				15:00	181	:				
2006.12.16	상식 1800			06:00	73	:	NPH	36	S.C	
				15:00	284	:				
2006.12.17	상식 1800			06:00	70	:				
				06:01		:	NPH	36	S.C	
				15:00	208					
2006.12.18	상식 1800			06:00	72	:	NPH	36	S.C	
				12:00	50	:				
				15:00						
				17:00	100	:				
				21:00	248	:				
2006.12.19	상식 1800		GLIM/METF	06:00	60	:				
				12:00	68	:				
				17:00	150	:				
				21:00	182	:				

등록일자	섭취량			혈당측정		혈당조절				기타
	식사	정맥	약명	시간	mg/dℓ	시간	인슐린	용량	경로	
2006.12.20	상식 1800		GLIM/METF	06:00	80	:				
				12:00	95	:				
				17:00	177	:				
				21:00	206					
2006.12.21	상식 1800		GLIM/METF	06:00	85	:				
				12:00	97	:				
				17:00	167	:				
				21:00	205	:				
2006.12.22	상식 1800		GLIM/METF	06:00	95	:				
				12:00	134	:				
				17:00	110	:				
				21:00	139	:				
2006.12.23	상식 1800		GLIM/METF	06:00	119	:				
				12:00	115	:				
				17:00	169	:				
				21:00	184	:				
2006.12.24	상식 1800		GLIM/METF	06:00	108	:				
				12:00	65	:				
				12:30	91	:				
				17:00	167	:				
				21:00	155	:				
2006.12.25	상식 1800		METF	06:00	110	:				
				12:00	131	:				
				17:00	157	:				
				21:00	155					
2006.12.26	상식 1800		METF	06:00	106	:				
				12:00	111	:				
				17:00	165					
				21:00		:				
2006.12.27	상식 1800		METF	06:00	156					
				12:00	103	:				
				17:00	160	:				
				21:00	122	:				

등록일자	섭취량			혈당측정		혈당조절				기타
	식사	정맥	약명	시간	mg/dℓ	시간	인슐린	용량	경로	
2006.12.28	상식 1800		METF	06:00	94					
				12:00	108	:				
				17:00	167	:				
				21:00	173	:				
2006.12.29	상식 1800		METF	06:00	112					
				12:00	136	:				
				17:00	132	:				
				21:00	136	:				
2006.12.30	상식 1800		METF	06:00	117					
				12:00	132	:				
				17:00	172	:				
				21:00	100	:				
2006.12.31	상식 1800		METF	06:00	111					
				12:00	127	:				
				17:00	132	:				
				21:00	102	:				
2007.01.01	상식 1800		METF	06:00	104					
				12:00	138	:				
				17:00	151	:				
				21:00	115	:				
2007.01.02	상식 1800		METF	06:00	104					
				12:00	131	:				
				17:00	112	:				
				21:00	114	:				
2007.01.03	상식 1800		METF	06:00	111					
				12:00	170	:				
				17:00	129	:				
				21:00		:				
2007.01.04	상식 1800		METF	06:00	111					
				12:00	119	:				
				17:00	137	:				
				21:00	112	:				

등록일자	섭취량			혈당측정		혈당조절				기타
	식사	정맥	약명	시간	mg/dℓ	시간	인슐린	용량	경로	
2007.01.05	상식 1800		METF	06:00	106					
				12:00	125	:				
				17:00	107	:				
				21:00	154	:				
2007.01.06	상식 1800		METF	06:00	114					
				12:00	117	:				
				17:00	116	:				
				21:00	105	:				
2007.01.07	상식 1800		METF	06:00	99					
				15:00	149	:				
2007.01.08	상식 1800		METF	06:00	98					
				15:00	114	:				
				17:00		:				
				21:00		:				
2007.01.09	상식 1800		METF	06:00	99					
				15:00	161	:				
2007.01.10	상식 1800		METF/METF	06:00	101	:				
				15:00		:				

등록번호			보험유형	국민건강
성 명	A		성별/나이	남/60
주민번호			과	
일 자			병 동	

간호기록지

년월일	시간	투약 및 처치	간 호 내 용	서명

12/2	6:10pm		Admitted via EMC by stretcher car
			Onset) 6일전
			C.C) Rt flank pain
			Dx.) Rt pleural effusion
			S : "입원 처음예요"
			O : V/S(BP 30/80 PR 84 RR 20 BT 37.7) checked
			A : #1 입원과 관련된 지식 결여
			P : 1. 기록합니다 Dr. Int 신
			  2. 병동안내 및 입원생활안내
			    (낙상방지 및 도난사고주의 포함)
			  3. V/S Check
			  4. 식이 입력함
			I : 1 ~ 4 시행함
			E : 환자, 보호자 이해함
			Chest tube pus drainage
			& Thoracic Pump - 20cmH$_2$O 연결함
			& 흉곽 튜브 관련 주의사항 안내문 줌
			Half saline Ⓑ 300cc 10gtt & alb. 100cc
			5gtt dropping now
			Inspirometer given 사용법 교육함	

	6:30pm		BT 37.7℃ checked. Notify Dr 신 Observation now	
	9:40pm		BT 37.7℃ checked. Notify Dr 신 Chilling sense none Propacetamol 1g IV injected CTD (ENC포함) 1620cc 나옴. Dr 신	
	10pm	0.45%	N/S 1ℓ IV 10gtt connected EDBC 격려함	
	MN		BT 37℃ check S : "힘들거 없어요" 수면 격려함	
12/3	2am		Sleeping now	

년월일	시간	투약 및 처치	간 호 내 용	서명
12/3	6am.	Chest DA	Slept well BT 37.7℃ check no chilling sense ice bag apply Checked (lab checked) Chest tube yellowish-brown color turbid 170cc Drainge 됨	
	8am.		BT : 37.5℃ checked. Chilling none. Ice bag keep Pt. chest tube site oozing & pain none	
	11:40am. Md:5	Chest CT	(with & without) 위해 검사실 내려감 검사 후 올라옴. Side effect (오심, 구토, 두드러기) none	
	Md:10	albumin	100cc 5gtt/min IV 연결함. (albumin 2.5) BST : 301mg/dℓ checked. Notify to int 박. Observation	
	1pm.	28Fr Chest PA Chest Rt. Thoracic &	Rt. Anterior site chest tube insertion by staff 강 처음에만 air leakage 보이고 지금은 보이지 않음 LAT / checked Suction - 20cmH₂O 연결함 Pain 호소 없음. 흉곽튜브 주의사항 설명함	
	2pm.		Rt. Posterior. Anterior chest tube site oozing & pain none	
	5pm.	BST:	Chest tube site clear Thoracic suction - 20cmH₂O keep Pain tolerable, observation now 321mg/dℓ checked S "10분전에 두유 1/3컵 먹었어" Dr. 박 notify, observation now BT : 37.6℃ checked, chilling sense none Ice bag keep Albumin 100cc IV finished	
	10pm.	Half saline BST:	1ℓ IV 10gtt connected BT : 37.2℃ checked 304mg/dℓ checked at 9pm. Dr 박 notify	

년월일	시간	투약 및 처치	간 호 내 용	서명
12/3	10pm.	Lispro	4ú S.C injection	
	MN		Sleeping now. No hypoglycemia sign	
12/4	6am.	Chest PA	Rt. LAT. L8 lab checked	
		cytology	(pleural fluid) checked	
			Slept moderate mild fever 유지됨 37.3℃	
			대변완화제 추가 설명함	
			(대변 못본지 7일째임)	
			Anterior bloody color.	
			Posterior turbid brown color	
			Drain now. Tube site clear	
	8am.		변비 완화제 복용함	
			Posterior chest bottle turbid nothing	
			Posterior bottle changed by np 한	
	11am.		N/S 100cc + Urokinase 10만 û mix	
			C-tube anterior 20cc	
			posterior 80cc 주입함 (3시간 clamp 하기로 함)	
			Dyspnea sign none	
	add 10am.		20% Albumin 100㎖ IV connected	
	1pm.		S : "대변 봤어요. 물약은 안 먹을래요"	
			O : lackrlose syrup refused	
	2pm.		Chest tube released & thoracic suction apply	
			Pt. 힘들어하거나 통증호소 없음	
			Close observation now	
	3pm.		Chest PA Checked	
	4pm.		Pleurodesis 시행 후 general ache 호소 없음	
			inspirometer base 700cc checked	
	10pm.		금일 대변 1회 봄. Routine po medication	
			Bisacodyl refuse 하여 skip 함	
			N/S 1ℓ IV 10gtt connected	
	10:05pm.		9pm BST 263mg/㎗ checked	
			Nofity Dr 박. Observation now	
			EMM Consult 함 at day duty	

년월일	시간	투약 및 처치	간 호 내 용	서명
12/5	MN		Sleep now	
	6am.		Slept well	
			Chest tube site oozing none	
	11:20am.		Urokinase 10만 û + NS 100㎖ mix하여 posterior 80㎖, Anterior 20㎖ 주입함	
			Via CTD	
	MD		달고 있는 fluid ⓡ 400cc skip 후 폐기함	
			By Np 심	
	MD:20		BST : 259mg/dℓ checked	
			Lispro 4ú S.C injected	
	2:30pm.		Chest tube released & thoracic suction apply	
			BT : 37.8℃ checked	
			Ice bag apply	
	3:30pm.		Chest PA Checked	
	4pm.		Ice bag 유지하며 침상 안정중임	
	MN		Sleep now	
12/6	6am.		Slept well	
	7:30am.		Chest Bottle (posterior) changed by NP 안.	
			불편감 호소 없음.	
	8:30am.		Chest tube Removed (anterior) by NP 안	
			Chest PA Checked by wheelchair	
	MD:30		BST : 271mg/dℓ checked	
			S Lispro 4ú.C injected	
	4pm.		Anterior chest tube remove site clear함	
			침상 안정중임	
12/7	MN		Sleeping now	
	6am.		Slept well	
	7am.		Chest PA Checked	
	8am.		응급 lab Checked. No chest discomfort & dyspnea	
	10:30am.		albumin 20% 100㎖ IV side infusion	
			Started (Alb 2.7g/dℓ)	
			BT : 37.4 No chilling sign	
			notify to NP 안.	
			Observation now	
	2pm.		Albumin finished	

년월일	시간	투약 및 처치	간 호 내 용	서명
12/7	4pm.		PUM Consult 봄. Rt. Chest tube site oozing & pain none	
	7pm.		routine Exam (pleural) G/S, B/C (pleural) / checked	
12/8	0am.		Sleeping now	
	6am.		Slept well Chest PA 찍음 L8 lab 내림	
	8am.		20% Alb 100ml 5gtt IV replacement started for serum Alb 2.7g/dl checked Ward ambulation now. Rt arm exercise 시행함.	
	11am.		GIM Consult 봄	
	1pm.		항생제 교체 설정 후 경로약 복용함	
	4pm.		Bed rest now	
	8pm.		BST : 301mg/dl checked. Notify to Dr 박 Observation now	
12/9	0am.		Thoracic suction keep Sleeping now	
	6am.		잘 잠 Chest PA Checked	
	8am.		불편감 호소 없이 침상 안정 중임	
	4pm.		Ward ambulation now	
	9pm.		Turbid yellow chest tube drainaged Thoracic suction -20cmH$_2$O function 확인함	
12/10	0am.		Chest tube Turbid yellowish color drainaged 통증이나 불편감 호소 없이 자고 있음	
	6am.		잘 잠	
	8am.		Chest tube site clear Turbid yellowish color drainaged No fever sign (BT 36.5℃ checked)	
	9am.		Chest Bottle changed by int 박	
	4pm.		침상 안정중이며 EDRL 시행함	
12/11	MN		Sleep now	

년월일	시간	투약 및 처치	간 호 내 용	서명
12/11	5am		Lab Checked Chest PA Checked at 6am	
	7am		NPH 36û S.C injection (BST : 93mg/dℓ) checked	
	8am		Rt CTD(+) No pain sign 20% Albumin 100mℓ IV started for 4차 (alb. 2.8g/dℓ)	
	MD		Albumin replacement finished Rt CTD(+) pus 양상 지속됨	
	4pm		불편감 호소 없음. No chest discomfort & dyspnea sign	
12/12	MN		Sleep now	
	6am		Chest PA Checked. Slept well NPH 36û S.C injection (BST : 101mg/dℓ)	
	8am		Rt. CTD clear. EDBC 함 Chest tube drainage (+) pus 양상임	
	4pm		회진시 ambulation 격려 함 Air leakage 없음	
	6pm		PUM Consult checked	
12/13	MN		Sleep now	
	6am		Chest PA Checked Chest tube 또아리 유지함	
	7am		NPH 36ú S.C injection (BST : 88mg/dℓ)	
	8am		불편감 호소 없음. Ambulation 격려함	
	11am		Ambulation 시행함.	
	2pm		Chest tube Remove by NP 한 routine Exam pleural 내림 Chest PA 찍음	
	4pm		Rt. Chest tube remove site oozing & pain none	
	MN		Sleeping now	
12/14	6am		Chest PA Checked. Slept well Chest tub removal site clear	
	8am		Dyspnea 없으며 ambulation 시행함	
	4pm		Ward ambulation now	
	MN		Sleeping now	
12/15	6am		L8 lab Checked. Slept well	
	8am		Ward ambulation now	

년월일	시간	투약 및 처치	간 호 내 용	서명
12/15	10pm.		PUM Consult 봄	
	4pm.		불편감 호소 없음. Ward ambulation now	
	MN		Sleeping now	
12/16	6am.		Chest PA (hold) slept well	
	8am.		Ward ambulation now. 불편감 호소 없음	
	2pm.		20%Albumin 100㎖ replacement started for serum Alb 2.9g/㎗ checked	
	4pm.		Ward ambulation now	
	6pm.		Albumin 100cc finished	
12/17	MN		Sleep now	
	6am.		Slept well	
	8am.		병실에서 이야기 중임. 불편감 호소 없음	
	4pm.		Ward ambulation now	
12/18	MN		Sleep now	
	6am.		Slept well	
	8am.		특이증상 없이 병동 다님	
	4pm.		병동 걸아다님.	
12/19	MN		Sleep now	
	6am.		Slept well Lab Checked BST : 60mg/㎗ checked. 간식 섭취 및 아침식사 설명하고 이해함 Chest PA Checked 금일부터 insulin 대신 당뇨약으로 BST 조정 설명하고 이해함	
	8am.		Metforin 추가 설명함 이해함 복약안내문 주고 재교육함	
	MD		BST : 68mg/㎗ checked. 특이증상 없음 식사함	
	4pm.		특이 호소 없음. Bed rest now	
12/20	0am.		Sleep now	
	6am.		Slept well	
	8am.		No complain	
	10am.		걸어 다님. No fever sign	

년월일	시간	투약 및 처치	간 호 내 용	서명
12/20	4pm.		특이 호소 없음. Bed rest now.	
12/21	0am.		Sleeping now	
	6am.		Slept well	
	8am.		Rest now	
	5pm.		BT 37.7 chilling sense none 환자 힘들어하지 않음. Ice bag apply	
	9pm.		BT 37.5 checked. Ice bag keep now	
	11:30pm.		Sleeping now	
12/22	6am.		S : "새벽 4시쯤에 잠깐 식은땀 나면서 　　오한 있었는데 지금은 괜찮아" . BT37.2 checked. Slept well	
	8am.		BT : 37.7℃ checked chilling sense (+) Dr 박 notify	
	8:20am.		Dr. 강 rounded	
	9am.		CBC Checked Chest PA Checked	
	11am.		S : "땀이 나네요" chilling sense subsided Sweaty sign (+)	
	MD		BT : 38.0℃ checked NP 심 notify Propacetamol 1.0g IV injection	
	1:10pm.		BT : 36.6℃ checked	
	1:30pm.		W62 인계 후 전동 예정임	
	1:40pm.		72W에서 전동 옴 General condition moderate V/S : 110/70-74-20-36.4℃ checked 특이 요구 없이 BR now	
	4:15pm.	#2	O : BT 38.1 checked. Chilling 심함 BP 120/80. HR 76회/min checked 고열이외의 특이 불편감 호소 없음 Dr. 박 notify 함 Fever study 나가자 함 Blood Culture 3-① etme checked	
	4:45pm.		Blood Culture 3-② etme checked	

년월일	시간	투약 및 처치	간 호 내 용	서명
12/22	5pm.	#2	O : BT39.5℃ checked. Dr 박 known Chilling 없음	
	5:15pm.		Blood Culture 3-③ etme checked Propacetamol 1.0g IV injection	
	5pm.		Add)Dr 강. Visited IV anti 금일 10pm, 내일 6am까지 우선 skip 하고 Aminofusta TPN IV start 하자 함 Vomiting 하게 함	
	5:30pm.		Aminofusta TPN 2.5% 1ℓ IV 20gtt started. By Dr 박 BST 110 checked. RI는 BST 250 이상 시 mixed 할 것인지 결정하겠다 함	
	7pm.	#2	O : BT37 checked	
	9pm.		Fever 없이 침상 안정중임	
	11:30pm.		BT 36.7℃ checked. No fever sign 수면중임	
12/23	6am.		BT : 36.5℃ checked. 밤 동안 잘 잠 Chest PA 시행함	
	8am.		S : "오늘은 컨디션 괜찮아요" O : general condition moderate	
	10am.		Dr 강. IV anti skip 하고 anti만 유지하고자 함	
	4pm.		O : No cough & sputum No chest discomfort PI : deep breathing 격려함	
	11:30pm.		수면 중임	
12/24	6am.		밤사이 잘 잠	
	8am.		Special condition change 없이 BR now	
	MD		BST : 65 chekced No hypoglycemia sign Dr. 박. 음료수 섭취시키고 observation 하자 함	
	4pm.		S : "답답해서 그렇지 불편한건 없어요" Mild fever sign 있으나 Special condition change 없이 BR now	

년월일	시간	투약 및 처치	간 호 내 용	서명
12/24	5:30pm		S : "조금 전에 공 부는 것 했는데 　　　하고 나니까 열나는 느낌이 있어요" O : BT : 38.2 checked 　Chilling sign 없으며 fever로 힘들어하지 않음 Dr. 김 notify 후 observation 함. Ice bag apply 함	
	6pm		BT 38.2 rechecked Chilling sign 없으며 ice bag keep now Deep breathing 격려함	
	9pm		S : "이제 좀 힘든 것 같아요" O : BP 120/70mmHg, HR 84회/min, BT 38 checked DR 김. Pt exam 함. v/o로 Propacetamol 1g IV injected	
	10pm		온 몸 땀으로 젖어 있으며 BT 37.2 checked	
	11:30pm		특이 호소 없이 수면 중임	
12/25	6am		밤 사이 잘 잠	
	8am		Fever sign 없이 침상 안정중임	
	4pm		Fever sign 없으며 Ambulation now	
	11:30pm		수면중임	
12/26	6am		밤 사이 잘 잠	
	6:20am		Chest PA Rt. Chest lat T/24　진단 방사선과 내려감	
	8am		No fever sign 특이 불편감 호소 없음	
	11:20am		환자 인수인계후 전동 보냄. 72w	
	11:30am		empyema 못하여 6IW에서 걸어서 전동 옴 Pain & dyspnea 호소 없음 병실 교육함	
	2pm		Fever sign none.　Ward ambulation now	
	4pm		침상 안정중임. 불편감 호소 없음.	
	7pm		Dr. 박　금일부터 pipetacillin re-start 하기로 함.	
	9:15pm		Piperacillin with SDW 100㎖ 50㎖ IV 들어간 상태로 sweaty sign	

년월일	시간	투약 및 처치	간 호 내 용	서명
12/26	9:15pm.		Abdomen pain 호소하여 힘들어함. VS checked (BP 110/70mmHg PR 80회) Nofity Dr 김	
	9:30pm.		Anti-biotics D/C하고 observation 하기로 함	
	10pm.		Abdomen pain. chilling 호소하여 힘들어 함 Dr. 김 직접 환자 봄 BT 36.8 checked	
	10:30pm.		Chilling subside 되며 BT 38.1 checked Dr. 김 ice bag apply 후 observation 함.	
	11pm.		S : "토 한번 했는데 이제 좀 편해졌어" Vomiting 1회 함. No abdomen pain	
	MN		Abdomen pain sweating sign 없이 수면중임	
12/27	6am.		BT : 38.1 checked. Chilling sense none Abdomen pain complaint none Ice bag keep now	
	8am.		BT : 37.7℃ checked. Chilling none 아침식사 전혀 못함. Known int 박	
	1pm.		PUM Consult 봄 Fever sign none	
	2pm.		Panipenem skin test (R:negative) 함 IDM Consult 봄	
	3:30pm.		G/S, B/C (pleural) checked. AFB smear (pleural) checked. Milcobatsterial culture (pleural) checked. Anaerobic culture (pleural) checked. Routine exam (pleural) checked. Glucose, LDH, Albumin (pleural) ADA (pleural) checked. Chest PA Chest Rt LAT / checked.	
	4pm.		CS OPDM Thoracentesis 시행하고 올라옴 at 3:30pm. Rt posterior Chest wall 쪽으로 thora 시행했으며 Dyspnea 없음. Thoracentesis site clear	
	MN		Sleeping now	

년월일	시간	투약 및 처치	간 호 내 용	서명
12/28	6am.		Lab Checked Fever sign none. BT 36.3 checked. Back (Rt) thoracentesis oozing 없이 깨끗함.	
	6:30am.		Chest PA Chest Rt LAT / checked	
	8am.		S : "어제 그 주사는 훨씬 괜찮았어" 불편감 호소 없음. Rest now	
	MD		Cytology (pleural) 내림. At 10am 20% Albumin 100㎖ IV side infusion Started (Alb 3.0g/㎗) checked.	
	4pm.		Albumin finished. Fever sign 없이 Ambulation 함	
	MN		Sleeping now	
12/29	6am.		Slept well	
	8am.		S : "천자한 부위 소독해줘" thoracentesis site dressing 원함. Dressing 할 예정임을 설명 후 이해함.	
	11am.		Thoracentesis site dressing 함. By NP 한	
	4pm.		No chest discomfort. Rest now	
	MN		Sleeping now	
12/30	6am.		Slept well	
	8am.		불편감 호소 없음. Ward ambulation now	
	2pm.		Chest discomfort none	
	4pm.		No fever sign	
12/31	0am.		Sleeping now	
	6am.		Chest PA Checked. Slept well	
	8am.		침상 안정중임	
	4pm.		Ambulation now	
	5:40pm.		Dyspnea complaint notify to int 이 Bearse 1ⓣ po 복용함	
	9pm.		dyspepsia tolerable state	
07/1/1	0am.		Sleeping now	
	6am.		밤 동안 잘 잠	
	8am.		Dyspepsia 호소 없음. 조식섭취 all taken state	

년월일	시간	투약 및 처치	간 호 내 용	서명
1/1	4pm.		S : "목이 꺼끌꺼끌하네. 이상해" BT : 37.4℃ checked. Chilling none Coughing none. Notify to int 이 Benzydamine gargle 드릴 예정 설명 후 이해함.	
	6:30am.		S : "머리가 좀 아파요. 감기 때문에 약 좀 주세요." Notify 이 Tramadol 50mg po medication 복용함. Benzydamine gargle 1ⓡ given	
	10pm.		Headache subside sleeping now	
1/2	0am.		Sleeping now	
	6am.		응급 Lab checked. Slept well S : "감기 때문에 목이 계속 아파요." Gargling 격려 함	
	10am.		O : BT 38.8. BP 140/80mmHg checked P&I) notify to Dr 이 Lab 나가자 함	
	11am. MD		Chest PA Checked Blood Culture 3회 urin Culture sputum Culture / 완료함. Propacetamol 1g IV injected Encourage coughing	
	1pm.		BT 37.2 checked Headache 및 fever 로 인한 discomfort 호소 없이 Bed rest 중임	
	4pm.		S : "목이 너무 아파" sore throat 유지된다 함 Benzydamine gargle 시행함	
	6pm.		S : "목이 더 아파요" sore throat severe complaint Notify to Dr. 김. Pt physical exam 시행함.	
	10:30pm.		BT 38.1 PR 100회 checked. Chilling sense none Notify to Dr. 김 Propacetamol 0.5g IV injected	
	11:30pm.		Cold sweating 관찰됨. 불편감 호소 있음. Sleeping now	

년월일	시간	투약 및 처치	간 호 내 용	서명
1/3	6am.		Mild fever 유지되나 힘들지 않다고 함	
			Slept well	
			Lab Checked	
			Chest PA Checked	
	10am.		S : "소화가 잘 안되는 것 같아요. 소화제 좀 주세요"	
			P&I : visited by 강	
			Pt exam 후 fever control부터 하자 함.	
			Acetaminophen 추가되어 P.O medication 시행함.	
	2pm.		열감 호소 없이 bed rest 중임	
	4pm.		BT 37.6 chilling sense none	
			Dr. 김. Known. Observation now.	
	9pm.		BT 37.2 chilling sense none	
	11:30pm.		Sleeping now	
1/4	6am.	Lab	Checked. Slept well	
	8am.		BT 38.2℃ checked. No chilling sense	
			Notify to int 이. Observation now	
			Ice bag keep state	
	10am.		BT 37℃ checked. Observation now	
1/4	2pm.		BT 36.5℃ checked. No fever sign.	
	4pm.		S : "열이 다 내려간 것 같아요. 땀도 많이 나고	
			몸이 좀 가벼워진 것 같아요."	
			BT 36.4 checked. Oral intake 격려함.	
	8pm.		BT 36.5 checked. 가래도 좀 줄어들었다 표현함.	
	11:30pm.		Sleeping now	
1/5	6am.		Slept well	
	8am.		S : "어제보다 몸이 가뿐해졌어요" sore throat	
			subside	
	4pm.		O : fever 및 chilling sense 없음	
			Respiration tolerable 함	
	11pm.		Sleeping now	
1/6	6am.		Chest PA Checked. Slept well	
	8am.		Fever sign none. Ward ambulation well	
	4pm.		None specific changed	
	11pm.		Sleeping now	

년월일	시간	투약 및 처치	간 호 내 용	서명
1/7	6am.		Chest PA Checked. Slept well	
	8am.		BST qid → bid 시행 confirm by int 이 Coughing secretion 있어 expectoration 시행함. Chest percussion 시행함.	
	4pm.		Fever sign none. 침상 안정함.	
	MN		Sleeping now	
1/8	6am.		No fever sign. Slept well	
	8am.		S : "호흡기 치료 더 안하고 싶어요" O₂ nebulizer Tx. Refuse 함 환자에게 설명 후 EDBC 시행시킴.	
	4pm.		Deep breathing & coughing 시행함. Secretion 감소 양상 관찰됨. Self expectoration 시행함.	
	MN		Sleeping now	
1/9	6am.		L8 Lab Checked. No fever sign. Slept well	
	10am.		Fever 및 dyspnea complaint is none 병실 내 ambulation 중임	
	4pm.		Ward ambulation now PUM Consult checked	
	9pm.		No fever sign. Self expectoration well	
	MN		Sleeping now	
1/10	6am.		Slept well	

	9:20pm.		O : 퇴원 처방 확인함. A : #2
			P : 1. 퇴원 절차 설명하고 #2 교육함.
			    2. 퇴원 후 일상생활 교육함.
			    3. 퇴원 간호 기록지 이용하여 식이, 퇴원약,
			        외래, 검사 교육함
			I&E : 1~3 시행하고 이해함.	

N 환자의 Chart를 보고 물음에 답하시오.

01

EGD와 Small bowel series 처치 코드로 옳은 것은?

① 45.13 87.63   ② 88.79 99.04   ③ 88.02 87.63

④ 45.13 88.79   ⑤ 87.63 88.02

02

다음 중 약어풀이로 옳지 않은 것은?

① IDA: Iron Deficiency Anemia

② CEA: Carcinoma Embryonic Acuity

③ VDA: Visual Discriminatory Acuity

④ DRE: Digital Rectal Examination

⑤ CSG: Chronic Superficial Gastritis

03

산부인과 협진기록지의 회신내용 중 최종 정상월경일을 기준으로 임신한 경우 분만예정일은 언제인가?

① 07년 2월 1일   ② 07년 3월 15일   ③ 07년 4월 20일

④ 07년 5월 23일   ⑤ 07년 6월 23일

04

검사결과가 정상인 것은?

① Hb   ② Cholesterol   ③ Fe   ④ ALT   ⑤ Occult blood

05

간호기록지의 내용이 틀린 것은?

① 산부인과 다녀와서 얼굴은 창백하였지만 현기증은 없었다.

② 수혈하기전 peniramin 1앰플을 주입하였다.

③ 9월 5일 관장을 하였다.

④ 구강섭취는 보통이었다.

⑤ 혈액응고제는 투여하지 않았다.

06

9월 3일 환자에게 변비약 biscodyl 좌약으로 대변을 많이 보게 한 이유는?

① Anemia   ② Hemorrhoid   ③ Ovarian cyst

④ CSG   ⑤ Dizziness

07

병원에 입원하기 전 외래에서 진료받은 과는?

① 산부인과   ② 일반외과   ③ 가정의학과   ④ 비뇨기과   ⑤ 이비인후과

08

치질에 대한 내용이 틀린 것은?

① 외치질은 1도, 2도, 3도, 4도로 분류한다.
② 치질의 원인은 딱딱한 대변이나 복압의 증가, 변을 보기위하여 항문에 힘을 주는 경우 발생할 수 있다.
③ 치핵절제술은 크기가 큰 경우에 시행한다.
④ 치질은 내치질과 외치질로 구분한다.
⑤ 치질의 예방으로 섬유질이 많은 음식을 섭취하는 것이 좋다.

09

빈혈검사 결과 환자에게 복용시킨 약은?

① Hemocontin   ② Peniramin   ③ Biscodyl   ④ Heparin   ⑤ Barium

10

이 환자에 대한 통계 내용이 아닌 것은?

① 재원일수는 9일이다.
② 협진건수는 4건이다.
③ 퇴원지시후 퇴원하였으며 치료결과는 경쾌하다.
④ 전과건수는 1건이다.
⑤ 입퇴원과는 같다.

등록번호			보험유형	국민건강
성 명	B		성별/나이	여/33
주민번호			과	
일 자			병 동	

퇴원요약지

주 소		전화번호	
병동 및 병실	W131-09-41	주민번호	
입 원 일	2006.08.29	퇴 원 일	2006.09.07
입 원 과	FM	퇴 원 과	FM 보험유형
전과내역	FM		
협진내역	GIM:2, GS:1, OBGY:1		

〈주호소증상〉
Dizziness
General weakness

〈주진단명〉
IDA

〈부진단명(복합진단, 합병증)〉
Hemorrhoid (2도)

〈검사소견 및 입원진료내역〉
상기 여환은 7~8년 전부터 Dizziness 있어 오던 중, Local에서 3~4년 전 IDA 진단받고 철분제 복용 & 중단을 반복해 오던 분으로 상기 증상으로 FM외래에서 CBC한 결과 Hb 2.8로 check되어 evaluation 위해 adm 함. 내원 후 T/F 시행하였으며 Hb 2.8 → 9.0으로 evaluation 되면서 dizziness 감소하였고 general weakness도 호전되는 양상 보였으며, evaluation 결과 bleeding ocus는 발견되지 않았음.

#1. HCM
EGD Small bowel series OBGY sono상 특이소견 없었으며, tumor marker (-), viral maker (-), stool OB (+) → (-) 였으며, ABD & PEL CT상 특이소견 없었음. 2개월 전 Local에서 colono 시행하였으며, 정상판정 받았음. Hemorrhoid 발견되어 GS 진료보았으며, grade 2로 constipation에 대한 Management recommend 받음.

#2 anemia
2개월 전 local에서 colono 시행하여 정상판정 받았으며, 내원 후 시행한 EGD, ABD CT, Small bowel series상 이상소견 없었음. Bleeding 가능성에 대해 설명하였으나, 환자분 colono 재검에 대해서 refuse 하였음. Anemia lab상 IDA pattern이었으며 Hemocontin 복용 시작함.

Reticulocyte count(manual count) 5.71% immature Reticulocyte
Fractionation 11.10%
Fe(iron) 3μg/dl TIBC 270μg/dl %Sat.Fe 1.1%

치료결과	② 경쾌	퇴원형태	① 퇴원지시
담당전공의사	김	주치의사	박

등록번호		보험유형	국민건강
성 명	B	성별/나이	여/33
주민번호		과	
일 자		병 동	

퇴원요약지

주 소		전화번호	
병동 및 병실	W131-09-41	주민번호	
입 원 일	2006.08.29	퇴 원 일	2006.09.07
입 원 과	FM	퇴 원 과	FM 보험유형
전과내역	FM		
협진내역	GIM:2, GS:1, OBGY:1		

Ferritin 4.9ng/㎖, AFP 2.4ng/㎖ CEA <0.1 ng/㎖ CA 19-9 7.92U/㎖
CA 125 4.83U/㎖
VDRL.qual Non-Reactive HbsAg Negative
Hb 9.0 ← 9.0 ← 7.0 ← 7.0 ← 2.5 ← 2.8
Stool OB(+)   (−)
Hct 30.9 ← 31.3 ← 23.6 ← 23.2 ← 10.1 ← 11.3

Platelet count 204x103 ← 237x103 ← 208x103 ← 213x103 ← 202x103 ← 234x103
PT(sec) 12.6 ← 13.8 ← 13.4
aPTT 25.2 ← 23.1 ← 21.7

AST(GOT) 14 ← 23 ← 13
ALT(GPT) 50 ← 108 ← 12

** SMALL BOWEL SERIES
(30, 60분후 촬영포함) (2006.09.06)
Normal study.

** ABD & PEL CT(WITH & WITHOUT) (2006.09.04)
No specific abnormality

** EGD (2006.08.31)
CSG, mild, antrum

** CYTOLOGY-부인과(통상검사) (2006.08.30)
1. Satisfactory for evaluation
2. Benign cellular changes associated with mild inflammation

** GYN ULTRASONOGRAPHY (2006.08.30)
Right ovarian cyst(r/o follicular)

치료결과	② 경쾌	퇴원형태	① 퇴원지시
담당전공의사	김	주치의사	박

등록번호		보험유형	국민건강
성 명	B	성별/나이	여/33
주민번호		과	
일 자		병 동	

퇴원요약지

주 소		전화번호	
병동 및 병실	W131-09-41	주민번호	
입 원 일	2006.08.29	퇴 원 일	2006.09.07
입 원 과	FM	퇴 원 과	FM 보험유형
전과내역	FM		
협진내역	GIM:2, GS:1, OBGY:1		

〈주수술〉

〈기타수술 및 처치〉

〈퇴원처방〉

CARDUUS MARIANUS EXT 140mg/CAP	2.00 CAP #2 3Days [2PC]	
MAGNESIUM OXIDE 250mg/TAB	3.00 TAB #3 7Days [3PC]	
URSODESOXYCHOLIC ACID 100mg/TAB	3.00 TAB #3 3Days [3PC]	
PSYLLIUM HUSK 4g/PK	1.00 PK #1 7Days [HS]	
HEMOCONTIN TABLET	2.00 TAB #1 7Days [1AC]	
ROUTINE CBC WITH DIFF (응급)	(희망일자: 2006.09.13)	
AST(GOT) (응급)	(희망일자: 2006.09.13)	
ALT(GPT) (응급)	(희망일자: 2006.09.13)	
T. BILIRUBIN (응급)	(희망일자: 2006.09.13)	
T-CO$_2$ (응급)	(희망일자: 2006.09.13)	
ELECTROLYTE(NA, K, CL) (응급)	(희망일자: 2006.09.13)	
PT & aPTT (응급)	(희망일자: 2006.09.13)	

〈향후진료계획〉

OPD F/U : 2006.09.13 11:30 [FM] 박

1. OPD에서 RBC SCAN 또는 COLONOSCOPY 재검여부 결정하십시오.
2. 퇴원시 Hb 9.0으로 체크되었습니다. 외래에서 f/u 결과 확인하십시오.
3. 입원도중 ALT elevation 관찰되었습니다. 외래에서 f/u 결과 확인하십시오.
4. hemorrhoid는 수술적 치료 필요치 않은 단계이며, constipation prevention 필요합니다.

〈선행사인〉

부검☐

치료결과	② 경쾌	퇴원형태	① 퇴원지시
담당전공의사	김	주치의사	박

등록번호		보험유형	국민건강
성 명	B	성별/나이	여/33
주민번호		과	
일 자		병 동	

내과입원기록지

C.C : dizziness

D. : General weakness

P.I : 7~8년 전부터 상기 증상 있어 Local p.o medi 하던 중 증상 aggrevation 되어 opd 통해 adm.

PHx : Hypertension (+)
        TB (−)
        DM (+)
        Hepatitis (−)
        Smoking :
        Alcohol :

FHx :

ROS : General weakness / Ease fatigability / Poor oral intake (+/−/−)
        Fever / Chill(−/−)
        Headache / Dizziness (+/+) Cough / Sputum (−/−) Dyspnea / DOE (−/−)
        Chest pain / Palpitation (−/−) Hemoptysis / Hematemesis (−/−)
        Anorexia / Nausea / Vomiting (−/−/−) Constipation / Diarrhea (−/−)
        Abdominal pain / discomfort (−/−) Melena / Hematochezia (−/−)
        Dysuria / Oliguria / Hematuria (−/−/−) Wt. loss / Wt. gain (−/−)

P/Ex : V/S)   BR 120 / 80 mmHg, PR 70 회/min

         RR 20 회/min, BT 36℃

   G/A)   Acute / Chronic / Not so ill-looking appearance

         Mental status :Alert /drowsy / stupor / semicoma / coma

         Nutritional status : good / moderate / poor

         Development status : good / moderate / poor

   Skin)   warm / cold and dry / wet

         Good / Decreased / Poor skin tugor

   HEENT)   Normocephaly without deformity

         Not pale / Slight pale / Pale conjunctivae

         Not icteric / Slight icteric / icteric sclerae

         Not dried / Slight dried / Dried lips and tongue

         Not injected / injected throat

   Neck)   Supple / Stiff

         Not engorged / Engorged neck veins

         Not palpable / Palpable cervical LNs

   Chest/Lung) Symm. Expansion without retraction

         Clear / Coarse breathing sound s/c rale

         Wheezing (-) / Rhonchi (-)

   Heart)   PMI at 5th ICS X LMCL

         RHB without / with murmur

         Thrill (-) / Heaving (-)

   Abdomen) Soft / rigid and flat / distended

         Tenderness (-)

         Normoactive / Increased / Decreased bowel sound

         Not palpable liver / spleen / kidney

         Fluid wave (-) / Shifting dullness (-)

   Back/Ext.) No LOM / LOM

         CVA tenderness (-/-)

         Pitting edema (-/-)

   Impression :

         IDA

   Plan : Iron Apply

      Conservation care

      작성일자 : 06. 8. 29   기록자 성명 : 김

등록번호		보험유형	국민건강
성 명	B	성별/나이	여/33
주민번호		과	
일 자		병 동	

경과기록지

Date	내 용	Sign
06/8/29	Hb 2.8로 adm 하였으나 T/F 강력히 refuse 함 Donor 구하여 시행하기 원함	
8/30	T/F 하였으며 3 pack 시행 후 Donor 구하기로 함	
8/31	EGD 시행하였으나 bleeding focus (-)	
9/1	OBGY Sono 상 Rt. Follicular ovarian cyst (x2cm) 이외에 특이 소견 없음	
9/3	Donor pack RBC 1 pint T/F 함 f/u CBC Hb 9.0으로 check	
9/4	Abd. & pel CT 시행하였으며 특이 소견 없었음 Hemorrhoid로 GS 외래에서 진료보았음. Grade 2	
9/6	Small bowel series 시행. 특이 소견 없음	
9/7	Discharge	

등록번호		보험유형	국민건강
성 명	B	성별/나이	여/33
주민번호		과	
일 자		병 동	

협의진료기록

진 료 과 : FW   병 실 : W131-09-41   외 래 :
의뢰구분 : ■응급 □보통   환자상태 : ■외래진료가능   □외래진료불가

ANE 과   김 귀하

의뢰내용	진단명
	Anemia, unspecified

치료내용 및 의뢰사유

For EGD

상기 여환은 Hb 2.8로 Check되어 입원하신 분입니다. EGD 부탁드립니다. 과 거력상 7~8년 전부터 Dizziness 증세 있었으며 2년전 IDA Local에서 진단받 고 철분제 1~2개월 복용 후 중단하기를 반복하였으며 melena 양상의 stool을 본 Hx. 있으나, 당시 철분제 복용중이었다고 합니다. (DRE: Negative) 감사합니다.

의뢰일: 2006년 08월 30일 11:01	의뢰과: FM	의뢰의사: 박/김

협 진 일 : 2006. 08. 30
회신내용 : 33/F

1. reason for consultaion : EGD for anemia & melena Hx(for 4 mon)
2. current Dx : R/O UGI bleeding
         IDA
   2개월전 local에서 colonoscopy : NL, EGD Hx(-)
3. ROS & P/Ex
   A/N/V(-/-/-)   C/D(-/-)   headache/dizziness(+/+)
   Melena/hematochezia(+/-)   내원 4개월전부터 intermittent
   Hematemesis(-)   abd pain(-)   DT(-)   vaginal bleeding(-)
   Rectal exam(-)
4. Lab
   CBC 4500/2.8/234k,   PT/PTT 78%/21sec
   s-Fe 3,   TIBC 270,   ferritin 4.9   reticulocyte 5.71%
5. medication : aspirin(-)
6. answer
   Anemia 원인 evaluation 위하여 8/31(목) EGD 시행하도록 하겠습니다.
   VDA로 permission 받아주십시오.

협진일: 2006년 8월 30일	회신일: 06년 8월 30일	회신과: GIM	회신의사: 박

등록번호		보험유형	국민건강
성 명	B	성별/나이	여/33
주민번호		과	
일 자		병 동	

협의진료기록

진 료 과 : FW   병 실 : W131-09-41   외 래 :
의뢰구분 : ■응급 □보통   환자상태 : ■외래진료가능   □외래진료불가

ANE 과   김 귀하

의뢰내용	진단명 Anemia, unspecified
	치료내용 및 의뢰사유 For hemorrhoid 상기 여환은 Hb 2.8로 Check되어 입원하신 분입니다. DRE상 Hemorrhoid 있어 귀과에 문의드립니다. 감사합니다.
	의뢰일: 2006년 09월 30일 12:00 의뢰과: FM 의뢰의사: 박 / 김

협 진 일 : 2006. 09. 04
회신내용 :
⟨surgery note⟩
2006. 9. 4 (월) 오후 외과 강 선생님 외래로 내려주십시오.
(오전에 dulcolax rectal sup. 주시기 바랍니다.)
감사합니다.

Rectosony
① 2° labeled(7' & 11')
② melanism coli

Ru)
① conservative (proctoscopy suppository & laxatives, stool)
② evaluation constipation

협진일: 2006년 9월 4일	회신일: 06년 9월 4일	회신과: GS	회신의사: 강

등록번호		보험유형	국민건강
성 명	B	성별/나이	여/33
주민번호		과	
일 자		병 동	

협의진료기록

진 료 과 : FW   병 실 : W131-09-41   외 래 :
의뢰구분 : ■응급 □보통   환자상태 : ■외래진료가능 □외래진료불가

ANE 과   김 귀하

의뢰내용	**진단명** Anemia, unspecified
	치료내용 및 의뢰사유 For colonoscopy 상기 여환은 Hb 2.8로 Check되어 입원하신 분입니다. Occult blood상 (+) 소견있어 colonoscopy 부탁드립니다. (DRE : Negative) 감사합니다.

의뢰일: 2006년 08월 31일 17:56	의뢰과: FM	의뢰의사: 박 / 김

협 진 일 : 2006. 09. 01

회신내용 :

환자분 2개월전 local에서 colonoscopy 시행상 normal finding이었다고 합니다.

먼저 small bowel series and/or abdomen-pelvis CT 시행하여 보시는 것이 좋을 것 같습니다.

감사합니다.

협진일: 2006년 9월 1일	회신일: 06년 9월 1일	회신과: GIM	회신의사: 박

등록번호		보험유형	국민건강
성 명	B	성별/나이	여/33
주민번호		과	
일 자		병 동	

협의진료기록

진 료 과 : FW　　　　　　　병　실 : W131-09-41　　　　외　래 :

의뢰구분 : ■응급　□보통　　　환자상태 : ■외래진료가능　　□외래진료불가

ANE 과　　　　　김 귀하

의뢰내용	진단명 　Anemia, unspecified
	치료내용 및 의뢰사유 　For anemia evaluation 　상기 증세에 관하여 산부인과적 evaluation(etc. abd & pei sono) 　부탁드립니다. 　감사합니다.

의뢰일: 2006년 08월 30일 09:17	의뢰과: FM	의뢰의사: 박 / 김

협 진 일 : 2006. 09. 01

회신내용 :

LNMP : 06. 8. 15

NSVD X 1회

MENS.hx : regular/28days/5-7days/mod.

Pap : W.N.L

Gyn sono상 right ovary 2cm sized cyst(r/o follicle)외 특이소견 없습니다.

산부인과적인 문제로 인한 anemia 가능성 떨어집니다.

Cervix cx 시행하였으니 결과 확인하십시오.

협진일: 2006년 9월 1일	회신일: 06년 9월 1일	회신과: OBGY	회신의사: 장

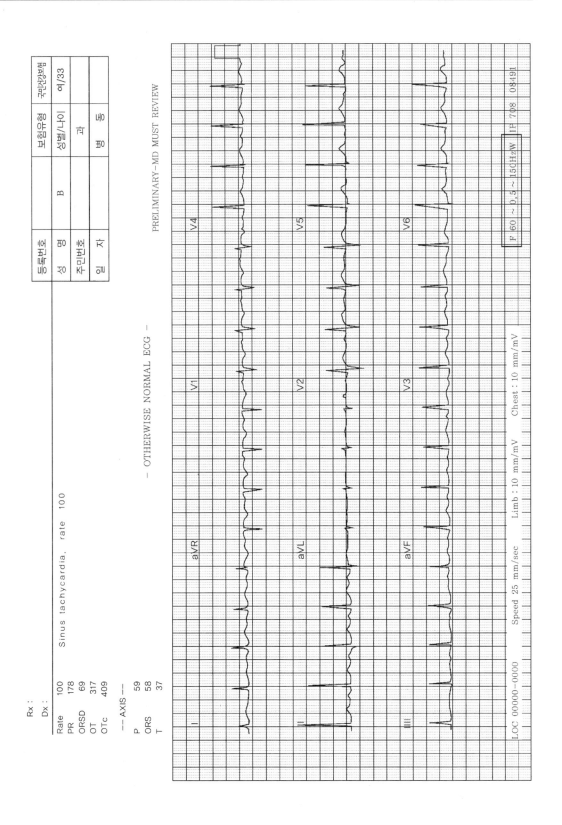

등록번호		보험유형	국민건강보험
성 명	B	성별/나이	여/33
주민번호			과
일 자			병 동

Rx :
Dx :

Rate	100	Sinus tachycardia. rate 100
PR	178	
QRSD	69	
QT	317	
QTc	409	

-- AXIS --

P	59
QRS	58
T	37

-- OTHERWISE NORMAL ECG --

PRELIMINARY-MD MUST REVIEW

LOC 00000-0000   Speed 25 mm/sec   Limb : 10 mm/mV   Chest : 10 mm/mV   F 60 ~ 0.5 ~ 15CHzW   IF 708   08491

567

등록번호		보험유형	국민건강	
성 명	B	성별/나이	여/33	
주민번호		과		
일 자		병 동		

퇴원통합결과보고서

진료과 : FM　　　　처방의사 : 김　　　　보고의사 : 김
처방일자 : 2006.09.07　　접수일자 : 2006.09.07　　보고일자 : 2006.09.07
L82 : 응급 화학

T-Bilirubin	: 0.6 mg/dℓ	[0.2~1.6]	AST(GOT)	: 14 IU/ℓ	[8~38]
ALT(GPT)	: 50 IU/ℓ	▲[1~46]	Na	: 141 mmol/ℓ	[135~145]
K	: 3.8 mmol/ℓ	[3.5~5.5]	Cl	: 105 mmol/ ℓ	[98~110]
T-CO$_2$	: 25.4 mmol/ℓ	[22.0~28.0]			

진료과 : FM　　　　처방의사 : 김　　　　보고의사 : 김
처방일자 : 2006.09.02　　접수일자 : 2006.09.02　　보고일자 : 2006.09.02
L82 : 응급 화학

Na	: 143 mmol/ℓ [135~145]	K	: 4.0 mmol/ℓ [3.5~5.5]
Cl	: 107 mmol/ℓ [98~110]	T-CO$_2$	: 23.3 mmol/ℓ [22.0~28.0]

진료과 : FM　　　　처방의사 : 김　　　　보고의사 : 유
처방일자 : 2006.08.29　　접수일자 : 2006.08.30　　보고일자 : 2006.08.30
L22 : PB Smear & malaria Ab, Smear
[PB smear(blood)]
판독결과 : RBC : 　Microcytic hypochromic with moderate anisopoikilocytosis
　　　　　　　　　　Tear drop 1+, elliptocyte 1+, spherocyte 1+
　　　　　WBC : Number : slightly decreased
　　　　　　　　　　　Diff(%): segmented 61, lymphocyte 34, monocyte 5
　　　　　Platelet : Number : adequate
　　　　　Comment : Microcytic hypochromic anemia (R/O IDA) and leukopenia

진료과 : FM　　　　처방의사 : 정　　　보고의사 : 김
처방일자 : 2006.08.30　　접수일자 : 2006.08.30　　보고일자 : 2006.09.04
L41 : Bacterial culture
[Gram stain(cervix)]
결과일자 : 2006/08/30　　GRAM WBC : 1+　GRAM EIP : 1+　GRAM SPO :
GRAM I : No organisms seen
배 양 량 : Many　　　　　배양기간 :
예비보고일 :　　　　　　예비결과 :
COMMENT :
최종보고일 : 2006/09/04　　　최종결과 : Streptococcus agalactiae

등록번호		보험유형	국민건강
성 명	B	성별/나이	여/33
주민번호		과	
일 자		병 동	

퇴원통합결과보고서

진료과   : FM   처방의사 : 김   보고의사 : 김
처방일자 : 2006.08.29   접수일자 : 2006.08.30   보고일자 : 2006.08.30
L80 : 소변검사

Color	: Straw	[Yellow]	Turbidity : Clear	[Clea~Clear]
SG	: 1.01b	[1.005~1.030]	pil	
Protein	: -	[~AI02]	Glucose	
Nitrite	: -	[~AI02]	Retoue	
Orobilinogen	: 0.1 B.U./dℓ	[~0.1]	Bilirubin	
Blood	: -	[~AI02]	WBC	
Vitamin. C	: -	[~AI02]	RBC	
WBC	: 3-5/HPF[~3] Squamous			

진료과   : FM   처방의사 : 정   보고의사 : 김
처방일자 : 2006.08.30   접수일자 : 2006.08.30   보고일자 : 2006.08.30
L61 : 체액검사

Viginal swab : Moderate / HPF

진료과   : FM   처방의사 : 김   보고의사 : 김
처방일자 : 2006.08.29   접수일자 : 2006.08.29   보고일자 : 2006.08.30
L70 : 혈액은행(일반)

Front typing : O	Back typing : O
ABO typing : O	Rh(D) typing : +
Ab Screening : Negative [B302~B302]	

진료과   : FM   처방의사 : 서   보고의사 : 김
처방일자 : 2006.08.30   접수일자 : 2006.08.30   보고일자 : 2006.08.30
L80 : 응급 CBC

WBC	: $3.1 \times 10^3/\mu\ell$	▼[3.7~10.0]	RBC	: $1.30 \times 10^3/\mu\ell$	▼[4.0~5.0]
Hb	: 2.5 mg/dℓ	▼[12.0~15.0]	Hct	: 10.1 %	▼[35.0~45.0]
MCV	: 77.7 mg/dℓ	▼[80~99]	MCB	: 19.2 pg	▼[26~32]
MCHC	: 24.8 g/dℓ	▼[32~36]	RDW	: 20.6 %	▲[11.3~15.5]
PDW	: 9.9 %	[9.3~16.0]	Platelet cou	: $202 \times 10^3/\mu\ell$	[140~400]

등록번호			보험유형	국민건강
성 명	B		성별/나이	여/33
주민번호			과	
일 자			병 동	

퇴원통합결과보고서

진료과　：FM　　　　　처방의사 : 김　　　　　보고의사 : 김
처방일자 : 2006.09.02　　　접수일자 : 2006.09.02　　　보고일자 : 2006.09.02
L80 : 응급 CBC

WBC	: $4.8 \times 10^3/\mu\ell$	[3.7~10.0]	RBC	: $2.79 \times 10^3/\mu\ell$	▼[4.0~5.0]
Hb	: 7.0 g/dℓ	▼[12.0~15.0]	Hct	: 23.6 %	▼[35.0~45.0]
MCV	: 84.8 fL	[80~99]	MCB	: 25.1 pg	▼[26~32]
MCHC	: 29.7 g/dℓ	▼[32~36]	RDW	: 19.4 %	▲[11.3~15.5]
PDW	: 9.9 %	[9.3~16.0]	Platelet cou	: $208 \times 10^3/\mu\ell$	[140~400]
Segmented ne	: 64.5 %	[40~75]	Bosinophil	: 5.0 %	[0~29]
Basophil	: 0.4 %	[0~2]	Lymphocyte	: 22.6 %	[17~48]
Monocyte	: 7.5 %	[3~9]			

진료과　：FM　　　　　처방의사 : 김　　　　　보고의사 : 김
처방일자 : 2006.08.31　　　접수일자 : 2006.08.31　　　보고일자 : 2006.08.31
L80 : 응급 CBC

WBC	: $5.5 \times 10^3/\mu\ell$	[3.7~10.0]	RBC	: $2.83 \times 10^3/\mu\ell$	▼[4.0~5.0]
Hb	: 7.0 g/dℓ	▼[12.0~15.0]	Hct	: 23.2 %	▼[35.0~45.0]
MCV	: 82.0 fL	[80~99]	MCB	: 24.7 pg	▼[26~32]
MCHC	: 30.2 g/dℓ	▼[32~36]	RDW	: 17.6 %	▲[11.3~15.5]
PDW	: 10.4 %	[9.3~16.0]	Platelet cou	: $213 \times 10^3/\mu\ell$	[140~400]
Segmented ne	: 82.0 %	▲[40~75]	Bosinophil	: 1.5 %	[0~7]
Basophil	: 0.2 %	[0~2]	Lymphocyte	: 13.4 %	▼[17~48]
Monocyte	: 2.9 %	▼[3~9]			

진료과　：FM　　　　　처방의사 : 김　　　　　보고의사 : 김
처방일자 : 2006.09.04　　　접수일자 : 2006.09.04　　　보고일자 : 2006.09.04
L80 : 응급 CBC

WBC	: $4.4 \times 10^3/\mu\ell$	[3.7~10.0]	RBC	: $3.49 \times 10^3/\mu\ell$	▼[4.0~5.0]
Hb	: 9.0 g/dℓ	▼[12.0~15.0]	Hct	: 31.3 %	▼[35.0~45.0]
MCV	: 83.7 fL	[80~99]	MCB	: 25.8 pg	▼[26~32]
MCHC	: 28.8 g/dℓ	▼[32~36]	RDW	: 21.5 %	▲[11.3~15.5]
PDW	: 11.8 %	[9.3~16.0]	Platelet cou	: $237 \times 10^3/\mu\ell$	[140~400]
Segmented ne	: 59.9 %	[40~75]	Bosinophil	: 4.1 %	[0~7]
Basophil	: 0.7 %	[0~2]	Lymphocyte	: 27.9 %	[17~48]
Monocyte	: 7.4 %	[3~9]			

등록번호		보험유형	국민건강
성 명	B	성별/나이	여/33
주민번호		과	
일 자		병 동	

퇴원통합결과보고서

진료과 : FM　　　　처방의사 : 김　　　　보고의사 : 김
처방일자 : 2006.09.07　　접수일자 : 2006.09.07　　보고일자 : 2006.09.07
L80 : 응급 CBC

WBC	: $4.2×10^3/\mu\ell$	[3.7~10.0]	RBC	: $3.45×10^3/\mu\ell$	▼[4.0~5.0]
Hb	: 9.0 g/dℓ	▼[12.0~15.0]	Hct	: 30.9 %	▼[35.0~45.0]
MCV	: 89.6 fL	[80~99]	MCB	: 26.1 pg	[26~32]
MCHC	: 29.1 g/dℓ	▼[32~36]	RDW	: 21.2 %	▲[11.3~15.5]
PDW	: 11.0 %	[9.3~16.0]	Platelet cou	: $204×10^3/\mu\ell$	[140~400]
Segmented ne	: 45.5 %	[40~75]	Bosinophil	: 3.4 %	[0~7]
Basophil	: 0.2 %	[0~2]	Lymphocyte	: 46.3 %	[17~48]
Monocyte	: 4.6 %	[3~9]			

진료과 　: FM　　　　처방의사 : 김　　　　보고의사 : 김
처방일자 : 2006.08.29　　접수일자 : 2006.08.29　　보고일자 : 2006.08.29
L81 : 응급 혈액응고

PT(sec)	: 13.4 sec	▲[9.9~12.3]	PT(%)	: 78.0 %	▼[90.0~135.0]
PT(INR)	: 1.14 INR		aPTT	: 21.7 sec	[20.9~35.0]

　REMARK : 신규장비결과입니다.

진료과 　: FM　　　　처방의사 : 김　　　　보고의사 : 김
처방일자 : 2006.08.31　　접수일자 : 2006.08.31　　보고일자 : 2006.08.31
L81 : 응급 혈액응고

PT(sec)	: 13.3 sec	▲[9.9~12.3]	PT(%)	: 79.2 %	▼[90.0~135.0]
PT(INR)	: 1.13 INR		aPTT	: 25.5 sec	[20.9~35.0]

　REMARK : 신규장비결과입니다.

진료과 　: FM　　　　처방의사 : 김　　　　보고의사 : 김
처방일자 : 2006.09.02　　접수일자 : 2006.09.02　　보고일자 : 2006.09.02
L81 : 응급 혈액응고

PT(sec)	: 13.8 sec	▲[9.9~12.3]	PT(%)	: 74.3 %	▼[90.0~135.0]
PT(INR)	: 1.17 INR		aPTT	: 23.1 sec	[20.9~35.0]

　REMARK : 신규장비결과입니다.

등록번호		보험유형	국민건강
성 명	B	성별/나이	여/33
주민번호		과	
일 자		병 동	

퇴원통합결과보고서

진료과 : FM 처방의사 : 김 보고의사 : 김
처방일자 : 2006.09.04 접수일자 : 2006.09.04 보고일자 : 2006.09.04
L81 : 응급 혈액응고

PT(sec)	: 12.6 sec	▲[9.9~12.3]	PT(%)	: 88.4 % ▼[90.0~135.0]
PT(INR)	: 1.07 INR		aPTT	: 25.2 sec [20.9~35.0]

　REMARK : 신규장비결과입니다.

진료과 : FM 처방의사 : 김 보고의사 : 김
처방일자 : 2006.08.29 접수일자 : 2006.08.29 보고일자 : 2006.08.29
L81 : 응급 화학

Total Protein	: 5.8 g/dℓ [5.8~8.1]	Albumin	: 0.7 g/dℓ ▼[0.8~5.1]
T-Bilirubin	: 0.5 mg/dℓ [0.2~1.6]	AST(GOT)	: 10 IU/ℓ [8~38]
ALT(GPT)	: 12 IU/ℓ [1~46]	Glucose AC(b	: 140 mg/dℓ ▲[70~110]
BUN	: 11 mg/dℓ [5~23]	Creatinine	: 0.6 mg/dℓ [0.6~1.2]
Na	: 141 mmol/ℓ [135~145]	K	: 3.8mmol/ℓ [3.5~5.5]
Cl	: 103 mmol/ℓ [98~110]	T-CO₂	: 20.6 mmol/ℓ ▼[22.0~28.0]

진료과 : FM 처방의사 : 김 보고의사 : 김
처방일자 : 2006.08.31 접수일자 : 2006.08.31 보고일자 : 2006.08.31
L81 : 응급 화학

Na	: 140 mmol/ℓ [135~145]	K	: 3.9 mmol/ℓ [3.5~5.5]
Cl	: 108 mmol/ℓ [98~110]	T-CO₂	: 22.7 mmol/ℓ [22.0~28.0]

진료과 : FM 처방의사 : 김 보고의사 : 김
처방일자 : 2006.09.04 접수일자 : 2006.09.04 보고일자 : 2006.09.04
L82 : 응급 화학

T-Bilirubin	: 1.0 mg/dℓ [0.2~1.6]	AST(GOT)	: 23 IU/ℓ [8~38]
ALT(GPT)	: 108 IU/ℓ ▲[1~46]	BUN	: 12 mg/dℓ [5~23]
Creatinine	: 0.5 mg/dℓ ▼[0.6~1.2]	Na	: 140 mmol/ℓ [135~145]
K	: 4.2 mmol/ℓ [3.5~5.5]	Cl	: 108 mmol/ℓ [98~110]
T-CO₂	: 27.2 mmol/ℓ [22.0~28.0]		

　REMARK : 재검사한 결과입니다.

등록번호		보험유형	국민건강	
성 명	B	성별/나이	여/33	
주민번호		과		
일 자		병 동		

퇴원통합결과보고서

진료과 : FM 처방의사 : 김 보고의사 : 김
처방일자 : 2006.09.07 접수일자 : 2006.09.07 보고일자 : 2006.09.07
L82 : 응급 화학

T-Bilirubin	: 0.6 mg/dℓ	[0.2~1.6]	AST(GOT)	: 14 IU/ℓ	[8~38]
ALT(GPT)	: 50 IU/ℓ	▲[1~46]	Na	: 141 mmol/ℓ	[135~145]
K	: 3.8 mmol/ℓ	[3.5~5.5]	Cl	: 105 mmol/ ℓ	[98~110]
T-CO₂	: 25.4 mmol/ℓ	[22.0~28.0]			

진료과 : FM 처방의사 : 김 보고의사 : 김
처방일자 : 2006.09.02 접수일자 : 2006.09.02 보고일자 : 2006.09.02
L82 : 응급 화학

Na	: 143 mmol/ℓ	[135~145]	K	: 4.0 mmol/ℓ	[3.5~5.5]
Cl	: 107 mmol/ℓ	[98~110]	T-CO₂	: 23.3 mmol/ℓ	[22.0~28.0]

진료과 : FM 처방의사 : 김 보고의사 : 유
처방일자 : 2006.08.29 접수일자 : 2006.08.30 보고일자 : 2006.08.30
L22 : PB Smear & malaria Ab, Smear
[PB smear(blood)]
판독결과 : RBC :   Microcytic hypochromic with moderate anisopoikilocytosis
                  Tear drop 1+, elliptocyte 1+, spherocyte 1+
          WBC : Number : slightly decreased
                      Diff(%): segmented 61, lymphocyte 34, monocyte 5
          Platelet : Number : adequate
          Comment : Microcytic hypochromic anemia (R/O IDA) and leukopenia

---

진료과 : FM 처방의사 : 정 보고의사 : 김
처방일자 : 2006.08.30 접수일자 : 2006.08.30 보고일자 : 2006.09.04
L41 : Bacterial culture
[Gram stain(cervix)]
결과일자 : 2006/08/30   GRAM WBC : 1+ GRAM EIP : 1+ GRAM SPO :
GRAM I : No organisms seen
배 양 량 : Many   배양기간 :
예비보고일 :   예비결과 :
COMMENT :
최종보고일 : 2006/09/04   최종결과 : Streptococcus agalactiae

등록번호		보험유형	국민건강
성 명	B	성별/나이	여/33
주민번호		과	
일 자		병 동	

퇴원통합결과보고서

진료과   : FM   처방의사 : 김   보고의사 : 김
처방일자 : 2006.08.29   접수일자 : 2006.08.30   보고일자 : 2006.08.30
L45 : Occult Blood
Occult blood   : 418 μg/mℓ (Positive)   [0~100]

진료과   : FM   처방의사 : 김   보고의사 : 김
처방일자 : 2006.09.01   접수일자 : 2006.09.04   보고일자 : 2006.09.04
L45 : Occult Blood
Occult blood   : 5 μg/mℓ (Negative)   [0~100]

진료과   : FM   처방의사 : 김   보고의사 : 김
처방일자 : 2006.08.29   접수일자 : 2006.08.30   보고일자 : 2006.08.30
L46 : 기생충검사
Helmiath. Ova(Stool)   : Negative
Otozoa(Stool)   : Negative

** 본 검사실은 대한임상병리학회의 신임 인증을 받은 우수검사실로서
   결과의 정확성 및 신빙도를 보증합니다. **

진료과   : FM   처방의사 : 김   보고의사 : 박
처방일자 : 2006.09.06   접수일자 : 2006.09.06   보고일자 : 2006.09.06
RFO : 부서파트
 [SMALL BOWEL SERIES]
판독결과 : Normal study

진료과   : FM   처방의사 : 김   보고의사 : 박
처방일자 : 2006.08.31   접수일자 : 2006.09.04   보고일자 : 2006.09.04
RTO : CT파트
 [Abdomen &Pelvis CT (with & without)]:
판독결과 : No specific abnormality

진료과   : FM   처방의사 : 박   보고의사 : 최
처방일자 : 2006.08.30   접수일자 : 2006.08.30   보고일자 : 2006.08.31
CG : 세포 I   병리번호 : CG-2006-6289
 [CYTOLOGY-부인과 (동상검사)]
수술명 :
육안소견 : 1. Satisfactory for evaluation
            2. Benign cellular changes associated with mild inflammation

Block 수 : 0	HE 수 : 1	동결절편수 : 0
육안사전수 : 0	특수염색수 : 0	면역염색수 : 0

진료과   : FM   처방의사 : 김   보고의사 : 권
처방일자 : 2006.08.29   접수일자 : 2006.08.31   보고일자 : 2006.08.31
SAO : 상부내시경실
 [EGD]
판독결과 : CSG, mild, antrum

등록번호		보험유형	국민건강
성 명	B	성별/나이	여/33
주민번호		과	
일 자		병 동	

수술 및 마취(검사) 신청서

병동/진료과 년 월 일

EGD & VDA

진 단 명 : Anemia

수술/검사명 :

마 취 : □전신마취　　□부분마취　　□국소마취

기 왕 력 : 특이체질　　고,저혈압　　심장병

　　　　　당뇨병　　출혈소인　　마약사고　　알레르기

약부작용및사고 :　　　　　　기 타 :

수술 및 마취(검사)의 필요성, 내용, 예상되는 합병증 및 후유증에 대한 설명:

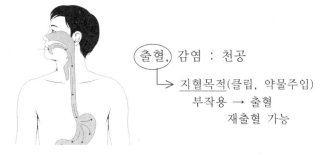

출혈, 감염 : 천공

→ 지혈목적(클립, 약물주입)
　부작용 → 출혈
　　　　　재출혈 가능

2006 년　8 월　30 일
주치의 또는 설명 의사 : 홍

본인은 본인(또는 환자)에 대한 수술 및 마취(검사)의 필요성, 내용 및 예상되는 합병증과 후유증에 대하여 자세한 설명을 의사로부터 들었으며 본 수술 및 마취(검사)로써 불가항력적으로 합병증이 야기될 수 있다는 것과, 또는 본인의 특이 체질로 우발적 사고가 일어날 수도 있다는 것에 대한 사전 설명을 충분히 듣고 이해하였으며, 수술에 협력할 것을 서약하고 상기에 따른 의학적 처리를 주치의 판단에 위임하여, 수술 및 마취(또는 검사)를 하는데 동의합니다.

년　　월　　일

환자또는대리인 (관계 :) : B (인)	주민등록번호 :
주 소 :	전화번호 :
보 호 자 (관계 :) :	주민등록번호 :
주 소 :	전화번호 :

등록번호			보험유형	국민건강보험
성 명	B		성별/나이	여/33
주민번호			과	
일 자			병 동	

투약기록지

병동/진료과　　2006 년　월　일

투약내용	날짜	시간 / 서명	날짜	시간 / 서명	날짜	시간 / 서명	날짜	시간 / 서명	날짜	시간 / 서명	날짜	시간 / 서명	날짜	시간 / 서명	날짜	시간 / 서명
2T Hemocontin po　　1AC	8/30	7A 김	31	7A 김	9/1	7A 김	2	7A 김	3	7A 김	4	7A 김	5	7A 김		
Psyllium huck po　　HS					9/1	10pm 김	2	10pm 김	3	10pm 김	4		5			
550mg Magnesium oxide po　　3pc					9/1	1 김	2		3		4		5			
100mg Ursodesoxycholic Acid po　　3pc													9/5	6p 김		
140mg cardaus po　　2pc		7A 김		7A 김									9/5			
2T Hemocotin po　　1AC	9/6			8 김												
500mg Magnesilim oxide po　　3pc	9/6	12p 김		7 김												
Psyllium huck po　　HS	9/6	8 김		7 김	퇴원											
100mg Ursodesoxycholic Acid po　　3pc	9/6	8 김		7 김												
140mg cardaus marianus po　　2pc	9/6	8 김		7 김												

투약기록지+ 120250

등록번호		보험유형	국민건강보험
성 명	B	성별/나이	여/33
주민번호		과	
일 자		병 동	

임상관찰기록지

병동/진료과   년 월 일

2006 년	8 월 29일		월 30일			월 31일			9 월 1 일			월 2 일			월 3 일			월 4 일		
입 원 일 수	1		2			3			4			5			6			7		
수술후 일수																				
시 간	7	9	10	5	9	10	5	9	10	5	9	10	5	9	10	5	9	10 2p	5	9

맥박 체온
150 40.0
140 39.5
130 39.0
120 38.5
110 38.0
100 37.5
90 37.0
80 36.5
70 36.0
60 35.5
50 35.0

호 흡	18		18	20		16	20		16	20		16	18		16	20		16	18	
수축기혈압/이완기혈압	110/70		120/60	100/60	100/60	100/60	100/60	100/60	100/60	100/60	100/60	100/70	110/70	100/70	100/60	110/70	100/60	90/60	100/60	
체중 / 신장	49.5kg / 163cm																			
복위/흉위/두위																				
식이(섭취열량)	GD(석식)		GD			GD(중식)			GD			GD			GD			GD(중식)		
									MN NPO			→ SD(석식)								

섭취량	경 구																				
	정맥주입																				
	혈 량																				
	총섭취량																				
배설량	소 변																				
	구 토																				
	배 액																				
	기 타																				
	대 변	1		1	0		0			1			1			0			1		
	총배설량																				

임상관찰기록지

2006 년	9 월 5 일			월 6 일			월 7 일											
입 원 일 수	8			9			10											
수술후 일수																		
시 간	10	5	9	10	5	9	10	5	9									

호 흡	16	20		16	20		16											
수축기혈압/이완기혈압	100/60	100/70	100/60	100/60	110/60	110/70	110/50											
체중 / 신장																		
복위/흉위/두위																		
식이(섭취열량)	GD			GD			GD											

섭취량	경 구																		
	정맥주입				20gtt														
	혈 량																		
	총섭취량																		

배설량	소 변																		
	구 토																		
	배 액																		
	기 타																		
	대 변	1			0														
	총배설량																		

임상관찰기록지+ 120190

등록번호		보험유형	국민건강
성 명	B	성별/나이	여/33
주민번호		과	
일 자		병 동	

간호기록지

년월일	시간	투약 및 처치	간 호 내 용	서명
06/8/29	4pm		Admitted via OPD on foot	
			Onset) 내월 2일전	
			C.C) Anemia dizziness	
			Dx.) : Anemia	
			S : "빈혈치료 위해 왔어요"	
			O : V/S(BP 110/70 PR 88 RR 18 BT 37.2) checked	
			A : #1 입원과 관련된 지식 결여	
			P : 1. Notify by Dr. 김	
			2. 병동안내 및 입원생활안내 (낙상방지 및 도난사고주의 포함)	
			3. V/S Check	
			4. 식이 입력함. GD	
			I : 1~4 시행함.	
			전신 창백하며 dizziness mild 하게 있다고 함	
			BR 하도록 설명함	
	6:30pm		Chest PA	
			Chest Lt LAT / taken by wheelchair	
	6:40pm		Dr. 임 환자 살핌. Hb 2.8mg/dℓ 로 T/F 하려 했으나 환자 refuse 함. Dr 임 보호자 헌혈 권유함	
			N/S 500mℓ5gtt IV started. (Rt. Arm 18G)	
	9pm		보호자 keep state로 BR함. Dizziness 증가양상 없음.	
	11:30 pm		O : 수면중임. 혈연관계 헌혈 part에서 좋지 않다고 들었다 함. transfusion을 refuse 하는 상태임. Dizziness mild 유지되며 창백해 보임. 낙상위험 알리고 Bed Rest 권유	
8/30	6am		O : 밤동안 특이 condition change 없이 수면취함	
	9am		N/S 5gtt/min IV 주입되며 eral intake 격려함.	
			Dizziness sx 없으며 bed rest 격려함.	
			대변 양상 관찰 설명함	

년월일	시간	투약 및 처치	간 호 내 용	서명
8/30	10am		대변 보며 대변 검사 나감(X: 검은색 보았다 함)	
			Bed rest 격려함	
	MD		산부인과 외래 내려감	
	1pm		산부인과 다녀오며 cgtology, vigime swab cervix(G.8배양나감)	
			cx) 검체 내려감. Face pale 하며 dizzniness sx 없다함	
			IV Site swelling 되어 remove함(남은 50은 폐기함)	
	2pm		131w에 유선 연계하여 전동예정임 환자설명후 동의함	
			IV restart refuse 하여 Dr 김 오심.	
			우선 skip 하기로 함	
	2:50pm		131w로 전동감	
기록위	2:40pm		Dr. 김 수혈의 중요성 설명 후 보호자, 환자 동의함	
			수혈하기로 함	
			N/S 500mℓ N/S 500mℓ IV started (18G)	
	3pm		121w에서 전동옴. Mental alert함. 병실, 병동 orientation was done	
			Done. 수혈 1 piat 4시간에 걸쳐서 하기로 함.	
			가족수혈 원하여 절차에 대하여 설명하여 줌	
	4:30pm		peniramin 1ⓐ IV injected before T/F	
			PRBC 1 수혈 started. 환자이름, 혈액형, 혈액번호 확인 후 수혈시작함. 수혈부작용 증세 알리고 증세있을 시 즉시 알리라 교육함	
	5pm		수혈부작용 없이 수혈중임	
	8:20pm		수혈 부작용 없이 P-RBC 1û 3-① finish함	
	8:50pm		환자이름, 혈액형, 혈액번호 확인 후 수혈의 부작용에 대해 설명하고 증상 있을시 바로 알리도록 교육함	
			P-RBC 1û 3-② start함	
	9:05pm		수혈 부작용 없이 수혈중임	
8/3	MN		수혈부작용 없이 T/I finished. Dizziness mild하게였음	

등록번호		보험유형	국민건강
성 명	B	성별/나이	여/33
주민번호		과	
일 자		병 동	

간호기록지

년월일	시간	투약 및 처치	간 호 내 용	서명
06/8/31	0:20am.		P-RBC 3-③ 1û T/F started 혈핵명, 혈액번호 확인함 수혈부작용 알리며 증상 있을시 알리도록 함 내일 EGD 검사 예정으로 검사 설명서 주어 설 명하고 NPO 시킴	
	2am.		Side effect none. T/F 중임	
	4am.		수혈부작용 없이 수혈 끝남. Mild headache 있음 Fuwsemice 20mg IV injected	
	6am.		화장실 다니며 깊게는 못함 N/S 500㎖ 5alt 3U 연결함 CBC Lab checked	
	7am.		NPO 중으로 po medi skip함 for EGD 밤사이 대변을 더 안봄	
	8am.		금일 EGD 예정으로 NPO 유지중임 Dizziness 호소 없이 안정함	
	10:15am.		EGD 위해 중앙검사실 내려감. By s-cart myoscine IV Butylbromide 1ⓑ IM injection 함	
	11am.		검사후 병실로 돌아옴. 특이 불편감 호소 없음 NPO 해제됨을 설명함	
	1pm.		Fluid 더 이상 원치 않아 Dr 김에게 알림 heparin Lock apply 하고 ⓡ200cc 폐기함	
	4pm.		BR 상태로 dizziness. Headache 증가 양상 없음.	
	9pm.		특이 condition change 없는 상태로 BR 함	
	11:30pm.		수면중임	
9/1	6am.		아침까지 잘 잠	
	8am.		O : dizziness, headache sx. 호소 없으며 　　침상 안정 중	
	2pm.		O : 간간히 ward내 ambulation 하며 시간 　　보냈으며 특이증상 호소 없음	

년월일	시간	투약 및 처치	간 호 내 용	서명
9/1	2pm.		proamine 10% 500㎖ IV 5gtt start함	
	4pm.		Ward ambulation 하여 dizziness 호소 없음 특이 불편감 없음	
	9pm.		내일 abd&pel CT 예정으로 검사 안내문 제공하고 MN NPO 설명함	
	11pm.		수면중임	
9/2	7am.		아침까지 잘 잠. Dizziness mild 함 금일 CT 예정으로 NPO state. Po medi skip함 금일은 수액 return 함	
	9am.		O : 금일 CT 예정이었으나 원내 사정으로 검사 취소됨 환자 및 보호자에게 검사 취소 사실을 알리고 설명함 NPO 해제하며 self 식사 하도록 설명함	
	2pm.		O : 간간히 ward내 ambulation 하며 시간 보냄. Dizziness 호소 없음	
	4pm.		Dizziness 호소 없이 ward ambulation 함	
	9pm.		특이 호소 없음	
	11pm.		O : 수면중임. Side rail 올림	
9/3	6am.		O : 수면중임. Dizziness 증가 호소 없음	
	9am.		O : ward ambulation 중임	
	12:25am.		Peniramin 1/2ⓐ IV injected 수혈 동의하여 혈액번호, 이름, 혈액형, 등록번호 등 Pt. 홍 Dr. 담당간호사 확인하에 P-RBC 1û IV started (VS 100/70mmHg-72회/m-15회/m-36.4℃)	
	12:28am.		수혈 부작용 교육함. At 12:24MD	
	12:40am.		O : 수혈 부작용 없음 (VS 100/70mmHg-72회/m-16회/m-36.6℃)	
	2:30pm.		P-RBC 수혈 끝남 Furosemide 10mg IV injected	
	4pm.		소변 자주 볼 수 없음 설명하며 dizziness 증상 없이 Ward ambulation now Oral intake 보통으로 함	

년월일	시간	투약 및 처치	간 호 내 용	서명
06/9/3	9pm		Stool passing H. 붉은변 나오지는 않는다 함 General condition 좋다 함 내일 오전 small bowel series & abd. pelvic CT 예정으로 MN NPO teaching 함 검사 설명서 준후 검사 설명함	
	11pm		자정부터 금식해야 함을 재 설명함 Side rail 올려줌 수면 격려함.	
9/4	6am		밤사이 dizziness sx. 없이 수면취함 금일 CT. small Bowel series 예정으로 NPO 유지중임	
	8am		Dizziness mild 함. 금일 CT 예정으로 NPO 중임 Po약 skip 함	
	9:10am		Barium 450cc po given CT실에서 검사위해 필 요하다 하여 복용시킴. 투시촬영실에서 유선으로 barium 먹고서 small bowel Series 금일 촬영 못 함을 알려옴 Notified to Dr. 김	
	9:30am		Dr. 김. CT실 연락후 금일은 CT만 진행하기로 함	
	10am		abdomen Pelvic CT 위해 검사실 내려감	
	MD		금일 GS consult 위해 bisacodyl Syppo 1piu given	
	2pm		대변 1회 다량 봄. 점심식사 잘하고 ambulation 나감	
	5pm		GS Opd 하여금.dizziness 심하고 호소없음 Ambulation 잘함	
	9pm		크게 불편감 없이 ambulation 함	
	11pm		Dizziness 호소 없이 수면중임	
9/5	6am		밤사이 잘 잠	
	9am		S : "어지러운거 많이 나아졌어요" O : 9/4 혈액검사상 Hb 9.0g/dℓ checked Dizziness 증상 호전됨을 표현하며 표정 밝음	
	12:05am		Abd S&E 찍고 옴. (조영제 유무 알기 위해)	
	4pm		Stool passing, 하도록 하여 ward ambulation state	

년월일	시간	투약 및 처치	간 호 내 용	서명
9/5	7pm.		glycerin Enema was done (보통으로 봄)	
	9pm.		Ward ambulation 함 내일 오전 small bowel series 예정으로 MN NPO Teaching 하며 검사 설명함	
	11pm.		내일 검사있어 MN NPO 중임. 수면중임	
9/6	6am.		밤동안 잘자라고 격려함	
	7am.		금일 검사예정으로 NPO state	
	8am.		금일 small bowel series 검사 예정임 NPO 중으로 po medi skip 함	
	8:40am.		회진시 보고 조영제 다 빠졌는지 보기 위해 abdomen S&E checked	
	11:40am.		Small Bowel series 검사 위해 검사실 감	
	MD		검사실에서 올라 옴. 특이 불편감 없음 NPO 해제되어 식사하도록 설명함	
	4pm.		Dizziness sign 없이 ambulation 잘함	
	9pm.		Ambulation 잘함. 식사 잘하며 불편감 sign none	
	11pm.		수면중임	
9/7	6am.		특이 불편감 호소 없이 잘 잠	
	8am.		Dizziness. Abd discomfort 없이 침상안정함	
	10am.		퇴원결정됨. 퇴원시 절차와 퇴원후 주의사항, 퇴원약 복용법에 대해 설명함. 환자. 보호자는 퇴원교육사항에 이해하여 퇴원간호기록지에 서명함	
	1pm.		걸어서 퇴원함	

O 환자의 Chart를 보고 물음에 답하시오.

01

다음 중 약어풀이가 틀린 것은?

① EGCa: Early Gastric Cancer

② STG: Subtotal Gastrectomy

③ AGE: Acute Gastroenteritis

④ GC: General closure

⑤ EGD: EsophagoGastroDuodenoscopy

02

외래에서 8월 30일 식도위십이지장경 결과, 이 환자 암에 대한 분화도 등급은?

① Grade Ⅰ

② Grade Ⅱ

③ Grade Ⅲ

④ Grade Ⅳ

⑤ Grade Ⅴ

03

환자의 봉합사를 제거한 시기는 언제인가?

① POD # 4

② POD # 5

③ POD # 6

④ POD # 7

⑤ POD # 8

04

이 환자의 의무기록의 내용이 틀린 것은?

① 기관내 삽관으로 전신마취를 하였다.

② 9월 22일 섭취량과 배설량은 3100, 3100이었다.

③ 위의 장막층과 점막내 근육에 암이 침범되어 있었다.

④ 위내시경을 하면서 병변에 내시경 클립으로 표시했다.

⑤ 수술 전 코를 통하여 위로 관을 삽관하였다.

05

환자에 대하여 암등록을 할 때 병기분류가 맞는 것은?

① cT1NM

② sT1NM

③ aT1NM

④ pT1a

⑤ rT1NM

06

Tolerable Diet에 대한 내용이 맞는 것은?

① 환자가 원하는 식사를 주는 것.　② 일상적인 식사를 주는 것.

③ 물 한모금씩 주는 것.　④ 죽을 주는 것.

⑤ 죽과 일반적인 식사를 겸하여 주는 것.

07

환자에게 실시한 Billroth II를 실시하였는데 해부학적으로 연결하는 부위는?

① 위장과 십이지장　② 위장과 상부소장　③ 위의 분문과 유문

④ 위의 분문과 십이지장　⑤ 위의 위체와 상부소장

08

수술일 간호기록지 내용이 맞는 것은?

① 식도 위 십이지장 검사를 위하여 금식을 시켰다.

② 가슴 X - Ray를 촬영하였다.

③ 비위장관은 삽입하지 않았다.

④ 로비눌을 복용시켰다.

⑤ 수술 후 일반병실로 전실하였다.

09

환자가 수술한 이후 gas out 시기와 SD를 시작한 시기는 언제인가?

가. POD # 1	나. POD # 3	다. POD # 4	라. POD # 5	마. POD # 6

① 가, 나　② 나, 다　③ 다, 라　④ 라, 마　⑤ 가, 마

10

환자에게 실시한 검사가 아닌 것은?

① Chest PA　② FBS　③ Abdomin X - ray

④ Ca19 - 9　⑤ CEA

입 원 결 정 서

진찰번호 ······················..   입원번호 ······················..

환자	주소								
	성명	C	직업		성별	(남) · 여	연령		59 세

병 명	Stomach ca.	대략입원 기 간	일 주

진 료 과	GS I	☐지정진료 ☐비 지 정	Emergency A. B. C. Operation A. B. C.

입 원 지 시 일	2007.9.17	■General ☐Isolation ☐ICU.A ☐ICU.B ☐ICU.C ☐Incubator ☐Frist Admission ☐Re-Admission

입 원	일 자	병동	병실및침대	등급	확인서명	전 과		
						이동과명	주치의명	일 자
수 속	2007.9.17	4W	401	5				
병실이동	2007.9.18	4W	412	5				
병실이동	2007.9.19	2W	200					
병실이동	2007.9.20	4W	402	9		참 고 사 항		
병실이동	2007.9.22	4W	412	5				

입원수속	주 치 의 사	원 무 과	수 간 호 사
	김	이	

퇴 원 결 정 서

퇴원일자	2007. 10. 8. (오전) ■정상퇴원 ☐응급퇴원 ☐사망 ☐기타

최 종 진 단 명	Stomach ca. (EGCa)

구 분	수 술	마 취	4 차	월 일	마 취
1 차	9 월 19 일	유 · 무	5 차	월 일	유 · 무
2 차	월 일	유 · 무	6 차	월 일	유 · 무
3 차	월 일	유 · 무	7 차	월 일	유 · 무

특수검사 및 처리	종 류 시행일 담당자 1. 2. 3. 4.	퇴 원 당 일	☐약 반 환 ☐혈액반환 ☐처치전표 ■퇴 원 약 /X5ⓝ ☐X-Ray ☐기 타

퇴 원 수 속	주 치 의 사	수 간 호 사	원 무 과	참고사항
	김	박	이	암등록 (C16.6)

㈜ 특수검사실(과)에서는 시행후 특수검사 및 처치사항을 기록하여야 함.

성 명	C	성별/나이	M/59
주민번호		과	GSI
일 자	2007.9.17	병 동	4W

퇴원기록지

입 원	2007 년 9 월 17 일 9 시 40 분 GSI 과 4W 병동 410 호	재원일수
퇴 원	2007 년 10 월 8 일 시 분 과 병동 호	

최 종 진 단 명	분류번호
주 진 단 명 :	
Stomach ca. (EGCa.)	
기타진단명 :	

수 술 및 처 치 명	분류번호
주 수 술 명 : Conservation Care	
B-II. STG & D_2 LN dissection (9/19)	
기타수술(처치) 및 주요검사 :	
원사인 :	부검 : Y/N

치료결과	☐Recovered ■Improved ☐호전안됨 ☐진단뿐 ☐가망없는 퇴원 ☐48시간 이내 사망 ☐48시간 이후 사망 ☐수술 후 10일 이내 사망
퇴원형태	■퇴원지시후 ☐자의퇴원 ☐전원 ( ) ☐사망 ☐기타 ( )
재 입 원	1. 계획된 재입원 2. 계획되지 않은 재입원
원내감염	■없음 / ☐있음: 수술후. 기타처치후. 비뇨기계. 호흡기계. 소화기계 기타( )
추후진료 계획 ☐없음 ■있음 (2007 년 11 월 8 일   시   과)
재 입 원 계획 ■없음 ☐있음 (20 년   월   일   시   과)
담당전공의의사서명 :   (서명) 주치의사서명 :   (서명)
의무기록 완성 일자 : 2007 년 10 월 18 일   의무기록사서명 :

간호정보조사지 (성인)	등록번호		보험유형	건강보험
	성 명	C	성별/나이	M/59
	주민번호		과	
	일 자		병 동	

일반정보

입 원 일　2007 년　9 월　17 일　　10am 시

정보제공자　환자　　작성간호사　김

직　　　업　자영업　　교육 정도　refuse

종　　　교　무　　　　전화번호

현　주　소

흡　　　연　양　　　갑/일　　기간　　　년

음　　　주　종류　　양　　　병/회　　횟수　　회/월　　기간　　　년

〈 가계도 및 가족병력 〉

입원과 관련된 정보　　　　　진단명　Stomach Ca

입원경로　■외래　□응급실　□기타

입원방법　■도보　□휠체어　□눕는차　□기타

V/S　　130/90 - 82 - 21 - 36.2　　　발병일

주 증 상　8월　30일경　본원　ERD 방.　Ca 진단 받고

입원동기　OP 위해 IPD → adm

　　　　OPD - 8/30 : EGD - Adenoca Well differentiated mid-body

　　　　　　　　9/13 : Colon - S-colon polyp, R-S junction polyp

BW: 51 kg　　Ht : 160cm　　LMP

과거병력　□고혈압　□당뇨　□결핵　□기타

　　　　수술명　　　　　알레르기　■없음　□있음

최근투약상태　6월 - AGE로 본원 adm

　　　　　　7월초 - TA로 본원 adm

병에 대한 인식

신체검진

전반적상태

기　　　형　■없음 □있음　부위

등　　　통　■없음 □있음　부위　(둔함, 쑤심, 퍼짐, 예리함, 찌르는듯함, 기타)

식　　　욕　□좋음 ■보통 □나쁨　체중변화　□없음 □있음

수면상태　수면시간 6-7 시간/일　　수면장애　수면을 돕는법

대　　　변　횟수 1 회/( )일　색깔　　□설사　□변비　□등통　□기타

소　　　변　횟수 6-7회/( )일　양　　색깔　　　냄새

　　　　□빈뇨　□필뇨　□혈뇨　□긴급뇨의　□실금　□작열감　□배뇨곤란

활동상태　■자유로움　□자유롭지 못함

피부	피부상태	■정상　□비정상　□부위 _____
		(발진, 물집, 흉터, 상처, 반점, 욕창, 발한, 건조, 소양감, 불결함)
	피부색깔	■정상　□비정상(창백, 홍조, 청색증, 황달) 부위 _____
소화기계	소화기장애	■없음
		□있음(연하곤란, 오심, 구토, 토혈, 소화장애, 복부팽만, 복부동통, 액변, 인공장루)
순환기계	순환기장애	■없음
		□있음(심계항진, 흉통, 청색증, 호흡곤란, 식은땀, 부정맥, 심장음)
	부종	■없음　□있음　부위(전신, 사지, 상지, 하지, 얼굴, 안점, 기타)
	요흔	□없음　□있음
호흡기계	호흡기장애	■없음
		□있음(호흡곤란, 가래, 기침, 폐잡음, 청색증, 객혈, 이상호흡증, 기관절개관)
신경계	동공크기(대칭, 비대칭)　빛반사	좌(반응, 부반응)　　우(반응, 부반응)
	시력장애	■없음　□있음　(좌 / 우) _____
	청력장애	■없음　□있음　(좌 / 우 : 청력장애, 이명, 청각상실, 기타)
	신경근육	■이상없음　□무감각 / 저림　□동통　부위 _____
	마비	■없음　□있음　부위 (상지 : 좌 / 우,　하지 : 좌 / 우)
의식상태	지남력	사람(있음 / 없음),　시간(있음 / 없음),　장소(있음 / 없음)
	의식	■명료　□혼돈　□반의식　□무의식(통증에 반응 : 있음 / 없음)
	의사소통	■원만함　□곤란함　□불가능함
정서상태		□안정　■불안　□슬픔　□분노　□우울　□흥분　□안절부절　□기타
보조기구		□없음
		□있음(의치, 안경, 콘택트렌즈, 보청기, 의안, 가발, 목발, 지팡이, pace maker)

입원시 간호 및 교육내용

■입원시 준비물
■병실내 시설 안내
　　□침대　　□침상식탁　　□침상등　　□전화　　□TV　　□샤워실　　□간호사호출기
■병원시설 안내
　　□배선실　□은행　　□우체국　　□매점　　□식당　□공중전화
■가스 전열기구 사용금지 및 화재방지
■귀중품 관리 및 도난방지
■낙상방지
■보호자 면회 및 식사시간
■지정진료 진단서 발급, 의사 회진시간

연락처 _____　　　　환자(보호자)서명 _____

ORDERS FOR TREATMENT

Name _____

20 . . .

UNIT No.	284 729				
NAME	C				
AGE	59	SEX	M		
DEPT	GSI	WARD	401		

M	D	ORDERS	Dr's Sign	Nurse's Sign
9	17	⟨ GS-1 Adm. Order ⟩		
		1. NPO		
		2. V/S q ⓡ		
		3. S/F		
		4. Endoscopy (9/18)		
		5. Medication		
		1) 5DS1ℓ + B_1C_1 + KCL 30mg	☐	
		HS1ℓ + 50DW100cc + KCL 20mg	☐ Mix IV	
		10DW1ℓ + B_1C_1 + KCL 30mg + Vit K 10mg	☐ (30gtt)	
		2) Tagamet 1ⓐ IV q 12hrs		
		6. Subclavian cath insertion (9/18)×2days		
9	19	⟨ Preop. Order ⟩		
		1. NPO		
		2. Got Op. Permission		
		3. Preparation		
		1) PRC 3 u ☐		
		2) FFP 5 u ☐　after cross matching		
		4. L-tube insertion		
		5. F-cath insertion		
		6. Medication		
		1) HS1ℓ IV x2(OR용)		
		2) Robinul 1ⓐ im		
		7. Send The Pt. to OR with chart		

9	19	〈 Postop. Order 〉		
		1. NPO		
		2. V/S q 15min × 4		
		30min × 2		
		1hr × 1 → if stable q 2hrs		
		3. S/F & EDBC		
		4. I/O		
		5. L-tube keep & G/A q 2hrs		
		6. F-cath keep & HUO		
		7. O_2 supply 5ℓ /min via mask		
		8. EKG monitoring & pulse oxymeter		
		9. lab (at stat & dialy)		
		1) CBC & plt		
		2) BC (FBS. OT/PT. TP(A), TB(D) alk-p/r GTP Amylase. Osm. Na/K/Cl. BUN/Cr)		
		3) U/A with ⓜ		
		4) PT/aPTT		
		10. Chest PA (at stat & daily morning 7:00am)		
		11. Medication		
		1) 5DS1ℓ + B_1C_1 □		
		HD1ℓ 　　　　　 □ Mix IV 30gtt		
		10DW1ℓ + B_1C_1 + Vit K 10mg		
		2) NS1ℓ IV side (10gtt)		
		3) Ceftriaxone 1ⓥ IV q 12hrs		
		Amikacin 500mg + NS 100cc Mix IV q D		
		Trizel 1ⓐ IV q 8hrs		
		4) prn) Demerol 25mg IV		
		DCF 1Ⓐ im × 3days		

9	19	V/S q 4hrs		
		HUO hold $\times$ O.D		
9	21	1. NPO		
		2. V/S q ⓡ		
		3. S/F & Ambulation		
		4. I/O		
		5. UGIS (gastrograflim 9/22)		
		6. Med		
		1) 5DS1ℓ + B_1C_1 + KCl 30mg ☐		
		HD1ℓ + KCl 20mg 30gtt ☐Mix IV		
		10DW1ℓ + B_1C_1 + KCl 30mg ☐		
		2) 5DW50cc + Demerol 200mg Mix IV 5gtt		
		side		
		3) Ceftriaxone 1ⓥ iv q 12hrs		
		Amikacin 500mg + us 100cc mix iv q D		
		Trizel 1ⓐ iv q 8hrs		
		4) prn) demerol 25mg iv		
		DCF 1ⓐ im $\times$ 3days		
9	22	SOW		
9	23	$\frac{1}{2}$ SD all day long		
9	24	1. $\frac{1}{2}$ SD		
		2. V/S q ⓡ		
		3. S/F & Ambulation		
		4. Med		
		1) 5DS1ℓ + B_1C_1 Mix iv (10gtt)		
		2) Ceftriaxone 1ⓥ iv q 12hrs		
		3) tiram ☐		
		VRD ☐ 3ⓣ #3 p.o (powder)		
		4) prn) DCF 1ⓐ im $\times$ 4days		

9	25	Abd E/S		
9	28	1. $\frac{1}{2}$ SD		
		2. V/S q ⓡ		
		3. S/F & Ambulation		
		4. Med		
		1) 5DS1ℓ + B_1C_1 + Mix iv (10gtt)		
		2) tiram ☐		
		VRD ☐3ⓣ #3 p.o (powder)		
		3) prn) DCF 1ⓐ im × 5days		
10	3	1. $\frac{1}{2}$ SD		
		2. V/S q ⓡ		
		3. S/F & Ambulation		
		4. lab		
9	21	1) CBC & plt		
		2) BC (FBS. OT/PT. TP(A) TB(D). BUN/Cr		
		Na/K/Cl, Ocm. Amylase alk-p/r-GPT		
		3) CEA		
		4) PT/aPTT		
		5. Medication		
		1) 5DS1ℓ + B_1C_1 mix iv (10gtt)		
		2) Gaspylor ☐		
		Tiram ☐ 3ⓣ #3 p.o		
		VRD ☐		
		3) prn) DCF 1ⓐ im × 5days		
10	8	⟨ D/C order ⟩		
		Gaspylor ☐		
		Tiram ☐ 3ⓣ #3 p.o × 5days		
		VRD ☐		

PROGRESS NOTE

O.P.D.

No. _____

Name	C	Age 59	Sex M	Room No.	Adm. date	Dis. date
Provisional Diagnosis						
Date Dr's sign						Dr's sign
/	〈 GS-1 Adm Note 〉					
9/17						
/	c.c 〉 for Op of stomach ca.					
/						
/	P.I 〉 8/30 Endoscopy : EGCa. Lower body GC					
/	9/13 Colonoscopy : S-colon polyp R-S junction polyp					
/	Op 위해 Adm.					
/	PMHx 〉 N-S					
/	R.O.S 〉 N-S					
/	P. E 〉 N-S					
/	Imp 〉 Known Stomach ca. (EGCa)					
/	Plan 〉 Adm & Op (9/19)					
9/18	Endoscopy : lesion manking by endoclip					
9/20	Return to General ward					
/	Pt was tolerable					
9/22	SOW start					
/	Hippaque swallowing : no leakage good passage					
9/25	SD : tolerable					
/	Wx. Clear					
9/26	Stitch out was done					
/	Wx. Clear					
9/30	Pathology					Dr's sign
/	: EGCa type IIb					
/	Tubulan adenoca. Well differentiated					
/	Invades mucosa, muscularis mucosa (pT1a)					
/	Margin : free					
/	Safety margin : distal 6.0cm. Proximal 3.5cm					
/	LN meta (−)					
/	Lymphatiz / venous / perineural invasion (−/−/−)					

10/2	SD state : tolerable	
/		
10/5	Nonspecific Sx	
/	Diet tolerable	
/		
10/8	〈 D/C Note 〉	
/	Sx. Improved & D/C	
/		
/		
/		
/		
/		
/		
/		
/		
/		
/		
/		
/		
/		
/		
/		
/		
/		
/		
/		
/		
/		
/		

PACS & Lab Record

Name _____

20   .   .   .

UNIT No. :	
NAME : C	
SEX/AGE : M / 59	
ROOM : 401 DEPT : GSI	

20___ 월/일	PACS	Lab	Sign
	Chest AP. PA EKG	CBC & diff Plt ESR PT PTT ABO Rh X-matching LFT (TP/Alb AST/ALT Alk-phos T-chol) HDL-chol Triglyceride Bil-T Bil-D Bun Cr Amylase Lipase s-Na K Cl Ca Ca^{++} P Clucose (FBS PP2hr) Glucometer q hr HbAlc HBs Ag Ab VDRL AIDS UA-c ⓜ U-HCG	
9/17		X-matching	
9/18	E/S abd		
	E & D		
9/19	E/S abd C × R		
9/20	C × R		
9/22	CGIS		
9/25	Abd E/S		
10/3		CBC. FBS CT/PT Tp/A TB(o) Bun/Cr e1, PT/PTT CSM, Amylase. Alk-p/ r-GTP, CEA	

위내시경

Chart No :	
Name : C	M.F : M
Room No : 307	Age : 59

To : Department of OS김   Dept   : MD

Preparation :

  Venocaine spray

  Dormicum 1.5 mg IV → OK

  Limerin 1cc IV

Esophagus : WNL

Stomach : lower body, GC side, irregular mucosal thickening with easy touch bleeding(+)

     – previous endoscopic biopsy(+) : adenocarcinoma

     – hemoclip application was done(x4)

Duodenum : WNL

Imp : Known EGCa, lower body, GC side

      Endoscopic marking for gastric surgery

Rec : Operation

Pathology(-) :

CLO(시행안함)

Reported by 엄

Chart	
No. :	
Name :	C
Age : 59	Sex : M
Dept :	Room No. :

수술전 처치 및
간호상태 확인표

수 술 날 짜 : 2007 년 9 월 14 일

번 호	확 인 내 용	확인유무	
		예	아니오
1	환자확인 (성명, 성별, 나이)　　　HT: 160cm　 B.W: 51kg	☐	
2	수 술 청 약 서	☐	
3	* 수술 전 투약 투 약 명 : Robinul 1 ⓐ IM　　　투약시간 : 수　액 : HS1ℓ　x2 시작시간 : GAUGE : 18G　　　　·	☐	
4	귀중품 제거와 보관 (시계, 반지, 목걸이, 귀걸이)	☐	
5	의치, 의안, 안경, 콘텍트렌즈, 보청기 제거	☐	
6	속옷제거, 머리에 모자를 씌운다.	☐	
7	화장제거 (입술, 볼연지, 매니큐어)		
8	인공배뇨 : Foley cath　　　량 자연배뇨 :　　시 관　장 :　　시　　량 (관장액:　　　　)	☐	
9	X-RAY(N), 심전도(N) 보고지 유무	☐	
10	혈액, 소변, 간기능검사, 기타 검사보고지 유무	☐	
11	금식 오전,오후　시부터　　　MNPO	☐	
12	수술전준비(SKIN, 항생제), X-RAY 예약		
13	혈액 : B형, RH (+), X-MATCHING 여부 : PRL 3ⓟ, FFP 5ⓟ	☐	
14	위관삽입 여부, 뇨관삽입 여부　　L-tube　F-cath	☐	
15	기관지 절개, 혹은 기관삽입 튜브		
16	수술전 BP 120/80,　　　T : 36^8, P : , R : 20	☐	
17	알러지 유무 (약, 천식)		
18	기 타		
	간호사성명　　　　　　　　　Rn 김	☐	

수술동의서

O.P.D.

No. _____

Name	C	Age	59	Sex	M	Room No. 412	Adm. date		Dis. date	
Provisional Diagnosis										
Date Dr's sign									Dr's sign	
/	〈 수술 동의서 〉									
9/18										
/	위암 (조기위암) → 위 아전 절제술									
/										
/										
/	전신마취 합병증									
/	1) 알레르기 : 두드러기 ~ 호흡곤란									
/	2) 인공기도. 기계호흡 　　→ 가래 → 무기폐. 폐렴 　　→ 기침									
/	3) 고령 당뇨. 고혈압 → 뇌경색. 뇌출혈. 심근경색. 폐색전 　　　　→ 사망									

문합부위

/	수술 합병증	Dr's sign
/	1) 출혈	
/	2) 감염	
/	3) 문합부위 파열. 천공. 협착	
/	4) 장유착 → 장마비	
/	5) A-loop syndrome. Dumping syndrome → 재수술	
/	가능성 → 재수술 암 → 재발 → 재수술 (진행형 위암) (항암치료)	
/		
/	수술에 대한 설명을 듣고 이해하였으며 수술에 동의합니다.	
/		
/	2007. 9. 18	
/		
/	담당의사 : 엄	
/	환 자 : 방	
/	보 호 자 : 최	
/	관 계 : 부인	
/		
/		
/		
/		
/		
/		
/		
/		
/		
/		
/		
/		
/		

ANESHESIA RECORD

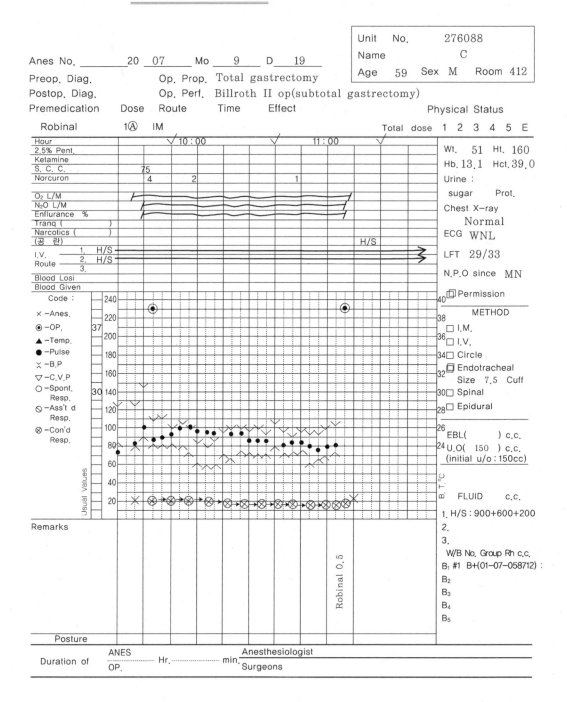

Unit No.	276088	
Name	C	
Age 59	Sex M	Room 412

Anes No. ____ 20 _07_ Mo _9_ D _19_

Preop. Diag.   Op. Prop.   Total gastrectomy
Postop. Diag.   Op. Perf.   Billroth II op(subtotal gastrectomy)

Premedication	Dose	Route	Time	Effect	Physical Status
Robinal	1Ⓐ	IM			Total dose 1 2 3 4 5 E

Hour		✓10 : 00		✓11 : 00	✓

2.5% Pent.
Ketamine
S. C. C.   75
Norcuron   4   2   1

O₂ L/M
N₂O L/M
Enflurance %
Tranq ( )
Narcotics ( )
(공 란)
I.V.   1. H/S
Route   2. H/S
     3.
Blood Losi
Blood Given

H/S

Physical Status panel:
Wt. 51   Ht. 160
Hb. 13.1   Hct. 39.0
Urine :
   sugar   Prot.
Chest X-ray
   Normal
ECG WNL
LFT 29/33
N.P.O since MN

Code :
× –Anes.
⊙ –OP.
▲ –Temp.
● –Pulse
⤫ –B.P
▽ –C.V.P
○ –Spont. Resp.
⊘ –Ass't d Resp.
⊗ –Con'd Resp.

Usual Values

40 ▣ Permission
38   METHOD
36 □ I.M.
   □ I.V.
34 □ Circle
32 ▣ Endotracheal
   Size 7.5 Cuff
30 □ Spinal
28 □ Epidural
26 EBL( ) c.c.
24 U.O(150) c.c.
   (initial u/o : 150cc)

B. T. °C

FLUID   c.c.
1. H/S : 900+600+200
2.
3.
W/B No. Group Rh c.c.
B₁ #1 B+(01–07–058712) :
B₂
B₃
B₄
B₅

Remarks

Robinal 0.5

Posture

Duration of   ANES .... Hr. .... min.   Anesthesiologist
            OP.   Surgeons

수술기록지

No. _____

Name C	Age 59	Sex M	Room No. 412	Adm. date		Dis.date
Provisional Diagnosis						
Date Dr's sign						Dr's sign
/	〈 Brief Op Summary 〉					
9/19						
/	1. Preop. Dx : Stomach ca. (EGCa)					
/	2. Postop. Dx : S/A					
/	3. Op. title : B-II subtotal gastrectomy					
/	& D_2 LN Dissection					
/	4. Op. team : Prof. 전					
/	1st Assist					
/	2nd Assist					
/	3rd Assist					
/	5. Anesthesia : G. E. A					
/	6. Op. findings & Procedures					
/	1) Supine position					
/	2) Upper midline incision					
/	3) proximal antrum. AW.					
/	GC side에 endoscopic clip으로 marking (+)					
/						
/	4) LN enlargement (−)					
/	5) Serasal invasion (−)					
/	6) Ascites (−)					
/						
/						

			Dr's sign
/		7) Billroth – II Subtotal gastrectomy 시행	
/		① distal cut margin 5cm	
/		② proximal cut margin 7cm	
/		③ duodenum 1st portion resection by GIA 55mm	
/		④ gastric resection by GIA 100mm with Kocher	
/		⑤ Treitz ligament 하방 20cm에서 B-II type의	
/		Gastrojejunostomy 시행 with bicryl #3-o	
/		⑥ Lambert's suture was done	
/		8) irrigation (+)	
/		9) JP 200cc drain insertion to Morrison's pouch	
/		10) Closed by layer by layer fashion	
/		11) LN dissection (D2)	
/		; #1, 2, 3, 4, 5, 6, 7, ⑧, ⑨, 10, ⑪	
/		따로 나감	
/		12) Pt. was tolerable during the Operation	
/			
/		Described by Surg.	
/			
/			
/			
/			
/			
/			
/			
/			
/			
/			
/			
/			
/			
/			
/			

MEDICATION & SPECIAL TREATMENT RECORD

Unit No.	276,088
Name	C
Sex	M
Age	59
Dept	GSI
Room	401

Order No	Treatment Medication	Date	Time Initial	Date	Time Initial	Date	Time Initial	Date	Time Initial	Date	Time Initial	Date	Time Initial	Date	Time Initial	Date	Time Initial
	5DS 1 +B_1C_1	9/20	/IV Kim	21		22		23									
	HD 1		/IV Kim														
	NS 1		/IV Kim														
	Ceftriaxone 20gtt		/IM Kim	10		10		10									
	5DW 5W+ DML 20mg		/IV Kim														
	Tiram 3D #3		/IV Kim	10		10		10									
	5DS 1 + B_1C_1		/IV Kim	10		10		10									
	10DW1 +B_1C_1 +Vit K 10mg		/IV Kim														
	HD1 +Kc		/IV Kim														
	10DW1 + B_1C_1+Kc		/IV Kim														
	Amikacin 500mg +Ns 100cc		/IV Kim														

MEDICATION & SPECIAL TREATMENT RECORD

Unit No.	276.088
Name	C
Sex M	Age 59
Room 401	Dept GSI

Order No	Treatment Medication	Date	Time Initial	Date	Time Initial	Date	Time Initial	Date	Time Initial	Date	Time Initial	Date	Time Initial	Date	Time Initial	Date	Time Initial
	5Ds1 +B_1C_1+ Kc 3c		I/V															
	HD1 +Kc 20 /IV		/IM															
	10DW1 +B_1C_1 Kc 3c Vitk 10mg		/cu															
	H2 2Ⓐ #2	11A/																
	HS1 /IV	10																
	Robinal 1Ⓐ IM																	

MEDICATION & SPECIAL TREATMENT RECORD

Unit No.	276.088
Name	C
Sex	M
Age	59
Dept	GSI
Room	401

Order No	Treatment Medication	Date	Time/Initial	Date	Time/Initial	Date	Time/Initial	Date	Time/Initial	Date	Time/Initial	Date	Time/Initial	Date	Time/Initial
	5Ds1 +B$_1$C$_1$	9/24		25		26		27		28		29		30	
	Ceftriaxone 20gtt #2		10 김 / 10 유		10 김 / 10 유		10 김 / 10 유		10 김 / 10 유						
	Triam / VRD 3D #3		8 김 / 1 이 / 6 이		8 김 / 1 이 / 6 이		8 김 / 1 이 / 6 이		8 김 / 1 이 / 6 이		8 김 / 1 이 / 6 이		8 김 / 1 이 / 6		8 / 1 이 / 6
	5Ds1 +B$_1$C$_1$	10/1	/김	2	/김	3	/김	4	/김	5		6	/김	7	/김
	Triam / VRD 3D #3		8 /유 / 1 /이 / 6		8 /유 / 1 /이 / 6		8 /유 / 1 /김 / 6		8 /유 / 1 /김 / 6		8 / 1 /김 / 6		8 /이 / 1 / 6		8 /이 / 1 / 6

T.P.R. Chart

Name :	C		
Sex :	M	Age :	59
Room :	401	Dept. :	GSI

200 7	9/17	18	19	20	21	22	23
Hosp. Days	1	2	3	4	5	6	7
Op. Days			op	1	2	3	4
Treatment performed							

Hour	A.M	P.M	A.M	P.M	A.M	P.M	A.M	P.M	A.M	P.M	A.M	P.M	A.M	P.M
		2 6	6	2 6	6	2 6	6 10	2 6	6	2 6	6	2 6	6	2 6

Diet	NPO	NPO	NPO	NPO	NPO	NPO	S.O.W
Urine						S.O.W	LD×2
Stool			300g				
Measure-ment Wt.	51kg						
Ht.							
			4400/4955	3000/3900	3100/3000	1700/2200	1900/2200

T.P.R. Chart

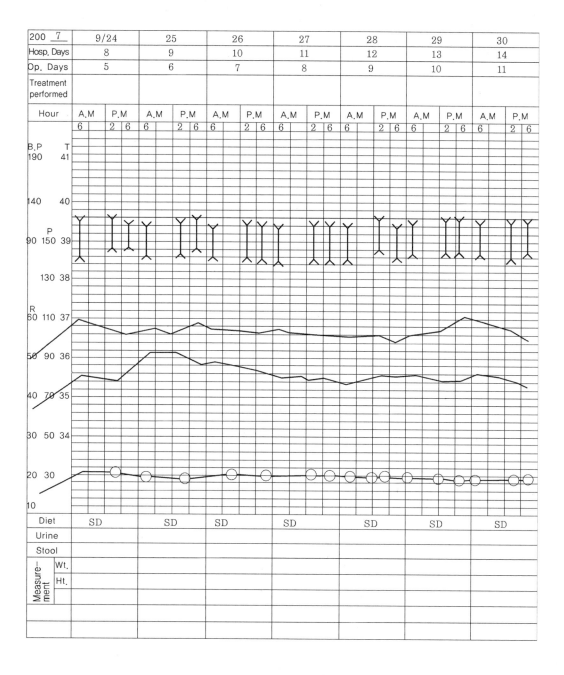

200 _7_	9/24	25	26	27	28	29	30
Hosp. Days	8	9	10	11	12	13	14
Op. Days	5	6	7	8	9	10	11
Treatment performed							

T.P.R. Chart

Name :	C	
Sex :	M	Age : 59
Room :	412	Dept. : GSI

200 _7_		10/1		2		3		4		5		6		7	
Hosp. Days		15		16		17		18		19		20		21	
Op. Days		12		13		14		15		16		17		18	
Treatment performed															
Hour		A.M	P.M	A.M	P.M	A.M	P.M	A.M	P.M	A.M	P.M	A.M	P.M	A.M	P.M
		6	2 6	6	2 6	6	2 6	6	2 6	6	2 6	6	2 6	6	2 6

B.P T
190 41

140 40

P
90 150 39

130 38

R
60 110 37

50 90 36

40 70 35

30 50 34

20 30

10

Diet	SD	SD	SD	SD	SD	SD	SD
Urine							
Stool							
Measurement	Wt.							
	Ht.							

수 혈 기 록 부

Blood Transfusion sheet

등 록 번 호		환 자 분 류	
성명	C	성별 / 나이	M / 59세
발 행 년월일	2007.9.19	병 실	412 호
발행과		주 민 등 록	

2007 9 / 19	번호 (#)	혈 액 종 류	ABO TYPE (적색)	혈액번호	수혈시간 시작	수혈시간 끝	부작용 유무	출고자 SIGN	수혈 NURSE	수 혈 DR.
9 / 19	#1	RRC	B+	01-07-058712	10:15am		무	김	조	김

NEUROSURGICAL SPECIAL WATCH RECORD

Diagnosis _____

번 호 :	
성 명 : C	성별/나이 : M/59
과 : GS-I	호 실 : ICU

2007년		HOUR	CONSC LEVEL	PUPILS		B.P /	P /MIN	R /MIN	T ℃	OTHER EVENTS	NURSE'S NAME
월	일			R	L						
9	19	11:15am				100/70	86	20	36	SPO$_2$ 98%	
		11:30am				110/60	74	20	36	SPO$_2$ 100%	
		11:45am				120/70	72	24	36	SPO$_2$ 100%	
		12:15md				140/90	66	24	36	SPO$_2$ 100%	
		12:40md				130/80	82	24	36	SPO$_2$ 100%	
		1:45pm				130/80	78	18	361	SPO$_2$ 100%	

THE LEVEL OF CONSCIOUSNESS	PUPILS	OTHER EVENTS
Alert ·························· A (정상)	Normal reacting to light well	Vomiting
Forceful verbal stimuli required ·············· B (큰소리로 부르면 깬다)	Small non reacting to light	Tremor
Respond to pain ·········· C (아픔을 느낀다)	Dilated non reacting	Convulsion
No response ············· D (반응이 없다)	Sluggish light reflex	Restlessness, etc

INTAKE AND OUTPUT

번 호 :
성 명 : C   성별/나이 : M/59
과 : GSI   호 실 : 412

Date	Time	INTAKE				OUTPUT					
		Oral	Parenteral	Blood	Total	Total	Urine	Drainage	Suction	Vomitus	Stool
9 / 20	D		3-① 5DS 50 (R : 500) NS 50 (R : 500) DML (R : 500)		1000	1000	1000				
	E		3-① 100 (R : 400) NS 200 (R : 300) DML 50 (R : 450)		350	900	700 200				
	N		NS 300 50S 400 MD 400 (R : 600) 10DW 1ℓ DML 150 (R : 300)		2250	2000	2000				
	Total				3500	3900					
9 / 21	D		DML 100 (R : 200) 3-① 500 (R : 500) NS 100 Trizel 100		800	800	F-Coth 100 S/Vx3 700				
	E		3-① 500 3-② 300 (R : 700)		1100	1500	1500				
	N				1200	800	800				
	Total				3900	3100					
9 / 22	D				950	1000	X4 1000				
	E				600	500	500				
	N				150	700					
	Total				1700	2200					

NURSES' RECORD

UNIT No. :

Name : C

Sex : M   Age : 59

Room : 401   Dept. : GSI

2007년		Time	Treatment	Notes	
M.	D.				
9	17	11am		401R 입원오심	Sign
				W.O given	
				NPO teaching	
				Vital sign stable	
				Condition obs	
				x-matching Ck Fluid dropping now	
		3pm		Bed rest now	
				NPO keep state	
				Condition change none	
		10pm		Bed rest now	
				No pain complain	
				NPO state	
				2007. 9. 18 화	
9	18	6am		Sleeping now	
		8am		Bed rest now	
				NPO state for EGD	
				Fluid dropping now	
		9am		EGD Checked	
				X-ray Checked	
		3pm		Bed rest now	
				Special change none	
				Condition obs	
				Bed rest now. OP위해 설명드림	
		10pm		NPO keep state	

				2007. 9. 19 수	
9	19	6am		Slept mod NPO state V/S stable Abd E/S taken	
		8am		NPO keep Bed rest now L-tube Foley cath Insertion	
		9am		V/S: 120/80-70-20-36^{8}Checked 속옷 & 장신구 제거 확인함 Robinul 1ⓐ IM injected Send to OR	
		2pm		ICU → 전실함	

NURSES' RECORD

D.	H.	Nursing Treatment & Symptoms	Sign
9/19	11:15am	Transformed from ICU via OR for postopcare	
		By Stretch car brought J-P bag	
		Anesthesia mentality	
		O$_2$ mask inhalation	
		Notify Dr	
		Pain complained frequently	
	4pm	Mental Alert	
		EDBC 설명함	
		O$_2$ 5ℓ /min Via mask inhalat now	
		Respiration stable	
		Kept J-P bag	
		Urine check	
	5pm	See by Dr. 김	
		NPO state	
	6pm	See by Dr. 엄	
		간호사에게 환자상태 설명함	
	8pm	Op site pain mildly	
		On Demerol fluid	
		EDBC 설명함	
	10pm	Alert mentality	
		O$_2$ 5ℓ /min inhalation via mask	
		Kept EKG ⓜ 2 SPO$_2$ 100% checked	
		Respiration statble	
		EDBC 설명함	

NURSES' RECORD

D.	H.	Nursing Treatment & Symptoms	Sign
9/19	10pm	On Demerol fluid Kept J-P bag	
9/20	2am	Position change : back care was done No pain complain	
	4am	None condition change Urine output mediated Closed obs none	
9/20	8am	H/S : alert O₂ 5ℓ /min inhalation via mask EKG ⓜ kept SPO₂ 99% J-P bag 1ea natural drainage now EDBC teaching Op. wd pain : mild DML fluid kept	
	8am	Dr. 엄 rounded NPO kept G. W 하자고 함.	
	10am	Back care closed	
	MN	NPO state	
	1:50pm	Alert mental well Encouraged deep breathing Transformed to G ward	

NURSES' RECORD

UNIT No. :

Name :　　C

Sex　: M　　　　Age　: 59

Room : 401　　Dept. : GSI

2007년 M.	2007년 D.	Time	Treatment	Notes	Sign
9	20	2pm.		ICU → 402호실 전실옴 V/S stable Hospital orientation given Condition obs Foley cath keep 　& J-P keep	Sign
		3pm.		Bed rest now Foley cath keep J/P keep Op site pain severe complain	
		10pm.		Bed rest now NPO state JP keep state Foley cath keep state Mild pain remained Condition obs	
				2007. 9. 21 금	
9	21	6am.		Sleep well Severe pain complain none JP Dw checked	
		7am.		Foley cath removed Self voiding well	
		8am.		NPO keep Self voiding good	

NURSES' RECORD

2007년		Time	Treatment	Notes	Sign
M.	D.				
9	21	8am.		DML fluid keep No pain complain	
		3pm.		Bed rest now Special change none No pain complain	
		5pm.		Dx was done	
		10pm.		Bed rest now Demerol fluid dropping start Severe pain complain none Voiding well done	
				2007. 9. 22 토	
9	22	6am.		Sleeping now Bt: 37.3℃ checked	
		8am.		Bt: 37℃ checked Pain complain none NPO keep	
		11am.		UGI ⓢ checked	
		2pm.		402 → 412호실로 전실함.	
		3pm.		Po fever sign "물 조금 먹었는데 불편감 없었어요"	
		10pm.		Bed rest now S. O. W state Abd discomport none	

NURSES' RECORD

UNIT No. :	
Name :	C
Sex : M	Age : 59
Room : 412	Dept. : GSI

2007년		Time	Treatment	Notes	Sign
M.	D.				
9	23			2007. 9. 23. 일	
		6am		Bed rest now Severe pain complain none	
		8am		Bed rest now No special change Fluid dropping now "어제 검사하고서 배가 자극이 되었는지 　조금 불편했어요" S.O.W state Condition obs	
		10am		Dx was done JP remove	
		3pm		Bed rest now Special change none Fluid dropping now "밥 세 숟가락 먹었어요~ 　속 괜찮아요~ " Condition obs	
		10pm		Bed rest now $\frac{1}{2}$ CD state Abd discomfort none Fluid dropping state Condition obs	

NURSES' RECORD

2007년		Time	Treatment	Notes	Sign
M.	D.				
				2007. 9. 24. 월	
9	24	6am.		Sleeping now	
		8am.		Bed rest now	
				No abd discomfort	
				No pain complain	
				Condition stable	
		9am.		Dx was done	
		3pm.		Bed rest now	
				No pain complain	
				Condition stable	
		10pm.		Ward ambulation	
				"어제보다 설사하는 건 덜해요 배 안 아파요"	
				Fever none sign	
				Condition obs	
				2007. 9. 25. 화	
9	25	6am.		Sleeping now	
				V/S stable	
		8am.		Bed rest now	
				Special change none	
				Pain complain none	
		3pm.		X-ray checked	
				Gas out (+)	
				"약간 배만 땡기는데 많이 불편하지는 않아요"	

NURSES' RECORD

UNIT No. :	
Name :	C
Sex : M	Age : 59
Room : 412	Dept. : GSI

2007년		Time	Treatment	Notes	Sign
M.	D.				
9	25	10pm		Abd none pain "아직은 수술 부위 땡겨요 설사는 덜 해요" Fever non sign, Abd discomfort none	
				2007. 9. 26. 수	
9	26	6am		Sleeping now	
		8am		"아직 설사는 해요. 심하지는 않아요" Abd discomfort none No special change	
		MD		Dx was done , S/O	
		3pm		Bed rest now Abd pain none Condition stable	
		10pm		Sleeping now	
				2007. 9. 27. 목	
9	27	6am		No general condition change 설사 횟수 줄었다고 함 Abd discomfort complain none	
		8am		Bed rest now Special change none	
		3pm		Bed rest now Special change none	

NURSES' RECORD

2007년 M.	D.	Time	Treatment	Notes	Sign
9	27	3pm.		Condition stable	
		10pm.		Bed rest now Fluid dropping now Special change none	
				2007. 9. 28. 금	
9	28	6am.		Slept well	
		8am.		Bed rest now Special change none "가끔씩 배가 아파요" Condition obs	
		3pm.		Bed rest now No pain complain Condition stable	
		10pm.		Bed rest now pain complain none Condition stable	
				2007. 9. 29. 토	
9	29	6am.		Sleeping now V/S stable	
		8am.		Bed rest now No pain complain Condition stable	
		3pm.		"오늘 대변 안 봤어요" Condition stable No GI discomfort complain	

NURSES' RECORD

UNIT No. :

Name :   C

Sex   : M   Age : 59

Room : 412   Dept. : GSI

2007년 M.	2007년 D.	Time	Treatment	Notes	Sign
9	29	10pm		Bed rest now No pain complain Fluid dropping now	Sign
				2007. 9. 30. 일	
9	30	6am		Slept well V/S stable	
		8am		Bed rest now Abd pain complain none "이제 설사는 안해요" Condition stable	
		3pm		Bed rest now Fluid dropping now No fever sign	
		10pm		Bed rest now Abd pain complain none Condition stable	
				2007. 10. 1. 월	
10	1	6am		Slept well V/S stable	
		8am		Ward ambulation now No special complain	
		3pm		Condition stable	
		10pm		Bed rest now No special change Condition stable	

NURSES' RECORD

2007년		Time	Treatment	Notes	Sign
M.	D.				
				2007. 10. 2. 화	
10	2	6am.		Sleeping now	
		8am.		Bed rest now Special change none	
		3pm.		Ward ambulation now G.I trouble sign none	
		10pm.		Abd pain complain none Special change none Bed rest now	
				2007. 10. 3. 수	
10	3	6am.		Lab checked Slept well	
		8am.		Bed rest now No special complain Condition obs	
		3pm.		Bed rest now No special complain	
		10pm.		No special complain Bed rest now	
				2007. 10. 4. 목	
10	4	6am.		Sleeping now	
		8am.		Bed rest now Special change none Condition stable	

NURSES' RECORD

UNIT No. :	
Name :	C
Sex : M	Age : 59
Room : 412	Dept. : GSI

2007년		Time	Treatment	Notes	Sign
M.	D.				
10	4	3pm		G.I discomfort complain none Bed rest now	Sign
		10pm		Bed rest now Abd pain complain none Condtion stable	
				2007. 10. 5. 금	
10	5	6am		Sleeping now	
		8am		Bed rest now Special change none Abd pain complain none	
		3pm		Bed rest now Special change none No abd discomfort	
		10pm		Bed rest now No pain complain Condition stable	
				2007. 10. 6. 토	
10	6	6am		Sleeping now	
		8am		Bed rest now No special complain Condition obs	
		3pm		Condition stable Bed rest now Fluid dropping state	

NURSES' RECORD

| 2007년 | | Time | Treatment | Notes | Sign |
M.	D.				
10	6	10pm.		Bed rest now	
				Special complain none	
				Condition stable	
				2007. 10. 7. 일	
10	7	6am.		Sleeping now	
		8am.		Bed rest now	
				Special no change	
		3pm.		Ward ambulation now	
		10pm.		Bed rest now	
				Special change none	
				No abd discomfort	
				2007. 10. 8. 월	
10	8	6am.		Sleeping now	
		8am.		Bed rest now	
				Special change none	
				Condition stable	
		10am.		퇴원 chart 내림	
				OPD F/u & po teaching	
				Influenza 0.5 IM injected	

P 환자의 Chart를 보고 물음에 답하시오.

01

기타진단명의 분류번호가 틀린 것은?

① S22.07   ② I49.9   ③ M81.8   ④ M16.0   ⑤ J90

02

다음 중 약어풀이로 옳지 않은 것은?

① N.P: NasoPharyngeal

② EOD: Every other day

③ LLF: Left lower field

④ OA: Osteoarthritis

⑤ BS: Bowel sound

03

정상적으로 심장의 리듬이 시작되는 곳은?

① atrioventricular node   ② atrium   ③ sinoatrial node

④ atrioventricular valve   ⑤ bicuspid valve

04

환자에게 실시한 검사가 아닌 것은?

① LFT   ② Ab. Sono   ③ BMD   ④ BST   ⑤ Stool OB

05

BMD에 대한 내용이 아닌 것은?

① 뼈의 양을 골밀도라고 하는 지표로 측정하여 정상인과 비교하여 얼마나 뼈의 양이 감소되었는지 평가하는 것이다.

② 골다공증인 환자에게 뼈의 양이 감소하게 된다.

③ 골연화증인 환자에게 뼈의 양이 감소하게 된다.

④ 폐경과 노화로 인하여 여성들에게 골밀도를 측정한다.

⑤ Bone Marrow depression.

06

입원시 환자의 상태에 대한 설명이 아닌 것은?

① 호흡곤란을 주증상으로 입원하였다.

② 과거에 고혈압과 당뇨가 있었다.

③ 경피적경혈관 관상동맥확장술을 관상동맥 폐색 질환 때문에 실시하였다.

④ 수포음없이 거칠은 호흡소리가 들렸다.

⑤ 바빈스키 징후는 없었다.

07

환자의 과거력에 대한 내용이 틀린 것은?

① 10년 전 고혈압 증상으로 병원에서 경구약으로 치료중이다.

② 4년 전 대동맥 판막질환으로 병원에서 치료중이다.

③ 4년 전 방실결절 지연으로 병원에서 치료중이다.

④ 4년 전 백내장수술을 하였다.

⑤ 4년 전 심실기능상실로 병원에서 치료중이다.

08

환자의 의무기록에 대한 내용이 틀린 것은?

① 응급실을 통하여 입원하였다.

② 입원 후 8일째 부정맥은 86회로 견딜만하였다.

③ 천식은 심방조동 때문이었다.

④ 입원 후 2일째 일반병동으로 옮겼다.

⑤ 수십 년 전부터 양쪽 무릎에 통증이 있었다.

09

흉요추 부위인 Disk 12번이 압박골절이 된 원인을 진단 분류한 것은?

① W00.0　　② W01.0　　③ W01.9　　④ W00.9　　⑤ W00.9

10

신경외과를 협의진료한 결과 추가적으로 진단 분류할 수 있는 것은?

① M17.0　　② M40.2　　③ S22.08　　④ M80.8　　⑤ T81

입 원 결 정 서

진찰번호 ························.. 입원번호 ·······················..

환 자	주소								
	성명	D	직업		성별	남 · (여)	연령		76 세

병 명	1) CHF aggravation I pul edema	대략입원 기 간	일 주

진 료 과	Med 1	☐지정진료 ☐비 지 정	Emergency Operation	A. A.	B. B.	C. C.

입 원 지 시 일	2007. 10. 11	■General ☐Isolation ☐ICU.A ☐ICU.B ☐ICU.C ☐Incubator ☐Frist Admission ☐Re-Admission

입 원	일 자	병동	병실및침대	등급	확인서명	전 과		
						이동과명	주치의명	일 자
수 속	2007.10.11		ICU	1X1				
병실이동	2007.10.12		307	다X7				
병실이동								
병실이동						참 고 사 항		
병실이동						초. 주 응		
입원수속	주 치 의 사		원 무 과		수 간 호 사	O₂ 2ℓ		

퇴 원 결 정 서

퇴원일자	2007. 10. 19. 오전 (오후) ■정상퇴원 ☐응급퇴원 ☐사망 ☐기타

최 종 진 단 명	1) CHF aggravation I pul edema 2) pleural effusion

구 분	수 술	마 취	4 차	월 일	마 취
1 차	월 일	유 · 무	5 차	월 일	유 · 무
2 차	월 일	유 · 무	6 차	월 일	유 · 무
3 차	월 일	유 · 무	7 차	월 일	유 · 무

특수검사 및 처리	종 류 시행일 담당자 1. 2. 3. 4.	퇴 원 당 일	☐약 반 환 ☐혈액반환 ☐처치전표 ■퇴 원 약 /X5 ☐X-Ray ☐기 타

퇴 원 수 속	주 치 의 사	수 간 호 사	원 무 과	참고사항

㈜ 특수검사실(과)에서는 시행후 특수검사 및 처치사항을 기록하여야 함.

성 명	D	성별/나이	F/76
주민번호		과	
일 자	07. 10. 11	병 동	4

퇴원기록지

입 원	2007 년 10 월 11 일 14 시 53 분 과 4 병동 410 호	재원일수
퇴 원	2007 년 10 월 19 일 시 분 과 병동 호	

최 종 진 단 명	분류번호

주 진 단 명 : 1) CHF

기타진단명 : 2) Pulmonary edema   6) S/P PTCA (04')

3) Pleural effusion   7) Osteoporosis

4) HTN   8) OA, Knee, both

5) Arrhythmia (A. fib) 9) Fx. Comp. Dr

수술 및 처치명	분류번호

주 수 술 명 : Conservation Care

* 퇴원시 본원 처방약외에 self p.o medi (Tenolmin 50mg,
Astrix 1ⓣ,
Atacand 8mg   #1
Tambocor 4ⓣ,
sigmart 2ⓣ)#2

기타수술(처치) 및 주요검사 :

· OT/PT 82/107 → 27/52   · BMD : -5.44
· Ab. Sono (10/12) : WNL
· OS consult / SS consult (elcatonin 투여중(수))

원사인 :	부검 : Y/N

치료결과	☐Recovered ■Improved ☐호전안됨 ☐진단뿐 ☐가망없는 퇴원 ☐48시간 이내 사망 ☐48시간 이후 사망 ☐수술 후 10일 이내 사망
퇴원형태	■퇴원지시후 ☐자의퇴원 ☐전원 ( ) ☐사망 ☐기타 ( )
재 입 원	1. 계획된 재입원 2. 계획되지 않은 재입원
원내감염	■없음 / ☐있음: 수술후. 기타처치후. 비뇨기계. 호흡기계. 소화기계. 기타( )
추후진료 계획	☐없음 ■있음 (2007 년 11 월 8 일 시 과)
재 입 원 계획	■없음 ☐있음 (20 년 월 일 시 과)
담당전공의의사서명 : (서명) 주치의사서명 : (서명)	
의무기록 완성 일자 : 20 년 월 일 의무기록사서명 :	

ORDERS FOR TREATMENT

Name _____

2007 . 10 . 11

UNIT No.	284 729	
NAME	D	
AGE	76	SEX F
DEPT		WARD M①/401호

M	D	O R D E R S	Dr's Sign	Nurse's Sign
10	11	〈Adm. Order〉		
		1. Diet, TD		
		2. Check v/s q 6hrs		
		3. check I/O tid (keep foley-cath)		
		4. check BST qid		
		5. BR (head up)		
		6. O_2 supplying via N.P (3 /min)		
		7. IV 10DW 500ml c̄ (MVH 1ⓐ mix w, 　　　　　hepameriz 2ⓐ) lasix 20mg #2 ivs		
		8. p.o medi) 　약 조회전까지 self p.o 유지		
		9. Adm lab) 　CBC, ef, LFT I r-GT BUN/O_2, TG/HDL 　Ca, P, Uric acid, ESR/CRP 　Hbs Ag/Ab 　PT/PTT 　CK/CK-MB/LDH/Tm-I 　Hb Alc , AFP/Ca 19-9 (비급여) 　UA i micro 　Stool OB 처방 ⊖	R₂김	

M	D	O R D E R S	Dr's Sign	Nurse's Sign
10	11	1) lab F/U CK/CK-MB/Tn-I X1		
		2) chest AP (p) × daily		
		3) EKG × daily		
		4) Ab sono (OT/PT elevation)	R₂김	
10	11			
		10) Nebilizer (PRN)		
		Ventolin 1㎖	R₂김	
		11) Lasix iv → D/C		
		PRN) Lasix 10mg iv		
		: I/O target < 0 (Negative)		
		12) p.o medi)		
		Captopril 37.5mg #3		
		Lasix 40mg #2		
		ADT 50mg #2		
		13) MN에 BP sys 140 이상이면 Captopril 25mg 한번 더 주시고 75mg #3로 dose up	R₂김	
		14) self p.o 추가 (Tenolmin은 skip)		
		ASTR 1ⓣ#1		
		Tambocor 4ⓣ#2		
		Sigmart 2ⓣ#2		
		Atacand 8mg#1		

10	12	1) 아침 BP sys < 100 : HTN medi skip
		100 < sys < 140 :
		    Captopril 37.5mg#3 유지
		    Atacand 8mg 복용
		Sys > 140 : Captopril 75mg#3 dose up
		    Atacand 8mg 복용
			R₂김	

		2) Tr. To General ward		

ORDERS FOR TREATMENT

Name _____

20 .   .   .

UNIT No.	_____
NAME	D
AGE	76 SEX F
DEPT	_____ WARD _____

M	D	O R D E R S	Dr's Sign	Nurse's Sign
10	12	〈General Ward Order〉		
		1. Diet) TD		
		2. check v/s q 6hrs		
		3. check I/O tid		
		4. keep foley-cath		
		5. BR		
		6. O$_2$ supplying via N.P (3ℓ /min)		
		7. IV 　10 DW 50mℓ　c 　　　MVH 1ⓐ Hepameric 2ⓐ mix iv		
		8. P.O medi) 　① Captopril 75mg#3 　② Lasix 40mg#2 　　ADT 50mg#2 　③ ATSR 1ⓣ#1　　③④는 self입니다. 　　Atacand 8mg#1 　　(아침약 중 Tenolmin은 제외) 　④ Tambocor 4ⓣ#2 　　Sigmart　2ⓣ#2		
		9. PRN, (Nebrlizer / Ventolin 1mℓ) 　　　　– if dyspnea 　　　　　Solucortef 100mg iv 　　　　– if severe wheezing	R$_2$김	
		10. check BST → D/C	R$_2$김	
10	13	1) Foley-cath off		
10	14	1) chest PA ＼　× E.O.D 　　EKG ↙	R$_2$김	
		2) Tenolmin 50mg#1　Add (self)		

		3) TLN 3ⓣ#3 Add		
10	15	1) lab f/u CBC e', OT/PT, BUN/cr 　　　　　　CK/CK-MB	R₂김	
		2) both knee AP/lat		
		3) OS consult		
10	16	1) X-ray) T-L spine AP/lat/F/E 　　　　L-spine　　　AP/lat 　　　　Pelvis　　　　AP		
		2) SS consult	R₂김	
		3) DGX 0.25mg p.o (stat)	R₂김	
10	17	1) DGX 0.125mg#1 (아침)	R₂김	
		2) TLN/VC/ATR → D/C 　 ADT 50mg#2 → 25mg#1　 dose down	R₂김	
10	17	3) EKG × 1	R₂김	
10	17	– EKG – (pm 6시)	R₂김	
10	18	1) fluid → D/C	R₂김	
		2) Influ vaccination → if refu		
		3) Cough syr 60mℓ#3　 × 3days	R₂김	
10	19	Discharge & OPD follower (10/23)		
		p.o medi) Repeat × 5days 　　(Cough syr 포함)		
		OPD 내원시) chest PA, EKG	R₂김	

Admission note

Unit number :   이름 : D   나이/성별 : F/76

C.C: dyspnea   for   remote : 1 mnh
                                recent : 3~4 day

    ROS)N/V/C/D(-/-/-/-), fever(-)
        Dyspepsia/acid bleching(-/-)
        Chest pain/DOE(-/+)
        Cough/Sputum(+/+)
        Vertigo/Dizziness(-/-)

P.I : 상기 76세 여자는 HTN ,s/p PTCA d/t CAOD lvd(04). Arrhythmia OO병원
    심장내과 f/u중인 분으로 내원 1개월전부터 DOE 있다가 3-4일전부터
    resting시에도 지속되는 dyspnea 있어 ER 경유하여 입원하였다.
PMHx : DM/HBP/TBc/Hepatitis(-/+/-/-)
                          s/p PTCA d/t. CAOD IVD (04), osteoporosis
SHx : Smoking(-), alcohol(-)
FHx :   n-c

P/E
G/A : (Acute chronic , not so ill looking) appearance
M/S :   allert
HEENT : not pale conjunctiva.
CHEST : coarse breaths sound J rale
        Irregular heart beat without murmur
ABDOMEN :
        Soft   &   distention

N/E   barbinski sign(-)
      Neck stiffness(-)

IMP : 1. CHF
     2. s/p PTCA d/t CAOD lvd

Plan : 1. I/O check
     2. DM diagnosis

                              내 과 _____ R_n이 _____

PROGRESS NOTE

O.P.D.

No. _____

Name	D	Age	76	Sex F	Room No.		Adm. date	Dis. date
Provisional Diagnosis								
Date Dr's sign								Dr's sign
10/12	HD #2							
/	S: dyspnea (+)							
/	Chest pain (−)							
/	O: Chest) coarse BS on both LLF No wheezing sound CK/CK−MB/Tn−I 41/19/0.08 EKG) A. fluter (V.rate 85) Chest AP) slightly improvement of pul. Edema							
/	A & P : 1) CHF : I/O negative 유지							
/	2) Arrhythmia : Tambocor p.o 유지							
/	3) athima : cardiogenic으로 사료되며 복용중이던 self medi 중 Tenolmin은 stop							
/	4) HTN : hiBP check되어 Captopril titeration 중 → asthima attack 상태에서 호전되어 General ward로 전실함.							R₂김
/	· Ab. Sono) 1) both pleural effusion 2) Otherwise WNL							R₂김
10/13	HD #3							
/	PT. tolerable, CBS no wheezing, but mild coarse BS on both LLF							R₂김
10/15	HD #5							Dr's sign
/	S: 움직일 때만 숨이 차요.							
/	O: Chest) mild coarse BS on both LLF. No wheezing.							
/	A & P: 1) CHF : tolerable							
/	2) Arrhythmia : PR 100회 가량 → Tenolmin Add							R₂김
10/16	HD #6							
/	S: No special Complaint							
/	DOE (−). Chest discomfort (−)							
/	O: EKG) Tachycardia (maybe PSVT) 136회							
/	A & P: A. fib에 의한 PSVT로 사료되며 DGX add.							R₂김

10/18	HD #8	
/	S: No special Complaint	
/	O: EKG) A.fib 86회	
/	A & P: Arrhythmia – rate 86회로 tolerable.	
/	→ Severance Cardio f/u 예정.	
10/19	HD #9	
/	Sx: improve → OPD f/u 계획하에 discharge	

CONSULTATION SHEET

Chart No :
Name   :   D   M.F :   F
Room No :   307   Age :   76

To : Department of OS 김부장님   Dept   :   MD

The patient   **can**   be moved from ward
                can not

Impression :   both knee pain

History and Findings :
　본 76세 여환은 CHF & pul. Edema / effusion. HTN, DM, arrhythmia. s/p PTCA, Osteoporosis로 본과 action중인 pt로 Sx 호소하여 협의진료 드리오니 고진선천 바랍니다. 감사합니다.

의뢰과 : Med 1   의뢰일자 : 07. 10. 15   주치의 : 강 / R₂김   (서명)

Reply
〈 OS Note 〉
CC : both knee pain
D　 : 수십년전부터 Both Knee pain
Local clinics (OS) : OA → Hypil (O) 1A
Op → refuse
Both Knee Gonarthrosis : comp
Sw (−). Td(±)

Imp   OA. Knee both
Rec) ① Rx   U-C   #2 Sy p.o   × 7day
            ATR   #2 Sy p.o   × 7day
            JNS   #2 Sy p.o   × 7day
     ② Lx   T-T   1ⓟ
     ③ Ptx   /s   Knee both
     ④ Rep   Hyal   1ⓐ × 2

            진료일자 : 07. 10. 15   주치의 :   OS김   (서명)

CONSULTATION SHEET

Chart No :	
Name : D	M.F : F
Room No : 307	Age : 76

To : Department of SS 이과장님   Dept : MD

The patient   **can**   be moved from ward
        can not

Impression : LBP

History and Findings :

본 76세 여환은 CHF & pul. Edema / effusion. HTN, DM, arrhythmia .
s/p PTCA, Osteoporosis로 본과 Adm. 중인 pt로 2개월전 slip. dn이후 T-L area가
굽고 통증있어 협의진료 드리오니 고진선천 바랍니다. 감사합니다.

의뢰과 : Med 1   의뢰일자 : 07. 10. 16   주치의 : 강 / R$_2$김   (서명)

Reply

⟨ Xray of L-Spine ⟩

    Comp. Tx at D$_{12}$

    Severe collapse
    Kyphotic deformity

                 Rec) 1. BMD.

        진료일자 : 07. 10. 16   주치의 : 이   (서명)

INTAKE AND OUTPUT

번 호 :	
성 명 : D	성별/나이 : F/76
과 : MD	호 실 : 307

Date	Time	INTAKE				OUTPUT					
		Oral	Parenteral	Blood	Total	Total	Urine	Drainage	Suction	Vomitus	Stool
10/11	D	SDx1 400 W:100	10DW 100 (R:400)		600	300	300				
	E	SDx1 200 W:100	10DW 100 (R:300)		400	800	800				
	N		100 (R:200)		100	300	300				
	Total				1100	1400					
10/13	D	우유:150 GDx1 300 W:100	10/12 100 (R:100)		650	400	U-bag: 100cc X1 300				
	E	GDx2/3 200 W:50	10/12 100 10/13 50 (R:450)		400	600	X2 600				
	N		100 (R:350)		100	200	X1 200				
	Total				1150	1200					
10/14	D	GDx1/2 150 우유:200 w:100 커피:100	10/13 350 10/14 100 (R:400)		1000	800	X2 600				X2 200
	E	GDx1 150 W:100	10/14 300 (R:100)		550	600	X2 600				
	N		100 10/15 come of		100	400	X2 400				
	Total				1650	1800					

Date	Time	INTAKE				OUTPUT					
		Oral	Parenteral	Blood	Total	Total	Urine	Drainage	Suction	Vomitus	Stool
10/15	D	GDx2 600 W:100 우유:180	10/15 10DW 100 (R:400)		780	1000	X4 800				X2 200
	E	주스:250 GDx1 350	10/15 10DW 150 (R:250)		750	500	X2 400				X2 100
	N	W:100	10/15 (R:250)		350	400	X2 400				
	Total				1880	1900					
10/16	D	GDx1 100 SDx1 300 W:100 커피:100	10/16 10DW 100 (R:400)		700	1000	X4 800				X2 200
	E	SDx1 300 W:200	10/16 10DW 400		1000	300	X1 300				
	N					300	X1 300				
	Total				1700	1600					
10/17	D	SDx1 200 GDx1 300 w:100	10/17 10DW 100 (R:400)		700	700	X3 600				X1 100
	E	GDx1 200 W:100 요플레:100	400		800	800	X4 800				
	N	커피:100			100	300	X1 200				X1 100
	Total				1600	1800					

NURSES RECORD

D.	H.	Nursing Treatment & Symptoms	Sign
10/10	6pm	Admitted by s-card from ER	
		Alert mentality	
		CC) dyspnea	
		On set) 내원 한달전부터 mild dyspnea 있어오다 3-4일 전부터 증상 심해져 본원 ER 통해 ICU adm.	
		PHx) 10년전 HTN Dx　　　　S병원 po Tx 중 　　　4년전 AVD, heart failure. Dx Tx 중. S병원ⓗ. 　　　4년전 cataract　op (+) 강남에 있는 병원.	
		FHx) none	
		B.w)　　habit : none　　　　informor : 본인. 딸.	
		Mild dyspnea sign seen　　O₂ /min　N-P inhalation EKG ⓜ ; SPO₂ 연결함. (Dr 강 by done) 보호자 및 환자에게 ICU Orientitaion	김
	8pm	None pain complain	
		Mild dyspnea (+).　　SPO₂　100%　checked.	김
	추가	High bp (SBP 190mmHg) checked.　　Notify	
		R2김. Po med 후 180mmHg 까지 checks 하자고 하심	김
	10pm	Alert Mild dyspnea sustained O₂ 5ℓ /min via　N-P　I-halation SPO₂ 100%　checked	김
	11pm	Seen by Dr김	
		Self p.o 주자고	김
	10.30am	BP 150/110mmHg checked Captopril 250mg　p.o　give	김
10/11	2am	Back care was done	노
		None specific　change : no dyspnea Closed observation	노

NURSES RECORD

D.	H.	Nursing Treatment & Symptoms	Sign
10/12	8am.	Alert O_2 5ℓ /min inhalation N-prong Dyspnea subside SPO_2 100% checked N P O state No chest discomfort with pain	 박
	8:30am.	Seen by O_2 O_2 3ℓ /min decreased was done	 박
	10am.	Sono checked Back care was done Alert mentality Transformed to G ward ICU → 307호로 전입옴 V/S) 110/70-98-20-36 Wd OT givien Bed neat now O_2 3ℓ /min Inhalation started	 박 여
	3p	Mental : alert O_2 3ℓ /min inhalation	
	10p	No special complain O_2 kept	 전
		2007. 10. 13 (일)	
10/13	6A	수면중	
	8AM	O_2 keep state Mental : alert Dyspnea sign : mild	 이
	11AM	Foley cath removed	
	3PM	Self voiding. Done Mental : alert No dyspnea sign	

NURSES RECORD

D.	H.	Nursing Treatment & Symptoms	Sign
10/13		O$_2$ self remove done No chest discomfort sign Stitting) position done No special change	김 전
		2007. 10. 14 (일)	
10/14	6A	수면중	
	8A	Dyspnea : none O$_2$ self remove state	
	3pm	No Dyspnea sign Bed neat now	
	10pm	수면중	박
		2007. 10. 15 (월)	
	6A	수면중	
	8AM	No Dyspnea sign Both knee pain : mild	박
	3pm	Both knee pain : mild Dyspnea sign : mild O$_2$ kept state Bed neat now	
	10pm	Both knee pain : mild Beck pain : mild Dyspnea sign : none Bed neat now 2007. 10. 16 (화)	여
10/16	6AM	Sleeping now	
	8AM	Dyspnea sign (−) Both knee & back pain : mild	전
	3P	Both knee : mild	
	4P	PT taken	
	10pm	Sleeping now	

NURSES RECORD

D.	H.	Nursing Treatment & Symptoms	Sign
10/16		O$_2$ 3ℓ kept	이
		2007. 10. 17 (일)	
	6AM	Sleeping now	
	8AM	No dyspnea sign Both knee & back pain : mild	
	9AM	done	
	3P	No special change	
	4P	PT taken	김
	10pm	Dyspnea sign : mild O$_2$ 3ℓ kept SPO$_2$: 100% checked	전
		2007. 10. 18 (목)	
10/18	6A	Sleeping now	
	8AM	No chest pain Dyspnea sign : mild O$_2$ keep state	
	3p	EKG check	박
	10pm	Dyspnea sign : mild O$_2$ 3ℓ kept Bed neat now	
		2007. 10. 19 (금)	
10/19	6A	Sleeping now	
	8AM	No condition change	
	11AM	Do po × 5day given 10/23 OPD f/u teaching done	박

단박에
합격하기

보건의료정보관리사
실전모의고사

제 5회 모의고사

1교시
- 보건의료정보관리, 의료정보관리, 의료의 질관리, 조직관리, 건강보험, 공중보건, 병원통계

2교시
- 질병 및 사인 및 의료행위분류, 의학용어, 기초 및 임상의학, 암등록
- 의료관계법규

3교시
- 실기시험

제 5회 실전모의고사_1교시(97문항)

보건의료정보관리, 의료정보관리, 의료의 질관리, 조직관리, 건강보험, 공중보건, 병원통계

01

ICD-9-CM, ICD-10, LOINC와 같은 보건의료분야의 기타 표준용어(standardized terminology) 체계와 매핑되어 있는 데이터 표준은?

① DICOM
② EDI
③ HL7
④ ICD-10
⑤ SNOMED CT

02

UMLS(Unified Medical Language System)에 대한 내용으로 틀린 것은?

① 미국 국립의학도서관에서 개발하고 있는 의료분야의 통합용어 모델이다.
② 임상영역의 용어체계를 호환되기 이하여 개발한다.
③ 국제간호실무분류체계이다.
④ 핵심 요소는 메티시소러스(metathesaurus), 의미망(Semantic Network), 전문 어휘사전(Specialist Lexicon)을 가지고 있다.
⑤ 전 세계의 100개 이상의 어휘집, 코드세트, 유의어사전 등이 개념을 엮어서 구축하였다.

03

미국 의무기록 발전에 공헌하게 되었으며 의무기록 실무자 교육을 위하여 최초로 학위인정을 받은 곳은?

① Massachusettes General Hospital
② St. Josep Hospital
③ Rochester General Hospital
④ St. Mary's Hospital
⑤ Pennsylvania Hospital

04

CQI 활동 전 상태와 활동 후 변화에 대하여 관찰할 수 있는 QI도구는 무엇인가?

① 관리도
② 흐름도
③ 체크시트
④ 런차트
⑤ 런차트

05

총 입원환자 사망에서 검시관에게 보내져 부검하지 않은 것을 제외하고 계산한 것은 무엇인가?

① 조부검률
② 순사망률
③ 순부검률
④ 총사망률
⑤ 병원부검률

06

같은 클래스에 속하는 개개의 객체로 엔티티에 대하여 구체적인 것은?

① 속성(Attribute) ② 엔티티(Entity)

③ 인스턴스(Instance) ④ 관계(Relationship)

⑤ Key

07

자식이 부모를 여러 개 가질 수 있으며 개체와 개체 관계를 그물처럼 연결하는 데이터 모델은?

① 네트워크형 데이터베이스 프로그램

② 객체지향형 데이터베이스

③ 데이터관리시스템

④ 관계형 데이터베이스

⑤ 계층형 데이터베이스

08

원외 및 원내 의약품 처방내역을 관리하는 투약을 수행하는 의료진이 사용하는 시스템은?

① PIS ② MS

③ EMR ④ OCS

⑤ LIS

09

트리거(TRIGGER)로 테이블이나 뷰와 관련하여 INSERT문, UPDATE문, DELETE문 등에서 이벤트가 발생할 때 작동하는 것은?

① 여러 개의 테이블이나 뷰를 연결하여 데이터를 한꺼번에 다룰 수 있으며 SQL이 실행

될 때만 유지된다.

② 삭제, 검색, 수정 등의 SQL 명령들을 하나의 덩어리로 만들어 한번에 처리한다.

③ 데이터베이스 작업을 할 때 자동적으로 실행될 수 있는 명령문이다.

④ 하나 이상의 SQL문을 만들어서 저장해 놓은 다음 하나의 묶음으로 실행한다.

⑤ 원래의 데이터베이스에 저장된 내용을 수정한다.

10

표준을 벗어나는 경계선으로 허용할 수 있는 한도를 의미하는 것은?

① 역치 ② 지표

③ 기준 ④ 변이

⑤ 표준

11

보건기관의 진료수가에 대한 설명이 틀린 것은 무엇인가?

① 진료수가는 수진자가 보건기관을 방문하여 진료를 받는 경우로 방문당으로 한다.

② 방문당 수가는 초재진을 구분하여 동시에 2가지 이상 상병에 대하여 각각 진료를 행한 경우 방문당 수가를 산정한다.

③ 의과, 치과, 한방과별로 각각 진료를 행한 경우에는 방문당 수가를 각각 산정한다.

④ 보건소 또는 보건지소에서 입원진료를 행한 경우 입원료를 산정한다.

⑤ 진료담당의사가 진료상 필요에 의해 한방

진료를 의뢰하여 한.양방 진료를 행한 같이 받았을 때는 의과방문당 수가를 1회만 산정한다.

12

병원 부검에 포함되지 않는것은?

① 과거 환자 부검

② 입원환자 부검

③ 신생아 부검

④ 퇴원 후 사망한 환자 부검

⑤ 사산아부검

13

천연두와 홍진에 대한 연구를 한 사람은?

① Rhazes

② Galen

③ Papyrus Ebers

④ Edwin Smith Papyrus

⑤ Thoth

14

SCM(Supplied Chain Management)에 대한 설명으로 맞는 것은?

① 제품이나 서비스가 공급자에서 최종 소비자까지 모든 자원을 통합된 것이다.

② 제품에 대한 마스터 데이터를 관리하는 것이다.

③ 고객 마스터 데이터를 관리하는 것이다.

④ 기업이나 조직의 가치 극대화를 위하여 경영전략을 수립하고 전략대로 경영활동을

위하여 전략 중심형 조직을 구축하고 실행하는 경영프로세스이다.

⑤ 빅 데이터를 분석하여 경영자가 더 좋은 의사결정을 내릴 수 있도록 데이터를 활용할 수 있는 프로세스이다.

15

데이터 셋(Data Set)의 데이터의 의미를 설명해 놓은 것은?

① 메타데이터(Meta data)

② 마스터데이터(Master data)

③ 데이터 사전(Data dictionary)

④ 데이터 매핑(Data mapping)

⑤ 데이터 아키텍처(Data architecture)

16

의무기록에 대하여 병원에 대한 책임은?

① 의료의 질에 대한 법적 도의적 책임

② 의무기록 노출되거나 분실. 변조되는 일이 없도록 관리할 책임

③ 의무기록 작성하는 최종 책임을 진다.

④ 병원장에게 책임을 위임을 받은 비밀문서를 안전하게 보관 관리하는 책임

⑤ 환자 및 입원/외래/응급 환자로 나누어 환자들에게 제공한 진료내용을 정확하게 기록 보관한다.

17

환자 진료에 참가하는 의료팀이 모두 기록하는 기록지는?

① 통합적 경과기록지
② 단기간 입원기록지
③ 기간 중 병력기록
④ 진단요약색인기록지
⑤ 병력기록지

18

QI 모형으로 품질관리에 통계적 기법이 접목시킨 것은?

① Control chart
② PDCA Cycle
③ Zero defect
④ Fishbone diagram
⑤ Check Sheets

19

SNOMED CT의 요소로만 구성된 것은?

가. 메타시소러스(metathesaurus)
나. 의미망(Semantic Network)
다. 전문 어휘사전(Specialist Lexicon)
라. 개념(Concept)
마. 용어(Description)
바. 관계(Relationship)
사. 시소러스(thesaurus)

① 가, 나, 다
② 가, 다, 라
③ 나, 다, 라
④ 라, 마, 바
⑤ 마, 바, 사

20

SQL 명령문 중 JOIN(조인)에 대한 내용을 고르시오.

① 여러 개의 테이블이나 뷰를 연결하여 데이터를 한꺼번에 다룰 수 있으며 SQL이 실행될 때만 유지된다.
② 삭제, 검색, 수정 등의 SQL 명령들을 하나의 덩어리로 만들어 한번에 처리한다.
③ 데이터베이스 작업을 할 때 자동적으로 실행될 수 있는 명령문이다.
④ 하나이상의 SQL문을 만들어서 저장해 놓은 다음 하나의 묶음으로 실행한다.
⑤ 원래의 데이터베이스에 저장된 내용을 수정한다.

21

양의 창자로 봉합사로 사용하고 알코올로 상처를 소독한 사람은?

① Rhazes
② Galen
③ Papyrus Ebers
④ Edwin Smith Papyrus
⑤ Thoth

22

AHIMA에서 주장한 역할로 질병, 수술분류 등 의학연구를 위한 데이터베이스의 관리를 하는 역할을 수행하는 사람은?

① 보건정보관리자(Health Information Manager)
② 임상자료전문가(Clinical Data Specialist)
③ 건강정보관리자(Patient Information Coordination)
④ 데이터 질 관리자(Data Quality Manager)

⑤ 데이터 자원 관리자(Data Resource Administrator)

23

데이터 질 관리 속성에 대한 내용이 아닌 것은?

① 정확성   ② 무결성

③ 타당성   ④ 적시성

⑤ 참조성

24

환자의 최종 주진단에 의하여 결정되어 고정된 가격으로 상환하는 제도는?

① PEP   ② PSRO

③ DRG   ④ NPDB

⑤ Medicare

25

임산부의 생명을 구하기 위하여 실시하게 되는 것을 무엇이라고 하는가?

① 인공유산   ② 불완전유산

③ 치료적 유산   ④ 계류유산

⑤ 절박유산

26

입원환자의 입원료 차등수가가 적용되는 기준은 무엇인가?

① 요양기관 종별   ② 의사수

③ 간호사 수   ④ 상급병실수

⑤ 의료기사수

27

의무기록에 대하여 보건의료정보관리 부서장의 책임인 것은?

① 의료의 질에 대한 법적 도의적 책임

② 의무기록 노출되거나 분실. 변조되는 일이 없도록 관리할 책임

③ 의무기록 작성하는 최종 책임을 진다.

④ 병원장에게 책임을 위임을 받은 비밀문서를 안전하게 보관 관리하는 책임

⑤ 환자 및 입원/외래/응급 환자로 나누어 환자들에게 제공한 진료내용을 정확하게 기록 보관한다.

28

다음 설명이 틀린 것은?

① 외래 접수의 환자등록 시스템, 입퇴원 관리, 수납 및 미수금관리, 진료비 청구등을 원무행정정보시스템이라고 한다.

② 장비 및 비품관리, 전자 결재하는 금융시스템, 위기관리 시스템 등은 일반행정관리 시스템이라고 한다.

③ 임상정보시스템에는 진료정보, 간호정보, 처방입력 등의 진료시스템과 진단검사 및 방사선, 약국정보시스템 등이 있다.

④ 통합의료시스템은 병원경영정보시스템과 분리된 것이다.

⑤ 입.퇴원기록, 치료 후 진료비 관리, 인사 급여경리, 물품 재고관리 등은 행정정보시스템이다.

29

결혼 상태, 식습관, 수면습관, 종교 등을 기록하는
것은?

① 주소 ② 개인력

③ 과거력 ④ 가족력

⑤ 신체 각 계통 조사

30

전통적인 QA의 접근방법은?

① 미리 정해진 기준을 충족시키는 것

② 점진적인 변화를 추구하는 것

③ 지속적으로 효율성을 높이는 것

④ 장기간에 효율성을 높이는 것

⑤ 기존의 업무를 무시하고 목표달성을 위하
여 새로운 방안을 모색하는 것

31

의료기관이 교통사고 환자를 진료한 경우 관련서류
를 보존하는 기간은?

① 5년 ② 10년

③ 3년 ④ 2년

⑤ 없음

32

병원에서 진료과별 구조를 표현하는 것처럼 데이터
들이 트리 구조의 형태로 데이터들이 연결된 데이
터베이스는 무엇인가?

① 계층형 데이터베이스

② 네트워크형 데이터베이스

③ 관계형 데이터베이스

④ 객체지향형 데이터베이스

⑤ 객체관계형 데이터베이스

33

응급소생법, 동맥혈 분석. 습도. 공기 등의 내용이
기록되는 기록지는?

① 호흡치료 기록지 ② 물리치료기록지

③ 사회사업기록지 ④ 이송기록지

⑤ 신장투석기록지

34

대한보건의료정보관리사에서 제시한 역할로 보건
의료정보의 전 생애주기를 관리하여 완전한 정보보
호관리 체계를 구축하는 역할은?

① 보건의료정보 표준 전문가

② 보건의료정보 분류전문가

③ 보건정보관리자

④ 보건의료정보관리자

⑤ 개인정보보호 관리자

35

개인정보처리자가 정보주체에게 열람을 제한하거
나 거절할 수 있는 경우가 아닌 것은?

① 법률에 따라 열람이 금지되거나 제한됨

② 개인정보 열람할 수 없는 사유소멸

③ 다른 사람의 생명, 신체를 해할 우려가 있
는 경우

④ 다른 사람의 재산과 이익을 부당하게 침해
할 우려가 있는 경우

⑤ 학력, 기능 및 채용에 관한 시험, 자격 심사

에 관한 업무 수행에 지장을 주는 경우

36

Apgar score, 기형 여부, 제대 상태 등이 기록되는 기록지는?

① 수술기록지
② 응급실 기록지
③ 산전기록지
④ 진통기록지
⑤ 신생아기록지

37

다음 중 과정의 평가에 해당하는 것이 아닌것은?

① 신임제도
② 진료비청구심사
③ 의료감시
④ 동료의사에 의한 심사
⑤ 의료자원이용검토

38

수술 후 사망률을 구하는 기준은?

① 수술 후 2주 이내 사망
② 수술 후 1주 이내 사망
③ 수술 후 10일 이내 사망
④ 수술 후 15일 이내 사망
⑤ 수술 후 30일 이내 사망

39

TPN이나 Enteral nutrition의 내용을 기록하는

기록지는?

① 호흡치료 기록지
② 물리치료기록지
③ 사회사업기록지
④ 식이요법기록지
⑤ 신장투석기록지

40

인체, 질병, 안 질환 및 부인병에 관한 의학서적을 저술하였으며 의사들의 수호신으로 숭배되던 사람은?

① Rhazes
② Galen
③ Papyrus Ebers
④ Edwin Smith Papyrus
⑤ Thoth

41

보건의료분야의 정보 거버넌스를 위하여 필요한 단계가 아닌 것은?

① 가치전달   ② 자원관리
③ 위험관리   ④ 전략적 연계
⑤ 데이타 교육

42

테이블에 있는 행(튜플)을 삭제할 때 사용하는 것은?

① select   ② insert
③ update   ④ commit
⑤ delete

43

데이터베이스관리시스템(Data Base Management System)의 기능에 속하지 않는 것은?

① 구조에 따라서 자료를 축적한다.

② 데이터베이스 언어에 따라서 조회 및 수정할 수 있다.

③ 데이터 정보의 기밀을 보호한다.

④ 자료를 처리할 때 동시실행제어가 가능하다.

⑤ 자료의 수정 중 이상이 발생시 데이터 복원 작업은 불가능하다.

44

다음 중 SNOMED CT에 대한 내용으로만 구성된 것은?

> 가. 국가 표준용어(standardized terminology)체계이다.
>
> 나. 국내 의료환경에 적합한 용어체계 지원을 위해 개발되었다.
>
> 다. 국내 의료분야에 사용되는 모든 용어를 포괄적으로 관리할 수 있다.
>
> 라. 전 세계의 100개 이상의 어휘집, 코드세트, 유의어사전 등이 개념을 엮어서 구축하였다.
>
> 마. 메티시소러스(metathesaurus), 의미망(Semantic Network),전문 어휘사전(Specialist Lexicon)을 핵심요소로 가진다.
>
> 바. 형태학 및 해부학을 기술하기 위하여 CAP에 의해 출판이 되었다.

① 가, 나, 다　　② 라, 마
③ 나, 다, 바　　④ 라, 마, 바
⑤ 바

45

부검보고서에 대하여 우리나라 병원표준화 심사요강에서 임시보고서를 제출해야 하는 기간은?

① 7일 이내　　② 90일 이내
③ 60일 이내　　④ 3일 이내
⑤ 10일 이내

46

다음 중 KOSTOM에 대한 내용으로만 구성된 것은?

> 가. 국가 표준용어(standardized terminology) 체계이다.
>
> 나. 국내 의료환경에 적합한 용어체계 지원을 위해 개발되었다.
>
> 다. 국내 의료분야에 사용되는 모든 용어를 포괄적으로 관리할 수 있다.
>
> 라. 전 세계의 100개 이상의 어휘집, 코드세트, 유의어사전 등이 개념을 엮어서 구축하였다.
>
> 마. 메티시소러스(metathesaurus), 의미망(Semantic Network), 전문 어휘사전(Specialist Lexicon)을 핵심요소로 가진다.
>
> 바. 형태학 및 해부학을 기술하기 위하여 CAP에 의해 출판이 되었다.

① 가, 나, 다　　② 라, 마
③ 나, 다, 바　　④ 라, 마, 바
⑤ 바

47

보건의료전문가에 의해 확립된 척도와 표준으로 명목집단기법. 가설검정, 의무기록 감사, 지표모니터링을 사용하여 임계치에 이탈한 것을 감시하는 접근방법은 무엇인가?

① TQM ② CQI

③ QI ④ QA

⑤ Reengineering

48

통합의학언어시스템을 의미하는 데이터 표준은?

① DICOM ② EDI

③ HL7 ④ UMLS

⑤ SNOMED CT

49

사례관리와 주진로 경로를 적용한 경우 장점이 아닌 것은?

① 환자 만족도 증가

② 직무만족도 증가

③ 병상회전율 높음

④ 평균재원일수 증가

⑤ 병원의 수익증대

50

병원 환자였던 사망자로서 환자의 입원상태, 부검실시 장소에 관계없이 그 병원에서 실시된 부검수의 비율을 무엇인가?

① 조부검률

② 순사망률

③ 순부검률

④ 총사망률

⑤ 병원부검률

51

교통사고 환자에 대하여 의료기관에서 심사평가원에 진료수가 청구를 한 이후 심사평가원의 심사결과에 따라서 진료수가를 지급하여 주는 곳은?

① 심사평가원 ② 보건복지부

③ 국토교통부 ④ 보험회사

⑤ 건강보험관리공단

52

Input/Output 등을 1일 6회 정도 기록하는 기록지는?

① 수술기록지 ② 병리검사보고서

③ 회복실기록지 ④ 간호기록지

⑤ 그래픽기록지

53

Liver scan, thyroid scan, bone scan 등에 대하여 기록하는 기록지는?

① 의사지시 기록지 ② 병력기록지

③ 치료방사선 기록지 ④ 핵의학 검사지

⑤ 진단방사선기록지

54

대한보건의료정보관리사에서 제시한 역할로 보건의료정보가 활용되도록 관리하고 보건의료데이터 거버넌스를 구현하는 역할은?

① 보건의료정보 표준 전문가

② 보건의료정보 분류전문가

③ 보건정보관리자

④ 보건의료정보관리자

⑤ 개인정보보호 관리자

55

Berwick이 주장한 'Theory of Bad Apple'것은 전통적 QA의 문제점 중 어떤 것을 의미하는 것인가?

① 제한된 범위　　② 낭비와 중복
③ 규제와 감독중심　④ 지도력 부족
⑤ 헌신력 부족

56

일정기간 연인원 환자수에 연 외래환자수를 1인당 부담진료비를 기준으로 입원환자수를 환산 합계하여 연가동 병상수로 나눈 지표는 무엇인가?

① 병원이용률　　② 병상회전율
③ 병상점유율　　④ 평균재원일수
⑤ 지역별 친화도

57

산재 근로자에 대한 응급의료수가기준을 고시하는 자는?

① 심사평가원장　② 보건복지부장관
③ 국토교통부장관　④ 고용노동부장관
⑤ 건강보험관리공단

58

개인정보처리자에 대한 내용이 틀린 것은?

① 개인정보처리자는 정보주체가 인터넷 홈페이지를 회원으로 가입할 경우 주민등록번호를 사용하지 않아도 회원으로 가입할 수 있도록 해야 한다.
② 개인정보처리자는 제3자에게 개인정보업무를 위탁할 수 없다.
③ 개인정보처리자는 보유기간이 경과되어 개인정보가 불필요하게 되었을 때 개인정보를 파기하여야 한다.
④ 개인정보처리자는 정보주체의 동의를 받은 경우에는 정보주체의 개인정보를 제3자에게 제공할 수있다.
⑤ 개인정보처리자는 만 14세 미만아동에게 개인정보를 처리하기 위하여 동의를 받을 때는 법정대리인의 동의를 받는다.

59

분만 254시간 이후~ 분만 10일 이내 산욕열의 체온 기준은?

① 37.8℃　　② 38℃
③ 38.5℃　　④ 38.7℃
⑤ 39℃

60

네트워크를 통하여 송수신되거나 시스템에 보관되어 있는 정보가 불법적으로 생성 또는 변경되거나 삭제되지 않도록 보장하는 특성을 무엇이라고 하는가?

① 인증 및 인가　② 접근제어
③ 무결성　　④ 기밀성
⑤ 가용성

61

의료 수준에 차이가 있는 것을 무엇이라고 하는가?

① 추적지표(tracer)　② 역치(threshold)

③ 기준(Criteria)　④ 변이(variation)

⑤ 표준(Standard)

62

침대에서 떨어져 골절이 되거나 약 처방이 잘못 투여된 경우 기록하는 기록지는?

① 사고기록지　② 응급실기록지

③ 투약기록지　④ 간호기록지

⑤ 자료공개동의서

63

보건의료데이터 거버넌스의 영역이 아닌것은?

① 데이터 아키텍처

② 의료의 질 관리

③ 마스터 데이타 관리

④ 데이터 보안관리

⑤ 비지니스 인텔리젼스

64

사람들이 많이 모이는 공화당에 게시한 최초의 의학잡지는?

① Aesculapiadae

② Aesculapia

③ Aesculapius

④ St. Bartholomew's Hospital

⑤ Romana Acta Diurna

65

데이터를 저장하고 관리하여 복잡한 질의어를 대화식으로 가능하게 하는 시스템은 무엇인가?

① Datawarehouse　② DataMining

③ DataBase　④ Datawarehousing

⑤ OLAP

66

해당 상병의 치료가 종결된 이후 동일 상병이 재발하여 진료를 받기 위해서 내원한 경우 산정할 수 있는 것은?

① 초진진찰료

② 재진진찰료

③ 초진진찰료와 재진진찰료

④ 의약품관리료

⑤ 입원료

67

마취 후의 기록에 대한 내용을 재 기록하는 기록지는?

가. 경과기록지	나. 퇴원요약지
다. 병리검사기록지	라. 회복실기록지
마. 마취기록지	바. 간호기록지

① 가, 나　② 나, 다, 라

③ 다, 라, 마　④ 가, 라, 마

⑤ 나, 라, 바

68

보건의료정보기술(HCIT)에 대한 내용으로 맞는것은?

① IT 기술을 의료기술에 접목하여 H/W, S/W 개발의 기술을 지원, 개발 및 관리하는 것을의미한다.

② IT 기술을 의료기술에 접목하여 개발 완료된 정보시스템에서 발생하는 정보에 대하여 데이터를 체계적으로 수집하고 분석하는 것을 의미한다.

③ 보건의료정보시스템에서 축척된 데이타를 이용하여 경영에 대한 의사결정에 도움이 될수 있록 통계를 낸다.

④ 병원이나 조직 전체를 움직이는 힘을 의미한다.

⑤ 데이터의 모음을 의미한다.

69

의사의 업무실적에 대하여 위원회에서 업적을 평가하기 위한 색인은?

① 환자색인　　　　② 번호색인
③ 질병 및 수술색인　④ 의사색인
⑤ 이름색인

70

임상 가이드 라인 및 진료 프로토콜의 연결을 가능하게 하여 근거기반의 진료의사결정을 할수 있는 데이터 표준은?

① DICOM　　　　② EDI

③ HL7　　　　④ ICD-10
⑤ SNOMED CT

71

병원시설 이용 상황을 파악하고 의사 개인 별 환자수의 증감상태를 파악할 수 있는 색인은?

① 환자색인　　　　② 번호색인
③ 질병 및 수술색인　④ 의사색인
⑤ 이름색인

72

무선 인터넷 발달 전 인터넷을 통한 원격진료나 실시간 의료정보를 제공하는 등 IT를 응용한 새로운 의료서비스 개념인 것은?

① S-Healthcare　② Tele-Health
③ e-Health　　　④ U-Health
⑤ CIS

73

환자의 재원기간 중 자원소모 유형을 기준으로 환자를 분류하는 체계를 위하여 개발된 것은?

① PMCS　　　　② R-DRG
③ CSI　　　　　④ APACH
⑤ MEDIS Groups

74

병원인력이나 시설의 활용도를 파악이 가능한 통계는 무엇인가?

① 동반질병률

② 평균 일일 재원환자수

③ 외래환자 입원율

④ 외래환자 초진율

⑤ 병원이용률

75

의료기관이 교통사고 환자를 진료 후 진료수가를 청구한 경우 보험회사에서는 몇 년간 명세서를 보관하여야 하는가?

① 5년   ② 10년

③ 3년   ④ 2년

⑤ 없음

76

최초의 순회의사는?

① Rhazes   ② Galen

③ Papyrus Ebers   ④ Avicenna

⑤ Thoth

77

미국의 의무기록사의 최초의 호칭은?

① MRL   ② MRA

③ MRT   ④ ART

⑤ MRP

78

낮 병동 입원료에 대한 내용이 틀린 것은 무엇인가?

① 분만 후 당일 귀가하는 경우 낮병동 입원료

를 산정한다.

② 응급실에서 처치를 받고 6시간 이상 관찰 후 귀가하는 경우 낮병동 입원료를 산정한다.

③ 수술실에서 수술을 받고 6시간 이상 관찰 후 귀가하는 경우 낮 병동 입원료를 산정한다.

④ 정신건강의학과의 낮 병동에서 6시간 이상 진료를 받고 당일 귀가하는 경우 낮 병동 입원료를 산정한다.

⑤ 분만 후 당일 귀가하는 경우 산정하는 당일의 본인 일부부담금은 외래진료본인 부담률에 따라 산정한다.

79

다음 중 SNOMED CT의 용어(Description)에 대한 설명으로 맞는 것은?

① 지식과 개념을 마디점으로 나타내어 관계를 방향이 있는 가지로 표시한다.

② 기존 용어체계의 용어 그대로 가져온 원자 개념이 있다.

③ 유일하고 영구적인 문자열 식별자가 있다.

④ 표준어휘집에서 매핑생성을 도와준다.

⑤ 임상단어와 구를 의미한다.

80

테이블에 저장된 정보를 조회하는데 사용하는 것은?

① select   ② insert

③ update   ④ commit

⑤ rollback

81

어골도와 같은 의미인 것은?

① 무결점
② 인과관계도
③ D*A*T
④ 유사성다이어그램
⑤ 브레인스토밍

82

검사에 소요된 재료를 산정하는 경우가 아닌것은?

① 안기능검사에 사용된 형광물질
② 검사에 사용된 주사기
③ 내시경검사에 사용된 슬라이드 필름
④ 핵의학 기능검사에 사용된 방사성 동위원소
⑤ 인체에 주입된 약제

83

차별화된 EMR을 위한 고려사항이 아닌 것은?

① 의료서식의 표준화
② 의학용어 및 간호용어의 표준화
③ 의무기록 표현방식의 표준화
④ 장비연동
⑤ 환자의 참여

84

개념(Concept),용어(Description), 관계
(Relationship)의 구성요소를 가지는 데이터 표
준은?

① DICOM
② EDI
③ HL7
④ ICD−10
⑤ SNOMED CT

85

병원표준화로 의료의 질 향상이 이루어졌으며 의료
감사의 시발점이 된 것은?

① 1917년 외과학회
② 1952년 JCAH
③ 1913년 북미주의무기록협회 창설
④ 1932년 미국의무기록 협회주관 자격시험
⑤ 1965년 medicare 법령

86

우리나라에서 실시하는 DRG 급여 대상의 질병군
에 해당되지 않는 것은?

① 자연분만
② 편도 및 아데노이드 수술
③ 충수절제술
④ 수정체 수술
⑤ 대퇴부탈장수술

87

Deming의 PDCA cycle에서 팀을 조직하고 질
향상에 대한 안건을 결정하는 단계는?

가. Plan	나. Do
다. Act	라. Check

① 가   ② 나   ③ 다   ④ 라   ⑤ 가,라

88

POMR 의무기록 기본구조에서 주소, 현재 질병상
태, 과거력, 개인력, 계통 문진, 신체검진기록, 임상
검사 결과 등에 대하여 기록하는 기록지는?

① 기초자료   ② 문제목록

③ 초기계획   ④ 경과기록

⑤ 계획

89

법적 대리인의 서명이 필요한 기록지는?

① 수술기록지   ② 병리검사보고서

③ 회복실기록지   ④ 간호기록지

⑤ 부검 승낙서

90

산재 근로자의 진료와 관련 국민건강보험에서 요양 급여로 정하지 않은 진료항목과 비용이 필요한 경우 공단이사장이 승인을 누구에게 받아야 하는가?

① 심사평가원   ② 보건복지부

③ 국토교통부   ④ 고용노동부장관

⑤ 건강보험관리공단

91

P3 L2 D1 A1에서 G에 알맞는 숫자는?

① 4   ② 3   ③ 2

④ 1   ⑤ 1

92

PDCA Cycle을 처음으로 고안한 사람은?

① Shewhart   ② Feignbaum

③ Deming   ④ Juran

⑤ Philip Crosby

93

영상 EMR로 이미지로 저장하여 종이 의무기록의 내용을 찾는것이 신속한 단계는?

① Automated Medical Record(AMR)

② Computerized Medical Record System(CMR)

③ Computer-based Patient Record(CPR),Electronic Patient Record(EPR)

④ Electronic Health Record System(EHR)

⑤ PHR(Personal Health Record

94

도나베이언의 결과적 접근방법으로 구성된 것은?

가. 퇴원 시 상태	나. 동료심사
다. 사망률	라. 신임제도
마. 진료비청구심사	

① 가,나   ② 다,라

③ 라,마   ④ 가,다

⑤ 나,라,마

95

자궁경이 완전히 열린 후부터 태아의 분만까지의 단계는?

① 제 1기   ② 제 2기

③ 제 3기   ④ 제 4기

⑤ 제 0기

96

보통 통계에서 a-index란?

① 연간사망수÷연중앙인구*1000

② 연간 영아사망수÷연간출생아수

③ 영아사망수÷신생아사망수

④ 1년간 사산수÷1년간 출산수 *1000

⑤ 연간출생수÷연간사망수

97

우리나라에서 질병 및 사인분류의 통계 목적으로 분류한 체계는?

① ICPC-2 ② ICF

③ DSM ④ KCD

⑤ NCPDP

01

혈관운동, 연하, 구토, 위액분비 및 호흡중추를 다스리는 곳은?

① 중뇌　　　　　② 뇌교

③ 연수　　　　　④ 간뇌

⑤ 소뇌

02

요붕증의 3대 증상은?

가. polydipsia　　나. urinary frequency
다. polyuria　　　라. proteinuria
마. hypoalbuminemia

① 가, 나, 다　　　② 나, 다, 마

③ 다, 라, 마　　　④ 가, 다, 라

⑤ 가, 다, 마

03

혈액공급이 중단되어 조직이 죽은 상태를 무엇이라고 하는가?

① embolism　　　② thrombus

③ necrosis　　　　④ infarction

⑤ infection

04

신생아를 분만하면서 손상으로 인한 골절이 발생한 경우 분류하는 코드는?

① S코드　　　　　② M코드

③ P코드　　　　　④ O코드

⑤ Q코드

05

eruption과 동의어로 맞는 것은?

① erythema　　　② rash

③ eczema　　　　④ erysipelas

⑤ erosion

06

Crohn's disease는 (　)와 (　)에 발생한다.
(　) 안의 내용이 맞는 것은?

가. ascending colon　　나. sigmoid colon
다. ileum　　　　　　　라. rectum
마. duodenum

① 가, 나　　② 나, 다　　③ 라, 마

④ 가, 다　　⑤ 다, 라

07

뼈 끝 골단에 작용하며 연골 성장을 지배하고 성인이 될 때까지 많이 분비하지만 성인 후에는 극히 소량만 분비하는 호르몬은?

① 갑상샘호르몬   ② 부신피질호르몬

③ 부신수질호르몬   ④ 부갑상선호르몬

⑤ 성장호르몬

08

binge eating과 동의어는?

① volvulus   ② flatulence

③ bulimia   ④ cachexia

⑤ botulism

09

항문의 궤양이 있는 경우 해주는 수술은?

① proctoplasty

② sphincterotomy

③ hemorrhoidectomy

④ Whipple operation

⑤ Miles operation

10

면역조절과 항염증 효과를 가지고 있고 인체의 단백질과 지방을 분해하고 에너지를 만드는 역할을 하는 호르몬은?

① 갑상샘 호르몬   ② 부신피질호르몬

③ 부신수질 호르몬   ④ 부갑상선 호르몬

⑤ 성장호르몬

11

치질을 치료하는 것은?

① proctoplasty

② sphincterotomy

③ hemorrhoidectomy

④ Whipple operation

⑤ Miles operation

12

췌장암의 경우에 치료하는 수술은?

① Duhamel operation

② kraske operation

③ Lane's operation

④ Whipple operation

⑤ Miles operation

13

암등록을 하는 행동양식으로만 이루어진 것은?

가. /0	나. /1	다. /2
라. /3	마. /6	

① 가, 나   ② 나, 다

③ 다, 라   ④ 라, 마

⑤ 가, 라

14

목젖에 생긴 염증은?

① enteritis   ② stomatitis

③ uvulitis   ④ parotitis

⑤ steatorrhea

15

호흡의 깊이가 얕게 호흡하는 것은?

① apnea   ② dyspnea

③ orthopnea   ④ hypopnea

⑤ hyperpnea

16

혈압을 조절하는 신장의 생리기전에 대한 내용이 틀린 것은?

① 나트륨 함량으로 혈압을 조절한다.

② 혈액량이나 혈압이 저하되면 레닌 분비가 증가된다.

③ 레닌 분비가 증가되면 안지오텐신과 알도스테론의 분비를 증가시킨다.

④ 안지오텐신은 혈압을 저하시킨다.

⑤ 알도스테론은 나트륨의 재흡수를 촉진시킨다.

17

뇌하수체를 절제하는 수술은?

① Adrenalectomy   ② Orchiectomy

③ Hypophysectomy   ④ Oophorectomy

⑤ Pinealectomy

18

항원과 항체의 반응으로 일어나는 생체의 과민반응으로 일어나는 것은?

① anaphylaxis   ② hemolysis

③ hemorrhage   ④ hemostasis

⑤ hyperemia

19

내부장기에 상처의 감염이나 이물질이 있는 상태의 손상인 경우 분류하는 방법은?

① 손상코드에 상세불명인 .9로 분류한다.

② 손상코드 Sx6._또는 Sx7._의 세분류를 폐쇄성으로 분류한다.

③ 손상코드 Sx6._ 또는 Sx7._의 세분류를 개방성으로 분류한다.

④ 3단위인 손상 코드만 분류한다.

⑤ 상처의 감염이나 이물질이 있는 상태의 손상과 상관없이 손상 상태만 분류한다.

20

적혈구 막이 파괴되어 생기는 현상은?

① anaphylaxis   ② hemolysis

③ hemorrhage   ④ hemostasis

⑤ hyperemia

21

Pyloromyotomy와 동의어는?

① Miles operation

② Duhamel operation

③ Lane's operation

④ Fredet – Ramstedt operation

⑤ Kraske operation

22

Extranodal lymphoma을 코딩하는 방법은?

① 림프절로 코딩한다.

② 각 해당장기의 원발 부위 코드를 준다.

③ 형태학 코드만 코딩한다.

④ C80.9로 코딩한다.

⑤ 코딩하지 않는다.

23

천식이나 폐기종 때 들을 수 있으며 rhonchi라고 하는 것은?

① rales
② wheezes
③ stridor
④ pertussis
⑤ hiccup

24

면역반응이 제공되는 능력을 손상시키는 것은?

① immunocompromision
② immunosuppression
③ allergy
④ active immunity
⑤ immunity

25

근육으로 감싸져 있으며 위로는 골반과 고관절에 아래로는 경골과 슬관절에 연결되어 있으며 우리 몸에서 가장 길고 단단한 골조직으로 이루어진 것은?

① 대퇴골
② 슬개골
③ 경골
④ 치골
⑤ 상완골

26

신증후군의 3대 증상은?

가. eclampsia	나. hypertension
다. edema	라. proteinuria
마. hypoalbuminemia	

① 가, 나
② 나, 다
③ 가, 나, 다
④ 다, 라, 마
⑤ 가, 다, 마

27

신경교세포 중 신경원에 영양분을 전달하는 것은?

가. ependymal cell	나. Astrocytes
다. Myelin	라. Microglia

① 가
② 나
③ 다
④ 가, 라
⑤ 가, 나, 다

28

뇌줄기(Brainstem)에 해당하는 것을 고르시오.

가. 중뇌	나. 뇌교	다. 연수
라. 간뇌	마. 소뇌	

① 가, 나, 다
② 나, 다, 라
③ 다, 라, 마
④ 가, 나, 라
⑤ 나, 라, 마

29

대변에 지방이 섞여 나오는 것은?

① enteritis
② stomatitis
③ uvulitis
④ parotitis
⑤ steatorrhea

30

이산화탄소와 산소가 가스교환이 되지 못하면 발생하는 상태는?

① hypopnea
② hyperpnea
③ asphyxia
④ hyperoxemia
⑤ aphasia

31

SEER Summary에서 in-situ 특징은?

① 악성이지만 발생장소에 그대로 있는 상태.

② 발생장기에 국한되어 인접조직에 침범이 없는 상태.

③ 인접조직이나 침윤하여 주변 림프결절에 전이된 상태.

④ 혈관이나 림프관을 통하여 떨어진 장기에 전이된 상태.

⑤ 발생장소를 모르는 상태.

32

대뇌에서 통증, 온도, 촉감 등 감각을 관여하는 곳은?

① frontal lobe   ② parietal lobe

③ temporal lobe   ④ pccipital lobe

⑤ cerebellum

33

후두엽 아래에 위치하며 신체 균형과 근골격계의 조절과 통제를 담당하는 곳은?

① diencephalon   ② thalamus

③ mesencephalon   ④ medulla oblongata

⑤ cerebellum

34

여러 감각기관에서 모아진 신경정보들을 통합하고 조정하는 신경세포로 구성된 것을 무엇이라고 하는가?

① 말초신경계

② 자율신경계

③ 중추신경계(뇌와 척수)

④ 체성신경계

⑤ 감각신경계

35

인대를 성형해주는 수술을 의미하는 것은?

① arthroplasty   ② osteoplasty

③ syndesmoplasty   ④ myoplasty

⑤ tendodesis

36

협심증의 통증을 완화시키는 약물명을 의미하는 것은?

① anticoagulant   ② antiarrhythmic

③ antihypertensive   ④ antiangina

⑤ cardiotonic

37

질병의 이환 및 사망의 외인에 대한 분류준칙으로 틀린 것은?

① W00~Y34을(Y06._과 Y07._은 제외) 분류할 때 손상외인이 발생한 장소를 분류한다.

② V01~Y34에는 사건이 발생한 활동분류번호를 분류할 수 있으며 사건발생 장소와 대신해서 사용할 수 없다.

③ Y40~Y84는 치료의 합병증을 분류하는 번호로 치료도중 환자에게 발생한 재난, 치료목적으로 투여한 약물의 부작용에 대하여 분류한다.

④ 외과적 처치나 내과적 처치의 합병증에 대하여 S코드 또는 T코드로 분류한다.

⑤ X85~Y09는 살해 또는 상해 목적으로 타인이 가한 손상을 분류한다.

38

피부 통증에 대한 감각이 지나치게 예민한 증상은?

① hyperesthesia　　② hyperactivity

③ hyperemia　　　 ④ hyperacusis

⑤ hyperalmentation

39

외부의 자극이 없는데도 외부에서 자극이 들어온 것처럼 느끼는 증상은?

① illusion

② hallucination

③ hypochondriasis

④ involutional melancholia

⑤ disorientation

40

복수원 발암을 코딩하는 규칙은?

① UHDDS　　　　② IARC/LACR

③ HL7　　　　　 ④ SEER Summary

⑤ TNM stage

41

높은 곳에 올라가면 무서워하는 증상은?

① agoraphobia　　② zoophobia

③ acrophobia　　 ④ scotophobia

⑤ xenophobia

42

출산 후 태반의 상태를 파악할 수 있는 것을 무엇이라고 하는가?

① abruption placenta　② placenta accreta

③ placenta previa　　 ④ placenta percreta

⑤ annular placenta

43

부신피질에서 분비되며 단백질, 지방, 당질의 대사에 관여하는 호르몬은?

① 노르에프네프린　　② 에피네프린

③ 스테로이드 호르몬　④ 칼시토닌

⑤ 코르티솔

44

남성과 같이 모발이 증가하는 것은?

① alopecia　　　　② folliculitis

③ actinic folliculitis　④ pseudofolliculitis

⑤ hirsutism

45

태반만출 후 자궁근육이 정상으로 수축하지 않는 것은?

① metrorrhea　　 ② metrorrhagia

③ endomemtriosis　④ metroatonia

⑤ cervicitis

46

칼시토닌의 표적기관은?

① 골격　　　② 난소　　　③ 유방

④ 피부　　　⑤ 신장

47

질 안에 고름이 있는 것은?

① pyometra　　　② pyosalpinx

③ pyocolpos　　 ④ pyometritis

⑤ colpitis

48

toxemia와 동의어는?

① eclampsia   ② preeclampsia

③ endometritis   ④ frigidity

⑤ hirsutism

49

SEER Summary에서 in – situ와 동의어가 아닌 것은?

① Intraepithelial   ② Localized

③ Preinvasive   ④ Noninvasive

⑤ Noninfiltrating

50

약어에 대한 설명이 틀린 것은?

> 가. CIHD – Chronic ischemic heart disease.
> 나. CHD – Congenital heart disease.
> 다. CHF – Chronic heart failure.
> 라. CAD – Coronary artery disease.
> 마. TIA – Transient ischemic attack.

① 가   ② 나   ③ 다

④ 라   ⑤ 마

51

혈압을 낮추는 약물은?

① anticoagulant   ② antiarrhythmic

③ antihypertensive   ④ antiangina

⑤ cardiotonic

52

환자가 사망 후 검사로 병기분류하는 방법은?

① cTNM   ② sTNM

③ pTNM   ④ rTNM

⑤ aTNM

53

수분이 부족하면 혈관내의 혈장수치가 줄어들고 농도가 높아지는 변화를 감지하며 혈관근에 작용하여 혈압을 높이는 역할을 하는 호르몬은?

① 항이뇨호르몬

② 프로락틴 호르몬

③ 에스트로겐 호르몬

④ 부갑상선 호르몬

⑤ 성장호르몬

54

심장 근육의 수축력을 증가시키는 약물은?

① anticoagulant   ② antiarrhythmic

③ antihypertensive   ④ antiangina

⑤ cardiotonic

55

갑상샘 뒤쪽에 위치하며 뼈에 작용하고 칼슘의 흡수를 촉진하고 신장에 작용하여 칼슘의 재흡수를 촉진하고 비타민 D의 합성을 도와주는 호르몬은?

① 갑상샘 호르몬

② 부신피질호르몬

③ 부신수질 호르몬

④ 부갑상선 호르몬

⑤ 성장호르몬

56

갑상샘 기능저하로 피부 밑에 점액 물질이 축적되어 전신적 부종을 나타내는 질환은?

① Myxedema   ② Cretinism

③ Basedows disease ④ Graves disease

⑤ Ktosis

③ spondylosyndesis ④ bunionectomy

⑤ tendodesis

57

신생물이 인접조직으로 침윤된 상태를 SEER Summary로 코딩은?

① In - situ ② Regional

③ Disseminated ④ Localized

⑤ Distant

58

비타민 결핍과 관련된 질환인 것은?

① osteomyelitis

② osteoporosis

③ osteomalacia

④ osteitis deformasn

⑤ osteopenia

59

수술을 하기 위하여 입원하였으나 어떤 이유로 수술을 취소하고 환자가 퇴원한 경우 분류할 수 있는 코드는?

① S코드 ② V코드

③ T코드 ④ Z코드

⑤ AB코드

60

bunion인 경우 치료하는 방법은?

① Lund's operation ② osteoplasty

61

결핵균이 혈액을 타고 척추골에 결핵을 일으키는 것은?

① Parrot's pseudoparalysis

② Myasthenia gravis

③ Paget's disease

④ Potts disease

⑤ Lou Gehrig disease

62

손상 중독 및 외인에 대한 질병분류준칙이 아닌 것은?

① 내부손상과 얕은 손상이 동반될 때에는 내부손상이 주된 병태가 된다.

② 두개내 출혈과 머리의 기타손상이 있을 때 두개내 출혈이 추가적 병태가 된다.

③ 같은 신체부위에 화상의 정도가 다른 경우 화상이 가장 높은 정도로 분류한다.

④ 중독의 분류 번호는 약품 및 화학물질 일람표를 이용하여 분류한다.

⑤ 수술 후 합병증으로 재입원한 경우 합병증이 주 진단명이 된다.

63

hunch back과 동의어는?

① kyphosis ② lodosis

③ scliosis ④ spondylolisthesis

⑤ backache

64

중독에 대한 분류준칙이 아닌 것은?

① 약물중독으로 인하여 증상이 생긴 경우 중독코드가 주 진단, 증상코드가 부가진단으로 분류한다.

② 약물중독으로 인한 후유증은 T96으로 분류한다.

③ 부작용은 중독과는 별개로 분류하며 부작용으로 나타난 증상에 따라 각각 분류하며 부작용을 일으킨 물질을 Y40~Y59에서 부가적을 분류할 수 있다.

④ Accumulative effect(누적된 효과)의 용어는 부작용과 동의어로 사용된다.

⑤ 중독에 대한 분류 번호는 S코드를 이용하여 분류한다.

65

혈소판이 부족한 경우 생길 수 있는 질병은?

① hemophilia
② lymphadenoma
③ lymphangioma
④ hodgkin's disease
⑤ mononucleosis

66

예방접종 및 장기기증을 위하여 내원한 경우 분류할 수 있는 코드는?

① S코드
② V코드
③ T코드
④ Z코드
⑤ W 코드

67

varicosity를 치료하는 방법은?

① phlebotomy
② phelborrhaphy
③ anastomosis
④ valvotomy
⑤ vein stripping

68

의료기기에 의하여 신생물이 전이된 것을 무엇이라고 하는가?

① 림프성 전이
② 혈관성 전이
③ 침윤성 전이
④ 이식성 전이
⑤ 파종성 전이

69

난소의 한쪽 또는 양쪽을 절제하는 수술은?

① cesarean section
② oophorectomy
③ oophoropexy
④ salpingectomy
⑤ trachelectomy

70

감염성 질환에 노출되었던 자 또는 보균자에 대하여 분류할 수 있는 코드는?

① S코드
② V코드
③ T코드
④ Z코드
⑤ AB 코드

71

신경교세포 중 뇌와 척수를 순환하는 뇌척수액을 만드는 곳은?

가. ependymal cell	나. Astrocytes
다. Myelin	라. microglia

① 가
② 나, 다
③ 다, 라
④ 가, 라
⑤ 가, 나, 다

72

호르몬의 특징으로만 고르시오.

가. 미량이지만 강력한 효력이 있다.
나. 같은 종류의 호르몬 작용 기능은 같다.
다. 과다, 과소 분비 시 특이 증상이 있다.
라. 생사를 좌우하지 않는다.
마. 어느 기관에도 종속되어 있지 않다.

① 가, 나, 다   ② 나, 다, 라
③ 다, 라, 마   ④ 가, 나, 라
⑤ 나, 라, 마

73

총담관의 결석을 제거하여 주는 수술은?

① Duhamel operation
② Choledocholithotomy
③ Lane's operation
④ Whipple operation
⑤ Miles operation

★ 의료관계법규(20문항) ★

01

질병관리본부장에게 신고해야 되는 감염병이 아닌 것은 무엇인가?

① 쯔쯔가무시병
② 탄저
③ 고병원성조류인플루엔자
④ 광견병
⑤ 브루셀라증

02

종합병원, 병원, 치과병원, 한방병원 또는 요양병원을 설립할 때 누구에게 허가를 받는가?

① 보건복지부 장관   ② 구청장
③ 시·도지사   ④ 산부인과 의료기관
⑤ 보건소장

03

국민건강보험 종합계획의 내용이 아닌 것은?

① 건강보험정책의 기본목표 및 추진방향
② 건강보험 중장기 재정 전망 및 운영
③ 요양급여비용에 관한 사항
④ 실업급여에 관한 사항
⑤ 취약계층 지원에 관한 사항

04

지역암센터의 지정 기준은 1개의 특별시, 광역시, 특별자치시·도·특별자치도에 몇 개소를 지정할 수 있는가?

① 1개   ② 2개   ③ 3개
④ 4개   ⑤ 요청에 따라

05

병원체가 인체에 침입한 것으로 증상을 나타내기 전 단계에 있는 사람을 무엇이라고 하는가?

① 의료관련감염병   ② 감염병환자

③ 감염병의사환자   ④ 병원체보유자

⑤ 이상반응자

06

중앙역학 조사반의 반원 구성 인원은?

① 30명 이내   ② 20명 이내

③ 25명 이내   ④ 40명 이내

⑤ 35명 이내

07

다음 중 의료기관 인증에 관련한 내용이 틀린 것은 무엇인가?

① 위원장을 포함한 15인 이내의 위원으로 구성한다.

② 의료기관 인증위원회의 위원장은 보건복지부 차관으로 하고 보건복지부 장관이 임명 또는 위촉한다.

③ 시설물 안전진단에 학식과 경험이 풍부한 자는 인증위원회 위원이 될 수 없다.

④ 의료기관 인증위원회에서는 의료기관 인증과 관련한 주요 정책에 관한 사항을 심의한다.

⑤ 의료기관 인증위원회는 보건복지부 장관의 소속으로 둔다.

08

심사평가원의 업무를 효율적으로 수행하기 위한 위원회는?

① 진료심사평가위원회

② 보험료부과제도개선위원회

③ 재정운영위원회

④ 건강보험정책위원회

⑤ 건강보험분쟁조정위원회

09

안경업소의 개설자가 폐업을 하는 경우에 누구에게 신고하여야 하는가?

① 특별자치시장, 특별자치도지사, 시장, 군수, 구청장

② 안과협회

③ 보건복지부 장관

④ 안과의사

⑤ 보건소장

10

요양기관이 요양급여비용을 최초 청구 시 요양기관의 시설, 장비 및 인력 등의 현황을 신고하는 곳은?

① 건강보험공단

② 건강보험심사평가원

③ 공단의 재정운영위원회

④ 건강보험정책위원회

⑤ 국민건강보험공단 이사장

11

표본감시기관을 지정하는 자는 누구인가?

① 보건복지부 장관   ② 질병관리본부장

③ 의과대학장   ④ 시·도지사

⑤ 보건소장

12

공단은 지출할 현금이 부족한 경우 장기차입을 할 경우 (　)의 승인을 받아야 한다. 괄호 안의 내용은?

① 보건복지부 장관   ② 금융감독위원장

③ 심사평가원장　　④ 건강보험공단 이사장

⑤ 기획재정부 장관

13

치위생사가 면허없이 업무를 한 경우의 벌칙은?

① 5백만원이하

② 3년이하의 징역 또는 3천만원 이하의 벌금

③ 1년이하의 징역 또는 1천만원 이하의 벌금

④ 1천만원이하

⑤ 1백만원이하

14

환자가 임산부 등이 의료행위를 받는 과정에서 발생한 감염병을 무엇이라고 하는가?

① 의료관련감염병　　② 감염병환자

③ 감염병의사환자　　④ 병원체보유자

⑤ 이상반응자

15

공단은 지출할 현금이 부족한 경우 장기 차입을 할 경우 (　)의 승인을 받아야 한다. 괄호 안의 내용은?

① 보건복지부 장관　　② 금융감독위원장

③ 심사평가원장　　④ 건강보험공단 이사장

⑤ 기획재정부 장관

16

타인에게 의료기사 등의 면허증을 빌려준 경우 행정처분은?

① 자격정지

② 면허정지

③ 면허취소

④ 5년 이하의 징역이나 5천만원 이하의 벌금

⑤ 3년 이하의 징역이나 3천만의 벌금

17

제 3급 감염병에 대하여 신고의무를 위반한 경우의 벌칙은?

① 300만원 이하　　② 200만원 이하

③ 100만원 이하　　④ 500만원 이하

⑤ 천만원 이하

18

다음 중 의료기사 보수교육에 대한 내용이 틀린 것은 무엇인가?

① 의료기사 보수교육 시간은 매년 8시간으로 한다.

② 의료기사 관련된 학과가 개설된 전문대학 이상의 학교에서 보수교육을 실시할 수 있다.

③ 보수교육의 유예기간이 2년이상인 경우 20시간을 받는다.

④ 중앙회에서 보수교육을 실시할 수 있다.

⑤ 보수교육 관계서류는 보수교육 실시하는 기관에서 3년간 보관한다.

19

의료기사의 면허취소권자 (　)이며 면허교부권자 (　)이다. 다음 중(　)안에 알맞은 내용은 무엇인가?

① 보건복지부 장관　　② 협회장

③ 질병관리본부장　　④ 국가시험 관리의 장

⑤ 시도지사

20

간헐적으로 유행할 가능성이 있어 지속적으로 계속 그 발생을 감시하고 방역대책 수립이 필요한 감염병은 무엇인가?

① 황열　　② 페스트　　③ 말라리아

④ 두창　　⑤ 야토병

제 5회 실전모의고사_3교시

보건의료정보관리사 실전모의고사 5차(3교시 의무기록실무)

Q 환자의 Chart를 보고 물음에 답하시오.

01

산과력에 대한 진단분류기호로 옳은 것은?

① O80.9　　② O80.1　　③ O80.2　　④ O80.4　　⑤ O80.5

02

신체검진에 대한 내용으로 옳은 것은?

① 호흡소리는 깨끗하게 들렸으며 수포음이 있었다.
② 장소리는 활동저하로 잘 안들렸다.
③ 함요부종과 늑골척추각 압통은 없었다.
④ 골반검사는 난관과 자궁목을 하였다.
⑤ 피부는 이상한 발진이 있었다.

03

원추생검을 한 부위는?

① uterine cavity　　② uterine gland　　③ uterine tube
④ uterine cervix　　⑤ uterine septum

04

검사결과의 내용이 아닌 것은?

① 헤모글로빈은 비정상치이다.
② 혈소판은 정상치이다.

③ Punch – Bx 결과 고등급의 편평상피내 병터였다.

④ 가슴촬영 결과 심장이 비대 되어 있다.

⑤ 간기능은 정상치였다.

05

Punch – Bx을 하는 이유는 무엇인가?

① 신경을 누르고 있는 혈관을 알아보기 위하여 시행한다.

② 혈액의 이산화탄소와 산소의 분압을 보기 위하여 시행한다.

③ 조직의 암 발생을 미리 알아보기 위하여 시행한다.

④ 조직이 유합 되었는지 알아보기 위하여 시행한다.

⑤ 동맥류가 생겼는지 알아보기 위하여 시행한다.

06

의무기록의 내용이 틀린 것은?

① 수술하는 동안 비관혈적으로 혈압을 감시하지 않았다.

② 자궁은 정상 사이즈이며 위축되어 있었다.

③ 질에 거즈를 삽입했다.

④ 교통사고로 오른쪽 무릎 인대가 파열된 적이 있다.

⑤ 수술부위 출혈은 없었다.

07

약어의 풀이로 옳지 않은 것은?

① NIBP: Noninvasiven blood pressure.

② NSR: Normal Sinus Rhythm.

③ HPV: Human parvovirus.

④ TA: Toxic adenoma.

⑤ PCA: Patient controlled analegesia.

08

수술전 처치를 하지 않은 것은?

① 수술전 투약　　　　② 수술전 검사　　　　③ 위관삽입

④ P – RBC 준비　　　　⑤ 유치카테터삽입

09

마취기록지의 내용이 아닌 것은?

① 마취전 마취유도를 하기 위하여 Midazolam 2.5mg IM 주사로 투약하였다.

② 수술은 8시 40분에 시작하여 9시 10분에 끝났다.

③ 마취는 55분간 진행하였다.

④ 호흡수는 정상보다 조금 낮았다.

⑤ 소변량과 맥박산소를 측정하였다.

10

Conization을 실시한 부위는?

① uterine cavity   ② uterine gland   ③ uterine tube

④ uterine cervix   ⑤ uterine septum

등록번호		보험유형	국민건강
성 명	A	성별/나이	여/61
주민번호		과	
일 자		병 동	

퇴원요약지

주 소		전화번호	
병동 및 병실	W82-60-43	주민번호	
입 원 일	2006. 09. 26	퇴 원 일	2006. 09. 28
입 원 과	OBGY	퇴 원 과	OBGY 보험유형
전과내역	OBGY		
협진내역	ANE:1		

〈주호소증상〉
Known CIN III

〈주진단명〉
Cervical intraepithelial neoplasia, grade III

〈부진단명(복합진단, 합병증)〉
Hypertension

〈검사소견 및 입원진료내역〉
* Hb/Hct 12.1/38.1 → 12.1/36.8
U/A(P/(S) -/-

〈주수술〉
Conization of uterine cervix

〈기타수술 및 처치〉

〈퇴원처방〉
IBUPROFEN/ARGININE 385mg/tab	3.00 tab #3 5days [3PC]
AMOXICILLIN CLAVULANATED 375mg/tab	3.00 tab #3 5days [3PC]
BEARSE tab	3.00 tab #3 5days [3PC]

〈향후진료계획〉
OPD F/U : 2006.10.10 10:45 [OBGY] → Pathology 결과 확인

〈선행사인〉

부검□

치료결과	② 경쾌	퇴원형태	① 퇴원지시
담당전공의사	조	주치의사	한

679

등록번호		보험유형	국민건강
성 명	A	성별/나이	여/61
주민번호		과	
일 자		병 동	

부인과입원기록지

C.C : known CIN III

D. :

P.I : 상기 61세 $G_4P_4L_4D_0A_0$ married 여환은 7년전 THN 진단받고 po 복용중인 분으로
06. 9월초 본원 건강검진 PAP상 SCC 나와 외래에서 한 선생님께 punch Bx했고
결과 CIN III로 나와 금일 CIN III, HTN mp 하에 conization 위해 입원함.

PHx :

    1. GYN Hx : $G_4P_4L_4D_0A_0$

        LNMP

        PMP

        Menstural Hx

        Menarche   16-y-0

        Marriage   20-y-0

        Last Del.   35-y-0

        Last D&E   none none

        Contraception method none

    2. Past OBGYN Hx : NSVO × 4회

    3. Other M-S illness : DM(-), Hypertension(+), Pul.Tb(-),

                            Hepatitis(-)

FHx : N-V

ROS : General weakness / Ease fatigability / Poor oral intake (-/-/-)

      Fever / Chill(-/-) Headache / Dizziness (-/-) Cough / Sputum (-/-)

      Dyspnea / DOE (-/-)   Chest pain/Palpitation(-/-)

      Hemoptysis/ Hematemesis (-/-) Anorexia / Nausea / Vomiting (-/-/-)

      Constipation / Diarrhea (-/-)

      Abdominal pain / discomfort (-/-) Melena / Hematochezia (-/-)

      Dysuria / Oliguria / Hematuria (-/-/-) Wt. loss / Wt. gain (-/-)

P/Ex : V/S) BR 130 / 80 mmHg, PR 70 회/min

        RR 20 회/min, BT 36℃

  G/A) Acute / Chronic / Not so ill-looking appearance

    Alert / (   ) Mental status

    M / N, M / D

Skin) Warm and dry, abnormal rash (−)

HEENT) pale conjunctive (−)

      Icteric sclera (−)

      Dried lip & mouth (−)

Neck)   Supple

      Palpable mass (−)

Chest & Heart) CBS š/ c Rale, RHB š/ c Murmur

      Wheezing (−), thrill (−)

Abdomen) soft / rigid and flat / distended

      Normoactive / hyperactive / hypoactive bowel sound

      Palpable mass (−)

      Tenderness ()

Back & Ext.) Pitting edema (−/−)

      CVA tenderness (−/−)

      LOM (−)

Pelvic exam.) Ext. genitalia (V / Vx)

      Cervix

      Uterus

      Adnexae

Impression :

    CIN III

    HTN

Plan : Conization

작성일자 : 06. 9. 26   기록자 성명 : 조

등록번호		보험유형	국민건강
성 명	A	성별/나이	여/61
주민번호		과	
일 자		병 동	

경과기록지

Date	내 용	Sign
06.9.26	* G-M & ex : not taken meuopause	
	* PAP at 본원 검진	
	* Punch Bx (06-9-7) 〈 SS-2006-07658 〉	
	microscopic 50ci (less than 1mm) suspicious for high grade sequamous Intraepithelial lesion (CIN III) involving endocevical mucosa	
	→ 대부분 상피는 exocervix 이며 전기 소작술로 인해 변형된 Endocervix 상에서 관찰되는 소견입니다.	
	* HPV-PCR 〈 MP-2006-05194〉 (9-7) Screening test : positive Subtyping test : positive type-16	
06.9.27	〈operation note〉	
	1. Name of operation Conization of uterne Cervix	
	2. Name of operation Operator : Han MD 1st assistant : Lee 2st assistant : Cho	
	3. Preoperative diagnosis carcinoma intraepithelial neoplasia III Hypertension	

Date	내 용	Sign
06.9.27	4. Postoperative diagnosis	
	carcinoma intraepithelial neoplasia III	
	Hypertension	
	5. Anesthesia	
	Spinal Anesthesia	
	6. operative findings and procedures	
	1) A lithotomy position was made	
	2) Pelvic examination was done	
	3) conization of uterne cervix was done	
	4) estimated blood loss was minimal	
	5) A piece of vaginal gauze was insert	
		%

등록번호		보험유형	국민건강	
성 명	A	성별/나이	여/61	**협의진료기록**
주민번호		과		
일 자		병 동		

진 료 과 : OBGY   병 실 : W82-60-43   외 래 :
의뢰구분 : □응급 ■보통   환자상태 : ■외래진료가능   □외래진료불가

ANE 과   김 귀하

의뢰내용	**진단명**
	Cervical intraepithelial neoplasia, grade III
	치료내용 및 의뢰사유 For premedication Conization 예정으로 HTN 있습니다.

의뢰일: 2006년 09월 26일 15:46	의뢰과: OBGY	의뢰의사: 한

협 진 일 :

회신내용 : 1. reason for consultation : HTN

2. PHx : 7년전 HTN po, medi

3. Preop evaluation

    EKG : NSR, Lt ward axis, Consider Inf, infarction

    CXR : mild cardiomegaly

    U/A : | 1020 | −1−

    CBC :   <241k   PT/aPTT : 11.3/29.1

    BUN/cr : 16/0.9   OT/PT : 21/15

4. Answer

  Pereop & Postop, cardiovaslular Cx, risk warning 하세요.

  BP 140/90 이하로 유지하세요.

  Premedi) glycoinolate 0.2mg IM on call

          Midazolan   2.5mg IM on call

협진일: 년 월 일	회신일: 06년 9월 26일	회신과: ANE	회신의사: 김 / 박

등록번호		보험유형	국민건강
성 명	A	성별/나이	여/61
주민번호		과	
일 자		병 동	

퇴원통합결과보고서

진료과 : OBGY 처방의사 : 조 보고의사 : 김 / 선

처방일자 : 2006.09.26 접수일자 : 2006.09.26 보고일자 : 2006.09.26

L70 : 혈액은행(일반)

Front typing : O Back typing : O

ABO typing : O Rh(D) typing : +

Ab Screeing : NEGATIVE

진료과 : OBGY 처방의사 : 조 보고의사 : 김 / 선

처방일자 : 2006.09.28 접수일자 : 2006.09.28 보고일자 : 2006.09.28

L80 : 응급 CBC

WBC : 7.2 X 103/$\mu\ell$ [3.7~10.0] RBC : 4.34 x 10^6/$\mu\ell$ [4.0~5.0]

Hb : 12.1 g/dℓ [12.0~15.0] Hct : 36.8 % [35.0~45.0]

MCV : 84.8 fL [80~99] MCH : 27.9 pg [26~42]

MCHC : 32.9 g/dℓ [32~36] RDW : 14.2 % [11.3~15.5]

PDW : 8.0% [9.3~16.0] Platelet cou : 226 x 103/$\mu\ell$ [140~400]

** 본 검사실은 대한임상병리학회의 신임 인증을 받은 우수검사실로서

결과의 정확성 및 신빙도를 보증합니다. **

등록번호		보험유형	국민건강
성 명	A	성별/나이	여/61
주민번호		과	
일 자		병 동	

수술 및 마취(검사)
신청서

병동/진료과	년월일

진 단 명 : 자궁경부상피내암

수술/검사명 : 자궁경부원추절제술

마　　취 : ■전신마취　　□부분마취　　□국소마취

기　왕　력 : 특이체질　　고,저혈압　　심장병

　　　　　　당뇨병　　출혈소인　　마약사고　　알레르기

약부작용및사고 :　　　　　　　기 타 :

수술 및 마취(검사)의 필요성, 내용, 예상되는 합병증 및 후유증에 대한 설명 :

　　　　　　　　　　년　　월　　일

　　　　　　주치의 또는 설명 의사 : 김

본인은 본인(또는 환자)에 대한 수술 및 마취(검사)의 필요성, 내용 및 예상되는 합병증과 후유증에 대하여 자세한 설명을 의사로부터 들었으며 본 수술 및 마취(검사)로써 불가항력적으로 합병증이 야기될 수 있다는 것과, 또는 본인의 특이 체질로 우발적 사고가 일어날 수도 있다는 것에 대한 사전 설명을 충분히 듣고 이해하였으며, 수술에 협력할 것을 서약하고 상기에 따른 의학적 처리를 주치의 판단에 위임하여, 수술 및 마취(또는 검사)를 하는데 동의 합니다.

　　　　　　　　　　년　　월　　일

환자또는대리인 (관계 :　　) :　A　(인)	주민등록번호 :
주　　소 :	전화번호 :
보 호 자 (관계 :　　) :　이	주민등록번호 :
주　　소 :	전화번호 :

등록번호		보험유형	국민건강
성 명	A	성별/나이	여/61
주민번호		과	
일 자		병 동	

수술전처치 및 간호상태확인표

| 병동/진료과 | 년월일 |

수술실 도착시간　8:14

| 감염여부 | □HBsAg　□VDRL　□HIV　□기타　■해당없음 |
| 알레르기 여부 | ■없음　□있음(　　　　) |

확 인 내 용	간 호 단 위			수술실		
	예	아니오	해당없음	예	아니오	해당없음
환자확인	□			□		
수술동의서	□			□		
금식(시간:MN NPO　　)	□			□		
활력징후(T:36.3 P:76 R:20 BP:150/80)	□					
수술전투약						
Midazolam 2.5mg IM	□			□		
의치, 안경, 콘택트렌즈, 보청기 제거 및 의안 확인	□			□		
장신구 제거(핀, 반지, 시계, 목걸이, 귀걸이)	□			□		
화장제거(매니큐어, 페티큐어 포함)	□			□		
환의착용(속옷, 양말 제거)	□			□		
수술전 검사 (CBC, BT, LFT/UA, ECG, Chest X-ray)	□			□		
혈액준비(예약 및 혈액형 결과지 확인)	□			□		
수술부위 피부준비	□			□		
유치카테터 삽입/자연배뇨 확인	□			□		
위관삽입		□			□	
관장	□			□		
수술부위표식확인		□			□	
보내는 물품 및 약품 : □없음　■있음(0.5% Lerotloxacin 5cc OPH　　　)						
■의무기록　□진료카드　□필름　□기타(　　)						
담당간호사(간호단위)　　강　　/(수술실)　　이						
수간호사(간호단위)						

등록번호		보험유형	국민건강
성 명	A	성별/나이	여/61
주민번호		과	
일 자		병 동	

마취전 환자평가

수술전 진단 : Cervical intraepithelial neoplasia, grade III
예정 수술 :
Hegiht :   Weight :

Present & History of Medical Problem

Cardiovascular :   HTN   Pulmonary :
Hepatic :   Endocrine :
Renal :   Neurologic :
Allergies :   Pregnant :
Alcohol/Smoking :   /
기타 :   수술(마취)기왕력 :
투약 :

Physical Examination

Vital Sign :
    BP : 140/84mmHg   PR : 80 회/min   RR : 20 회/min   BT : 36.5℃
Heart :   Lungs :
Airway :   Teeth :
Extrimities :   Neurologic :
Other :

Laboratory Data

CBC(WBC/Hb/Hct/Platelet) : 6.3 / 12.1 / 38.1 / 241
Electrolytes(Na/K/Cl) : 140 / 3.5 / 101   BUN/Cr : 16 / 0.9
U/A(SG, Glucose, Protein) : 1,020 / - / -
PT/aPTT :   / 29.1   SGOT/PT : 21 / 15   T-Bil : 0.9   B-Sugar : 99
EKG :
CXR : 104262

ABGA(Na, K, Cl) :
Others :

Anesthesia Plan : 부위마취

2006년 9월 27일   작성자   김   (인)

마취기록지

등록번호	
성 명	A
주민번호	
일 자	

2006년 9월 27일 마취번호 __6306__

수술전 진단 __CEN Ⅲ__ 예정수술 __conization__

수술후 진단 __"__ 시행수술 __"__

마취전 투약 : Midazolam 2.5mg 2N on call

ASA 분류 1 ②③ 4 5 6 E
NPO since : MN ☑ Permission

시간		✓ 9시	✓			
Pento	(mg)					
KetaminMida	(mg)					
S.C.C	(mg)					
Panc/Vec	(mg)					
nubain		2L				
O₂	L/min					
NaO / air	L/min					
Enf/Iso/Hal	%					
Sevo Desf	%					
Propofol	(mg)					
Fentanyl	(g)					
Dexa						

I.V. 1 LA ①------------
2
3
4

intake Fiuld	ml	400	/	400		
Blood	ml					
Output Urine	ml	350	/	350		
Blood	ml					
ETCO₂	(mmHg)					
SaO₂	%	100	100	96		
CVP(cmH₂O,mmHg)						

기호
× — 마취
⊙ — 수술
▲ — 식도온도
△ — 직장온도
● — 맥박
× — 혈압

호흡
○ — 자발
⊘ — 보조
⊗ — 조절

B,Wt. __78__ kg, Ht. __156__ cm
Hb/Hct __126__ g/dl/ __38.1__ %
Urine
Chest mild cardiomegaly
ECG : NSR, LAD, consider initital
SGOT/DT : 21/15
Remark :

☑ Op. history TA로 Rt. knee 인대 파열
☐ Allergy
☐ Steroid
☑ Antihypertensives
☐ Digitalis
☐ Insulin
☐ Anticoagulants
☐ Calcium Channel Blocker

Method
☐ NRB(Jackson-Rees, Bain)
☐ Circle   ☐ Circle with Mask
☐ Laryngeal Mask
☐ Endotracheal
  Size   cuff + −
  Blade S. C. Fiberoptic
  Dro, Naso, Trac,
☐ RAE, Amored, Laser,
  Double Lumen
☑ Spinal (Hyper, Iso, Hypo)
☐ Epidural   ☐ Caudal
☐ B.P.B.   ☐ 기타

특수 마취
1. 심폐체외 순환
2. 일측폐 환기법
3. 고빈도 제트 환기법
4. 심장수술
5. 뇌종양 뇌혈관 질환

수술 후 통증 관리 방법

Monitoring
☑ NIBP   ☑ ECG   ☐ EEG
☐ Temperature(Oral, Rectal)
☐ Art. Line (Radial, Others)
☐ CVP   ☐ Swan-Ganz
☑ U.O.   ☐ TEG
☑ Pulse Oximatry   ☐ Multigas
☐ Nerve Stimulator   ☐ TEE

pH/PCO₂/PO₂/HCO₃/ BE /Sat
1. / / / / /
2. / / / / /
3. / / / / /
Na⁺/K⁺ /Ca⁻ / Glc /Hct
1. / / / /
2. / / / /
3. / / / /

Fluid
1.   H/S (−150)
2.
3.
4.

B. Type ABO/Rh No.
B1
B2
B3
B4
B5

Remarks

① spinal block ②
② send to RR

− LLD
− skin prep & drop c̄ betadine
− skin wheal c̄ lidocaine 20cc
− 23 CT needle inserted at L2/3

Total	+ 50	− ireeHaw of CSF, no blood
intake Fiuld	400 ml	− heavy mercane 7mg
Blood	ml	− level : T_B
Output Urine	300 ml	− result
Blood	ml	

자 세 :

마취시간 :   시간 35 분 마취의 : 김   간호사 :
수술시간 :   시간 10 분 집도의 :   수술실번호 : #10

등록번호		보험유형	국민건강	
성 명	A	성별/나이	여/61	
주민번호		과		
일 자		병 동		

수술기록지

수 술 일 : 2006.09.27　　　수 술 과 : OBGY　　　집 도 의 : 한

제 1 보조의 : 이　　　　　제 2 보조의 : 조　　　　　제 3 보조의 :

마 취 의 : 김　　　　　　마 취 방 법 : Spinal

소독간호사 : 이　　　　　순환간호사 : 임

수술전 진단명 : Cervical intraepithelial neoplasia, grade III
수술후 진단명 : Cervical intraepithelial neoplasia, grade III
수술명:　Cone biopsy
　　　　　Electric cauterization and coagulation

수술관찰소견 :

수술방법 및 절차 :
Under the spinal anesthesia with the laryngeal mask and with the patient in lithotomy position. The perineum and vagina was painted and draped in a usual manner after urinary catheterization. Pelvic examination revealed parous and clear cervix. The uterus was normal in size and atrophied. The weighted retractor and right-angle retractor were inserted into the vagina. Then grasping the left and right edge of cervical lips with tenaculum, diagnostic diltation and curettage was done(sound depth 7.5cm) and then Conization of the cervix was performed including transformation zone. Hemostasis was controlled by electrical cauterization and coagulation. A piece of gauze was inserted into vagina. Interrupted suture on oozing site by #3 silk. Estimated blood loss was minimal. The patient tolerated the entire procedure well and was sent to the recovery room in a stable condition.

조직검사 : 유　　　　　배농/배액 : 무　　　　　패드확인 : 유
기록자 서명 : 이　　　　집도의 서명 : 한

등록번호		보험유형	국민건강보험
성 명	A	성별/나이	여/61
주민번호		과	
일 자		병 동	

□감염( )
□post op x-ray □Y □N

회복실기록지

병동	8200	진료과	OBy
진단명	CEN Ⅲ		
수술명	conization		

마 취 종 류

□전신마취(Endo · IV · Mask) □IV(Gen,Reg)
□Epidural □B.P.B ☑spinal □caudal

기도유지

□Endotracheal (발관시간 : 제기자 :)
□Oral airway □Nasal airway
□None □Tracheostomy

간호 기록 및 Remark
1) spinal A
   supine positon 유지중
2) opsite bleeding sign (−)
3) send to ward ē chart

Time 09:00 ∨ 10:00

O₂ %5 L/min
Mask
Tube

×B.P.
●Pulse
○Respirations

PL History

SaO₂ %	93% 100%		100%	
Block Level	T₉	T₁₀	T₁₀D	
Position	Q	Q	Q	

① ②③

Post-Anesthetic Recovery Score

Activity Respiration Circulation Consciousness Color

ADM	1	2	2	2	2
30Min	1	2	2	2	2
DISCHRG	2	2	2	2	2

Monitoring | Yes No N/A | Discharge Summary

	Yes	No	N/A
☑NBP □A-Line □L-Tube	☑	□	
☑Pulse Oxymetry ☑Foley □Hemo-vac	□	☑	□
□ECG □X-ray □EVD-vac	□	□	☑
□CVP □Chest Tube □Baro-vac	☑	□	□
□기타 :	□	□	☑
□Drug :	□	□	☑
□검체 :	□	□	☑

PAR Score 8-10
Vomiting
Dressing Dry
Sensory Block;<T10
Epidural Catheter
Transport with O₂
Portable X-ray

입실 :	09	시	10	분
퇴실 :	10	시	05	분
재실 :	00	시	55	분

1. 퇴실 결정의사 : 김 /
2. 회복실 간호사 : 백 / 유

PCA ☑none □IM(PCA전용,side connect) □Epidural(□Abbott □Accufuser(2day, 5day) □Baxter

구 분	섭취량					배설량			
Type	H/S	N/S				Urine	Blood loss	Drain	
잔 량	400					foley			
수술실	400					350			
회복실	100					50			
Total	500					400			

등록번호		보험유형	국민건강보험
성 명	A	성별/나이	여/61
주민번호		과	
일 자		병 동	

투약기록지

병동/진료과 　　2006 년　　월　　일

투약내용	날짜	시간/서명	날짜	시간/서명	날짜	시간/서명	날짜	시간/서명	날짜	시간/서명	날짜	시간/서명	날짜	시간/서명	날짜	시간/서명
Amoxicillin	9/27	10A 김 / 40정 10정	28	6 2 / 10	D/C											
Amoxicillin clawlanated	9/27	10A 김 /	28	10 /												
Hydrochartharize 25g PO 1PC	9/27	6A 김 /	28	3A 김 /												
Lacidipine 2mg PO 1PC	9/27	6A 김 /	28	8A 김 /												
amoxicillin claulanated 375mg PO 3PC			9/28	8 김 / ①	퇴원											
inbuprofen 385mg PO 3PC			9/28	8 김 / ①												
bearse 1tab PO 3PC			9/28	8 김 / ①												

투약기록지+ 120250

등록번호			보험유형	국민건강보험
성 명	A		성별/나이	여/61
주민번호			과	
일 자			병 동	

임상관찰기록지

병동/진료과 72W CS 06년 월 일

2006 년	9 월 26일		월 27일		월 28일					
입 원 일 수	1		2		3					
수술후 일수										

시 간	5	10	10	5	10	10	5	10		

맥박	체온										
150	40.0									
140	39.5									
130	39.0									
120	38.5									
110	38.0									
100	37.5					퇴				
90	37.0									
80	36.5					원				
70	36.0									
60	35.5									
50	35.0									

admitted via opp

호 흡	20	20	20	16	20					
수축기혈압/이완기혈압	150/90	160/100	140	130/80	140/90					
체중 / 신장	58.7kg/156.1cm									
복위/흉위/두위										
식이(섭취열량)	GD (석)		NPO → NSD		GD					

섭취량	경 구		0	1700							
	정맥주입		400	400							
	혈 량										
	총섭취량		1500								
배설량	소 변		300	770							
	구 토										
	배 액										
	기 타										
	대 변	1+1		0							
	총배설량		1070								

등록번호		보험유형	국민건강
성 명	A	성별/나이	여/61
주민번호		과	
일 자		병 동	

간호기록지

년월일	시간	투약 및 처치	간 호 내 용	서명
06/9/26	3:30pm		Admitted via OPD on foot	
			CC : Conization	
			Onset : 올 9월 건강검진시	
			Phx : HTN	
		#1	S : "입원 하러 왔어요"	
			O : 환자 첫 입원임	
			P&I : (1) 병동 Orientation 시행함(도난주의, 낙상방지, Call bell, 가스 및 전열기구 사용금지, 화재방지, 금연, 면회시간 및 식사시간, 진단서 발급 등등)	
			(2) V/S Check(BP : 150/90 PR : 30 BT : 37.2 RR : 20)	
			(3) Notify to Dr. 조	
			(4) 환자 식사(GD) 입력함	
			E : 환자, 보호자 입원시 간호 및 교육 내용에 대해 이해하고 동의하여 간호정보 조사지에 서명함	
			Amoxicillin skin test(R : negative)	
			수술복 드리고 수술안내문 이용하여 수술전후 합병증 예방위함 심호흡, 기침 조기 이상 염려함	
	6pm		Pelvic Exam by Dr. 조	
			Shaving & cleansing on perineum	
	8pm		S-saline (R:moderate)	
			MN NPO 설명하고 정서적 지지함	
9/27	MN	#2	2) NPO 교육하고 수면 권유함	
	6am		H/S 1ℓ IV started & 30gtt/min	
			수술복 착용함	
			BP : 160/100mmHg checked	
	7:40am		Dr. 조 V/O memedication 중 glycopyrrolate는 주지 말자고 함	

년월일	시간	투약및처치	간 호 내 용	서명
9/27	8:10am		Self voiding 시원하게 봄	
			midazolan 2.5mg IM injected	
			Pt & chart op send	
	8:29am		환자 확인 및 수술 부위 확인함(Conization)	
	10:10am	#4	O : return from RR by bed	
			V/S : 140/80-20-60-36.8℃ checked	
			Op name : Conization	
			mental : alert	
			마취 : spinal	
			Px : no head elevation staff (for 4hrs)	
			Vaginal gauze packing keep state bleeding Sign none	
			5D/W 1ℓ 연결함 (30gtt/min)	
			Both leg sense는 있으며 motor 약간 적어지는 양상 보이니 spinal 마취로 인해 있을 수 있는 증상임을 설명함	
			NPO 및 I/O teaching 함	
	2pm		Nausea & headache 호소 없이 안정적임	
	4pm	#3, 4	Head flat 유지하며 pain 크게 호소했으며	
	6pm		Vaginal bleeding 없음	
			Pain시 알리게 함	
	8:15pm		SD 적량 다 먹으며 G-I trouble Dr가 foly Foley cath remove하며 4시간뒤 self voiding 격려	
			수분섭취 설명함	
			Ambulation 격려하며 Heparin 10k apply 함	
9/28	MN		Op site pain severe 하지 않으며 vag. Gauaze Packing 유지중으로 bleeding sign 없음	
			Selft voiding 450cc 시원하게 봄	
	6am		불편감 호소 없이 잘 잠	
	10am	#5	S : "오늘 퇴원해요."	
			O : 퇴원예정으로 퇴원처방 확인함	
			Px) 퇴원간호기록지를 이용하여 퇴원약, 퇴원 후 주의사항, 외래방문 등에 대해 환자 및 보호자에게 설명 등 교육내용을 이해하고 설명함	

R 환자의 Chart를 보고 물음에 답하시오.

01
협진기록지의 내용이 아닌 것은?

① 비뇨기계 감염증상이 있다.

② 내원 전날 음주상태로 넘어져 뒤통수에 타박상이 있다.

③ 양쪽의 동공사이즈는 같았다.

④ 운동, 감각, 반응은 정상이었다.

⑤ 뇌 CT결과 비정상적으로 발견되는 것은 없었다.

02
간호기록지의 1월 11일 환자의 45'sitting position과 비슷한 position을 무엇이라고 하는가?

① recumbent position　　　② upright position　　　③ knee – chest position

④ hight semi – folwer position　　　⑤ decubitus position

03
H/V을 모두 제거한 것은 언제인가?

① 퇴원전날　　　② 수술당일　　　③ POD #1

④ POD #2　　　⑤ POD #3

04
환자의 의무기록의 내용이 틀린 것은?

① POD #2에 gas out이되어 SOWD를 하였다.

② 수술직 후 목에 고정기를(philladelpia) 한 상태였다.

③ POD #1 객혈을 호소하였고 보행이 가능하였다.

④ POD #3에도 낮과 밤에 philladelpia를 하였다.

⑤ POD #4에는 환자가 불면증을 호소하여 수면제를 처방하였다.

05
마취기록지에 대한 내용이 아닌 것은?

① 기관내 마취를 하였다.

② 호흡은 수술이 끝날 때까지 일정 하였다.

③ 수술시간은 2시간 20분이었다.

④ 신장은 167cm이고 환자동의서를 받았다.

⑤ Blood given은 하지 않았다.

06

약어 풀이에 대한 내용이 아닌 것은?

① IVDS: Intervertertebral Disk Spine.

② HCD: Herniated Care Delivery.

③ AIF: Anterior Interbody Fusion.

④ EDBC: Encourage Deep Breathing Cough.

⑤ SCM: Sterno – Cleido Mastoid Muscle.

07

환자가 응급실로 입원한 원인에 대하여 분류한 것이 옳은 것은?

① W00.9　　② W03.9　　③ W01.9　　④ W04.9　　⑤ W06.9

08

가족력에 대한 진단 분류를 한 것이 옳은 것은?

① Z83.3　　② Z85.5　　③ Z86.7　　④ Z82.4　　⑤ Z80.4

09

수술기록지에 대한 내용이 아닌 것은?

① 경추 5번과 6번사이를 왼쪽 위앞 엉덩뼈가시에서 떼어 이식하였다.

② 18번 gauge바늘을 추간판안으로 넣었다.

③ 왼쪽 신경근의 압박은 없었다.

④ 외과용수건으로 목을 피는데 사용하였다.

⑤ 수술실에서 C – arm의 X선 장비를 이용하여 척추뼈를 수술하면서 핀을 고정하는 것을 확인하였다.

10

ASIS의 해부학적 위치를 의미하는 것은?

① sacrum　　　　　　② iliac　　　　　　③ cervical spine

④ femur　　　　　　⑤ coxa

성 명	B	성별/나이	M/36
주민번호		과	SS
일 자	2007. 1. 5	병 동	500

퇴원기록지

입 원	2007 년 1 월 5 일 13 시 20 분 SS 과 500 병동 502 호	재원일수
퇴 원	2007 년 1 월 29 일 /시 분 SS 과 5 병동 502 호	
	최 종 진 단 명	분류번호
	주 진 단 명 : 1. HNP C-6	
	기타진단명 : 2. Cbr. concussion	
	수술 및 처치명	분류번호
	주 수 술 명 : 1. → Discectomy & AIF atlantis plate C5-6	
	2. → conservation Tx	
	기타수술(처치) 및 주요검사 :	
	원사인 :	부검 : Y/N

치료결과	□Recovered ■Improved □호전안됨 □진단뿐 □가망없는 퇴원 □48시간 이내 사망 □48시간 이후 사망 □수술 후 10일 이내 사망
퇴원형태	■퇴원지시후 □자의퇴원 □전원 ( ) □사망 □기타 ( )
재 입 원	□계획된 재입원 □계획되지 않은 재입원
원내감염	□없음 / □있음: 수술후. 기타처치후. 비뇨기계. 호흡기계. 소화기계 기타( )
추후진료 계획 □없음 ■있음 (20 년 월 2주후 일 시 과)
재 입 원 계획 □없음 □있음 (20 년 월 일 시 과)
담당전공의의사서명 : (서명) 주치의사서명 : (서명)
의무기록 완성 일자 : 200 년 월 일 의무기록사서명 :

간호정보조사지 (성인)

등록번호			보험유형	건강보험
성 명	B		성별/나이	M/36
주민번호			과	SS
일 자			병 동	502

일반정보

입 원 일   2007 년 1 월 5 일   2 pm 시
정보제공자 부인   작성간호사 김
직   업   교육 정도 refuse
종   교   전화 번호
현 주 소
흡   연   1 갑/일   기간 10 년
음   주 종류 소주 양 1½ 병/회   횟수   회/월   기간   년

〈 가계도 및 가족병력 〉

입원과 관련된 정보   진단명 Neck Pain R/O HCD C_4 C_7

입원경로   □외래   ■응급실   □기타
입원방법   □도보   □휠체어   ■응급차   □기타
V/S   130/90 – 36^4 – 60 – 20   발병일   07. 1. 5
주 증 상   가슴에서 목쪽으로 아파요
입원동기   07년 1월 5일 MN경 음주상태로 보행 중 넘어져 ER → Adm.

FH : 어머니 HTN, 아버지 DM
PH : 5년전 TA로 15일 정도 입원치료
Bw : 55kg,   Ht : 167cm

과거병력   □고혈압   □당뇨   □결핵   □기타
수술명   □알레르기 □없음   ■있음   번데기, 고등어
최근투약상태   None

병에 대한 인식

신체검진
전반적상태
기   형   ■없음 □있음 부위
등   통   □없음 ■있음 부위 Neck(둔함, 쑤심, 퍼짐, 예리함, 찌르는듯함, 기타)
식   욕   ■좋음 □보통 □나쁨   체중변화 □없음 □있음
수면상태   수면시간 7-8 시간/일   수면장애 _____ 수면을 돕는법 _____
대   변   횟수 1 회/( )일 색깔   □설사 □변비 □등통 □기타
소   변   횟수 4-5회/( )일 양   색깔   냄새
         □빈뇨 □필뇨 □혈뇨 □긴급뇨의 □실금 □작열감 □배뇨곤란
활동상태   ■자유로움 □자유롭지 못함

OS ADMISSION ORDER (OP Case)

Diagnosis: _____

_____

_____

Date: 2007. 1. 5

등록번호		보험유형	건강보험
성 명	B	성별/나이	M/36
주민번호		과	SS
일 자		병 동	502

1. Check V/S qid
2. Diet: __GD__
3. Bed rest
4. Check X-ray
    1) Chest PA
5. Lab
    1) CBC c plt, ESR, CRP, RA
    2) Chemistry: TP/Alb, GOT/GPT, TB/l, BUN/Cr, FBS
    3) s-Electrolyte: Na/K/Cl
    4) HBsAg/AB, VDRL, AIDS
    5) PT PTT
    6) ABO c Rh
    7) U/A c micro
6. ECG
7. Special study:
8. Apply   splint c Ice pack
9. Consult to _____ for _____
10. 5% D/S 1ℓ
   Perison 1ⓐ   Mix IV c 10gtt/min × 3days
   Maro   1ⓐ
11. DCF 1ⓐ IM q 12hrs   × 2days
   DCF 1ⓐ IM q 24hrs   × 5days
12. PO medi : ACL 2ⓣ
          REO 2ⓣ   #2 PO × 7days
          DSP 2ⓣ
13. PT :
    1) Ice pack for 2days
    2) Hot pack, US, ICT bid
19. prn) TRD 1ⓐ IM if pain   × 7days

Signature Dr. _____ Nr. _____

PREOP ORDER 정형외과 척추클리닉

Diagnosis: _____

_____

_____

Date: 2007. 1. 9

등록번호		보험유형	건강보험
성 명	B	성별/나이	M/36
주민번호		과	
일 자		병 동	

1. MN NPO
2. Check V/S q 6hrs
3. Bed rest
4. Get op permission
5. Skin pre(L-Spine) : Whole back to both mid thigh
   Neck (절대 상처 입히지 말고 상처 나면 노티 하세요)
6. 환자보호자에게 PCA에 대하여 설명해주고 할지 여부를 결정하여 차트 앞에 복사해 주세요.
7. send W-Ceftacin 1v to OR (AST후)'
8. 임상병리검사
   1) Blood Bank: Blood Antibody Screening Test
9. 주사
   1) 5DW10%   1000㎖ 1BT   #1   IV
   2) HS10   1000㎖ 1PK   #1   IV
   3) W-Ceftacin   1g   IV   q   12hr(AST후)
   4) lparocin   400mg
      N/S   100cc Mix   IV
   5) Tetabulin   250IU   IM
   6) Robinul   1ⓐ   IM
10. Prep pack RBC 1   pints after cross matching
11. Enema(Yal)   1BT   #1
12. prn) DCF   1ⓐ   IM
    TRD   1ⓐ   IM   if pain.

Signature Dr. _____ Nr. _____

OP–DAY ORDER 정형외과 척추클리닉

Diagnosis: _____

_____

_____

Date: 2007. 1. 9

등록번호		보험유형	건강보험
성 명	B	성별/나이	M/36
주민번호		과	
일 자		병 동	

1. NPO until next order
2. Check V/S q 15min(×4), 30min(×4), 2hr(×4), if stable q 6hrs.
3. Bed rest
4. Apply ice bag on op. site
5. Check H/V count daily
6. Check I/O
7. EDBC and encourage blowing bottle
8. OR remaind fluid
9. 복대 해주세요.
10. Hypafix 등의 부직포 준비하세요.
11. 임상병리검사
    1) Routine CBC(2회 : 수술직후, 밤 10시)
12. 방사선 검사 : C-spine AP & Lat, L-Spine Ap & Lat, D-L spine Ap & Lat.
13. 주사
    1) 5DW10   1000㎖   1BT   #1   MIV
      Perison   1ⓐ
      Malotus   1ⓐ
    2) 5DS10   1000㎖   1BT   #1   MIV
      Perison   1ⓐ
      Malotus   1ⓐ
    3) W-Ceftacin 1g   IV   q   12hr(AST후)
    4) lparocin   400mg
      N/S   100cc   Mix   IV
    5) Muteran   600mg   2A   #2   IV
    6) Tagamet inj. 600mg   3A   #3   IV
    7) PABA(Esbix) 100mg   2A   #1   IV
14. prn) DCF   1ⓐ   IM   if, complain of pain
        TRD   1ⓐ   IM   if, complain of pain
15. 숨을 잘 쉬는지 확인(V/S check 할 때마다)
    숨을 마시고 내쉬는 것 잘 되는지 확인

Signature Dr. _____ Nr. _____

POD #1-#2 ORDER 정형외과 척추클리닉

Diagnosis: _____

_____

_____

Date: 2007. 1. 10

등록번호		보험유형	건강보험
성 명	B	성별/나이	M/36
주민번호		과	
일 자		병 동	

1. NPO until gas out
2. Check V/S q 6hrs.
3. Bed rest & working 가능
4. Apply ice bag on op. site
5. Check H/V count daily
6. EDBC and encourage blowing bottle
7. gas out 못하면 po medi. Hold 해주시고, prn의 fluid 달아주세요.
8. gas out 후 sips 시작하고 괜찮으면 soft diet부터 진행해주세요.
9. 임상병리검사
    1) Routine CBC
    2) BC : AST(SGOT)/ALT(SGPT)/Sodium/Potassium/Chloride/
        Creatinine/ Urea nitrogen/ Bilirubin, total/ Fasting surgar
10. 주사
    1) 5DW10   1000mℓ 1BT #1 MIV (10gtt)
        Perison   1ⓐ
        Malotus   1ⓐ
    2) W-Ceftacin 1g   IV q 12hr
    3) lparocin   400mg
        N/S   100cc Mix   IV
    4) Muteran   600mg 3A #2 IV
    5) Tagamet inj. 600mg 3A #3 IV
    6) PABA(Esbix) 100mg 2A #1 IV
11. 약
    1) ACF   2T #2 × 2days
    2) VXO2   2T #2 × 2days
    3) GSP   2T #2 × 2days
    4) MGOH   2T #2 × 2days
12. prn) DCF 1ⓐ IM   if, complain of pain
      TRD   1ⓐ IM   if, complain of pain
      5DS10   1000mℓ 1BT
      Perison   1ⓐ
      Malouts   1ⓐ #1 MIV (10gtt)

Signature Dr._____   Nr._____

POD #3 ORDER 정형외과 척추클리닉

Diagnosis: _____

_____

_____

Date: 2007. 1. 12

등록번호		보험유형	건강보험
성 명	B	성별/나이	M/36
주민번호		과	
일 자		병 동	

1. Check V/S q 6hrs.
2. Bed rest
3. Check H/V count daily
4. gas out 못했어도 아침에 sips of water 시작하고 괜찮으면 점심부터 soft diet 주세요.
5. 주사
    1) 5DW10   1000㎖   1BT   #1   MIV   (10gtt)
        Perison   1ⓐ
        Malotus   1ⓐ
    2) W-Ceftacin   1g   IV   q   12hr
    3) lparocin   400mg
        N/S   100cc   Mix   IV
    4) Muteran   600mg   2A   #2   IV
    5) Tagamet inj. 600mg   3A   #3   IV
    6) PABA(Esbix) 100mg   2A   #1   IV
6. 약 (× 7days)
    1) ACF   2T   #2
    2) VXO2   2T   #2
    3) GSP   2T   #2
    4) MGOH   2T   #2
7. prn) DCF   1ⓐ   IM   if, complain of pain
       TRD   1ⓐ   IM   if, complain of pain

Signature Dr. _____ Nr. _____

ORDERS FOR TREATMENT

Name _____

2007.   .

UNIT No.	_____
NAME	B
AGE 36	SEX 남
DEPT SS	WARD 502

M	D	O R D E R S	Dr's Sign	Nurse's Sign
1	5	Demead 1A IM 'PRN' – Hold DCF 1A IM 'PRN' Tridol 1A H/S 'PRN' Stilnox 1T Po		
1	11	H-Con 2A #2 × 7days po		
1	12	Thomas color apply at night		
1	14	Stilnox 1T Po Stilnox 1T Po		
1	16	X-ray C-Spine AP/Lat, Chest PA		
1	18	H-Con 2T #2 Po 8days 소견서 1부 발급		
1	19	1. Med ACF 2T #2 × 7days po VXO2 2T #2 × 7days po GSP 2T #2 × 7days po Stilnox → D/C		
1	20	Amitriptyline o.st HS daily PRN If insomnia Lab flu		
1	23	X-ray f/u C-spine Ap/lat NDI (수술전, 후)		
1	25	RSD gel 1tube(50g) apply on neck		
1	26	1. Med		
		ACF 2ⓐ #2 × 7days po VXO2 2ⓐ #2 × 7days po GSP 2ⓐ #2 × 7days po H-con 2ⓐ #2 × 7days po DCF 1A IM 2days DCF 1A IM PRN		
1	29	DC		
		Trast 1ⓐ 주세요.		

DISCHARGE ORDER 정형외과 척추클리닉

Diagnosis: _____

_____

_____

Date: 2007. 1. 17

등록번호		보험유형	건강보험
성 명	B	성별/나이	M/36
주민번호		과	
일 자		병 동	

1. 약
   1) ACF   2T   #2   14days
   2) VXO2   2T   #2   14days
   3) GSPC   2T   #2   14days
   4) H-Con   2T   #2
* 약(추가)
   1) Cough ⓢ 60cc #3   × 5days
   2) sudafed 1.5   #3   × 5days

2. 외래에 전화해서 2주일 뒤 척추외과 외래에 예약해주세요.

Signature Dr. _____   Nr. _____

CONSULTATION SHEET

Chart No :	
Name : B	M.F : 남
Room No : 502	Age : 36
Dept : SS	

To : Department of   Med

The patient ⎡ <u>can</u>   be moved from ward
　　　　　 ⎣ can not

Impression : HCD.   C5/6

History and Findings :

URI symptoms
　　→ (upper respiratory infection)

Reply

　　2007. 1. 25

　　　　Cough syrup 60cc   #3 po for 3days
　　　　Sudafed   1.5ⓣ #3 po for 3days

　　　　　　　　　　Signature Dr.　　　　　　Nr.

CONSULTATION SHEET

Chart No :	
Name : B	M.F : 남
Room No : 502	Age : 36
Dept : SS	

To : Department of   NS

The patient   <u>can</u>   be moved from ward
       can not

Impression :   HCD : C4, C8 level

History and Findings :

본 남환은 내원 전날(2007년 1월 4일) drunken state로 뒤로 넘어져 occipital area에 contulsion 있습니다. Further evaluation 필요성 여부에 관하여 귀하의 협진의뢰합니다. (Brain CT 촬영하였습니다.) 감사합니다.

SS 이 / 이   (서명)

Reply

     Jun. 5. 2007

     Mentation in alert

     Painful an pupils are size equal

     Moter   ☐
     Sencery ☐   WNL
     Reffex   ☐

     Pathlagical -/- pathological -/-

     Brain CT review no abnormal finding

     Imp) Cerebral concussion

             Signature Dr.   Nr.

PROGRESS NOTE

O.P.D.　　　No.＿＿＿＿＿＿

Name	B	Age	36	Sex	M	Room No. 502	Adm. date	Dis. date

| Provisional Diagnosis |||||||||

Date Dr's sign		Dr's sign
07/1/5	C/C 1. Neck pain	
/	c Lt. hand timgling sensation　Onset : 07. 1. 4	
/	2. Headache　　By: Drunken station에서 뒤로 넘어짐	
/	Past/Hx) DM/HTN/Tbc/Hepatitis	
/	R.O.S)	
/	P/Ex)	
/	〈L-Spine〉	
/	SLR:	
/	Motor/Sensory:	
/	Tomas T:	
/	Patric T:	
/	Forward Bending	
/	Backward Bending	
/	rSLR:	R$_2$김
/	Td:	
/	〈C-Spine〉	R$_2$김
/	Motor: Lt. hand grip power : GTD ↓	
	Sensory : C4 & C8 dermatome hypersthemia	
/	Spurling sign:	R$_2$김
	Neck Compression T: uncheckable d/t pain	
	ROM: LOM	
	C-Spine : straight & decreased	
	X-ray of	
	Imp) 1. Spineneck	
	2. R/O HNP C-Spine	
	Plan) 1. BR	
	2. MRI C-Spine	
	3. Philadelphia Brace apply	
07/1/8	O: MRI C-Spine	
	→ C$_5$~C$_6$　IVDS narrowing　　& decreased lordosis	
	Ruptured disc C5~C6, HNP C5~C6	

의료기관명		J병원	의료기관기호				차트번호			
환자명	B	주민등록번호			나이	36	성별	M	공상구분	
의료보험증번호		피보험자성명		진료과		SS	병동	502	진료의사	이
채취일자			의뢰일자	2007. 1. 10			보고일자		2007. 1. 12	
수거센터			영업소				접수번호			

〈 보험코드 〉　　　〈 분류번호 〉　　　〈 의뢰검체종류 〉

C5501 x1　　　　　나550　　　　　가. Small specimen

〈 GROSS 〉

Received in formalin are several pieces of fragmented cartilaginous tissue, aggregating about 2.0㎖. Totally embedded after decalcilication.

〈 MICRO 〉

Section from disk shows degeneration. And ther is no evidence of malignancy.

〈 DIAGNOSIS 〉

Intervertebra, C5-6, curettage(laminectomy and discectomy);

　　Degenerated fibrocartilage. Consistent with

　　　　Intervertebral disc herniation (Herniated nucleus pulposus)

〈 NOTE 〉

판독의사 : 병리전문의 김

ANESHESIA RECORD

Anes No. pye I 20 07 Mo 1 D 9

Preop. Diag. HNP		Op. Prop.			
Postop. Diag.		Op. Perf.			
Premedication	Dose	Route	Time	Effect	

Unit No. 176466
Name B
Age 36 Sex M Room 502

Physical Status

Total dose (1) 2 3 4 5 (E)

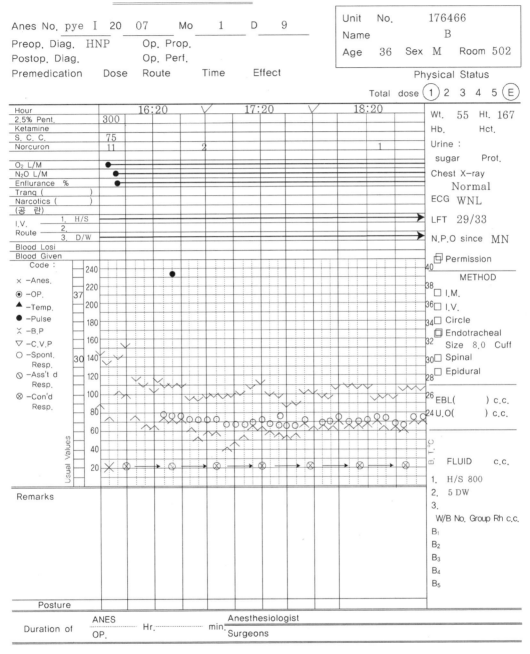

Hour		16:20	17:20	18:20
2.5% Pent.	300			
Ketamine				
S. C. C.	75			
Norcuron	11	2		1
O₂ L/M	●			
N₂O L/M	●			
Enflurance %	●			
Tranq ( )				
Narcotics ( )				
(공 란)				
I.V. Route	1. H/S			→
	2.			
	3. D/W			→
Blood Losi				
Blood Given				

Wt. 55 Ht. 167
Hb. Hct.
Urine :
sugar Prot.
Chest X-ray
 Normal
ECG WNL
LFT 29/33
N.P.O since MN
Permission

METHOD
☐ I.M.
☐ I.V.
☐ Circle
☑ Endotracheal
 Size 8.0 Cuff
☐ Spinal
☐ Epidural

EBL( ) c.c.
U.O( ) c.c.

FLUID c.c.
1. H/S 800
2. 5 DW
3.
W/B No. Group Rh c.c.
B₁
B₂
B₃
B₄
B₅

Code :
× −Anes.
◉ −OP.
▲ −Temp.
● −Pulse
╳ −B.P
▽ −C.V.P
○ −Spont. Resp.
⊘ −Ass't d Resp.
⊗ −Con'd Resp.

Remarks

Posture

Duration of ANES Hr. min. Anesthesiologist
 OP. Surgeons

ANESHESIA RECORD

Anes No. II 20 07 Mo 1 D 9

Preop. Diag.   Op. Prop.
Postop. Diag.   Op. Perf.
Premedication   Dose   Route   Time   Effect

Unit No.	176466
Name	B
Age 36	Sex M Room 502

Physical Status

Total dose 1 2 3 4 5 E

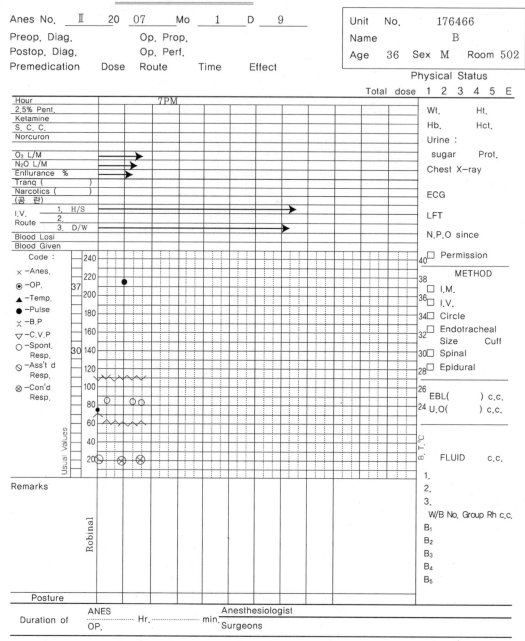

Code :
× −Anes.
⊙ −OP.
▲ −Temp.
● −Pulse
× −B.P
▽ −C.V.P
○ −Spont. Resp.
⊘ −Ass't d Resp.
⊗ −Con'd Resp.

Hour   7PM
2.5% Pent.
Ketamine
S. C. C.
Norcuron
O₂ L/M
N₂O L/M
Enflurance %
Tranq (   )
Narcotics (   )
(공 란)
I.V.   1. H/S
Route   2.
         3. D/W
Blood Losi
Blood Given

Wt.   Ht.
Hb.   Hct.
Urine :
  sugar   Prot.
Chest X−ray

ECG
LFT
N.P.O since

☐ Permission
METHOD
☐ I.M.
☐ I.V.
☐ Circle
☐ Endotracheal
  Size   Cuff
☐ Spinal
☐ Epidural

EBL(   ) c.c.
U.O(   ) c.c.

FLUID   c.c.
1.
2.
3.
W/B No. Group Rh c.c.
B₁
B₂
B₃
B₄
B₅

Remarks

Robinal

Posture

Duration of   ANES ········· Hr. ············· min.   Anesthesiologist
               OP.   Surgeons

OPERATIVE RECORDS

No:
NAME: B   Age/Sex : M/36
Depart: OS(Spine Center)   Ward:
Op.Date: 2007. 1. 9
Operator   Dr.이   Prof.김   1st.Ass.김
Preoperative Diagnosis   HNP C5-6 c radiculopathy, L.t
Postoperative Diagnosis   S/A
Op.Title   Discectomy C5~C6,
                      AIF(anterior interbody fusion) c Atlantis plate & AIBG

Op.findings
1) Ruptured soft disc(+)
2) PLL: rupture
3) L.t nerve root compression(+)
4) Bone graft harvest site: Lt. ASIS 2cm 후방
    * Atlantis plate : 23cm
    Screws × 4 (15mm)

Op.procedure
Under the endotracheal general anesthesia, the patient was placed on the operation table in the supine position. A towel roll to facilitate neck extension is used. The shoulder was taped to better visualize the lower cervical spine. OS routine skin preferation & draping was done at neck and Lt. ASIS. The incision is marked and the cervical skin area is sterilely prepared. Draping was carried out in the usual manner. A transverse skin incision was made from the midline to the lateral border of the SCM muscle about 4cm in length. The platysma muscle was divided tranxversly. The medial border of the SCM and carotid sheath are retracted laterally. The omohyoid and sterothyroid muscles are then retracted medially along with the trachea and esophagus. With blunt dissection, the prevertebral fascial layer was exposed and incised in the midline to reveal the longus colli muscle. An 18-gauge needle was inserted into the intervertebral disc space and fluoroscopy was used to localized the level. Discectomy was performed. And Casper distractor was applied. Additional discectomy was performed. End plate preferation was done with ring currett & burr. Above operative finding was observed. Then, skin incision was performed at Lt. ASIS area. Using oscillating saw, graft bone was harvested. Trimming of bone block was done using Ronger. Bone block was inserted at IVDS. After burring of osteophyte, Atlantis plate applied and fixed by screws. Rocking screws was fixed. Position of plate was confirmed by c-arm. The operation wound was closed by layer saline irrigation and hemostasis and hemovac inserted. The patient was well tolerable to the anesthesia during the operation.

NEUROSURGICAL SPECIAL WATCH RECORD

Diagnosis _____

번 호 :	
성 명 : B	성별/나이 : M/36
과 :	호 실 :

2007 월	2007 일	HOUR	CONSC LEVEL	PUPILS R	PUPILS L	B.P /	P /MIN	R /MIN	T ℃	OTHER EVENTS	NURSE'S NAME
1	9	6:55pm				130/70	88	18	36^2		
		7:15pm				130/70	68	24	36^9		
		7:40pm				140/80	64	22	37		
		7:55pm				130/80	68	20	36^9		
		8:30pm				140/90	68	22	37^1		
		9:00pm				140/90	64	22	37^3		
		9:30pm				130/90	64	20	37^3		
		10pm				120/80	68	22	37^2		
		MN				130/80	76	20	37^7		
		2am				120/80	80	20	37^5		
		4am				120/80	78	20	37^5		
		6am				120/80	80	20	37		

THE LEVEL OF CONSCIOUSNESS	PUPILS	OTHER EVENTS
Alert ·································· A (정상)	Normal reacting to light well	Vomiting
Forceful verbal stimuli required ··················· B (큰소리로 부르면 깬다)	Small non reacting to light	Tremor
	Dilated non reacting	Convulsion
Respond to pain ················ C (아픔을 느낀다)	Sluggish light reflex	Restlessness, etc
No response ·················· D (반응이 없다)		

MEDICATION & SPECIAL TREATMENT RECORD

Unit No.	176466
Name	B
Sex	M
Age	36
Dept	SS
Room	502

Order No	Treatment Medication	Date	Time / Initial	Date	Time / Initial	Date	Time / Initial	Date	Time / Initial	Date	Time / Initial	Date	Time / Initial	Date	Time / Initial	Date	Time / Initial
	Malouts 1Ⓐ	5			6 김		1		9		10		10		10		
	DCF 2Ⓣ2#				10 김		10 김		10 김		10 김		10 김		10 김		
	ACL \ REO } 2Ⓣ2# DSP /				8		8		8		8		8		8		
					6		6		6		6		6		6		
	DCF+Robinal IM																
	Perison 50mg IM	김															
	TRD 1Ⓐ IM																
	Demoend 1Ⓐ																
	Actited 1g po																
	DCF 1Ⓐ IM																
	TRD 1Ⓐ IV																
	H/S 1																
	5DW/O 1																
	Ceftacin 2.0g #2 (After AST)																
	tetabulin 250IU IM #1																
	Neet cream (skin test)																
	5DW 1 +PRS 1Ⓐ MBV 1Ⓐ																
	Esbix 2Ⓐ #12																

MEDICATION & SPECIAL TREATMENT RECORD

Unit No.
Name   B
Sex   Age
Room   Dept

Order No	Treatment Medication	Date	Time Initial	Date	Time Initial	Date	Time Initial	Date	Time Initial	Date	Time Initial	Date	Time Initial	Date	Time Initial	Date	Time Initial
	MTR 2Ⓐ #2 IM										8pm						
	H_2 3Ⓐ #3 IV																
	5DW 1 +PRS⟍ MBV⟋1Ⓐ					10	김										
	5DS 1 +PRS⟍ MBV⟋1Ⓐ			10	김												
	Ceftacin 2g #2 IV	10		10													
		10		10													
	IParocin 400mg +NS 1Ⓐ #1	10		10													
	Esbix 2Ⓐ #1 IV	10		10													
	MTR 2Ⓐ #2 IV	10		10													
		10		10													
	H_2 3Ⓐ #3 IV	10		10													
		4		4													
		10		10													
	TRD 1Ⓐ IM																
	ACL⟍ VxO₂⟋ GSP⟋ MGOH⟋ 2Ⓣ #2 po																

MEDICATION & SPECIAL TREATMENT RECORD

Unit No.	176466
Name	B
Sex M	Age 36
	Dept SS
Room 502	

Order No	Treatment Medication	Date	Time Initial	Date	Time Initial	Date	Time Initial	Date	Time Initial	Date	Time Initial	Date	Time Initial	Date	Time Initial
	5% DW 1 c̄ PRS 1Ⓐ															
	Ceftacin 2g IV		10		10		10		10		10		10		10
			10		10		10		10		10		10		10
	Esbix 2Ⓐ IV		10		10		10		10		10				
	Iparocin 400mg IV		10												
			10												
	MTR 2Ⓐ #2 IV		10												
	Esbix 2Ⓐ IV		8		8		8		8		8		8		8
			6		6		6		6		6		6		6
	ACL VXO₂ 2Ⓣ #2 MGO		8		8		8		8		8		8		8
			6		6		6		6		6		6		6
	H-con 2Ⓣ 2po								700		700				
	TRD 1Ⓐ IM														
	stillnox 1Ⓣ po														
	Cefatacin 2g IV		10		10		10		10		10		10		10
			10		10		10		10		10		10		10
	ACL VXO₂ 2Ⓣ #2 po GSP		8		8		8		8		8		8		8
			6		6		6		6		6		6		6
	H-con 2Ⓣ #2 po		8		8		8		8		8		8		8
			6		6		6		6		6		6		6

T.P.R. Chart

Unit No.	176460		
Name :	B		
Sex : M		Age :	36
Room : 502		Dept. :	SS

200 7	1/5			6			7			8			9			10			11		
Hosp. Days	1			2			3			4			5			6			7		
Op. Days													op			1			2		
Treatment performed																					
Hour	A.M	P.M		A.M	P.M		A.M	P.M		A.M	P.M		A.M	P.M		A.M	P.M		A.M	P.M	
		2	6	6	2	6	6	2	6	6	2	6	6	2	6	6	2	6	6	2	6

Diet	GD×1	GD	GD	GD	GD×1	NPO	NPO
Urine					NPO		
Stool							
Measurement Wt.	55kg						
Ht.	167cm						
					1000/1020	2000/1925	
					10	5	
					10	20	

T.P.R. Chart

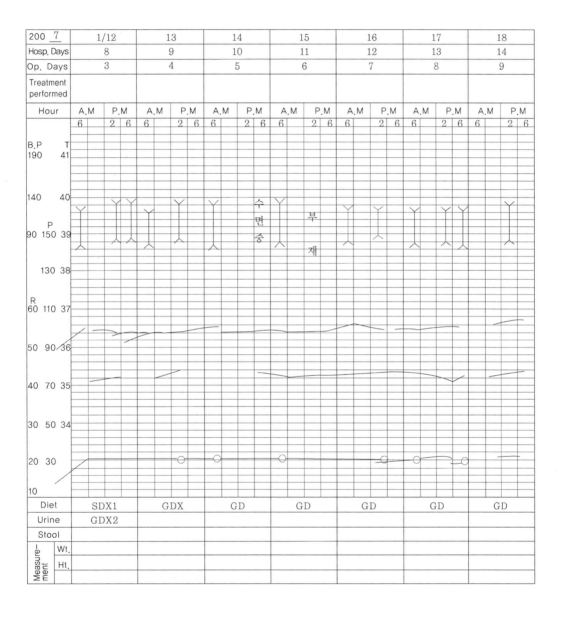

200 7	1/12		13		14		15		16		17		18	
Hosp. Days	8		9		10		11		12		13		14	
Op. Days	3		4		5		6		7		8		9	
Treatment performed														
Hour	A.M	P.M	A.M	P.M	A.M	P.M	A.M	P.M	A.M	P.M	A.M	P.M	A.M	P.M
Diet	SDX1		GDX		GD		GD		GD		GD		GD	
Urine	GDX2													
Stool														
Measurement Wt.														
Measurement Ht.														

T.P.R. Chart

Unit No.	176460		
Name :	B		
Sex : M		Age :	36
Room : 502		Dept. :	SS

200 7		1/19		20		21		22		23		24		25	
Hosp. Days		15		16		17		18		19		20		21	
Op. Days		10		11		12		13		14		15		16	
Treatment performed															
Hour		A.M	P.M	A.M	P.M	A.M	P.M	A.M	P.M	A.M	P.M	A.M	P.M	A.M	P.M
		6	2 6	6	2 6	6	2 6	6	2 6	6	2 6	6	2 6	6	2 6

Diet		GD		GD		GD		GD		GD		GD		GD	
Urine		(고등어, 번데기 제외)													
Stool															
Measurement	Wt.														
	Ht.														

T.P.R. Chart

200 _7_	1/26		27		28		29		30					
Hosp. Days	22		23		24		25		26					
Op. Days	17		18		19		20		21					
Treatment performed														
Hour	A.M	P.M	A.M	P.M	A.M	P.M	A.M	P.M	A.M	P.M	A.M	P.M	A.M	P.M
	6	2 6	6	2 6	6	2 6	6	2 6	6	2 6				

B.P	T										
190	41										
140	40										
P											
90 150	39										
		부재	부재								
	130 38										
R											
60 110	37										
	50 90 36										
	40 70 35										
	30 50 34										
	20 30										
	10										

Diet	GD		GD		GD		GD		GDX2					
Urine														
Stool														
Measure-ment	Wt.													
	Ht.													

INTAKE AND OUTPUT

번 호 :
성 명 :　B　　　　　　성별/나이 : M/36
과 :　SS　　　　　　호 실 :　502

| Date | Time | INTAKE | | | | OUTPUT | | | | | |
		Oral	Parenteral	Blood	Total	Total	Urine	Drainage	Suction	Vomitus	Stool
2007 1/9	D										
	E										
	N		5% DW 1 1000 R:00		1000	1020		800 +200			
	Total				1000	1020					
2007 1/10	D	NPO	2-① 600 (R:400)		600	300	300				
	E	NPO	2-① 400 2-② 300 (R:700)		700	500	500				
	N						600				
	Total										
2007 1/11	D										
	E										
	N										
	Total										

NURSES' RECORD

UNIT No. :	
Name :	B
Sex : M	Age : 36
Room :	Dept. :

2007년 M.	D.	Time	Treatment	Notes	Sign
1	5	2pm		Admitted by ER via Stretch car.	Sign
				IMP: Neck pain	
				R/O HCD C4, C7	
				c.c) "가슴에서 목쪽으로 아파요"	
				PTx; 금일 0am.경. 음주상태로 보행 중 넘어진	
				후 상기 C.C로 ER 통해 Ad.	
				PHx: 5년 전 TA로 15일 정도 Adm. Tx.	
				FHx; 어머니 HTN., 아버지 DM.	
				Allergy: 번데기, 고등어	
				V/S: 130/90-60-20-36.4℃ checked	
				Ward orientation given.	
				Philadelpia brace keep.	
				State.	
		3:30pm		Chest pain complain	
				PRN) TRD 1ⓐ IM Injected	
		3:30pm		Med rest now	
		4:30pm		"아까 맞은 주사는 효과가 전혀 없어요."	
				"응급실에서 맞은 주사로 센것으로 놔주세요"	
				Dr. 이 Phone noty	
1	5	4:30pm		Demerol 250mg IM ($\frac{1}{2}$ⓐ)	
				By Dr. 이 T/O	
		5:30pm		NS Consult (+)	
				B-CT 결과 DR. 유 설명함	
				Neck Pain Complain	

NURSES' RECORD

2007년		Time	Treatment	Notes	Sign
M.	D.				
1	6	8am.		"가슴에서 목쪽으로, 아래에서 위로 통증이 있어요" Philadelpia brace keep state	
		3pm.		Sleeping now	
		6pm.		Deep pain remained Philadelpia brace keep state Prn) TRD 1ⓐ IV done	
1	7	6am.		"아파서 잠이 안와요" "수면제나 진통제 주세요" Prn) DCF 1ⓐ IM done	
		9am.		Philadelpia brace keep Neck pain remained Bed rest now	
		2pm.		Pain complain Prn) TRD 1ⓐ IV injected	
		3pm.		Philadelpia brace keep High Semi-Fowler's position state 낮잠자고 있음	
		10pm.		Philadelpia brace keep state Pain sense remained Bed rest now	
1	8	1am.		Pain sense complained Prn) TRD 1ⓐ IV injected	
		6am.		Sleeping now	
		8am.		Neck pain still	

NURSES' RECORD

2007년		Time	Treatment	Notes	Sign
M.	D.				
1	8			Philadelpia brace keep state	
		11:15am		Cx-Point MRI taken	
		3pm		낮잠자고 있음	
		4:30pm		Back pain complain Prn) DCF 1ⓐ IM done	
		5:30pm		Dr. 이 rounded MRI 결과 환자에게 설명함	
		10pm		"오늘 수술하기로 결정했는데 담당주치의 선생님 시간이랑 다른 것 때문에 아직 정확히 결정은 안됐어요." Neck Pain complained Philadelpia brace keep state	
1	9	1am		Neck Pain complained Prn) I&O 1ⓐ TOS injected	
		6am		Sleeping now	
		8am		Philadelpia brace keep "이 병원에서 수술해야 할 것 같아요."	
		9:40am		NPO Teaching done	
		1:20pm		PRC done Neck brace applies on Neck	

NURSES' RECORD

2007년		Time	Treatment	Notes	Sign
M.	D.				
1	9	2:10pm		환자&보호자(이종사촌) 외래 내려가 수술에 대한 설명들음	
		3pm		Tetadulin 1ⓐ IM Robinal 1ⓐ IM injected V/S: 150/90-64-20-365℃ Self voiding now	
		3:20pm		Send to OR	
		7:35pm		Return to Room 502 from OR V/S: 140/80-64-22-37℃ checked CBC checked. NPO teaching H/V(x2) keep. Encouraged EDBC Philadelpia brace keep state Sitting position 가능함을 설명함 Respiratory from : good	
		8:20pm		Neck & Back pain complain Prn) TRD 1ⓐ IM Injected	
		9:25pm		Pain complain Prn) DCF 1ⓐ IM Injected	
		10pm		H/V(x2) keep state BT: 377℃ EDBC 권유함 Sitting position done. Pain sense remained. Foly cath. Keep state	

NURSES' RECORD

2007년		Time	Treatment	Notes	Sign
M.	D.				
1	9	10:20pm.		DR. 이 call 숨 마시고 내쉬는거 편한지 봐주세요. PT. No special complained Closed-observation now	
1	10	2am.		Deep breath well done V/S stable 잠이 안와 걱정이예요. Close observation now	
		6am.		V/S: 170/80-80-20-37℃ checked Deep breath well done CBC. OT/PT & BUN/cr. Glu T bili	
		7am.		I/O 1000/1020 checked Observation now Pain sense complaint Prn) TRD 1ⓐ + N/S 5mℓ mix IV	
		8am.		Philadelpia brace keep state 뒷 목부분이 불편해요. Gavrze 대줌 H/V keep state (2개) Abd. Binding keep state NPO keep state 45° sitting state Reofoing now	

NURSES' RECORD

2007년		Time	Treatment	Notes	Sign
M.	D.				
1	10	계속		"왼쪽 4번째, 5번째 손가락 저린 느낌은 남아있어요"	
		8:40am.		Foly catheter removed (result: 300cc 버림)	
		3pm.		Semi-fowler's position now Philadelpia brace keep 목 아픈 것만 남아있는데 어제보다는 나아진 것 같아요. Self voidings (−)	
		5:30pm.	Rounded Dr. 이	Ambrlation 가능함 Hemeptysis complain 수술시 마취로 인한 삽관자극으로 그럴 수 있다 설명함 Obs	
		5:50pm.		Self voiding well(R:500cc) 왼쪽손가락 저리고 아파요. Philadelpia brace keep OP. wd. Pain (−) Abd. Binder keep	
1	11	1am.		양쪽 어깨가 너무 아파요. Both hand power : good H/V 2ea natural clressing now	
		1:30am.		Sleeping now Respiration stable	

NURSES' RECORD

2007년		Time	Treatment	Notes	Sign
M.	D.				
1	11	6am		"머리 높이 올려주세요. 낮아서 목이 아픈 것 같아요." Head up 45° CBC & Bun/Cr OT/PT. T.B. Glu Check	
		7:30am		Gas out (+) S.O.W teching	
		8am		Philadelpia brace keep state "목 아래에서 어깨까지 저려요." S.O.W state H/V keep state	
		5:30pm		Rounded Dr. 이 Pain sense remained 45° sitting position now	
		8:30am		H/V removed (2개) Dressing 2ea. done	
		1pm		H_CON 2ⓣ #2 po given (Neck & Shoulder numbness)	
		3pm		Philadelpia brace keep Ward ambulation now	
		10pm		Philadelpia brace keep	
1	12	2:50am		"목 지지대가 불편해 잠을 잘 수가 없어요. 진통제 놔 주세요." PRN) TRD 1ⓐ IM injection Head up 45° done	
		6am		Sleeping now	

NURSES' RECORD

2007년		Time	Treatment	Notes	Sign
M.	D.				
1	12	8am.		밤에 이거(philadelpia Brace) 때문에 아파서 못 자겠어요. 목이랑 어깨가 아파요.	
		8:30am.		주치의: 낮에 활동시에는 philadelpia 하고 잘 때는 Thomas collar 하도록 설명함 SD → GD checked	
		3pm.		아파도 일부러 일어나서 걸어다니고 운동해요 손 저린감 여전히 있어요. Ward ambulation now	
		10pm.		Thomas collar change Op. wd. Pain mild	
1	13	0:20am.		수술전과 같이 아파요 수술하면 더 나아지는거 아니예요? PRN) TRD 1ⓐ IM injection	
		6am.		Bed rest now	
		8am.		Sitting pres keep 아파서 잠을 못잤어요. Thomas collar 착용해도 여전히 아파요. Thomas collar keep state	
		8:30am.		Dressing was done on Neck Lt. pelvic area Philadelpia brace keep	
		3pm.		양쪽 어깨가 누가 세게 눌러 놓은 것처럼 아파요. Sitting position now	

NURSES' RECORD

2007년		Time	Treatment	Notes	Sign
M.	D.				
1	13	9pm.		Dressing was done	
		10pm.		Philadelpia brace keep 가슴 아픈 건 덜한데 양쪽 어깨가 아프고 손이 저려요.	
1	14	1am.		잠이 안와서 그러는데 수면제 좀 주세요. Notify to 당직의 Iolpid 1ⓣ po 처방냄 Iolpid 1ⓣ po given	
		6am.		Sleeping now	
		8am.		오늘 어깨하고 가슴부위가 아파요. Philadelpia brace keep 수면제 먹고 좀 잤어요.	
		3pm.		Neck pain : remained 진통제 안 맞고 좀 참아볼게요.	
		9pm.		오늘도 수면제 원해요. Dr. 이 notified Stilunox 1ⓣ p.o 처방드림	
		10pm.		Both shoulder pain remained Philadelpia brace keep	
1	15	4am.		Neck pain complain PRN) TRD 1ⓐ IM injection	
		6am.		Sleeping now	
		8am.		기침할 때 가슴이 울려요. Philadelpia brace keep state	
		8:30am.		Dressing was done	
		3pm.		Philadelpia brace keep state	

NURSES' RECORD

2007년		Time	Treatment	Notes	Sign
M.	D.				
1	15	계속		가슴 불편한 건 조금 나아졌어요.	
		6pm.		Philadelpia brace kept 오늘 컨디션이 조금 좋아요. Bed rest now	
1	16	6am.		Sleeping now	
		7am.		C-spine A/L Checked Chest PA Checked	
	추가	4am.		Neck pain complain PRN) TRD 1ⓐ IM injection	
		8am.		가슴에서 수술한 목부위로 다시 아픈 것 같아요. 왼쪽 어깨도 아프고 X-ray 아침에 촬영했어요.	
				Philadelpia brace keep	
		8:30am.		주치의 X-ray 결과 설명함	
		3pm.		Philadelpia brace kept Ward ambulation now	
		10pm.		Shoulder/Neck pain remained Bed rest now	
1	17	6am.		Sleeping now	
		8am.		밤과 새벽만 되면 목 주변이 아파요. 아침에는 참아보려고 해요.	
		8:30am.		Dressing was done	
		3pm.		Neck pain : mild Philadelpia brace keep	
		5:30pm.		Dr. 이 round p-l 계속 쓰자했음	

NURSES' RECORD

2007년		Time	Treatment	Notes	Sign
M.	D.				
1	17	10pm.		아픈 것이 계속 돌아다니는 것 같아요. 저리고 아픈 것 남아있어요. Philadelpia brace keep	
1	18	6am.		Sleeping now	
		8am.		왼쪽 쇄골에서 목으로 아파요. Philadelpia brace keep	
		3pm.		OP. wd. Pain : mild Bed rest now	
		10pm.		Philadelpia brace keep Neck pain remained	
1	19	6am.		Sleeping now	
		8am.		밤에 아파서 잠을 못자요.	
		8:30am.		Dressing was done : Neck & Lt. pelvic	
		3pm.		낮에는 괜찮아요. 밤에는 아파서 밤이 무서워요. Philadelpia brace keep state	
		10pm.		수면제 좀 주세요. Bed rest now PRN) Amitripaylrin 0.5ⓣ p.o given	
		10:30pm.		Neck pain remained Bed rest now Philadelpia brace keep	
1	20	6am.		CBC. & Bun/Cr. OT/PT Glu T.bil checked	
		8am.		감기 걸린 것 같아요 기침하고 기침할 때마다 가슴이 울리고 결려요. 코도 나 오고	

NURSES' RECORD

2007년		Time	Treatment	Notes	Sign
M.	D.				
1	20	계속		Philadelpia brace kept	
			PRN) cough sy 60cc ☐ Suda 1.5ⓣ ☐ 3po. Given ☐		
		3pm.		부재중	
		10pm.		감기약 먹고 좀 나아졌어요. 쇄골뼈 밑부터 왼쪽 어깨까지 저리고 아픈 건 남아있어요.	
				Philadelpia brace keep	
1	21	5:20am.		Pain complain PRN) DCF 1ⓐ IM injection	
		8am.		Philadelpia brace kept state	
		3pm.		어제 참다가 주사맞고 잤어요.	
		10pm.		감기증상은 나아졌어요. Philadelpia brace keep Bed rest now	
1	22	6am.		Sleeping now	
		8am.		대변볼 때 점액질같이 나오고 배가 아파요.	
		8:30am.		주치의: 점액질처럼 나오는 건 좀 지켜보자 설명함 Dressing was done Total stitch out done	
		3pm.		두번째 변은 색깔 괜찮았어요. 우선 더 지켜봐야 할 것 같아요. Philadelpia brace keep	
		10pm.		Non special sign	
1	23	6am.		Sleeping now	

NURSES' RECORD

2007년		Time	Treatment	Notes	Sign
M.	D.				
1	23	8am		실밥 뺀 주변으로 아직도 아파요. Philadelpia brace keep	
		8:30am		주치의: philadelpia 가끔씩 빼고 있어도 된다 설명함 이번주 퇴원하자고 함	
		2pm		Cx-spine A/L Taken	
		10pm		Bed rest now Philadelpia brace keep	
1	24	6am		목을 뒤로 젖히니까 당기고 아파요. 아직 뒤로 젖히지는 말고 고개를 좌우로 움직이는 것은 가능하다고 설명함 Philadelpia brace kept state	
		3pm		낮잠자고 있음	
		10pm		내일 아침엔 감기약 원해요. Ward ambulation now	
1	25	6am		Sleeping now	
		8am		잔기침하고 코가 막혀요. 오후까지 지켜봤다 감기약 처방받고 싶어요.	
		8:30am		주치의: 통원치료 가능함을 설명함	
		3pm		왼쪽 어깨가 점점 더 아픈 것 같아요. 몸살 기운처럼 감기가 있는데 오후까지 지켜보고 말할께요.	
		10pm		붙이는 파스 원했는데 감기 지켜보다 말할게요. Bed rest now	
1	26	6am		Sleeping now	
		8am		코막힌 것 여전하고 목하고 머리가 아파요.	

NURSES' RECORD

2007년		Time	Treatment	Notes	Sign
M.	D.				
1	26	계속		목뒤에서 왼쪽어깨까지 아파요.	
		8:30am		주치의: 2일정도 DCF 1ⓐ IM 맞아보자 설명함 내일 통원치료 가능함을 설명함	
		10am		DCF 1ⓐ IM Injected	
		3pm		골반쪽이 결리는 느낌이 있으면서 조금 아파요.	
		10pm		내일 퇴원예정이예요. Bed rest now Philadelpia brace keep state	
1	27	6am		Sleeping now	
		8am		오늘 과장님과 상의해서 퇴원결정할게요.	
		3pm		왼쪽어깨 아팠다 안 아팠다 해요. Philadelpia brace keep	
		10pm		코하고 목이 칼칼하게 아직 감기증상 있어요. 주사맞고 괜찮아진 것 같아요. Bed rest now	
1	28	6am		감기기운 아직 남아있고, 목이랑 어깨에 붙일 파스도 받았으면 좋겠어요. Brace self remove state	
		3pm		부재중	
		5pm		Ward ambulation now	
		10pm		내일 퇴원하려고요 X-ray 찍나요? Philadelpia brace keep Bed rest now	

NURSES' RECORD

2007년		Time	Treatment	Notes	Sign
M.	D.				
1	29	6am.		Sleeping now	
		8am.		퇴원하려고요. 파스 좀 주세요.	
				Bed rest now	
		3pm.		퇴원수속함	
				퇴원약 14일분 줌	
				OPD F/u 설명함	
		추가		감기약 원하여 추가처방 났음	
					.

S 환자의 Chart를 보고 물음에 답하시오.

01

TTE 수술 전 검사의 내용으로 틀린 것은?

① 좌심실 벽 경계선의 비대와 좌심방과 좌심실 강의 크기가 확대되었다.

② 방실판막에는 저이동성 덩어리가 관찰되었다.

③ 삼천판 역류 최대반응속도는 심한 휴면 상태 폐 고혈압 소견 있다.

④ 복부대동맥의 전기확장기 흐름역전은 심한 대동맥 역류에 맞는 소견이다.

⑤ 승모판막의 범위는 경미에서 중증도로 승모판역류+2, 삼천판막은 형태적으로 정상이며, 경미한 삼천판역류+1이다.

02

외래기록지의 내용으로 옳은 것은?

① 합병증이 없는 아급성 감염 심내막염으로 하루 3번 혈액배양 시행.

② 요검사 결과 적혈구는 검출되지 않았다.

③ 페니실린은 IM으로 경미한 통증이 있어 교체하였다.

④ 안과검사는 망막 뒤의 출혈과 삼출물이 연구상 감소하였다.

⑤ X - ray상 심장과 가슴의 비율은 55% 심장대비는 전혀 없다.

03

다음 중 약어풀이로 올바른 것이 아닌 것은?

① AVP: Aortic Valve Plasty

② AR: Aortic Response

③ OHS: Open Heart Surgery

④ LVH: Left Ventricle Hypertrophy

⑤ LCC: Left Common Corotid Artery

04

이 환자의 Chest X-Ray 결과에 대하여 맞는 것은?

① 좌심방이 비대 된 상태 및 심장이 커진 상태이다.

② 심방중격이 비대 되어 심장이 커진 상태이다.

③ 우심방이 비대 된 상태로 심장비대되어 심장이 커진 상태이다.

④ 좌심실이 비대 된 상태로 심장비대되어 심장이 커진 상태이다.

⑤ 심장이 비대 된 상태이다.

05

의무기록의 내용이 옳지 않은 것은?

① 대동맥판막에 심내막염과 대동맥 역류로 입원하였으며 호흡곤란은 없었다.

② 목정맥은 확장되지 않았으며 비장은 정상이었다.

③ 대동맥판막 성형술을 하였으며 수술 후 기침을 호소하였다.

④ 대동맥주위에 농양이 있었다.

⑤ 정중흉골을 절개하였으며 심실사이막에 혈액응고제 헤파린을 주입하였다.

06

간호정보기록지에 기록된 이 환자의 GCS 혼수척도에 대한 설명이 맞는 것은?

> 가. 스스로 눈을 뜰 수 있다.
> 나. 운동반응 척도에서는 명령에 따라 움직일 수 있다.
> 다. 구두 반응에서 는 명확히 대화를 이행할 수 있고 수행할 수 있다.
> 라. 통증 자극을 주어야 눈을 뜰 수 있다.
> 마. 운동 반응 척도에서는 환자에게 통증을 가하면 검사자의 손을 당긴다.

① 다, 라   ② 다, 라, 마   ③ 가, 나, 다

④ 가, 다, 마   ⑤ 나, 라, 마

07

진단검사의학 최종보고서에 대한 설명이 틀린 것은?

① 환자의 혈액형은 A형이다.

② 헤모글로빈 수치는 낮았다.

③ 헤마토크리트는 계속 정상이었다.

④ 혈소판은 정상이거나 수치가 낮은 적도 있었다.

⑤ 염증수치를 나타내는 검사결과 높았다.

08

혈액배양을 3번한 원인은 무엇인가?

① 심장이 비대 되어 있었기 때문이다.

② 감염성 심내막염 때문임이다.

③ 좌측총경동맥이 탈출 되었기 때문이다.

④ 망막출혈과 삼출물이 있었기 때문이다.

⑤ 페니실린 주사에서 심한 통증을 보였기 때문이다.

09

수술기록지에 대한 설명이 틀린 것은?

① 치과시술 병력이 있다.

② 대동맥 역류는 4등급이었고 승모판 역류는 2등급이었다.

③ 가로 대동맥 절개술을 시행하였다.

④ 중증도의 체온저하가 있었고 직장온도는 29°였다.

⑤ 우측관상동맥에 1100cc 좌측 관상동맥에 700cc의 심장정지액을 주입하였다.

10

대동맥이 역류가 된 원인은 무엇인가?

① 좌측총경동맥이 탈출 되어 있었다.

② 우측총경동맥이 확장되어 있었다.

③ 좌측총경동맥이 확장되어 있었다.

④ 목정맥이 확장되어 있지 않기 때문이다.

⑤ 폐동맥이 확장되어 있었다.

입퇴원요약지(1)

등록번호 :	환자이름 : C	주민번호 :
주소 :		☎:

입원과 : CV   입원일 : 20040217   주치의 :   퇴원과 : CS   퇴원일 : 20040308
주치의 :

진 단 명

Infective endocarditis. AR

주 요 경 과 기 록

20040220 AVP(STJ reduction/ bovine pericardial leaflet extension)
20040226 echo EF 46%(preop 60%)
       S/P AVP
       Successful AVP repair status
       Mild LV dysfunction
20040220 OHS

퇴 원 투 약				치 료 계 획
GASTER 20mg	1ⓣ APH	2회	8일	20040315 CS　송
TYLENOL ER TAB	1ⓣ T	3회	8일	20040330 CV　강
MGO 50mg	1ⓒ T	3회	8일	
COUGH SYRUP-S	20mℓ T	3회	3일	
LASIX 40mg	1ⓣ B94	2회	8일	
BANAN 100mg	100mg T	3회	8일	
WARFA 2mg	1.5ⓣ P8	1회	8일	

전공의사 서명 : 황   전문의사 서명 :

등록번호		보험유형	국민건강
성 명	C	성별/나이	남/47
주민번호		과	
일 자		병 동	

응급실 경과 기록지

Date	내 용	Sign
	〈 CVS ER note 〉	
2004		
2.17	C.C : Known aorta valve endocarditis with severe TR	
	P.I : 47/남	
	2003. 5~7 발치 및 의치를 시행	
	2003. 10월 Lt. flank pain & fever	
	2004. 1. 15 round sharp Lt flank pain	
	→ 개인 병원 CT q spleen infection 으로 충남대 방문	
	2004. 1. 30 〈TTE〉	

	EF 651 LVID 40/62
	    LCC의 LVOT side에 10×1.5cm speed
	    mobile vegetation (+)
	    mild ~ severe AR (3+) d/x LCC prolapse
	    TR vmax = 3.4㎧	

	〈TEE〉	
	LCC vegetation 1.5×100cm RCC에도 0.3cm vegetation 의심	
	OPN exam – retinal hemorrhage & exudate improving	
	2004. 2. 7 부터 ampicilin 2.0g q 4hrs GM 80mg q 8hrs	
	2004. 2. 16 f/u TTE	
	AR 악화 : decending Thorac aorta의 holodiastolic Flow reversal abd aorta early diastole reversal	
	AR 심해지고 수술고려해야 하는 상황이어서 본원 transfer 됨	

Date	내 용	Sign
	Physical exam 〉	
	V/S	
	G/A (acute, chronic, not so)-ill looking appearance	
	alert mental status, well-oriented	
	HEENT isocoric pupils prompt light reflex	
	Icteric / anicteric sclera	
	Pinkish conjunctiva JVD (−) Cervical LAP (−)	
	CHEST regular heart beat with murmur → diastal ⓜ	
	Clear breathing sound without crackle wheezing	
	ABDOMEN Soft & felt T / RT (−/−)	
	(Normxch) bowel sound organomegaly (−)	
	Back & Ext CVAT (−/−) Pretibial pitting edema (−/−)	
	Initial Laboratory data 〉	
	ABGA ( )− mmHg− mmHg−( )mEq/L− mEq/L−	%
	CBC PT/aPTT	
	Ca/P Glucose	
	UA/Chol Protein/Albumin	
	AST/ALT ALP/rGT Bil	
	Electrolyte Amylase/Lipase	
	U/A	
	CK/CKMB/TnI/LD	
	CXR 〉 EKG 〉 CT 〉	
	LVH LVH	
	cardiomegaly	
	# Aorta valve endocarditis & AR	
	P 〉 adm	
	내일 TTE, TEE 합니다.	
	CVA warning 하세요!!	
	ABR !!	

등록번호		보험유형	국민건강
성 명	C	성별/나이	남/47
주민번호		과	
일 자		병 동	

응급실 경과 기록지

Date	내 용	Sign
2004	Antibiotics 같이 유지	
2.17	Ampicilin 2.0g q 8hrs	
	GM 80mg q 8hrs	
	→ 맞을 때 pain이 심하답니다.	
	꼭 희석해서 주세요.	

등록번호		보험유형	국민건강
성 명	C	성별/나이	남/47
주민번호		과	
일 자		병 동	

병력기록지

1. Chief complaints   2. Present illness
3. Past history   4. Family history   5. Social history

C.C   Aortiz valve endocarditis refered by Dr.

P.I   평소 건강하게 지내옴

77년 군대 입대하여 만기 제대함

95년경 인근 치과에서 발치하였으며 문제없었음

03. 3~5월까지 발치후 의치술 시행받음

03. 10 Lt flank pain 과 fever 있었으나 2~3일내에 self-limited

04. 1. 15   Lt. flank pain. 지난해와 같은 nature로 발생

인근 병원 방문하여 큰 병원 권유받고 H병원 방문

1° DR clinic 의뢰하여 시행한 CT(;)상 spleen & occlusion 소견

보인다며 내과로 입원

TTE 상. EF = 65%   LVID s/d 40/62

LCC의 LVOT side에 1.0x1.5cm mobile vegetation mild~severe

AR(3+) d/t LCC prolapse

Sub acute I.E assess 2.2~7 까지 culture 만 시행

2. 7   culture 한 쌍에서 streptococcus mitiz 자라

Ampicilin 2.0g q 4hrs. GM 80mg q 8hrs start

2.16   f/u TTE 상 EF = 61%   LVID s/d : 40/68   AR 악화

Decending thoracic aorta의 holodiastolic Flow reversal

abd aorta의 early diastole reversal vegetation

Date of record   2004. 2. 17   Dr's sign

이화학 검사 기록지

소견보여 수술적 치료 고려하여 본원으로 전원됨.

Ass. Sx) fever / chill (-/-)

Headache(-) dizziness (-)

Syncope(-)   visual disturbance (-)

Abd pain (-)

L/E claudication

Past Medical Hx

DM / HTN / pul Tbr / hepatitis (-/-/-/-)

Op. Hx (-)

Drug Hx (-)

Family Hx

Non-specific

Social Hx

Smoking (+) : 10ps. 18개월로 quit

Alcohol (+ : 15년간 매일 소주 1/2 ~ 1병

ROS

Wt. loss(-) fatigue (-) sore throat (-)

Cough/sputum (-/-) dyspnia(-) palpitation (-)

A / N / V (-/-/-) C/D (-/-) melena (-)

Hematuria (-) dysuria (-) anuria (-)

Physical Exam

V/S 118/54 - 73 - 20 - 36℃

G/A alert MS well-oriented

Not so ill-lookup

HEENT

Clear scliara

Pinkish conjunction

No JUD

| Date of record | 2004. 2. 17 | | Dr's sign |

등록번호		보험유형	국민건강
성 명	C	성별/나이	남/47
주민번호		과	
일 자		병 동	

경과기록지

Date	내 용	Sign
04.2.17	Chest	
	No tenderness	
	Clear BS s ⓜ rale	
	Regular HB c diastolic decrease ⓜ	
	Abd	
	Soft and flat	
	No tenderness	
	Not palpable liver	
	Ent	
	No pretibial pitting edinial	
	Initial Lab Data	
	Pleure sac flow shunt	
	CXR LVH Mild cardiomegaly	
	Initial problem list	
	#1 infective endocarditis	
	#2 AR	
	#3 spleen infart	
	Lab	
	#1 T. E	
	A) subacute	
	No definite culture (+) strain	
	P) AMX / GM 유지	
	Blood culture	

Date	내 용	Sign
04.2.17	#2 AR	
	A) Severe	
	P) TTE and TEE	
	#2 AR	
	S) dyspnea(−)	
	O) TTE · EF = 60%	
	LA · 52mm	
	LVESV: 112cc EDV ·· 284cc LVID s/d : 37/70	
	AV 3 cusp	
	LCC에 shaggy hypermobile mass (1.9 × 0.9cm)	
	→ LVOT를 flow로 채우는 Severe AR	
	TR: Vmax 4.0 ㎧ : severe resting pul HTN	
	Abd. Aorta. holodiastolic reversal	
	A) severe AR	
	P) Op. consult	
2. 18	〈Transfer − out note 〉	
	#2. Aorta valve infection endocarditis	
	& severe reflux AR	
	Brief Hx)	
	Prolapse severe AR	
	A&P)	
	#2. I.E.AR	
	A) severe form	
	P) 수술적 치료 의뢰드립니다.	

등록번호		보험유형	국민건강
성 명	C	성별/나이	남/47
주민번호		과	
일 자		병 동	

경과기록지

Date	내 용	Sign
04.2.18	Prn ANS note)	
	1. ID echo EF 61% AR G_24　TR+1. Severe resting Pulmonary　HTN	
	2. ASA PS Ⅲ	
2. 20	OP 시행함	
	AVP (STJ reduction / bovine pericardial leaflet extension)	
2. 23	General ward로 Transfer 됨	
2. 24	Cough 호소	
	→ cough syrup 투여	
2. 26	I-D echo 시행	
2. 28	INF ⓒ reply 상	
	Ceftriaxone + GM 쓰자	
	Change	
3. 2	INR 잘 조절중	
	ESR / CRP　71 / 2.71	
3. 4	Doing well	
	내일 flu lab 예정	

수 술 기 록 지

Chart No.		ID No.		Name	C	Sex/Age	남/47

집도의 / 조수1 / 조수2　　　　송 / 이 / 신

수술일　04-02-20　　Bwt/HT/BSA　　75.3 kg　　173.0 cm　　1.90 ㎡　OpType Elective

수 술 진 단	수 술 명
A1720　Infective endocarditis. Native valve	A121　AVP
Infective endocarditis. AR	AVP(STJ reduction/bovine pericardial leaflet extention)

<table>
<tr><td rowspan="1">수

술

소

견</td><td>

#. Previously healthy patient

#. 03-05 Dental procedure Hx(+) → Flank pain으로 local clinic
　　visit → AR/infective endocarditis. Splenic infarction Dx → AMC
　　referred

#. Pre-op TTE/TEE

EF=61%. AR G Ⅳ, MR G Ⅱ

Hypermobile mass(1.9*0.9cm sized) on LCC

Flail LCC

No evidence of periaortic abscess

MV tethering with mild to moderate MR

#. Findings & procedures

Skin to pericardium: free/ no adhesion

Thymus : division

Aorta : normal sized / no atheroma

Contractility : normal (preserved LV function maybe from subacute
　　　　　　　　　　lesion)

Asc.aorta/RAA cannulation

Core cooling → bradycardia → fibrillator → ACC

Transverse aortotomy

Direct CPS(HTK) infusion (initial 1,100cc for LCA/ 700cc for RCA)

#. Moderate hypothermia (rectal temp : 29℃)

#. AV : tricuspid/ vegetation on LCC

Leaflet thickness with some calcification on RCC/LCC suggesting rheumatic
sequeale → STJ reduction with inner ring implantation (26mm sized)

Vegetation excision & all three leaflet extention with bovine pericardium

#. Decrease drain → head down → root vent on → warming up → ACC release

#. Smooth weaning

</td></tr>
</table>

체외 순환	CPB Time　180 min　　ACC Time　80 min　　TCA Time　　　　min	
	CPB weaning & rhythm	Smooth with NSR

수 술 방 법

1. Prepare as usual aseptic manner
2. Median sternotomy & pericardial tenting → Aorta snaring → Heparin IVS
3. Prepare CPB line → Asc. aorta/RAA cannulation → CPB on → Aorta tagging
4. Root cannulation & core cooling around 34℃ → bradycardia induced → febrilator on
5. ACC → Aortotomy(half) → CPS direct infusion
6. Aortotomy extension about 2/3 of circumference → vegetation excision with LCC → aorta sizing → inner ring implantation(commissure first. Pay attention avoiding coronary os obstruction)
7. Bovine pericardial leaflet extension with continuous 6-0 prolene suture (each stiches tied outside aorta)
8. Aortotomy repair single prolene 4-0 running suture → Dearing(filling heart & head down) → ACC release with compressing RCA
9. Defib → rewarding → several reinforcement sutures with plegtted 4-0 prolene
10. CPB weaning around rectal temp 36.5℃ → RAA decannulation left untied
11. Root decannulation → protamine infusion → Aortic decannulation
12. Bleeding control
13. Chest tube insertion
14. Wound closure
15. Transfer to CSICU on stable hemodynamics

병리과 외과병리 보고서

등록번호 :　　　　　환 자 명 :　C　　　　Age/Sex : 47/M
의 뢰 처 : CS / 114-01 / 입원　의뢰의사 : 송　　판독의사 : 조 / 김
의뢰일자 : 2004.02.21　　검사일자 : 2004.02.21　　최종보고 : 2004.02.26
임상소견 : 없음　　　　　　　　　　　　　　　최초보고 : 2004.02.26

Preoperative diagnosis : Infective endocarditis
Postoperative diagnosis : Same as above
Specimen : Aortic leaflet

GROSS :

Received in formalin is a piece of yellowish gray soft tissue, measuring 1.4cm in greatest dimension.
Serially sectioned and entirely submitted in one cassette. (MDK/조/lee)
(Gram, GMS, PAS)

DIAGNOSIS :
Heart, (aortic valve). Resection :
Chronic active inflammation with vegetation containing fibrin and Gram-negative bacterial colonies, consistent with infective endocarditis.

〈기타코드〉　T32000　　　　　P01　M43000　　　　　ME000Z

간호정보조사지 (성인)	등록번호			보험유형	건강보험
	성 명	C		성별/나이	M/47
	주민번호			과	
	일 자			병 동	

입원일 : 2004년 2월 17일 11pm 시   정보제공자 : PT

작성자 :

현주소 :   전화 : ①   ②

진단명 : Aortic valve endocarditis & Severe TR

〈 가계도 및 가족병력 〉

<u>입원상태</u>

입원경로 : ■외래   □응급실   □기타

입원방법 : ■도보   □앉는차   □눕는차   □기타

활력증후 : 혈압 78/54mmHg 체온 36℃ 맥박 73회/min

　　　　　호흡 20회/min

활력증후 : 체중 77kg   신장 173cm   기타

사회적 상태   직업 건설업 종교 불교 교육정도 대졸

입원동기 Mx   주증상   ·   발병일   ·

03.5.7 발치&의치술 시행. 03.10 Lt flank pain & fever. 04. 1. 15 Lt flank pain → Local visit CT상 spleen infarction → 충남대 TTE EF65% LVOT size에 1.0x1.5cm mobile vegetation(+) mod-seve AR. TEE. LCC vegetation 1.5x1.0cm 04. 2. 7 ampicillin. GM Tx. 04. 2. 16 F/u TTE. AR 악화 → 수술고려 AMC refer

과거병력   □당뇨   □고혈압   □간염   □결핵   □기타

　　　　　　　이명약 안약(눈에 뭐가 떠다니는 것 같다)

최근투약상태 아침약 3가지 QD 9A, Xanax 1ⓣ po hs

알레르기   ■없음 □있음

<u>신체적 상태</u>

호흡기문제 : ■없음 □있음(호흡곤란   청색증   기침   가래   )

등   통 : ■없음 □있음 – 부위   정도

마비및쇠약 : ■없음 □있음 – 상지(좌, 우), 하지(좌, 우)

명백한기형 : ■없음 □있음(   ) –   보조기구 (   )

시력 장애 : ■없음 □있음(안경, 콘택트렌즈, 의안)

청력 장애 : ■없음 □있음 □보청기

피부 상태 : ■없음

　　　　　　□있음(발진, 물집, 흉터, 상처, 반점, 욕창, 발한, 건조, 불결함, 소양감, 부종)

피부 색깔 : ■정상 □창백 □홍조 □청색증 □황달

의식 및 정서상태

지 남 력 : ■있음　□없음(시간, 장소, 사람)

의식 상태 : ■명료　□혼돈　□반의식　□무의

의사 소통 : ■원만함　□곤란함　□불가능　□기타 언어장애

정서 상태 : ■안정　□불안　□슬픔　□분노　□우울　□기타

습관

대　　변 : 횟수 1 회/( )일 색깔 Nl 설사 변비 동통 다른 포함물 기타

소　　변 : 횟수 6-7회/( )일 양 색깔 냄새 (긴급뇨의, 실금, 동통, 작열감, 기타)

수면상태 : 수면시간 6 시간/일　　수면장애　　수면을 돕는 법

음　　주 : (양) 소주반병 (기간)

흡　　연 : (양) 1갑/일　(기간) 1년6개월　　금연 기타 :

입원생활안내 교육

피교육자 :　　　　　　간호사 :

보고

담 당 의 :　　　　　보고시간 :　　　　보고자 서명 :이

간호정보조사지(응급실)

등록번호 :   이름 :   C   주민번호 :   나이/성별 : 47/M

주   소 :   보험유형 : 지역보험

내원일시 :   2004-02-17 15:21

내원상태
연락처 :
내원경로 : 타, 원-도보

주증상
For Work Up (발현시간 : 1개월전)

현병력
상기 환자는 2003년 5-7월에 발치함
1개월 전에 Lt. flank pain이 있어 충남대병원에서 'Aortic valve endocarditis
& Lt. splenic infarction'으로 치료하다가 큰 병원 권유받고
2004년 2월 17일 15시 21분에 본원 응급센터로 내원.

알레르기
약물(-) : 없음   질환(-) : 없음   음식(-) : 없음
기타(-) : 없음

과거력
간질환(-) : 없음   고혈압(-) : 없음   당뇨(-) : 없음
심질환(-) : 없음   신질환(-) : 없음   호흡기질환(-) : 없음
수술(-) : 없음

생체징후
의식상태 : A,   혈압 : 120/59mmHg   맥박 : 71회/분   호흡수 : 20회/분
체온(고막) : 36.0℃   체중 : 77.00kg SPO_2 : 99%
GCS : 15 (E : 4 V : 5 M : 6)

내원시 교육
낙상, 도난방지, 금연, 보호자교육, 진료절차

2004/02/17 15 : 29 : 27   ER 김

TRANSESOPHAGEAL ECHOCARDIOGRAPHY

등록번호 :   STUDY DATE : 2004. 2. 17

이 름 : C   IX OF STUDTY

주민등록 :

진 료 과 :   RHYTHM

병 실 : 124   VIDEO TAPE

I. 2 DEMENSIONAL AND COLOR DOPPLER

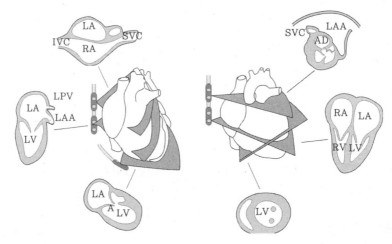

II. MEASUREMENTS

  1. INTERATRIAL SEPTUM

    a. morphology :

    b. septal excursion :   cm

    c. septal aneurysm(base width > 1.5cm, excursion > 1.1cm) :

  2. MITRAL VALVE

    a. morphology :

    b. E/A velocity :

    c. pressure gradient(max/mean) :

    d. valve area :

    e. pressure half-time :

    f. mitral regurgitation area :

    g. vegetation :

  3. AORTIC VALVE

    a. morphology :

    b. aortic regurgitation :

4. LEFT ATRIAL THROMBI

5. SPONTANESOUS ECHO CONTRAST
   a. grade 1(confined to LA appendage)
   b. grade 2(moderate)
   c. grade 3(vigorous SEC in LA cavity)
   d. no SEC

6. LV CONTRACTILITY

7. LV MASS OR THROMBI

8. AORTA

9. CONTRAST ECHOCG
   a. agent :
   b. results : basal   (+)   (−)
             valsalva   (+)   (−)

10. PULMONARY VENOUS VELOCITY
    a. systolic(early/late) :   /   cm/sec
    b. diastolic :   cm/sec
    c. atrial reversal :   cm/sec

11. LA APPENDAGE FLOW
    a. positive flow :   cm/sec
    b. negative flow :   cm/sec

III. COMMENTS
   1. AV는 3개 Cusp으로 되어 있으며 LCC에 1.8x0.9cm hypermobile echogenic mass가 관찰됨. Systole시 aorta내로 diastole시 LVOT내로 빠지는 vegetation으로 사료되며 LCC의 rupture로 인한 LCC의 flail에 의해 LVOT를 가득 채우는 severe eccentric AR로 관찰됨. AV 주위의 Aortic wall에 echo free space or abscess의 소견도 없으며 MAIVF 에서도 lesion은 관찰되지 않음.
   2. MV 이 있으며 aliasing velocity 40cm/s에서 PISA radius 5mm의 mild to moderate MR이 관찰됨.
   3. NO LA/LAA thrombi intact interactiveial septum
   4. No significant Atherosclerotic change of decline thrombic Aorta – aortic arch

IV. Conclusion
   1. Severe AR d/t flail LCC with perforation
   2. hypermobile vegetation on LCC

TRANSTHORACIC ECHOCARDIOGRAPHY REPORT

1. Patient Information

Name	C	ID No.		Date		Video tape	04-291
Age/Sex	47/M	Ward/OPD	124	Height	cm	Weight	kg
	00.0 M	Rhythm	2	BP		PB	

2. Normal LV

	37	IVIDd	70	IVPWs	17		11
	18	IVSd	12	LA	52	Aorta	36
	112	LVEDN	284	EF	61	SF	47
		RVIDd		EPSS		LVMASS	0466
		IVCDexd		P.Elant			

A. Mitral valve   tethering(E´/A´=8/7)

peak	111	cm/s	peak A Vel		cm/s	Dec Time	
E/A			Ann Diameter		mm	IVRT	
PHT		ms	LVOT diameter	/	cm	PG(max/mean)	
MR	2		MR jet area	13	cm	MR TVI	

B. Aorta valve

Peak	4	LVOT Vel	4.2	mm	Peak Vel	14
		LVOT diameter		cm/s		

C. Tricuspid valve   Normal

Grade	1	Peak TR Vel	4.2	mm	PGsys(RV-RA)	70
		mmHg	Peak E Vel		cm/s	Peak A Vel	

D. Pulmonic Value

Peak Vel	cm/s	MPA diameter	mm	Acc Time	
PR grade		PR Peak Vel		cm/s	PRED Vel

TRANSTHORACIC ECHOCARDIOGRAPHY REPORT

1. Enlarged La and LV cavity dimension with borderline thickned LV walls
2. LV는 regional wall motion abnomality 없이 global LV EF=61%의 normal systolic function 보이며 RV contractility도 preserved됨
3. AV는 3cusps, left coronary cusp에 attach된 shaggy shape, hypermobile mass(1.9*0.9cm)가 관찰되는데 left coronary cusp의 flail이 의심되며 이로 인해 LVOT를 계속 채우는 severe AR이 형성되고 있음
   Aortic wall의 definite한 abscess cavity는 관찰되지 않으며 aortic root size도 normal range임
   MV:tethering mild to moderate MR(+2)이 동반되어 있음
   Mitral inflow pattern은 summation되어 판별이 어려움
   TV:normal morphology with mild TR(+1)
   TR Vmx=4.0 -4.2m/sec의 severe resting pulmonary HTN 소견있음
4. Abdominal aorta의 holodiastolic reversal은 severe AR에 합당한 소견임
   IVC pletjora(-),pericardial effusion(-)

Conclusion) 1: Aortic valve infective endocarditis with severe AR
             2: Mild TR with severe resting pulmonary HTN

TRANSTHORACIC ECHOCARDIOGRAPHY REPORT

1. normal caradiac chamber dimension with slightly thickened LV walls
   Decreased LV and LA dimension compared with previous study(04.2.18)
2. LV의 definite regional wall motion abnormality 없이 global hypokinesia로 LVEF=45% 정도의 mild LV dysfunction 소견을 보임.RV contractility는 양호함
3. AV:AVP 시행한 상태로 sinotubular junction에 ring이 관찰되고 있음
   Color Doppler상 remnant AR은 거의 관찰되지 않아 successful repair을 보이고 있으며 vegetation의 evidence도 없음.transAV Vmax=2.4m/sec.PG=22/13mmhg
   MV and TV:normal morphology
   Trivial MR로 preop study에 비해 MR이 줄어들었음
   Color Doppler상 TR이 거의 관찰되지 않아 CW profile이 깨끗치는 않으나 significant resting pulmonary HTN은 없어보임
4. LV posterior side로 11mm,RA posterior side로 11mm정도의 mild to moderate pericardial effusion 관찰되며 IVC plethora 등의 hemodynamic significant는 없음

Conclusion) S/P AVP
            Sucessful AV repair status
            Mild LV dysfunction

진단검사의학과 최종 보고서

(재원기간 : 20040217-20040217-20040308)

===
등록번호:　　　　성 명 : C　　생년월일 :　　/M　　출력일자 : 04-03-09
===

L40 : 일반미생물검사
처방일자 　(ER) 20040217 : 155100　　　　　참고치
Urine Culture-Sensi　No growth < 10^3/㎖　　～ < 1,000　cfu/㎖
Prelim. cult/blood　　No growth after 2day　～
Prelim. cult/blood　　No growth after 2day　～
Prelim. cult/blood　　No growth after 2day　～
Final cult/blood　　　No growth after 2day　～
Final cult/blood　　　No growth after 2day　～
Final cult/blood　　　No growth after 2day　～

L80 : 일반응급검사
처방일자 　(ER) 20040217 : 155100　　　　　참고치
WBC　　　　8.9　　　　　　4.0 ～ 10.0　　×10^3/㎣
RBC　　　　3.72　　　　　 4.2 ～ 6.3　　×10^*6/㎣
Hb　　　　 11.3　　　　　 13 ～ 17　　　g/㎗
Hct　　　　34.4　　　　　 39 ～ 52　　　%
Platelet　 265　　　　　　150 ～ 350　　×10^3/㎣
MCV　　　　92.5　　　　　 81 ～ 96　　　fl
MCH　　　　30.4　　　　　 27 ～ 33　　　pg
MCHC　　　 32.8　　　　　 32 ～ 36　　　g/㎗

L81 : 응급화학검사
처방일자 　(ER) 20040217 : 155100　　　　　참고치
CRP (Quan)　2.40　　　　 0 ～ 0.6　　　mg/㎗

L85 : 응급뇨검사
처방일자 　(ER) 20040217 : 155100　　　　　참고치
Specific gravity　1.015　　　1.005 ～ 1.03
pH　　　　　　　　7.0　　　　4.5 ～ 8.0
Albumin　　　　　 -　　　　　 -
Glucose　　　　　 -　　　　　 -
Ketone　　　　　　-　　　　　 -
Bilirubin　　　　 -　　　　　 -
Occult Blood　　　TR　　　　　TR
Urobilinogen　　　-　　　　　 -
Nitrite　　　　　 -　　　　　 -
WBC (Stick)　　　 -　　　　　 -

L86 : 응급응고검사
처방일자 　(ER) 20040217 : 155100　　　　　참고치
PT(%)　　　81.7　　　　　 70 ～ 140　　　%
PT(INR)　　1.19　　　　　 0.8 ～ 1.3　　 INR
APTT(EM)　 40.9　　　　　 30.5 ～ 45.0　 sec

진단검사의학과 최종 보고서

(재원기간 : 20040217-20040217-20040308)　　　Page: 1

===
등록번호:　　　　성 명 :　C　　생년월일 :　　/M　　출력일자 : 04-03-09
===

L39 : 뇨검사
처방일자　　(ER) 20040218 : 103200　　　　참고치
Color　　　　　　　　Straw　　　　　－
Specific gravity　　　1.010　　　　1.005 ～ 1.03
pH　　　　　　　　　7.0　　　　　4.5 ～ 8
Albumin　　　　　　　－　　　　　－
Glucose　　　　　　　－　　　　　－
Ketone　　　　　　　－　　　　　－
Bilirubin　　　　　　　－　　　　　－
Occult Blood　　　　TR　　　　　TR
Urobilinogen　　　　　－　　　　　－
Nitrite　　　　　　　　－　　　　　－
WBC (Stick)　　　　　－　　　　　－
RBC　　　　　　　　3-5/HPF　　0 ～ 2　　/HPF
WBC　　　　　　　　0-2/HPF　　0 ～ 2　　/HPF
Squamous cell　　　0-2/HPF　　0 ～ 2　　/HPF
Appearance　　　　　Clear　　　　－

L51 : 면역혈청검사
처방일자　　(ER) 20040218 : 103200　　　　참고치
매독침강 정성(SERUM)　　Nonreactive　～ NON-REA
ANTI-HIV(EIA)　　　　Negative　　～ NEGATIVE
Anti-HCV AB　　　　Negative　　～ NEGATIVE

L70 : 혈액은행검사
처방일자　　(ER) 20040218 : 111100　　　　참고치
ABO TYPING　　　　A　　　　～
RH TYPING　　　　　+　　　　～
ANTIBODY SCREENING T　Positive(1+)　～

L83 : 응급화학검사 (III)
처방일자　　(ER) 20040218 : 111100　　　　참고치
pH ABGA　　　　　7.473　　　7.35 ～ 7.45
pCO$_2$　　　　　　39.8　　　35 ～ 45　　mmHg
pO$_2$　　　　　　　95.3　　　80 ～ 90　　mmHg
Base Excess　　　　+ 5.5　　　～　　　　mmEq/ℓ
Bicarbonate　　　　29.3　　　23 ～ 29　　mmEq/ℓ
O$_2$ Saturation　　　97.9　　　94 ～ 100　　%
Comment : L8310 Rt. arm에서 하세요.

L70 : 혈액은행검사
처방일자　　(ER) 20040218 : 173000　　　참고치
ANTIBODY INDETIFICAT　　Anti-Lea　　　　～

L83 : 응급화학검사 (III)
처방일자　　(ER) 20040220 : 092400　　　참고치

pH ABGA	7.395	7.35 ～ 7.45	
pCO_2	43.5	35 ～ 45	mmHg
pO_2	218.9	80 ～ 90	mmHg
Base Excess	1.0	～	mmEq/ℓ
Bicarbonate	26.0	23 ～ 29	mmEq/ℓ
O_2 Saturation	99.5	94 ～ 100	%
Ionized Calcium	3.36	3.9 ～ 4.5	mEq/ℓ
Sodium (POCT)	141	135 ～ 145	mEq/ℓ
Potassium (POCT)	3.5	3.5 ～ 5.5	mEq/ℓ
Chloride (POCT)	107	98 ～ 110	mEq/ℓ
Hct (POCT)	29	39 ～ 52	%
Glucose (POCT)	115	70 ～ 110	mg/dℓ

L83 : 응급화학검사 (III)
처방일자　　(ER) 20040220 : 103600　　　참고치

pH ABGA	7.427	7.35 ～ 7.45	
pCO_2	33.8	35 ～ 45	mmHg
pO_2	319.7	80 ～ 90	mmHg
Base Excess	- 2.3	～	mmEq/ℓ
Bicarbonate	21.8	23 ～ 29	mmEq/ℓ
O_2 Saturation	99.7	94 ～ 100	%
Ionized Calcium	3.88	3.9 ～ 4.5	mEq/ℓ
Sodium (POCT)	116	135 ～ 145	mEq/ℓ
Potassium (POCT)	4.3	3.5 ～ 5.5	mEq/ℓ
Chloride (POCT)	95	98 ～ 110	mEq/ℓ
Hct (POCT)	20	39 ～ 52	%
Glucose (POCT)	93	70 ～ 110	mg/dℓ

L83 : 응급화학검사 (III)
처방일자　　(ER) 20040220 : 112600　　　참고치

pH ABGA	7.480	7.35 ～ 7.45	
pCO_2	33.2	35 ～ 45	mmHg
pO_2	253.5	80 ～ 90	mmHg
Base Excess	0.9	～	mmEq/ℓ
Bicarbonate	24.2	23 ～ 29	mmEq/ℓ
O_2 Saturation	99.6	94 ～ 100	%
Ionized Calcium	4.16	3.9 ～ 4.5	mEq/ℓ
Sodium (POCT)	126	135 ～ 145	mEq/ℓ
Potassium (POCT)	3.6	3.5 ～ 5.5	mEq/ℓ
Chloride (POCT)	99	98 ～ 110	mEq/ℓ
Hct (POCT)	26	39 ～ 52	%
Glucose (POCT)	170	70 ～ 110	mg/dℓ

L83 : 응급화학검사 (III)

처방일자	(ER) 20040220 : 114600	참고치	
pH ABGA	7.502	7.35 ~ 7.45	
pCO_2	29.2	35 ~ 45	mmHg
pO_2	427.2	80 ~ 90	mmHg
Base Excess	- 0.4	~	mmEq/ℓ
Bicarbonate	22.4	23 ~ 29	mmEq/ℓ
O_2 Saturation	99.9	94 ~ 100	%
Ionized Calcium	5.04	3.9 ~ 4.5	mEq/ℓ
Sodium (POCT)	128	135 ~ 145	mEq/ℓ
Potassium (POCT)	4.1	3.5 ~ 5.5	mEq/ℓ
Chloride (POCT)	99	98 ~ 110	mEq/ℓ
Hct (POCT)	25	39 ~ 52	%
Glucose (POCT)	188	70 ~ 110	mg/dℓ

L83 : 응급화학검사 (III)

처방일자	(ER) 20040220 : 122100	참고치	
pH ABGA	7.446	7.35 ~ 7.45	
pCO_2	36.6	35 ~ 45	mmHg
pO_2	174.5	80 ~ 90	mmHg
Base Excess	0.7	~	mmEq/ℓ
Bicarbonate	24.6	23 ~ 29	mmEq/ℓ
O_2 Saturation	99.3	94 ~ 100	%
Ionized Calcium	4.56	3.9 ~ 4.5	mEq/ℓ
Sodium (POCT)	131	135 ~ 145	mEq/ℓ
Potassium (POCT)	4.6	3.5 ~ 5.5	mEq/ℓ
Chloride (POCT)	99	98 ~ 110	mEq/ℓ
Hct (POCT)	28	39 ~ 52	%
Glucose (POCT)	194	70 ~ 110	mg/dℓ

L83 : 응급화학검사 (III)

처방일자	(ER) 20040220 : 125100	참고치	
pH ABGA	7.501	7.35 ~ 7.45	
pCO_2	32.2	35 ~ 45	mmHg
pO_2	328.2	80 ~ 90	mmHg
Base Excess	1.7	~	mmEq/ℓ
Bicarbonate	24.6	23 ~ 29	mmEq/ℓ
O_2 Saturation	99.8	94 ~ 100	%
Ionized Calcium	4.36	3.9 ~ 4.5	mEq/ℓ
Sodium (POCT)	129	135 ~ 145	mEq/ℓ
Potassium (POCT)	5.1	3.5 ~ 5.5	mEq/ℓ
Chloride (POCT)	101	98 ~ 110	mEq/ℓ
Hct (POCT)	28	39 ~ 52	%
Glucose (POCT)	205	70 ~ 110	mg/dℓ

L83 : 응급화학검사 (III)
처방일자   (ER) 20040220 : 131700   참고치
pH ABGA	7.365	7.35 ~ 7.45	
pCO_2	41.8	35 ~ 45	mmHg
pO_2	125.8	80 ~ 90	mmHg
Base Excess	- 1.9	~	mmEq/ℓ
Bicarbonate	23.4	23 ~ 29	mmEq/ℓ
O_2 Saturation	98.4	94 ~ 100	%
Ionized Calcium	2.72	3.9 ~ 4.5	mEq/ℓ
Sodium (POCT)	139	135 ~ 145	mEq/ℓ
Potassium (POCT)	3.5	3.5 ~ 5.5	mEq/ℓ
Chloride (POCT)	108	98 ~ 110	mEq/ℓ
Hct (POCT)	21	39 ~ 52	%
Glucose (POCT)	156	70 ~ 110	mg/dℓ

L80 : 일반응급검사
처방일자   (ER) 20040220 : 131800   참고치
WBC	15.4	4.0 ~ 10.0	$x10^3/mm^3$
WBC	17.7	4.0 ~ 10.0	$x10^3/mm^3$
RBC	3.32	4.2 ~ 6.3	$x10*6/mm^3$
RBC	3.34	4.2 ~ 6.3	$x10*6/mm^3$
Hb	10.1	13 ~ 17	g/dℓ
Hb	10.3	13 ~ 17	g/dℓ
Hct	30.2	39 ~ 52	%
Hct	30.6	39 ~ 52	%
Platelet	235	150 ~ 350	$x10^3/mm^3$
Platelet	233	150 ~ 350	$x10^3/mm^3$
MCV	91.0	81 ~ 96	fl
MCV	91.6	81 ~ 96	fl
MCH	30.4	27 ~ 33	pg
MCH	30.8	27 ~ 33	pg
MCHC	33.4	32 ~ 36	g/dℓ
MCHC	33.7	32 ~ 36	g/dℓ

L81 : 응급화학검사
처방일자   (CV) 20040220 : 131800   참고치
CK (EM)	520	50 ~ 250	U/ℓ
CK (EM)	479	50 ~ 250	U/ℓ
LD (EM)	500	120 ~ 250	U/ℓ
LD (EM)	494	120 ~ 250	U/ℓ

L82 : 응급화학검사 II
처방일자   (CV) 20040220 : 131800   참고치
Troponin-I	10.0	~ 1.5	ng/mℓ
Troponin-I	10.6	~ 1.5	ng/mℓ
CK-MB	23.0	~ 5.0	ng/mℓ
CK-MB	33.4	~ 5.0	ng/mℓ

L86 : 응급응고검사
처방일자　　　(CV) 20040221 : 131800　　　　참고치
PT(%)　　　　　　　　　72.2　　　70 ～ 140　　%
PT(%)　　　　　　　　　74.2　　　70 ～ 140　　%
PT(INR)　　　　　　　　1.32　　　0.8 ～ 1.3　　INR
PT(INR)　　　　　　　　1.27　　　0.8 ～ 1.3　　INR
APTT(EM)　　　　　　　40.0　　　30.5 ～ 45.0　sec
APTT(EM)　　　　　　　37.3　　　30.5 ～ 45.0　sec

L86 : 응급응고검사
처방일자　　　(CV) 20040221 : 131800　　　　참고치
PT(%)　　　　　　　　　68　　　　70 ～ 140　　%
PT(INR)　　　　　　　　1.33　　　0.8 ～ 1.3　　INR
aPTT　　　　　　　　　42.4　　　30.5 ～ 45.0　sec
aPTT(NC)　　　　　　　35.5　　　～　　　　　　sec

L80 : 일반응급검사
처방일자　　　(CV) 20040221 : 131800　　　　참고치
WBC　　　　　　　　　7.7　　　4.0 ～ 10.0　　x10^3/㎣
RBC　　　　　　　　　3.28　　　4.2 ～ 6.3　　x10*6/㎣
Hb　　　　　　　　　　9.8　　　13 ～ 17　　　g/㎗
Hct　　　　　　　　　29.5　　　39 ～ 52　　　%
Platelet　　　　　　　162　　　150 ～ 350　　x10^3/㎣
MCV　　　　　　　　　89.9　　　81 ～ 96　　　fl
MCH　　　　　　　　　29.9　　　27 ～ 33　　　pg
MCHC　　　　　　　　33.2　　　32 ～ 36　　　g/㎗

L82 : 응급화학검사 II
처방일자　　　(CV) 20040221 : 131800　　　　참고치
Troponin-I　　　　　　9.9　　　～ 1.5　　　　ng/㎖
CK-MB　　　　　　　　12.1　　　～ 5.0　　　　ng/㎖

L80 : 일반응급검사
처방일자　　　(CV) 20040222 : 140400　　　　참고치
WBC　　　　　　　　　8.1　　　4.0 ～ 10.0　　x10^3/㎣
RBC　　　　　　　　　3.14　　　4.2 ～ 6.3　　x10*6/㎣
Hb　　　　　　　　　　9.3　　　13 ～ 17　　　g/㎗
Hct　　　　　　　　　28.1　　　39 ～ 52　　　%
Platelet　　　　　　　143　　　150 ～ 350　　x10^3/㎣
MCV　　　　　　　　　89.5　　　81 ～ 96　　　fl
MCH　　　　　　　　　29.6　　　27 ～ 33　　　pg
MCHC　　　　　　　　33.1　　　32 ～ 36　　　g/㎗

L86 : 응급응고검사
처방일자　　　(CS) 20040222 : 140400　　　　참고치
PT(%)　　　　　　　　　79.2　　　70 ～ 140　　%
PT(INR)　　　　　　　　1.22　　　0.8 ～ 1.3　　INR

L21 : 혈액응고검사
처방일자　　(CS) 20040223 : 160400　　　　참고치
PT(%)　　　　　　　　　　91　　　　70 ~ 140　　%
PT(INR)　　　　　　　　1.07　　　0.8 ~ 1.3　　INR

L21 : 혈액응고검사
처방일자　　(CS) 20040224 : 165600　　　　참고치
PT(%)　　　　　　　　　　84　　　　70 ~ 140　　%
PT(INR)　　　　　　　　1.13　　　0.8 ~ 1.3　　INR

L21 : 혈액응고검사
처방일자　　(CS) 20040225 : 165700　　　　참고치
PT(%)　　　　　　　　　　85　　　　70 ~ 140　　%
PT(INR)　　　　　　　　1.12　　　0.8 ~ 1.3　　INR

L21 : 혈액응고검사
처방일자　　(CS) 20040226 : 152800　　　　참고치
PT(%)　　　　　　　　　　82　　　　70 ~ 140　　%
PT(INR)　　　　　　　　1.16　　　0.8 ~ 1.3　　INR

L21 : 혈액응고검사
처방일자　　(CS) 20040227 : 142400　　　　참고치
PT(%)　　　　　　　　　　81　　　　70 ~ 140　　%
PT(INR)　　　　　　　　1.17　　　0.8 ~ 1.3　　INR

L21 : 혈액응고검사
처방일자　　(CS) 20040228 : 142400　　　　참고치
PT(%)　　　　　　　　　　71　　　　70 ~ 140　　%
PT(INR)　　　　　　　　1.29　　　0.8 ~ 1.3　　INR

L34 : 단백.면역화학검사
처방일자　　(CS) 20040228 : 142400　　　　참고치
hsCRP　　　　　　　　　3.03　　　0 ~ 0.6　　　mg/dℓ

L86 : 응급응고검사
처방일자　　(CS) 20040229 : 153500　　　　참고치
PT(%)　　　　　　　　　63.3　　　70 ~ 140　　%
PT(INR)　　　　　　　　1.47　　　0.8 ~ 1.3　　INR

L86 : 응급응고검사
처방일자　　(CS) 20040301 : 102100　　　　참고치
PT(%)　　　　　　　　　56.1　　　70 ~ 140　　%
PT(INR)　　　　　　　　1.62　　　0.8 ~ 1.3　　INR

L21 : 혈액응고검사
처방일자　　(CS) 20040302 : 172500　　　　참고치
PT(%)　　　　　　　　　　58　　　　70 ~ 140　　%
PT(INR)　　　　　　　　1.53　　　0.8 ~ 1.3　　INR

L34 : 단백.면역화학검사
처방일자   (CS) 20040302 : 172500   참고치
hsCRP   2.71   0 ~ 0.6   mg/dℓ

L21 : 혈액응고검사
처방일자   (CS) 20040303 : 142500   참고치
PT(%)   55   70 ~ 140   %
PT(INR)   1.59   0.8 ~ 1.3   INR

L21 : 혈액응고검사
처방일자   (CS) 20040304 : 153900   참고치
PT(%)   53   70 ~ 140   %
PT(INR)   1.65   0.8 ~ 1.3   INR

L21 : 혈액응고검사
처방일자   (CS) 20040305 : 142600   참고치
PT(%)   52   70 ~ 140   %
PT(INR)   1.69   0.8 ~ 1.3   INR

L34 : 단백.면역화학검사
처방일자   (CS) 20040305 : 142600   참고치
hsCRP   1.51   0 ~ 0.6   mg/dℓ

L86 : 응급응고검사
처방일자   (CS) 20040306 : 155000   참고치
PT(%)   47.9   70 ~ 140   %
PT(INR)   1.85   0.8 ~ 1.3   INR

L86 : 응급응고검사
처방일자   (CS) 20040307 : 201100   참고치
PT(%)   46.8   70 ~ 140   %
PT(INR)   1.89   0.8 ~ 1.3   INR

L86 : 응급응고검사
처방일자   (CS) 20040308 : 011000   참고치
PT(%)   43.9   70 ~ 140   %
PT(INR)   1.99   0.8 ~ 1.3   INR
--- End Of Patient ---

진단검사의학과 퇴원 후 추가 보고서

(재원기간 : 20040217-20040217-20040308)

보고일자 : 2004/03/08   퇴원과 : CS   Page : 1

===

등록번호 :   성 명 : C   생년월일 :   /M   출력일자 : 04-03-09

===

L86 : 응급응고검사

처방일자   2004/03/08   참고치
(CS) 01:10 PT(%)   43.9   70 ~ 140
(CS) 01:10 PT(INR)   1.99   0.8 ~ 1.3

--- End Of Patient ---

등록번호		보험유형	국민건강	
성 명	C	성별/나이	남/47	
주민번호		과		
일 자		병 동		

경과기록지

Date	내 용	Sign
2004/2/16	〈 김 님 소견서 〉	
	# Aortic valve endocarditis with severe AR	
	# Lt. splenic infarction	
	ⓢ M/47, Prev healthy	
	2003.5~7월, 발치 및 의치술 시행	
	2003.10월, Lt. flank pain & fever → spontaneously resolved	
	2004.1.15, reoccurred sharp Lt. flank pain	
	→ 1° clinic CT상 splenic infarction 보여 reffered.	
	(본원 Adm 2004/1/30 ~)	
	Asso Sx) fever (-) chill (-)	
	Wt loss 91kg → 75kg	
	P/E) 110/48 - 60	
	Early Diastole ⓜ III~IV/VI on Erb area	
	CXR cardiomegaly (CTR ≒ 55%)	
	Initial TTE (2004/1/30)	
	- LVID s/d 40/62 EF 65%	
	- IVS s/d 13/19 PW s/d 13/18	
	- LA 38	
	- LCC의 LVOT side에 1.0x1.5cm sized mobile vegetation (+)	
	- Mild ~ severe AR (3+) d/t LCC prolapse	
	- TR Vmax = 3.4㎧	
	TEE	
	- LCC vegetation 1.5x1.0cm	
	- NCC에도 0.3cm vegetation 의심	
	- No subvalvular Cx	

Date	내 용	Sign
	1/30 2/5 2/9	
	WBC 8330 9220 9270	
	ESR 68 76	
	CRP 4.5 4.0	
	u/A RBC +2 +4 +3	
	PRO − − −	
	WBC − − −	
	(H) Subacute IE ≒ Cx 이라서 Adm 후 1주간은 blood culture만 시행 (3sets/day)	
	→ 2004/2/1 1쌍에서 strep.mitis ; Susceptable to PCN & GM (Amc 미생물실에 균체 보냈음)	
	− 안과 exam	
	; Retinal hemorrhage & exudates (+) → F/u study 상 정도 감소추세	
	− Antibiotics (2004/2/7 ~)	

	Ampiccillin 2.0g q 4hrs
	 Gm 80mg q 8hrs
	 * penicillin IV에는 심한 pain 보였고, 단 1회 자란
	    Strep mitis가 Contaminant 하면 culture negative IV 준한
	    Tx 해야 하므로 Amp + GM 조합을 선택하였음.	

	Flu TTE (2004/2/16)	
	− LVID s/d 40/68 ESV/EDV 80/197 LVEF 61% − AR이 좀더 심해졌고, desc. Thoracic aortic의 holodiastolic flow reversal과 Abd aorta의 early diastolic reversal 보임 − vegetation 1.8 x 0.7cm − TR Vmax = 3.5%s	
	Opinion)	
	① F/u TTE 상 LV dimension이 약간 커지고, AR이 좀더 심해지는 양상보여 결국은 Aortic valve surgery 필요하리라 사료되어 refer 드립니다.	
	② Strep mitis의 m/c 검사는 Amc 미생물실에 전화로 의뢰드려 놓았습니다.	

♠ 균배당 결과지 ♠

Date	Specimens	Isolated Organisms	Sensitivity
2004.2.17	Blood Cx(x3)	No growth after 2days	
	Urine Cx	No growth	

T 환자의 Chart를 보고 물음에 답하시오.

01

asthma에 대한 내용이 틀린 것은?

① 3년전 병원에 입원하여 치료 받았다.
② Berotec 경구약을 복용하였다.
③ Symbiocort 경구 복용하였다.
④ Ventolin 경구 복용하였다.
⑤ Foxamatic을 경구 복용하였다.

02

다음 중 의무기록의 내용으로 맞는 것은?

① 혈압은 항상 정상이었다.
② 수술은 근위 노뼈의 분쇄골절이었다.
③ 개털에 알레르기가 있었다.
④ 개방정복술로 치료하였다.
⑤ 활동상태는 자유로웠다.

03

이 환자의 차트를 정량분석을 할 경우 빠진 부분은 무엇인가?

① 최종진단명　　　　② 수술명　　　　③ 담당의사명
④ 수술기록지 내용　　⑤ 의무기록완성일

04

과거력의 분류기호로 옳은 것은?

① Z86.3　　② Z88.0　　③ Z86.6　　④ Z86.7　　⑤ Z86.3

05

이 환자의 마취방법은?

① 전신마취를 하였다.

② 상박신경총 차단으로 하였다.

③ 폐쇄순환마취를 하였다.

④ 꼬리마취를 하였다.

⑤ 경질막외 마취를 하였다.

06

약어 해설이 틀린 것은?

① BPB: Bromophenolblue.

② SOW: Slips of water.

③ M/S/C: Motor/Sensory/Circulation.

④ PCA: Patient controlled anakgesia.

⑤ E/F: External fixation.

07

의사지시기록지에서 order를 내리지 않은 내용은?

① ECG를 시행한다.

② Foley catheter를 삽입한다.

③ 왼쪽 팔을 들어라.

④ 물 한 모금씩 시작하여 연식으로 한 다음 일반식으로 주어라.

⑤ 퇴원후 외래로 내원은 12월 23일 정형외과에서 진료한다.

08

간호기록지의 12월 18일 내용이 아닌 것은?

① 체온이 높았다.

② 왼쪽 손목을 앞에서 옆으로, 양쪽을 비스듬하게 X-ray를 촬영하였다.

③ 마취과 협진을 하였다.

④ ice bag을 유지하고 있었다.

⑤ 왼쪽 손의 운동, 감각, 순환은 좋았다.

09

간호기록지의 내용이 틀린 것은?

① 환자는 입원하여서 골다공증약을 경구 복용했다.

② 퇴원할 때까지 경미하게 열이 있었다.

③ 자가통증조절장치를 제거하고 퇴원하였다.

④ 환자가 퇴원의사를 밝혀서 퇴원하였다.

⑤ 수술 이후 통증은 경미하게 있었다.

10

환자에게 부가적으로 수술 및 처치코드를 분류할 수 있는 것은?

① 99.21　　② 99.23　　③ 99.25　　④ 99.26　　⑤ 99.28

성 명	D	성별/나이	여/59
주민번호		과	
일 자	2006.12.18	병 동	

퇴원기록지

입 원	2006 년 12 월 18일 9 시 45 분 과 5 병동 509 호	재원일수
퇴 원	2006 년 12 월 20일 시 분 과 병동 509 호	

최 종 진 단 명	분류번호
주 진 단 명 : Fx, Comm., distal radius, lt	
(intra-articular type)	
기 타 진단명 :	

수 술 및 처 치 명	분류번호
주 수 술 명 : C/R & E/F stabloc 3 k wire	
(2006. 12. 18)	
기타수술(처치) 및 주요검사 :	
IV antibiotics	

원사인 :	부검 : Y/N

치료결과	1. Recovered 2. Improved 3. 호전안됨 4. 진단뿐 5. 가망없는 퇴원
	6. 48시간 이내 사망 7. 48시간 이후 사망 8. 수술 후 10일 이내 사망
퇴원형태	1. 퇴원지시후 2. 자의퇴원 3. 전원 ( ) 4. 사망 5. 기타 ( )
재 입 원	1. 계획된 재입원 2. 계획되지 않은 재입원
원내감염	■없음 / □있음: 수술후. 기타처치후. 비뇨기계. 호흡기계. 소화기계. 기타( )
추후진료 계획 □없음 ■있음 (2006 년 12 월 23 일 시 과)
재 입 원 계획 ■없음 □있음 (20 년 월 일 시 과)
담당전공의의사서명 : 김 (서명) 주치의사서명 : (서명)
의무기록 완성 일자 : 20 년 10 월 18 일 의무기록사서명 :

간호정보조사지 (성인)	등록번호		보험유형	건강보험
	성 명	D	성별/나이	여/59
	주민번호		과	
	일 자		병 동	

일반정보

입 원 일　2006 년 12 월 18 일　10:40am 시
정보제공자　환자　　　작성간호사　김
직　　　업　자영업　　　교육 정도　refuse
종　　　교　무　　　　　전화 번호
현　주　소
흡　　　연　양　　　갑/일　　　기간　　　년
음　　　주　종류　　양　　　병/회　　횟수　　회/월　　기간　　년

〈 가계도 및 가족병력 〉

입원과 관련된 정보　　　진단명　Fx, Comm., distal radius, lt
입원경로　■외래　　□응급실　　□기타
입원방법　□도보　　■휠체어　　□눕는차　　□기타
V/S　140/90 - 76 - 20 - 374　　발병일　2006. 12. 17. 1am
주 증 상　Lt. wrist pain
입원동기　내원 전일 slip down 되어 본원 ER Tx후 귀가하였다가 금일 OP 위해 adm.

FH : none
Wt : 60kg,　　　　Ht : 160cm

Berotec
Symbicort ⟩ inhaler
ventolin

과거병력　■고혈압　■당뇨　□결핵　□기타　　Asthma - p.o 복용 (3년 전에 adm Tx)
　　　　　□ PO(복용) □ PO 복용(3년 전) □ OO병원 골다공증약 PO 복용(2~3년 전부터)
　　　　　수술명　　　　　알레르기　□없음　■있음 개털
최근투약상태　Foxamatic (골다공증)

병에 대한 인식
신체검진
전반적상태
기　　　형　■없음　□있음　　부위
등　　　통　■없음　□있음　　부위　(둔함, 쑤심, 퍼짐, 예리함, 찌르는듯함, 기타)
식　　　욕　□좋음　■보통　□나쁨　　체중변화　□없음　□있음
수면상태　수면시간　　시간/일　　수면장애　　수면을 돕는법
대　　　변　횟수　회/( )일 색깔　　　□설사　□변비　□등통　□기타
소　　　변　횟수　회/( )일 양　　색깔　　　냄새
　　　　　□빈뇨　□필뇨　□혈뇨　□긴급뇨의　□실금　□작열감　□배뇨곤란
활동상태　□자유로움　■자유롭지 못함

OS ADMISSION ORDER (OP Case)

Diagnosis: _____

_____

_____

Date: 2006. 12. 18

등록번호		보험유형	건강보험
성 명	D	성별/나이	여/59
주민번호		과	
일 자		병 동	

1. Check V/S qid
2. NPO
3. Bed rest
4. Check X-ray
    1) Chest PA
5. Lab
    1) CBC c plt, ESR, CRP, RA
    2) Chemistry: TP/Alb, GOT/GPT, TB/DB, BUN/Cr, FBS
    3) s-Electrolyte: Na/K/Cl
    4) HBsAg/AB, VDRL, AIDS
    5) PT PTT
    6) ABO c Rh
    7) U/A c micro
6. ECG
7. Special study:
8. Apply   splint c Ice pack
9. Consult to 내과, 마취과   for D/M & Asthma
10. Get op. permission
11. Insertion foley cath. If needed.
12. Skin prep.
13. Prep RBC pack cell _____pints after cross matching.
14. H/S 1L IV (10gtt/min)
15. Ceftacin 1.0g IV q 12hrs(AST)
16. Iparocin 400mg | mix IV
     N/S 100cc
17. Tetabulin 250 IU IM
18. Robinul 1 ampule IM (preop 30min)
19. prn) TRD 1 ampule IM if pain   × 1day

Signature Dr. _____ Nr. _____

OS ADMISSION ORDER (OP Case)

Diagnosis: _____

_____

_____

Date: 2006. 12. 18

등록번호		보험유형	건강보험
성 명	D	성별/나이	여/59
주민번호		과	
일 자		병 동	

1. Check V/S qid
2. NPO
3. Bed rest
4. Check X-ray
    1) Chest PA
5. Lab
    1) CBC c plt, ESR, CRP, RA
    2) Chemistry: TP/Alb, GOT/GPT, TB/DB, BUN/Cr, FBS
    3) s-Electrolyte: Na/K/Cl
    4) HBsAg/AB, VDRL, AIDS
    5) PT PTT
    6) ABO c Rh
    7) U/A c micro
6. ECG
7. Special study:
8. Apply   splint c Ice pack
9. Consult to   내과, 마취과   for D/M & Asthma
10. Get op. permission
11. Insertion foley cath. If needed.
12. Skin prep.
13. Prep RBC pack cell _____pints after cross matching.
14. H/S 1L IV (10gtt/min)
15. Ceftacin 1.0g IV q 12hrs(AST)
16. Iparocin 400㎎ | mix IV
    N/S 100cc
17. Tetabulin 250 IU IM
18. Robinul 1 ampule IM (preop 30min)
19. prn) TRD 1 ampule IM if pain   × 1day

Signature Dr. _____   Nr. _____

OS ADMISSION ORDER (OP Case)

Diagnosis: _____

_____

_____

Date: 2006. 12. 18

등록번호		보험유형	건강보험
성 명	D	성별/나이	여/59
주민번호		과	
일 자		병 동	

1. Check V/S qid
2. NPO
3. Check Motor/Sensory/Circulation q 2hrs
4. Absolute Bed Rest
5. Position elevation _____ Lt U/Ex _____
6. Post-op X-ray 'stat'
7. Check CBC c plt
   1) 'stat'
   2) pm 6:00
   3) pm 10:00
   4) am 6:00 'next day'
8. Fluid
   1) 5% D/S 1ℓ   H/S 1ℓ
      Perison 1ⓐ   Mix IV
      Maro   2ⓐ
   2) 5% D/S 1ℓ   H/S 1ℓ
      Perison 1ⓐ   Mix IV
      Maro   2ⓐ
9. IV
   1) Ceftacin 1.0g IV q 12hrs(AST)
   2) Iparocin 400mg
      N/S 100cc Mix IV
   3) RSD 2ⓐ #2 IM
10. prn) TRD 1ⓐ IM if pain   × 1days
11. DCF 1ⓐ IM 'stat'

Signature Dr. _____ Nr. _____

OS POD #1 ORDER

Diagnosis: _____

_____

_____

Date: 2006. 12. 19

등록번호		보험유형	건강보험
성 명	D	성별/나이	여/59
주민번호		과	
일 자		병 동	

1. Check V/S qid
2. S.O.W → SD → GD
3. Check Motor/Sensory/Circulation q 2hrs
4. Position elevation _____Lt   U/Ex_____
5. Fluid
    1) ~~5% D/S 1ℓ~~   H/S 1ℓ
       Perison   1ⓐ   Mix IV
       Maro   1ⓐ
6. IV
    1) Ceftacin 1.0g IV q 12hrs(AST)
    2) Iparocin 400㎎
      N/S 100㏄ Mix IV
    3) DCF   2ⓐ #2 IM   × 2days   → RSD change
     - DCF   1ⓐ #1 IM   × 5days
    4) prn) TRD 1ⓐ IM if pain
7. P.O
    1) ~~ACL   2ⓣ~~   Ty-ER 4ⓣ
      REO   2ⓣ   →   #2 P.O   X 7days
      ~~DSP   2ⓣ~~   stillen 2ⓣ
11. DCF 1ⓐ IM 'stat'

Signature Dr. _____   Nr. _____

ORDERS FOR TREATMENT

Name _____

2006. 12 . 19

UNIT No.	_____
NAME	D
AGE 59	SEX 여
DEPT _____	WARD _____

M	D	ORDERS	Dr's Sign	Nurse's Sign
12	19	Anosol 250㎖ IV		
12	20	〈 Discharge order 〉		
		① discharge medi	R₂김	
		Ty-ER 4ⓣ□		
		REO 2ⓣ #2 P.O		
		Stillen 2ⓣ		
		ceramil 2ⓣ □ × 3ⓓ		
		② OPD f/u and discharge		
		(12/23)		
		→ (내일 먼저 예약해주고 이후 OS 진료)		

Then Solu-cortef
50mg IV ∂ 8hrs
POD #1 - #2
Solu-cortef
50mg IV, ∂ 8hrs
Ventolin-nebl
(하루 2번)
POD #3
Solu-cortef
25mg IV, ∂ 8hrs

12. 18
① 5% DS
R1 10 ú mix □mv 60cc/hr

BST X QID Start
② 내일부터 식사가능해지면
CRMR 1ⓣ QD □ 처방하시기 바랍니다.
Actos 2ⓣ QD
(self medi stop)
혈압약은 Olmetec 1ⓣ QD

12. 19
③ crestor 1ⓣ
CRMR 1.5ⓣ dose-up

CONSULTATION SHEET

Chart No :
Name   :   D   M.F : 여
Room No :   Age : 59
Dept   :

To : Department of

The patient [can / can not] be moved from ward

Impression : Fx. Comm., distal radius, Lt

History and Findings :
  For DM, HTN, Asthma
  상기 59세 여환은 slip down으로 인한 Lt wrist Fx로 수술예정으로 상기 사항에 대해
  operability 의뢰드립니다.
  감사합니다.

                                    OS 김 / 최   (서명)

Reply: ① operating scheduled
       ② 5% DS 1 ℓ   80cc/hr with BST check every hour
          If BST >200 mg/dl. then R1 4 ú IVS
       ③ solu-cortel   50mg IVS on call
                      50mg IVS at medication

CONSULTATION SHEET

Chart No :
Name   :   D   M.F : 여
Room No :   Age : 59
Dept   :

To : Department of 마취과

The patient [can / can not] be moved from ward

Impression : Fx. Comm., distal radius, Lt

History and Findings :
  For DM, HTN, Asthma
  상기 59세 여환은 과거력상 HTN, DM, Asthma를 앓고 있으며 slip down으로 인한 Lt
  wrist Fx로 op 예정으로 상기 질환에 대해 operability for G.E.A 의뢰드립니다.
  감사합니다.

                                    OS 김 / 최   (서명)

Reply: DM, Asthma, Astrix 복용
BPB을 시행하도록 하겠습니다.
            2006. 12. 18

성 명	D	성별/나이	여/59
주민번호		과	
일 자		병 동	

OPERATION RECORD

수술일 : 2006년 12월 18일 월요일

Surgeon	1st. Assistant	2nd. Assistant	3rd Assistant

Pre-Operative Diagnosis

        Fx. Comm., distal radius, Lt

Post-Operative Diagnosis (Intra-articular type)

Title of Operation & Code No. C/R c̄ E/F with Stabloc 3 K wire

OP. Findings(including the condition of all organs examined)

OP. Procedures(including incision, ligatures, sutures, drainage and closure)

    Anesthesia   BPB

    with C-arm C/R was done

    3 K wire were fixed

    But, Fx. Site was unstable

    Stable. E/F was applied

    AD

NEUROSURGICAL SPECIAL WATCH RECORD

번 호 :
성 명 :　　D
성별/나이 : F/59
과 :
호 실 :

Diagnosis _____

2006년		HOUR	CONSC LEVEL	PUPILS		B.P /	P /MIN	R /MIN	T ℃	OTHER EVENTS	NURSE'S NAME
월	일			R	L						
12	18	2p				140/80	76	20	36		
		2:15p				140/90	72	20	36		
		3pm				130/80	80	20	38.7		

THE LEVEL OF CONSCIOUSNESS	PUPILS	OTHER EVENTS
Alert ·· A (정상)	Normal reacting to light well	Vomiting
Forceful verbal stimuli required ··························· B (큰소리로 부르면 깬다)	Small non reacting to light	Tremor
Respond to pain ·················· C (아픔을 느낀다)	Dilated non reacting	Convulsion
No response ······················ D (반응이 없다)	Sluggish light reflex	Restlessness. etc

등록번호		보험유형	국민건강보험
성 명	D	성별/나이	여/59
주민번호		과	
일 자		병 동	

T.P.R. Chart

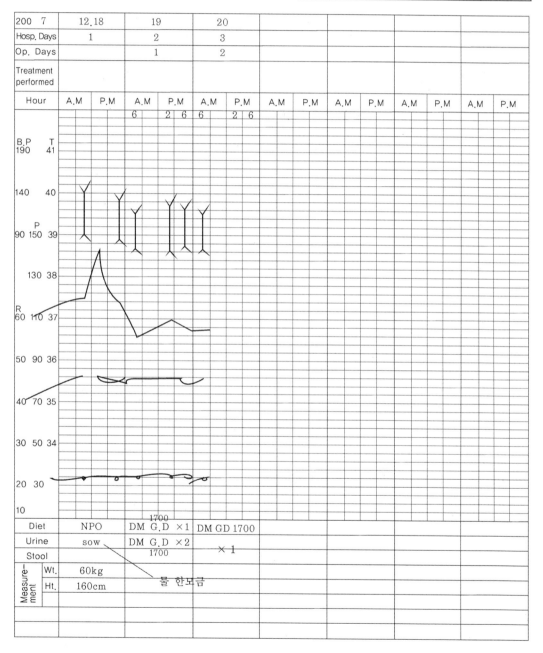

200 7			12.18		19		20													
Hosp. Days			1		2		3													
Op. Days					1		2													
Treatment performed																				
Hour	A.M	P.M	A.M	P.M	A.M	P.M	A.M	P.M	A.M	P.M	A.M	P.M	A.M	P.M						

Diet	NPO	DM G.D ×1	DM GD 1700					
Urine	sow	DM G.D ×2	×1					
Stool		1700						
Measurement	Wt.	60kg	물 한모금					
	Ht.	160cm						

NURSES' RECORD

UNIT No. :	
Name :	D
Sex : F	Age : 59
Room :	Dept. :

2006년		Time	Treatment	Notes	Sign
M.	D.				
12	18	10:42a		Admitted via opd by ambulance	
				Imp; Fx. Comm. Distal radious Lt	
				c.c) Lt. wrist pain	
				PTx; 내원 전일(12/17) slip down되어	
				ER Tx 후 귀가 후 금일 op위해	
				Opd 통해 Ad.	
				PHx; Asthma Berotec ☐	
				Symbicort ☐ inhalation	
				Ventolin ☐	
				3년전 Ad Tx	
				Hi BP ☐	
				DM ☐	
				골다공증약 po 복용중(3년전)	
				미인병원ⓗ	
				FHx : None	
				Allergy : None	
				BW : 60kg Ht : 160cm	
				V/S : 140/90-76-20-37.4℃ checked	
				9am경 물 조금 마시면서 Astrix p.o 복용했다 함.	
				Asthma ☐	
				MD ③ ☐ Consulted	

NURSES' RECORD

2006년		Time	Treatment	Notes	Sign
M.	D.				
12	18	11:45a		V/S : 140/90-80-20-37.8℃ checked	
				Send to OR	
		3pm		Returns to Room 509 from RR	
				M/S : alert	
				V/S : 130/80-80-20-38.7℃ checked	
				CBC checked	
				Lt. wrist A/L B/O was Taken	
				Lt. Hand M/S/C : good	
				Notified to Dr. 최	
				DCF 1 ⓐ IM injected	
		3:30pm		Lt. Hand M/S/C : +/+/+	
				NPO state	
				Pain sense : mild complain	
				Lt. Hand elevation with	
				Ice bag applied	
		6pm		MD ③ consult was Done	
				5% D/S 1 ℓ mix cont (60cc/hr)	
				5% D/S 700cc 폐기행	
		9pm		BT : 37.4℃ checked	
				Ice bag keep state	
		10pm		Lt. hand M/S/C : good	
				Lt. hand elevation	
				2006. 12. 19. 화	
12	19	6am		CBC checked	
				Bed rest now	

NURSES' RECORD

UNIT No. :	
Name :	D
Sex : F	Age : 59
Room :	Dept. :

2006년		Time	Treatment	Notes	Sign
M.	D.				
12	19	8am.		No special complain	
		3pm.		Fever sx : None	
				Lt. hand pain sense : mild	
				Ice bag keep state	
				"영양제 맞고 싶어요"	
				Anosol 250㎖ IV connected	
		6pm.		MD ③ consult +	
				CRMR 1ⓣ → 1½ⓣ 증량함	
				Crestor 1ⓣ 추가함.	
		10pm.		Arm sling kept	
				Bed rest now	
				2006. 12. 20. 수	
12	20	6am.		Sleeping now	
		8am.		"오늘 퇴원하고 싶어요."	
		10am.		Dressing was done	
		12am.		퇴원수속함.	
				퇴원약 30일분 줌	
				OPD F/U 설명함.	
				PCA removed	

보건의료정보관리사
실전모의고사

정답 및 해설 OMR 카드

제 1회 실전모의고사 _1교시(97문항)

1교시 해설

01 5번-손상중증도 점수 체계

02 SEM은 전략적 기업경영을 의미한다.

04 1번은 접근성 2번은 의료의 질. 4번은 지속성 5번은 효과성을 의미함

05 순사망률은 48시간 미만에 발생한 사망은 포함하지 않는다.

06 코드화란 어떤 계급 혹은 계급세트에 할당하는 과정
- 용어란 개념이나 객체를 특정 언어 표현으로 명명한 것
- 표준이란 공인된 표준기관에서 표준이라고 인정된 승인된 정의나 형식
- 시소러스(thesaurus)는 유의어 목록으로 유의어집, 관련어집
- 표준화(Standardization)은 표준을 설정하고 활용하는 행위

07 Computerized Medical Record System (CMR)은 종이 의무기록을 스캐닝하여 디지털 이미지 파일로 저장하는 광파일 시스템으로 EMR로 가기 전 단계이다.

08 데이터 거버넌스는 보건의료데이터의 관리를 전문가가 관리하는 것으로 구성요소로는 사람, 기술,프로세스 등이 있다.

10 총액계약제: 연간 진료비를 요양기관과 건강보험공단에서 일정금액을 계약하고 계약기간 동안 요양기관이 알아서 진료비를 사용하는 방법이다. 보험자측과 의사단체간에 국민에게 제공되는 의료서비스에 대한 진료비 총액을 추게 협의한 후 사전에 결정된 진료비 총액을 지급하는 방식이다.
- 인두제: 내원한 환자 1인당 진료비 금액* 등록된 환자수로 진료비를 계산하는 방법으로 일정한 수의 가입자가 특정 의료공급자에게 등록하고 의료공급자는 진료비를 등록자당 일정금액을 지불받는 방식이다.
- 봉급제: 의료인들에게 각자의 근무능력, 기술수준, 근무하는 의료기관의 종별 및 직책에

따라 보수 수준을 결정하고 월 1회 또는 일정 기간에 한번씩 급료를 지급하는 방법이다.

- 포괄수가제: 치료과정이 비슷한 입원환자들을 분류하여 이들에게 제공되는 일련의 치료행위들을 모두 모아 서비스 묶음에 하나의 가격을 매기는 방식이다. 진단명에 따라서 일정금액을 의료비용을 책정한다.

12 외래환자 초진율이 높아지는 경우에는 병원 진료권 인구가 증가된다는 의미이다.

13 비용산정목록표는 건강보험법에 따라 보건복지부장관이 정한 기준. 장애인보장구에 대한 보험급여기준 등에서 정한 비급여행위, 건강보험 기준에 의한 급여, 급여신청 건에 소요된 실제 비용에 대한 목록표를 말한다.

16 HIS(Hospital Information System 병원정보시스템) 환자를 진료하고 치료하기 위하여 의사 처방을 중심으로 정보전달과 원활한 의사소통이 가장 중요하며 대량의 정보를 저장하고 전달하는 시스템

18 변이란 의료서비스의 질적수준을 일정하지 않은 것을 의미한다.

23 인증은 전자서명 생성정보가 가입자에게 유일하게 속한다는 사실을 확인하고 증명하는 행위이다.

25 구조적 접근방법에 기반을 둔 것은 신임제도, 자격증, 회원증제도가 있다.

26 2번- KOSTOM

27 주제지향성- 병원데이터로 주제영역으로 우수환자, 다빈도 질병의 입원환자등의 데이터를 추출하여 의사결정을 지원한다.

- 통합성: 여러 테이들의 데이터와 과거에서 현재까지 데이터가 통합될 때 일관적인 형태로 통합되어야 한다.
- 비휘발성: 데이터웨어하우스에 데이터가 로딩되면 데이터 갱신이나 변경이 발생하지 않는다.
- 시계열성: 데이터웨어하우스는 특정시점을 기준으로 일정시간 동안의 데이터를 대변한다.

28 2번은 용어 3번은 분류, 4번은 표준화 5번은 상호운용성에 대한 설명이다.

29 공개키암호방식(PKI Public Key Infrastructure),
- 시저암호-알파벳을 세자리 이동하여 암호문 생성
- 전치형암호: 원문의 문자 위치를 바꾸어 암호문 생성
- 폴리비우스 암호: 고대 시민 폴리비우스가 만든 문자를 숫자로 바꾸어 암호문 생성
- DH(Diffe-Hellman) 비밀키 교환방식

30 종이 의무기록을 스캔하기 때문에 작업의 양이 증가하고 능률적이지 못하고 스캔장비와 인력을 필요로 하는 효율적이지 못한 방식이다.

31 병상회전간격이 짧아지면 병상이용율이 높아진다.

32 약제 및 재료대가 소정금액에 포함되어 산정하는 경우를 찾으면 된다. 처치 및 수술에 사용된 약제와 치료대는 소정점수에 포함되어 별도 산정하지 않지만 인공식도, 인공심장판막, 인공심폐회로, 인공심박기, 인조혈관, 인공관절, 골관절의 수복 또는 결손 보철용 인공재료, 인공수정체, 조직대용 인조섬유포, 동정맥간도회로, 심장수술용 카테터, 혈관내 수술용 카테터, 담석제거용 카테터, 뇌동맥류 수술용 클립, 체내고정용 나사, 고정용 금속핀등은 산정한다.

33 통신주체간의 합의된 규약은 사내표준에 해당된다.

34 핵의학 검사-핵의학 전문의

35 E1384는 의료정보의 내용에 대한 표준을 제시한 것으로 국내실정을 반영한 표준화된 체계화된 7개의 객체 표준안이 기술되어 있다.

36 Data Warehouse - 데이터를 주제별로 통합 축척해 놓은 데이터베이스
  - Data Warehousing - 개방형 시스템 도입스로 흩어져 있는 각종 기업정보를 최종 사용자가 쉽게 활용, 신속한 의사결정을 유도하도록 해 기업내 흩어져 있는 방대한 양의 데이터에 쉽게 접근하고 활용하는 기술을 의미함.
  - OLAP - 사용자가 다양한 각도에서 직접 대화식으로 정보를 분석하는 과정을 말하며 단독으로 존재하는 정보시스템이 아니며 데이터웨어하우스나 데이터마트 같은 시스템과 상호 연관된다. OLAP은 중간매개체 없이 이용자들이 직접 컴퓨터를 이용하여 데이터에 접근하는데 필수적인 시스템이다.

37 투약기록지는 주치의 약물 처방과 함께 간호사가 수행을 하여 처방된 투약명, 투입방법, 일시, 양 등을 기록하며 수술 처치 처방이 수행되지 않은 취소사유를 기록한다.

38 3번은 UMLS의 내용

40 후향적 검토는 퇴원후 검토이다.

44 국제표준이 ISO이다.

45 총액계약제: 연간 진료비를 요양기관과 건강보험공단에서 일정금액을 계약하고 계약기간 동안 요양기관이 알아서 진료비를 사용하는 방법이다. 보험자측과 의사단체간에 국민에게 제공되는 의료서비스에 대한 진료비 총액을 추계 협의한 후 사전에 결정된 진료비 총액을 지급하는 방식이다.
  - 인두제: 내원한 환자 1인당 진료비 금액으로 등록된 환자수로 진료비를 계산하는 방법으로 일정한 수의 가입자가 특정 의료공급자에게 등록하고 의료공급자는 진료비를 등록자당 일정금액을 지불받는 방식이다.
  - 봉급제: 의료인들에게 각자의 근무능력, 기술수준, 근무하는 의료기관의 종별 및 직책에 따라 보수 수준을 결정하고 월 1회 또는 일정기간에 한번씩 급료를 지급하는 방법이다.
  - 포괄수가제: 치료과정이 비슷한 입원환자들을 분류하여 이들에게 제공되는 일련의 치료행위들을 모두 모아 서비스 묶음에 하나의 가격을 매기는 방식이다. 진단명에 따라서 일정금액을 의료비용을 책정한다.

47 PHR(Personal Health Record)은 단일 개인 중심 시스템으로 한 사람의 모든 삶의 과정에서 건강을 추적하고 건강관리 활동을 지원하는 시스템

48 3시간 이내에 분만하는 것을 급속분만이라고 한다.

49 Act 단계에서는 향상시킨 질에 대한 결과를 체크하여 보는 단계이다.

50 가- SNO(Standard Developed Organization) 표준개발기구
  - 나- ANSI(Ameican National Standard Insititute)-미국표준협회
  - 다- CEN 라- HL7   마- DICOM

52 의료자원이용검토(Utilization Review)는 과정적 평가의 방법으로 의료서비스의 적절성을 검토한다.

53 Rhazes-천연두와 홍진에 대한 연구
  - Galen-동맥기능에 대한 정의
  - Edwin Smith Papyrus-임상외과 환자에 대한 의학문헌을 저술
  - Thoth-의사들의 수호신

54 네트워크형 데이터베이스: 개체와 개체관계를 그물처럼 연결

- 객체지향형 데이터베이스: 계층에 따라 데이터 구보를 표현한다.
- 관계형 데이터베이스: 개체를 행과 열로 구성된 테이블로 표현하여 개체들간의 속성을 연결한다.
- 계층형 데이터베이스: 부모와 자식간의 관계로 표현한다.

55 투약, 처치 처방이 입력이 되어서 관련 직원들에게 전달이 되는 것은 처방전달시스템이다.

56 의무기록 검사는 의료의 질관리에서 중요하는 정보원이 된다.

58 100병상당 1일 평균재원 환자수가 높다는 것은 병상규모가 비슷한 병원보다 입원환자수가 많다는 의미이다.

60 EHR-Electronic Health Record 전자화된 개인의 건강정보 또는 진료정보를 평생의 건강기록이 전산화하여 환자진료의 효율성, 안정성 및 질을 향상시킬 수 있게 지식과 의사결정 지원을 제공하는 것이다.

61 관계형 데이터베이스: 개체를 행과 열로 구성된 테이블로 표현하여 개체들간의 속성을 연결한다.

- 계층형 데이터베이스: 부모와 자식간의 관계로 표현한다.

62 Aesculapiadae는 의사들, Aesculapia는 사원, Aesculapius는 명의

- St.Bartholomew's Hospital는 현존병원
- Romana Acta Diurna는 의학잡지

64 Flow Chart -업무순서도

- 엔티티-개체를 의미, 인스턴스-엔티티에 대한 구체적인것
- 관계-엔티니간의 연관성

65 차등수가는 1인당 1일 진찰횟수와 1일 조제건수에 따라 요양기관에 대한 진찰료와 조제료를 차등적으로 지급하는 제도이다 의사, 한의사, 치과의사 1인당 1일 평균 진찰횟수는 초재진환자을 구분하지 않고 1개월간 진찰회수의 합을 구하여 산출한다.

66 LIS는 검사정보시스템, RIS방사선정보시스템, OCS-처방전달시스템, NIS-간호정보시스템

68 3번 이외에는 문제지향식 의무기록이다.

70 광파일 시스템은 EMR 로 가기 위한 전 단계임

71 요양기관의 사정에 의하여 진료 당일 검사나 방사선 진단을 실시하지 못한 경우 진찰료는 산정할 수 없다.

- 의사 또는 치과의사가 작성 교부한 처방전에 따라 주사제를 투여받기 위해 요양기관인 약국에서 조제 받은 주사제를 투여 받기 위해서 당해 요양기관에 당일에 재 내원하는 경우에는 진찰료를 산정할수 없다.
- 두 개 이상의 진료과목이 설치된 의료기관에서 동일 환자의 다른 상병에 대하여 전문분야가 다른 진료담당의사가 진료한 경우에는 진찰료를 각각 산정한다.
- 다른 상병에 대하여 2인 이상의 의사가 각각 다른 날에 진찰한 경우 진찰료를 각각 산정한다.

72 2번,5번은 이식성, 3번은 확장성을 의미한다.

74 OLAP: 사용자가 다차원 정보에 직접 점근하여 대화형태로 정보를 분석하고 의사결정에 활용하는 과정이며 최종사용자가 다차원 정보에 직접 접근하여 대화식으로 정보를 분석하고 의사결정에 활용하는 분석기법이다.

78 미국의 의료보장 방식은 Medicare와 Medicaid가 있다. 이 중 65세 이상인 경우에는 Medicare로 노인의료보험이라고 한다.

80 EDI–전자문서교환, LIS는 검사정보시스템, RIS방사선정보시스템, PACS영상정보시스템 EDS 응급실시스템

81 ERP(Enterprise Resource Planing) 병원의 모든 자원을 효율적으로 통합운영하기 위한 시스템으로 글로벌 차원의 자원관리와 최적의 공급망 구축을 하여 빠른 의사결정을 하도록 도와주는 전사적자원관리 시스템이다.

83 위원장은 위원 중에서 공무원이 아닌 사람으로 대통령이 위촉한다.

84 primay key(기본키)는 각 튜플을 고유하게 구분할 수 있는 하나 또는 그 이상의 속성이다.

86 HL7– 메세지 전송과 교환을 위한 의료정보 전송표준 프로토콜
   • NANDA–국제 표준 간호용어체계
   • ASTM E1384 의료정보관련 표준화
   • NCPDP 처방전 전송 표준

88 TPS 거래처리시스템, LIS는 검사정보시스템, RIS방사선정보시스템, PACS영상정보시스템,EDS 응급실시스템

89 총액계약제: 연간 진료비를 요양기관과 건강보험공단에서 일정금액을 계약하고 계약기간 동안 요양기관이 알아서 진료비를 사용하는 방법이다. 보험자측과 의사단체간에 국민에게 제공되는 의료서비스에 대한 진료비 총액을 추계 협의한 후 사전에 결정된 진료비 총액을 지급하는 방식이다.
   • 인두제: 내원한 환자 1인당 진료비 금액*등록된 환자수로 진료비를 계산하는 방법으로 일정한 수의 가입자가 특정 의료공급자

에게 등록하고 의료공급자는 진료비를 등록자당 일정금액을 지불받는 방식이다.
   • 봉급제: 의료인들에게 각자의 근무능력, 기술수준, 근무하는 의료기관의 종별 및 직책에 따라 보수 수준을 결정하고 월 1회 또는 일정기간에 한번씩 급료를 지급하는 방법이다.
   • 포괄수가제: 치료과정이 비슷한 입원환자들을 분류하여 이들에게 제공되는 일련의 치료행위들을 모두 모아 서비스 묶음에 하나의 가격을 매기는 방식이다. 진단명에 따라서 일정금액을 의료비용을 책정한다.

90 코드화란 어떤 계급 혹은 계급세트에 할당하는 과정
   • 용어란 개념이나 객체를 특정 언어 표현으로 명명한 것
   • 시소러스(thesaurus)는 유의어 목록으로 유의어집, 관련어집
   • 표준화(Standardization)은 표준을 설정하고 활용하는 행위

2교시(73문항)+의료관계법규(20문항)

2교시 정답

질병 및 사인 및 의료행위분류, 의학용어, 기초 및 임상의학, 암등록+의료관계법규

01	02	03	04	05	06	07	08	09	10
3	2	3	3	2	3	4	4	1	4
11	12	13	14	15	16	17	18	19	20
5	4	3	4	3	3	2	3	5	3
21	22	23	24	25	26	27	28	29	30
4	2	1	4	3	2	5	1	5	3
31	32	33	34	35	36	37	38	39	40
5	5	4	2	1	2	2	1	1	3
41	42	43	44	45	46	47	48	49	50
5	2	4	5	2	3	3	4	2	2
51	52	53	54	55	56	57	58	59	60
5	2	5	2	2	1	1	4	1	2
61	62	63	64	65	66	67	68	69	70
3	2	3	1	4	1	4	4	5	4	3
71	72	73							
4	1	4							

2교시 해설

01 병적골절로 발생할수 있는 질병은 골연화증, 골다공증등이 있다.

02 Hepatoc는 간을 의미한다.

03 Ecrine gland는 전신에 분포되어 있다.

04 Systemic Lupus Erythematosus 전신성 홍반성 루프스는 만성 교원성 질환으로 코를 사이에 두고 나비모양의 홍반을 특징으로 한다.

06 홍채는 공공을 둘러싸고 있으며 들어오는

빛의 양을 조절한다.

07 세크레틴은 소장에서(십이지장점막) 분비되며 췌장액 분비를 촉진.

- 콜레시스토킨은 담즙이 분비되도록 하고 췌장에서 소화액이 분비되도록 프로락틴은 뇌하수체에서 분비되는 호르몬.

08 연수는 소화기, 심장, 호흡의 중추라고도 한다.

10 양성은 치료가 되면 재발의 가능성이 적다.

11 설인신경은 혀의 운동을 관장하고 귀밑샘의 분비를 자극하는 뇌신경에 포함된다.

12 Grade 즉 분화도는 정상모세포와 얼마나 닮았는가를 나타내기 위하여 등급을 나누었다.

13 윌름스 종양은 고혈압, 동통, 혈뇨가 있다.

15 내이신경(청신경)이 망가지면 난청이 발생할 수 있다.

17 ureterectasis는 요관확장증이다.

18 위축은 세포의 수가 줄어드는 것.

- 비대는 세포의 크기가 증가하는 것.
- 화생은 정상세포가 다른세포로 변하는 것이다.

19 후각신경이 망가지면 무후각증이 발생할 수 있다.

20 색전은 혈전이 혈액에 흐르는 것.

21 췌장암일 경우에 췌장과 십이지장을 절제하여 주는 수술은 Whipple operation이다.

22 어떤 처치 또는 검사를 실시하였지만 실패한 경우에도 수술 및 처치를 분류한다.

24 기관, 기도는 공기의 통로역활로 trachea 또는 wind pipe라고 한다.

25 뒤프랑트 구축은 손바닥 근막이 비후된것.

26 선천성 결핵은 P37.0 결핵의 후유증은 B90._으로 A15~A19항목에서 제외.

27 심장차단은 심장의 자극 전도장애이다.

29 직장암일 경우 Miles operation을 한다.

30 국제 암 연구소는 IARC (International

Agency for Research on Cancer)이다.

31 종격동은 폐와 폐사이의 공간으로 우측과 좌측으로 분리한다.

32 유화작용은 담즙의 기능으로 췌액이나 장액 속의 지방을 미세하게 쪼개어 분해한다.

33 수신증은 요관이 폐색으로 신배에 소변이 가득차는 것이다.

34 외상성 백내장은 H26.1코드로 분류한다.

35 keratosils는 표피의 각질층이 두꺼워지는 것이다.

36 신생물이 발생한 부위. 해부학적 부위를 Topography라고 한다.

37 complete blood count인 CBC 검사는 전혈구 검사라고 하며 혈액속의 모든 세포를 센다.

39 뇌졸중과(stroke) 동의어는 cerebrovascular accident이다.

43 빈맥, 서맥, 조동은 규칙적으로 뛰며 부정맥은 불규칙적으로 뛰는 것이다.

44 근육이 불수위적으로 수축하는 근육경련을 나타내는 용어는 cramp이다.

45 seminoma 고환종은 30대에서 가장 많이 발생한다.

46 정액이 없는 것은 무정액증이다.

47 제외는 그곳으로 분류해야 할 것으로 보이지만 사실은 다른 곳으로 분류해야하는 내용을 의미한다.

• NOS는 달리 명시되지 않은 이란 뜻으로 진단 용어 중 원인이나 유형에 관한한 용어없이 질병명을 사용하는 것으로 상세불명을 의미한다.

• 원괄호는 내용을 보충하여 준다.

• 검표는 질병의 원인과 질병이 발생한 해부학적 부위를 나타내어 준다.

48 경막은 혈관과 신경을 가지고 있는 가장 바깥쪽에 있는 막이다.

49 전신적인 영양부족 상태를 악액질이라고 한다.

50 뇌혈관과 고혈압이 동반된 경우에는 뇌혈관을 주진단으로 한다.

51 근육을 뼈에 부착시키는 건은 힘줄이다.

52 설소대 절개술은 frenotomy이다.

53 아밀라아제는 탄수화물 분해효소.

• 리파아제는 지방 분해효소.

54 subarachnoid hemorrhage은 지주막하강의 출혈로 경막과 지주막 사이의 출혈을 의미한다.

55 유환관증은 고환의 발육이 안되고 남성호르몬이 부족하다.

56 형태학은 암의 세포형태를 의미한다.

57 수정체와 각막에 영양분을 공급하는 것은 안구방수이며 맥락막은 망막 바깥부분에 영양분을 공급한다.

58 골수는 적골수와 황골수로 이루어지며 적골수에서 조혈작용을 한다.

59 저작운동이란 입안에서 식도로 이동하기 쉬운 상태로 잘게 부수고 타액과 혼합하는 과정을 말하며 3차신경에 의하여 자극이 된다.

60 요도가 귀두부에 있지 않고 귀두아래나 음경 등에 위치하는 것을 요도하열이라고 한다.

61 조동은 심장의 근육이 극도로 빠르지만 규칙적으로 뛰는 것이다.

62 정자수가 적은 증상은 정액결핍증이다.

63 발적은 소동맥, 모세혈관의 충혈에 의하여 피부 및 점막이 빨간빛을 띠는것.

• 열은 시상하부의 체온 조절 중추의 작용을 인하여 체온이 정상범위 이상으로 상승하는 상태를 말한다.

• 쇠약은 염증이 전신적을 온 경우를 의미하며 손상으로 인함.

• 종창은 혈액이 많이 모여서 압력이 높아진

것을 의미한다.

- 기능상실은 유전자에 돌연변이가 생겨 원래 유전자의 기능을 상실한 것.

64 궤양은 구강, 식도, 위, 장 등의 벽내층을 이루는 점막층의 괴사로 점막층에 상처가 생기면 헐어서 출혈이 되기 쉬우며 피부에서는 진피이하까지 탈락된 상태이다.

65 신장모세포종과 동의어는 nephroblastoma 이다.

66 적혈구의 헤모글로빈은 산소를 몸에 나르는 역할을 한다.

67 난원창은 중이와 내이사이의 막으로 소리를 증폭시킨다.

68 Bright disease는 glomerulonephritis(사구체신염)과 동의어이다.

70 귀두와 포피의 염증은 귀두포피염이다.

71 헤파린은 혈액응고를 막는 작용을 한다.

72 귓바퀴 전체를 auricle=pinna라고 한다.

의료관계법규(20문항)

01	02	03	04	05	06	07	08	09	10
3	2	5	4	1	5	5	3	5	5

11	12	13	14	15	16	17	18	19	20
4	3	2	1	3	3	1	4	4	5

2교시 해설

01 암관리법 시행규칙제 11조.

02 1번−10년 보존, 3번−3년보존, 4번−2년, 선택진료 관련서류−3년.

03 치과기공물제작의뢰서를 보존하지 않거나 품위손상인 경우에는 의료기사등에 관한 법률 제 22조에 의하여 면허자격정지 요건에 해당된다.

04 감염병의 예방 및 관리에 관한 법률 제 2조.

생물테러감염병은 고의 또는 테러 등을 목적으로 이용된 병원체에 의하여 발생된 감염병 중 보건복지부장관이 고시하는 감염병이다.

06 국민건강보험법 제 14조.
가입자와 피부양자관리, 보험료와 징수금의 부과징수, 가입자 및 피부양자의 건강 유지와 증진을 위하여 필요한 예방사업, 자산의 운영 및 관리, 건강보험에 관한 교육훈련 및 홍보, 건강보험에 관한 조사연구 및 국제협력, 건강보험관련하여 보건복지부 장관이 필요하다고 인정한 업무도 할수 있다.

07 국민건강보험법 제 34조.

08 건강보험법제 96조의 2.

09 의료법 제 2조(의료인). 의료기사법 제 2조.

10 국민건강보험법 제 65조.

11 암관리법 제 12조.

12 의료법 14조. 투약에 관한 사항은 간호기록부에 기재된다 의사의 지시나 처방을 받아서 간호사가 수행하여 기록한다.

13 의료기사법 제 2조. 치아 및 구강질환의 예방과 위생관리 등의 업무는 치과위생사가 한다.

14 의료기관의 의료용 시설, 기재, 약품, 기물을 파괴·손상하거나 의료기관을 점거하여 진료를 방해한 경우에는 5년 이하 징역이나 2천만원 이하의 벌금에 처한다.

15 의료법 제 33조.
- 의사: 종합병원, 요양병원, 병원, 의원 개설 가능.
- 한의사: 한방병원, 요양병원, 한의원.

16 의료기사 등에 관한 시행규칙 제 18조.

17 2번: 의료법의 목적, 3번: 감염법 목적, 4번: 혈액관리법의 목적, 5번: 검역법의 목적.

18 국민건강보험법 제 75조.
- 보험료의 일부를 경감할 수 있는 경우는 그 외에 휴직자, 생활이 어렵거나 천재지변 등

의 사유로 보험료를 경감할 필요가 있어서 보건복지부 장관이 고시하는 사람이다.

19 암관리법 제 9조.

20 암관리법 제9조, 제11조, 제12조, 제17조.
- 심사평가원의 감사는 임원추천위원회가 복수로 추천한 사람 중 기획재정부 장관의 제정으로 대통령이 임명한다.

3교시_의무기록실무

3교시 정답 및 해설

A 환자의 Chart를 보고 물음에 답하시오.

01	02	03	04	05	06	07	08	09	10
3	1	1	3	2	4	5	5	5	3

01 KCD-6차 외사시→간헐적, 상사시로 찾는다.

02 국제의료행위분류 Lengthening→muscle →exrtraocular로 찾는다.

03 수술기록지에 가서 찾는다.

04 간호기록지에 가서 내용을 찾아본다.

05 신체기록지에 가서 찾는다.

06 간헐적인 외사시에 왼쪽눈에 상사시가 동반되었다.

07 마취전 환자평가를 살펴본다.

08 U/A는 urine analysis로 요분석을 의미한다.

09 마취기록지에 가서 본다.

10 BUN(혈액요소질소): 요소는 신장을 통하여 배설되므로 혈액농도가 신기능 지표로 사용될 수 있다.
- Cr(크레아티닌): 근육에서 대사과정을 통해 생성되며 혈액내 크레아틴 농도의 변화는

거의 없다 크레아티닌이 높으면 신장이 제대로 기능을 못한다는 것을 의미한다.

B 환자의 Chart를 보고 물음에 답하시오.

01	02	03	04	05	06	07	08	09	10
1	5	3	2	4	1	3	5	4	2

01 간호기록지, 조직검사결과지, 수술기록지 및 퇴원요약지를 참조한다.

02 전 의무기록을 참조하며 수술전 처치 기록지의 V/S을 확인한다.

03 수술기록지만 참조한다.

04 gastroscopy →oth→ gastrojejunostomy

05 gastroenteritis →acute, 손상외인→사고→자동차

06 간호기록지를 참조한다.

07 간호기록지를 참조하며 일반적으로 알고 있어야 할 용어문제이다.

08 위내시경 검사결과지를 참조한다.

09 의사지시기록지를 참조한다.

10 수술은 1건이다.

C 환자의 Chart를 보고 물음에 답하시오.

01	02	03	04	05	06	07	08	09	10
4	3	1	2	2	2	4	3	4	5

01 척추전방전위증 →1권가서 해부학적 부위를 찾아서 부여한다.

02 입원기록지를 참조한다.

03 입원기록지를 참조한다.

04 경과기록지를 참조한다.

05 Laminectomy ➡ with ➡ excision of hernaiated intervertebral disc ➡ 80.51

07 수술기록지를 참조한다.

08 수술기록지를 참조한다.

09 수술기록지를 참조한다.

10 외래기록지를 참조한다.

D 환자의 Chart를 보고 물음에 답하시오.

01	02	03	04	05	06	07	08	09	10
1	1	1	3	5	5	2	2	3	3

02 의사지시기록지를 참조한다.

03 부전 ➡ 심장 ➡ 울혈성 ➡ I50.08, 고혈압 ➡ I10.9, 삼출물 ➡ 흉막 ➡ J90

무릎관절증 ➡ 일차성 ➡ 양측성 ➡ M17.0

04 발잘성 심실성 빈맥으로 생각한다.

05 CHF : congestive heart failure

06 DGX는 신경외과 협진후 처방한 허리통증 약이다.

07 퇴원요약지, 의사지시기록지, 경과기록지를 참조한다.

08 입원과는 순환기내과이다.

09 고혈압성 심장병이나 고혈압을 인한 경우 I 코드로 코딩한다.

10 both pleural effusion, otherwise : WNL.

제 2회 실전모의고사 _1교시(97문항)

1교시 정답

보건의료정보관리, 의료정보관리, 의료의 질관리,
조직관리, 건강보험, 공중보건, 병원통계

01	02	03	04	05	06	07	08	09	10
3	2	3	2	2	2	3	1	5	2
11	12	13	14	15	16	17	18	19	20
2	2	5	2	5	1	2	5	3	2
21	22	23	24	25	26	27	28	29	30
3	5	3	2	2	2	3	1	5	1
31	32	33	34	35	36	37	38	39	40
1	1	2	5	4	4	1	5	4	2
41	42	43	44	45	46	47	48	49	50
5	3	5	4	5	3	2	2	3	3
51	52	53	54	55	56	57	58	59	60
4	1	3	2	5	2	1	3	1	4
61	62	63	64	65	66	67	68	69	70
3	1	1	3	1	2	3	4	5	1
71	72	73	74	75	76	77	78	79	80
5	3	2	1	5	1	1	2	2	3
81	82	83	84	85	86	87	88	89	90
3	5	1	4	1	4	1	3	3	1
91	92	93	94	95	96	97			
5	5	3	4	4	2	1			

1교시 해설

03 1번- 상호운용성 2번- 확장성 5번-표준

04 개념이 정의되면 변하거나 삭제되지 않는
개념의 영속성을 가져야 한다.

05 1번- 표준용어(standardized terminology)
2번- 온톨로지(ontology), 3번- 코드화

(encoding) 4번- 시소러스(thesaurus) 5번-
데이터표준

07 응용프로그램은 사용자들이 프로그램을 짜
지 않고 패키지를 이용하여 처리하는 프로
그램으로 특정한 일을 처리한다.

08 WHO-FIC: 질병,사망, 장애 및 건강 관련
의료행위에 관한 주요건강지료를 수집하기
위한 의미 있는 정보도구로 국제적 이용을
목적으로 한 분류체계의 집합
- ICPC-2: 세계가정의학회의 국제분류위원
회가 개발한 1차 의료분류에 대한 분류체계
- LOINC: 진료과정에서 시행되는 각종 임상
관찰 및 임상 검사결과가 구조화된 형식으
로 표현
- ASTM E1384: ASTM의 분과 중 보건의료
정보 기술위원회에서 의료정보관련 표준화
를 담당.

09 데이터의 일관성은 데이터 중복성과 관련이
있는 서로 연관된 테이블에서 중복된 데이
터에서 어느 한쪽 정보가 변경되거나 추가
됨 다른 테이블의 연관정보도 함께 수정되
어야 한다 이러한 데이터가 수정 및 갱신시
그 정보를 항상 일관성 있게 유지할수 있는
기능이 있어서 일관되지 않은 정보가 입력
되지 못하도록 막아주는 기능을 한다.
- 데이터 무결성은 데이터베이스에 항상 정확
하고 확실한 정보가 유지되고 있음을 보장
하는 것이다.
- 데이터 독립성은 데이터의 내용과 구조가
프로그램과는 별도로 독립되어 존재하는 것
을 의미하며 데이터베이스내의 데이터와 이
들이 사용하는 응용프로그램이 서로 영향을

받지 않는 것을 의미한다.

• 데이터공유성: 각 조직에서 발생하는 데이터를 구조적으로 설계된 데이터베이스에 각가 저장하여 통합된 체계의 데이터베이스를 유지하고 작성된 응용프로그램을 통해 데이터베이스를 이용하는 것을 말한다.

10 진료의 주경로는 모든 관련 인력이 참여하여 전 진료과정에 대한 계획과 협조가 형성된다.

11 가- SNO(Standard Developed Organization) 표준개발기구, 다- CEN, 라- HL7, 마- DICOM, 바- ASTM E1384

14 SQL은 데이터 정의, 데이터 조작, 데이터 제어 등으로 분류할 수 있다.

15 ① 개인정보처리자는 개인정보가 유출된 경우 피해를 최소화하기 위한 대책을 마련해야 한다.

② 개인정보처리자는 개인정보 유출시점과 경위에 대하여 행정안전부장관 또는 전문기관에 신고한다.

③ 개인정보 유출에 따른 통지의 시기, 방법의 절차 등의 사항은 대통령령으로 한다.

④ 행정안전부 장관은 피해확산방지, 피해복구 등을 위한 기술을 지원할 수 있다.

16 1번- UMLS(Unified Medical Language System)이다.

17 DataMining는 데이터에 숨겨진 패턴을 찾아내어 정보를 발견해내는 것이다.

18 우선순위매트릭스는 개선에 관련된 주제를 파악하고 우선순위를 정한 후 세부주제에 들어가는 기법이다.

19 병원이용율: 일정기간 연인원 환자수에 연외래환자수를 1인당 부담진료비를 기준으로 입원환자수를 환산 합계하여 연가동 병상수로 나눈 지표

• 병상회전율: 일정 기간 중 실제입원 환자수를 평균가동 병상수로 나눈 지표

• 병상점유율: 대상 인구 중 단위 인구당 연간 입원수를 나타낸 것

• 평균재원일수: 입원환자 총 재원일수를 퇴원실 인원수로 나눈 값

• 지역별 친화도: 일정기간 단위지역에서 퇴원한 환자수 중 특정지역의 입원실인원수의 정도를 나타낸 지표

20 의원의 종별가산율은 15%이다.

21 NANDA- 국제 표준 간호 용어 체계
• UMLS- 의료분야의 통합의학 용어 모델
• KOSTOM - 한국보건의료표준 용어 체계
• DICOM-의료영상표준

25 그림이 복잡할수록 직원들이 업무 과정에 대하여 많이 이해하고 있다는 것을 의미한다.

29 역치는 표준을 벗어나는 경계선
• 지표는 질적수준이나 목표의 달성 정도를 나타내는 측정가능한 특성
• 기준은 평가항목으로 측정이 가능하고 표준을 설정한 의도를 반영
• 변이: 의료의 질적수준에 차이가 있는 것을 의미

31 1번은 UMLS

34 진료의 집중도가 커지고 평균재원일수가 짧아지면 평균진료비는 높아진다.

36 진통, 분만기록지는 분만을 위하여 입원부터 분만까지의 기록이다.

37 의료이용검토위원회에서는 의료서비스가 가장 효율적이고 효과적인 방법으로 이용될 수 있도록 보장하기 위하여 만들어진 질 관리 사업을 한다.

38 LOINC에 대한 내용이다.

39 HL7- 메세지 전송과 교환을 위한 의료정보 전송표준 프로토콜
- DICOM-의료영상표준 NANDA-국제 표준 간호용어체계
- NCPDP-의료기관에서 약국으로 처방전을 전송할 때 따르는 표준

40 물리치료 기록지에는 운동, 열, 냉, 수, 전기, 초음파 등을 이용하여 육체적 기능 회복을 위하여 치료한 내용을 기록한다.

41 PMCS(Patient Management Categories) 환자진료범주: 중증도와 동반질병을 합친 case-mix 측정을 위해 개발
- R-DRG: 환자의 재원기간 중 자원소모 유형을 기준으로 환자를 분류하는 체계
- CSI(Computerized Severity Index) 질병명에 중점을 두고 DRG에서 설명되지 않는 자원의 차이를 설명
- APACH-환자의 생리적 측정값을 조사해서 중증도 점수를 산출해내는 도구

42 응급환자율이 높다는 것은 입원을 하는 환자가 많다는 의미이다.

44 통합의학언어시스템은 UMLS(Unified Medical Language System)이다.

46 신생아 인큐베이터는 병상에 포함된다.

47 가정간호를 받고 있는 자가 본인부담면제자임

49 코드를 논리적인 순서에 따라 정리하는 것은 배열기능이다.

50 한가지 요소라도 빠지면 값이 0이 되기 때문에 질향상운동은 의미가 없다.

51 ICD - 국제질병사인표준분류체계,
- NCPDP 처방전 전송 표준
- ASTM E1384 의료정보관련 표준화
- NCPDP 처방전 전송 표준

52 2번, 5번은 이식성, 3번은 확장성을 의미한

다.

55 태아가 완전히 배출된 것을 출산이라고 한다.

56 혈우병 환자가 질병군으로 입원진료를 받는 경우에 DRG 적용을 할수 없다.

58 용어란 개념이나 객체를 특정 언어 표현으로 명명한 것.
- 분류체계는 특정 목적에 따라 미리 구분된 수준에서 자료를 정리하기 위한 개념의 집합
- 시소러스(thesaurus)는 유의어 목록으로 유의어집, 관련어집
- 표준화(Standardization)은 표준을 설정하고 활용하는 행위

59 3번은 ICD-10의 내용임

60 분만예정일은 최종월경일에 9개월 7일을 더한다.

63 HL7은 보건의료분야의 표준프로토콜이다.

64 HIS - 병원회계 및 진료정보 관리. EDI - 보험청구 자동화. CPR(Computer Based Patient Record). PACS - 화상시스템. OCS - 진료와 처방 및 보험청구시스템

66 총액계약제: 연간 진료비를 요양기관과 건강보험공단에서 일정금액을 계약하고 계약기간 동안 요양기관이 알아서 진료비를 사용하는 방법이다. 보험자측과 의사단체간에 국민에게 제공되는 의료서비스에 대한 진료비 총액을 추계 협의한 후 사전에 결정된 진료비 총액을 지급하는 방식이다.
- 인두제: 내원한 환자 1인당 진료비 금액* 등록된 환자수로 진료비를 계산하는 방법으로 일정한 수의 가입자가 특정 의료공급자에게 등록하고 의료공급자는 진료비를 등록자당 일정금액을 지불받는 방식이다.
- 봉급제: 의료인들에게 각자의 근무능력, 기

술수준, 근무하는 의료기관의 종별 및 직책에 따라 보수 수준을 결정하고 월 1회 또는 일정기간에 한번씩 급료를 지급하는 방법이다.

• 포괄수가제: 치료과정이 비슷한 입원환자들을 분류하여 이들에게 제공되는 일련의 치료행위들을 모두 모아 서비스 묶음에 하나의 가격을 매기는 방식이다. 진단명에 따라서 일정금액을 의료비용을 책정한다.

67 외용약 또는 주사제를 내복약과 복합으로 조제한 경우 내복약 조제일수에 의하여 산정한다.

68 Electronic Patient Record(EPR)은 전 국가적 이상의 단위로 의무기록정보 시스템을 구축하는것이다.

69 지역표준은 특정 지역에서 합의된 표준으로 한국통신, SK 텔레콤 등은 사내표준에 속한다.

70 의료이용검토위원회에서는 의료서비스가 가장 효율적이고 효과적인 방법으로 이용될 수 있도록 보장하기 위하여 만들어진 질 관리 사업을 한다.

71 전자서명 생성정보는 가입자에게 유일하게 속해야 한다.

72 1977년 의료보험 실시 이후 적정진료라는 개념이 싹트기 시작하였다.

73 1번-표준화된 용어를 사용하는 경우임
• 3번-코드 의미
• 4번-정보통신의 표준화 의미
• 5번-시소러스 의미

74 모성사망율을 구하는 공식은 산과 사망수와 산과 퇴원환자수의 비율이다.

75 통신표준은 EDI 문서를 통신망을 통하여 상대방에게 보내는 것에 대한 표준이다.

76 나머지는 메타시소러스(metathesaurus)에 대한 내용이다.

78 진료담당의사의 진단과 처방에 따라 가정전문간호사가 방문하여 투약 및 주사 처치를 한 경우 별도 산정하지 않는다.

79 1번- 보건의료정보기술(HICT)
• 2번-보건의료정보관리(HIM)
• 3번-보건의료정보학(HI)
• 4번- 거버넌스(governance)
• 5번-Data set

83 외래진료일수는 공휴일은 제외한다.

84 EMR,PACS 도입으로 데이터 생산이 편리해졌다.

86 치료 종결후 30일 이내 내원한 환자는 재진환자로 본다. 진찰료는 기본진찰료와(초진료 또는 재진료) 외래관리료의 소정점수를 합하여 산정한다.

87 미리 약속된 일정한 규칙에 따라 문자나 메시지를 부호로 변환한 것이다.

88 공개키는 모든 사람이 접근할 수 있는 디렉토리에 디지털 인증서를 볼 수 있도록 공개한다.

89 18시~24시 사이에 퇴원한 경우에는 입원료 소정점수의 50%를 별도 산정한다.
• 6시~12시 사이에 입원한 경우에는 1일의 입원료를 산정하지 않는다.
• 1일이라 함은 정오 12시부터 다음날 12시까지를 의미한다.
• 입원과 퇴원이 24시간 이내에 이루어진 경우 전체 입원시간이 6시간 이상인 경우에 1일의 입원료를 산정한다.

90 1968년 COSTAR는 환자의 인적,과거 투약이력,방사선 촬영 결과를 조회함
• 1970년 TMR은 진료기록을 동시에 여러장소에서 사용하였다.
• 1971년 PROMIS는 구조화된 용어를 사용하

였고 기본적인 의사결정을 하는 시스템이었다.

- 1972년 TMIS는 최초 상업적 전자환자기록시스템으로 병원전체를 지원하는 시스템이었다.
- 1975년 HELP는 완전한 지식기반의 병원정보시스템이다.

91 퇴장방지의약품 사용장려비를 청구하는 경우에는 약국에서 의사 또는 치과의사의 처방전을 받지 않고 조제하는 경우에는 약국관리료, 조제기본료, 복약지도료, 처방전에 의하지 않은 경우 조제료, 의약품 관리료 및 퇴장방지의약품 사용장려비를 산정한다.

92 미국 정부가 인정하는 공식적인 국가 표준 기구는 ANSI(Ameican National Standard Insititute)이다.

93 개인의 평생건강정보 또는 진료정보이어야 한다.

94 1종 수급권자인 경우 가정간호 본인일부부담금은 무료이다.

96 전자서명은 서명자를 확인하고 서명자가 전자문서에 서명하였음을 나타내기 위하여 전자문서에 첨부되거나 논리적으로 결합된 전자적 형태의 정보를 말한다.

97 1번- SNOMED CT의 관계의 개념임

2교시(73문항)+의료관계법규(20문항)

2교시 정답

질병 및 사인 및 의료행위분류, 의학용어, 기초 및 임상의학, 암등록+의료관계법규

01	02	03	04	05	06	07	08	09	10
4	2	5	2	5	3	5	3	3	4
11	12	13	14	15	16	17	18	19	20
4	2	2	1	1	1	2	1	2	5
21	22	23	24	25	26	27	28	29	30
4	4	4	5	3	5	4	2	5	1
31	32	33	34	35	36	37	38	39	40
3	4	1	5	1	3	2	5	1	5
41	42	43	44	45	46	47	48	49	50
4	1	1	2	2	2	2	2	5	2
51	52	53	54	55	56	57	58	59	60
1	5	2	3	3	3	2	1	1	3
61	62	63	64	65	66	67	68	69	70
4	2	1	1	2	3	2	4	3	3
71	72	73							
5	5	1							

2교시 해설

01 급속분만은 진통시작~태반의 만출까지의 소요시간이 3시간 미만인 경우를 의미한다.

02 에피네프린은 부신수질에서 분비되는 물질로 adrenaline과 동의어이다.

03 악성이 성장속도는 빠르지만 팽창성은 양성의 특징이다.

04 중증근무력증은 아세킬콜린이 부족하고 콜린에스테라아제가 과잉된 경우.

05 해독작용은 간의 기능임.

06 옥시토신 호르몬은 뇌하수체 후엽 호르몬이다.

07 제1권에는 검표번호가 없지만 제3권에 검표와 별표번호가 있는 경우에는 제3권에 있는 대로 분류한다.

08 파제트병은 골형성이 과도하게 반복적으로 일어나는 질병이다.

09 트립신은 단백질 분해효소.
  - 세크레틴은 소장에서(십이지장점막) 분비되며 췌장액 분비를 촉진한다.
  - 콜레시스토킨은 담즙이 분비되도록 하고 췌장에서 소화액이 분비되도록 한다.

10 알쯔하이머 치매는 기억상실, 방향감각상실, 지적기능이 상실되는 노인성 치매이다.

12 부비동은 소리를 낼 때 공명 시켜주는 기능을 하며 접형골안에 공기가 있는 공간이 코로 연결이 된다.

14 기억상실증은 기억을 잃어버리는 것이다.

15 상부호흡기도는 비강, 후두, 인두로 구성된다.

16 Chondroma은 연골에 많이 생긴다.

17 좌우 대뇌반구에 있는 언어중추가 상해를 입었을 때 말로써 표현하거나 남의 말을 이해하지 못하여 대답을 못하는 것을 실어증이라고 한다.

18 뇌하수체 중엽호르몬은 Melanocyte-stimulating hormone (MSH) 이다.

20 황체호르몬은 임신을 유지시키며 무월경, 절박성 및 습관성 유산 치료에 쓰인다.

22 전폐절제술은 한쪽의 폐를 모두 절제하는 수술이다.

23 뇌하수체 전엽에서 분비되어 부신피질을 자극하는 호르몬은 Adrenocorticotrophic hormone 이다.

24 Tymus에서 분비되는 면역세포를 T-cell 이라고 하며 분화도 5등급으로 부여한다.

25 피부에 융기된 양성 종양은 사마귀(verruca)

27 항이뇨호르몬은(ADH) 신장에서 수분을 흡수하고 혈압을 상승시키는 역할을 한다.

29 빈뇨는 자주 소변을 자주 배뇨하는 것이다.

30 소장결장염과 동의어는 enterocolitis이다.

32 게실은 십이지장과 S상 결장에 발생한다.

33 혀유착증인 겨우 설소대 절개술로 치료한다.

35 중년여성에게 많이 나타나며 방광 및 요도 괄약근에 문제가 있으며 요실금이라고 한다.

36 메켈게실은 회장에 생긴다.

38 피부의 표피까지 까진 상태로 진무름 상태를 erosion 이라고 한다.

39 호식은 숨을 내 뱉는 것을 의미하며 흡식할때는(들이 마실때) 외늑간근 수축, 횡경막 수축, 복벽근 이완을 한다.

40 루게릭 질환은 운동신경 세포가 퇴행성 변화로 점차 소실되어 근력이 약화되는 질환이다.

41 우심실은 폐동맥으로 좌심실은 대동맥으로 혈액을 내보낸다.

42 확산이란 농도차이에 의한 물질들이 농도가 높은 쪽에서 낮은 쪽으로 분자가 퍼져나가는 현상으로 산소분압차에 의하여 발생한다.

43 이뇨제는 소변의 분비를 향상시키는 약물이다.

44 암의 해부학적 부위가 기재되어 있지 않아 원발부위를 알수 없고 형태학만 기술되어 있는 경우 C80으로 분류한다.

45 투석은 신장에서 노폐물을 제거하여 주지 못하므로 혈액에서 노폐물을 제거하는 신장기능상실 환자의 치료법이다.

46 무릎관절이 안쪽으로 휘어진 것을 내반슬이라고 한다.

47 이차호흡은 내호흡=조직호흡이라고 한다.
  - 심장에서 온몸 혈관으로 조직세포로 정맥으로 폐로 돌아오는 것을 의미한다.

48 다리 동맥에 생기는 버거병과 동의어는 폐쇄성 혈전혈관염이다.

49 골수에서 만들어지는 세포는 ß-cell 이라고 하며 분화도 6등급으로 부여.

50 심방과 심방. 심실과 심실을 나누는 것은 중격이고 심방과 심실을 나누는 것은 판막이다.

52 역류는 심장판막의 기능부전시 심장으로 혈액이 거꾸러 흐를 수있다.

53 유스타키오관은 외이와 중이의 공기압력을 유지하며 중이에 속한다.

54 Morphology에서 원발로 표기되었지만 의사의 기록이 전이로 기록되어 있는경우 Morphology를 속발성으로 분류하고 해부학적 부위도 속발성으로 분류한다.

  • Lymph는 원발성으로 기재되어 있지 않은 경우 무조건 속발성으로 분류한다.
  • 신생물이 발생한 부위의 위치한계가 중복되어 있는 경우 .8로 분류한다.

55 phle는 "정맥" ectasia는 "확장되다" 의 뜻으로 정맥이 확장된 정맥확장증을 의미한다.

56 열을 내려주는 해열제는 antipyretics이다.

57 다발성 판막 질환도 류마티스성과 비류마티스성 상관없이 I08._으로 분류한다.

58 pertussis란 백일해를 의미하며 백일해 균에 감염되어 발생한다.

59 농가진은 A군 베타용혈 사슬알균의 감염에 의하여 생기며 학령기 이전의 어린이에게 발생한다.

61 음낭에는 고환과 부고환이 안에 있다.

62 빈발월경은 월경의 주기가 빨라져서 월경이 빈번해지는 현상이다.

63 매독은 생후 2년이상 미만, 기관지염은 15세 이상, 미만에 따라 분류한다.

  • 치매는 65세 이하이면 초로성 치매, 65세 이상이면 만기성 치매라고 한다.
  • 임신은 35세 이상이 임신한 경우 초고령 임산부 관리 코드인 Z35.5를 부여한다.

64 eye strain과 동의어는 asthenopia으로 "눈 피로"를 의미한다.

65 어두운 곳에 가면 동공을 확대하여 빛의 양을 조절하여 명확한 시야형성을 하는 것은 산동이다.

66 melanoma는 흑색종으로 양성이든 악성이든 피부에 많이 생긴다.

67 각막은 눈에 들어오는 빛을 망막에 맺히게 하는 기능.

  • 각막 표면이 일정치 않은 경우 사물이 명료하게 보이지 않는 난시가 된다.

68 전립선 암을 알아내기 위하여 하는 혈액검사는 PSA (prostate-specific antigen) 이다.

69 원시는 빛이 망막 뒤에 맺히기 때문에 근거리 물체를 보기 어렵다.

70 두정태위는 자연분만한다.

71 와우관(달팽이관)은 소리를 느끼는 기관으로 코르티기관의 세포털을 진동시키고 털의 움직임을 전기적 신호로 바꾸어 청신경을 통하여 대뇌로 전달한다.

72 포경일때 음경꺼풀을 제거하는 수술은 포경수술이다.

73 심장을 싸고 있는 막을 심낭이라고 하며 심낭의 염증은 심낭염이라고 한다.

의료관계법규(20문항)									
01	02	03	04	05	06	07	08	09	10
3	2	2	2	2	4	4	3	4	1
11	12	13	14	15	16	17	18	19	20
3	5	2	3	1	2	2	3	1	3

2교시 해설

01 암관리법 시행령 제 3조.

02 국민건강보험법 제 73조.

03 감염병의 예방 및 관리에 관한 법률 제 2조. 제 2군 감염병은 예방접종을 통하여 예방 및 관리가 가능하다.

04 의료기사등에 관한 법률 제 21조.

05 의료법 제 27조에서 외국인 환자 유치를 하면 안되는 자는 보험회사, 상호회사, 보험설계사, 보험대리점 또는 보험중개사이다.

06 의료기사등에 관한 법률 시행령 제 12조.

07 감염병의 예방 및 관리에 관한 법률 제 2조.
- 국내유입이 우려되며 국내에서 새롭게 발생 또는 발생우려가 있는 감염병은 제 4군 감염병이므로 제 4군 감염병에 해당하는 것을 고른다.

08 의료법 제80조.

09 암관리법 시행령 제 10조.
- 암검진사업에 따라 암 진단자는 진찰의사를 의미.

10 국민건강보험법 제 111조.

11 의료법 제3조의 4(상급종합병원지정) 3년마다 평가한다.

12 감염병의 예방 및 관리에 관한 법률 제 42조.

13 의료기사등에 관한 법률 제 30조.

15 의료법 제 49조.
- 의료법인이 부대사업을 할 경우에는 관할 시·도지사 에게 제출하고 변경사항이 있을 때도 시·도지사 에게 신고한다.

16 보험급여의 관리는 국민건강보험공단의 업무임.

17 의료기사등에 관한 법률 제 21조.
- 면허 자격정지 기간 중에 의료기사등의 업무를 행하거나 3회이상 면허자격정지처분을 받은 경우에는 면허취소가 된다.

18 암관리법 제 9조.

19 감염병 예방 및 관리에 관한 법률 제 8조의 5.

20 국민건강보험법 제 38조.

3교시_의무기록실무

3교시 정답 및 해설

E 환자의 Chart를 보고 물음에 답하시오.

01	02	03	04	05	06	07	08	09	10
2	5	1	2	3	2	1	3	4	5

01 농흉으로 찾는다.

02 amination → blood 90.52, Radiography → KUB 87.79

03 응급간호기록지의 blood culture 내린 것을 보면 2쌍 정도 내린다.

04 경과기록지를 참조한다.

05 호흡기내과를 협의한 것이 아니고 내분비내과를 협의진료하였다.

06 12월 22일 간호기록지를 참조한다.

07 협진은 내분비내과, 호흡기내과, 소화기내과, 감염내과이며 퇴원요약지에서 확인된다.

08 TPN=total parenteral nutrition으로 총정맥영양법이다.

09 PT/aPTT는 혈액질환, OT/PT 간질환, Amylase는 십이지장이나 췌장염, ABGA는 호흡곤란인 경우 실시한다.

F 환자의 Chart를 보고 물음에 답하시오.

01	02	03	04	05	06	07	08	09	10
1	1	4	2	3	4	3	3	1	2

01 골절 → 노뼈 → 하단하부 → 폐쇄성으로 준다.

02 reduction → fracture → arm

03 간호정보조사지를 참조한다.

04 입원동기는 미끄러져서 넘어졌다 손상외인에 가서 찾으며 발생장소는 상세불명이므로 .9를 준다.

05 마취과 협진기록지를 참조한다.

06 간호기록지를 참조한다.

07 수술기록지를 참조하면 골절부위는 unstable이었음.

08 재원기간은 12월 18일 입원해서 12월 20일 퇴원했으므로 재원기간은 2일이다.

09 간호정보조사지를 참조하면 Foxamatic 은 골다공증을 위한 약이다.

10 합병증➡고정장치➡기계적--.사지의 뼈

G 환자의 Chart를 보고 물음에 답하시오.

01	02	03	04	05	06	07	08	09	10
2	4	5	4	5	2	1	2	1	2

01 신생물➡자궁➡경부

02 biopsy ➡cervix ➡conization

03 피임약을 복용하지 않았다.

04 diversion ➡dilatation

06 혈소판 분포도가 낮아서 혈액응고에 대한 항혈액응고제 먹임.

08 신장검사는 BUN/Cr, 정상치는 18/1.2.
- NSR은 Normal Sinus Rhythm으로 정상심박동을 하고 있다.

09 2006년 9월초에 펀치생검을 함.
- 원발장기명은 C53.9, 경부내상피내 신생물은 M8077/2, 진단방법은 원발부위 조직생검으로 함.
- 요약병기는 Localized로 한다.

10 Punch bx은 외래에서 실시하였디.

H 환자의 Chart를 보고 물음에 답하시오.

01	02	03	04	05	06	07	08	09	10
1	1	5	1	3	1	4	3	1	2

01 빈혈➡철결핍성, 치핵➡2도

02 입원기간 중 실시한 검사는 Abd&Pelvix CT, EGD, Cytology - 외과 Small bowel series을 실시하였다.

04 낭➡난소의.

05 질출혈은 없었다.

06 협진기록지를 참조한다.

07 협진기록지를 참조한다.

08 퇴원통합결과보고서를 참조한다.

09 만성 표재성 위염으로 코딩한다.

10 간호기록지를 참조한다.

제 3회 실전모의고사 _1교시(97문항)

1교시 정답

보건의료정보관리, 의료정보관리, 의료의 질관리,
조직관리, 건강보험, 공중보건, 병원통계

01	02	03	04	05	06	07	08	09	10
1	2	4	4	5	4	1	4	1	1
11	12	13	14	15	16	17	18	19	20
1	5	1	2	1	2	5	1	1	4
21	22	23	24	25	26	27	28	29	30
5	5	4	2	1	2	5	1	3	4
31	32	33	34	35	36	37	38	39	40
4	3	2	1	4	4	4	2	4	3
41	42	43	44	45	46	47	48	49	50
5	2	2	5	3	4	2	2	4	1
51	52	53	54	55	56	57	58	59	60
4	3	4	5	4	5	1	2	2	2
61	62	63	64	65	66	67	68	69	70
1	2	4	2	2	2	2	3	5	5
71	72	73	74	75	76	77	78	79	80
2	3	1	2	2	1	1	4	5	2
81	82	83	84	85	86	87	88	89	90
3	1	2	3	5	3	1	4	3	4
91	92	93	94	95	96	97			
4	3	1	5	1	5	3			

1교시 해설

01 나- ANSI(Ameican National Standard
Insititute)-미국표준협회, 다- CEN, 라-
HL7, 마- DICOM, 바- ASTM E1384.

03 가- SNO(Standard Developed
Organization) 표준개발기구, 나-
ANSI(Ameican National Standard
Insititute)-미국표준협회, 다- CEN, 라-
HL7, 바- ASTM E1384

04 1번- 보건의료정보기술(HICT)
  • 2번-보건의료정보관리(HIM)
  • 3번-보건의료정보학(HI)
  • 4번- 거버넌스(governance)
  • 5번-Data set

05 1번- 보건의료정보기술(HICT)
  • 2번-보건의료정보관리(HIM)
  • 3번-보건의료정보학(HI)
  • 4번- 거버넌스(governance)
  • 5번-Data set

07 쾌적함에는 깨끗한 환경, 안락함, 좋은 식사
등이 포함된다.

08 EMR- Electronic Medical Record

09 병상이용율은 설치한 병상수가 환자에 의해
점유된 비율이다.

12 휴일.야간 근로로 인하여 발생한 산재근로자
의 업무상 재해 진료를 위하여 응급의료기관
을 이용하는 경우에는 응급의료관리료를 지
급한다.

13 SEM은 전략적 기업경영을 의미한다.

15 SEM(Strategic Enterprise Management)은
전략적 기업경영이다.
  • SCM(Supplied Chain Management)은 공
급망관리이다.

16 DataMining을 이용하여 의료분야에서 마케
팅에 활용한다.

17 총액계약제: 연간 진료비를 일정금액을 계
약하고 진료비를 사용하는 방법
  • 인두제: 내원한 환자 1인당 진료비 금액*

등록된 환자수로 진료비를 계산
- 봉급제: 의료인들에게 각자의 근무능력, 기술수준, 직책에 따라 보수 수준을 결정
- 포괄수가제: 치료과정이 비슷한 서비스 묶음에 하나의 가격을 매기는 방식

20 Rhazes-천연두와 홍진에 대한 연구
- Galen-동맥기능에 대한 정의
- Papyrus Ebers – 내과 환자 치료, 피마자와 맥주
- Thoth-의사들의 수호신

22 네트워크형 데이터베이스: 개체와 개체관계를 그물처럼 연결
- 객체지향형 데이터베이스: 계층에 따라 데이터 구보를 표현한다.
- 관계형 데이터베이스: 개체를 행과 열로 구성된 테이블로 표현하여 개체들간의 속성을 연결한다.
- 계층형 데이터베이스: 부모와 자식간의 관계로 표현한다.

23 MIS-경영정보시스템, DSS-의사결정시스템, HIS 의료정보시스템, EIS 경영자 정보시스템, CIS-임상정보시스템

24 모성사망율은 임신이나 산전관리에 의하여 사망한 통계지표이다.

26 분만은 3번 했다.

27 단 한 건이 발생하였어도 검토해야 하는 것을 문지기 사건이라고 하며 단 한건이라도 발생한 경우에 환자나 병원에 타격이 큰 사건을 의미한다.

28 MIS-경영정보시스템, DSS-의사결정시스템, HIS 의료정보시스템, NIS-간호정보시스템 CIS-임상정보시스템

29 1번- 보건의료정보기술(HICT)
- 2번-보건의료정보관리(HIM)
- 3번-보건의료정보학(HI)

- 4번- 거버넌스(governance)
- 5번-Data set

31 조기분만과 조산은 같은 뜻으로 임신 기간을 기준으로 하여 임신 20주를 지나 임신 37주 이전의 분만을 말한다.

36 4번외에는 문제지향식 의무기록이다.

38 속성: 개체 특성, 인스턴스: 같은클래스 속하는 객체, 관계: 엔티티간의 연관성, 키: 테이블을 식별할 수 있는 유일한 값

39 환자상태가 위급할 때 협의진료 한다.

41 공간성은 전산망 설치시 최단거리에 가능하면 중앙집중식으로 설치하며 어디에 설치하고 어디에 이용할 것인지도 중요하다.

43 Rhazes-천연두와 홍진에 대한 연구
- Papyrus Ebers – 내과 환자 치료, 피마자와 맥주
- Edwin Smith Papyrus-임상외과 환자에 대한 의학문헌을 저술
- Thoth-의사들의 수호신

44 CPR은 전자의무기록이 나가야할 최종목표가 된다.

45 인증 및 인가(Authentication and Authorization):
- 인증은 사용자를 식별하고 확인하는 과정
- 인가는 사용자 또는 그룹에게 미리 정의된 권한,
- 접근제어는(Access Control) 네트워크 또는 시스템 사용 허락여부 결정
- 기밀성(Confidentiality): 비합법적인 사용자가 시스템내의 데이터 또는 네트워크를 통하여 볼수 없도록 비밀을 유지하는 것이다.
- 가용성(Availability): 일정 시간 동안 일정 조건에서 필요한 기능을 수행할 수 있는 확률

46 Apgar score에는 심박수, 호흡수, 근육, 반사력, Color가 있다.

48 요양병원은 20%임

49 PRN(Pro re nata)는 필요하면 STAT(Immediately)는 즉시 라는 의미로 의사지시에 의한 내용을 적는다.

50 진료지침은 보건의료체계를 의미한다. 사생활 보호가 쾌적함에 필요한 것은 옆사람이 무슨병에 걸려 약먹는지 다 안다는 것이다.

51 LIS는 검사정보시스템, RIS방사선정보시스템, OCS-처방전달시스템, NIS-간호정보시스템

52 3번-자료지향적 의무기록임

53 GROUP BY은 출력할 행들을 집합화한다.

56 OLAP=Online Analytical Processing 사용자가 다차원 정보에 직접 접근하여 대화형태로 정보를 분석하고 의사결정에 활용하는 과정이며 최종사용자가 다차원 정보에 직접 접근하여 대화식으로 정보를 분석하고 의사결정에 활용하는 과정이다.

58 MIS-경영정보시스템, DSS-의사결정시스템, HIS 의료정보시스템, NIS-간호정보시스템 CIS-임상정보시스템

59 평균재원일수:특정기간동안 퇴원한 환자들이 평균 며칠씩 입원하고 있었는가를 나타내는 수

60 HIS: 병원회계 및 진료정보 관리, EDI: 보험청구 자동화, CPR (Computer Based Patient Record), PACS: 화상시스템, OCS: 진료와 처방 및 보험청구시스템.

63 명칭이 개정된 시기는 2017년 12월 19일이고 명칭이 변경된 것은 2018년 이다.

64 외과학회에서는 자발적인 병원표준화 프로그램을 공표하였고 JCAH는 병원의 신임제도로 자율적인 질관리사업을 하였다.

67 체크시트는 수집된 자료가 조직화되고 빈도자료를 수집할 수 있다.

68 POC(Point Of Care)는 현장진료, EIS는 경영자정보시스템, ERP는 전사적 자원관리. PRM은 CRM의 한 영역으로 환자관계관리이다. SCM은 공급망관리로 제품이나 서비스가 공급자에서 최종 소비자까지 모든 자원을 통합된 것

69 ① 정상군은 입원일수가 정상군 하한과 정상군 상한 사이를 말한다.
• ② 하단열외군은 입원일수가 정상군 하한 미만인 경우를 말한다.
• ③ 상단열외군은 입원일수가 정상군 상한을 초과하는 경우를 말한다.
• ⑤ 고정비율은 요양급여비용 총액 중 입원일수와 관계없이 평균적으로 발생하는 고정비용이 차지하는 비율을 말한다.

71 병원사망율 계산할때는 DOA 환자는 포함하지 않는다.

73 TPS 거래처리시스템, LIS는 검사정보시스템, RIS방사선정보시스템, PACS영상정보시스템 EDS 응급실시스템

78 OCS-처방전달시스템, EMR-전자의무기록시스템, ORS-수술실 시스템, ES-중역정보시스템 HCS-가정간호시스템

79 1종수급권자가 약국에서 처방조제를 받는 경우 500원 부담
• 1종수급권자가 의원에서 외래진료를 받으면 1000원 부담

80 PIS는 약국정보시스템, MS-모니터링 시스템 EMR-전자의무기록, OCS는 처방전달시스템 LIS는 검사정보시스템

81 주진료경로는 개발 및 실행과정에 의사 뿐만 아니라 환자 진료에 관련된 여러 전문분야인에 의하여 개발되었다.

84 지속성은 의료전달의 개념이다.

85 총사망율은(조사망율) 인위적이지 않은 자연적 사망률이다.

86 결과변수에는 사망률, 이환율과 퇴원시 상태 등이 있다

87 총액계약제: 연간 진료비를 일정금액을 계약하고 진료비를 사용하는 방법
- 인두제: 내원한 환자 1인당 진료비 금액* 등록된 환자수로 진료비를 계산하는 방법
- 봉급제: 의료인들에게 각자의 근무능력, 기술수준, 직책에 따라 보수 수준을 결정
- 포괄수가제: 치료과정이 비슷한 서비스 묶음에 하나의 가격을 매기는 방식

88 중환자실 병상, 격리용병상, 신생아 인큐베이터, 베지넷, 진단 검역등으로 감시 목적으로 설치한 병상

90 CEN: 유럽 공식 표준화 기구이다.

91 평일 18시~9시 또는 공휴일에 조산한 경우에는 소정점수의 50%를 가산한다.

91 PIS는 약국정보시스템, MS-모니터링 시스템 EMR-전자의무기록, OCS는 처방전달시스템 LIS는 검사정보시스템

92 신생아의 기준은 생후 4주를 의미한다.

93 2번- 온톨로지(ontology), 3번- 코드화(encoding) 4번- 시소러스(thesaurus) 5번- 데이터표준

94 보건의료데이타는 실시간으로 통합 관점의 데이타 관리가 되지 않고 있다.

96 APACHE는 마취과 중환자실에서 개발하였다.

2교시(73문항)+의료관계법규(20문항)

2교시 정답

질병 및 사인 및 의료행위분류, 의학용어, 기초 및 임상의학, 암등록+의료관계법규

01	02	03	04	05	06	07	08	09	10
1	2	5	3	1	1	1	1	3	2
11	12	13	14	15	16	17	18	19	20
2	5	2	5	2	5	2	3	2	4
21	22	23	24	25	26	27	28	29	30
5	2	1	4	3	3	4	3	4	4
31	32	33	34	35	36	37	38	39	40
1	2	4	3	1	3	4	1	2	5
41	42	43	44	45	46	47	48	49	50
2	5	4	3	2	5	4	5	4	3
51	52	53	54	55	56	57	58	59	60
2	4	3	4	5	4	4	5	1	2
61	62	63	64	65	66	67	68	69	70
1	3	5	3	1	2	1	3	5	3
71	72	73							
3	4	1							

2교시 해설

02 뇌하수체는 pituitary gland이다.

04 송과선은 뇌의 중심부에 위치하며 멜라토닌과 세로토닌을 분비한다.

05 족통증인 podagra는 엄지발가락의 통증을 의미한다.

06 공장은 소장에 속한다.

07 폐색은 혈관이나 내강을 이루는 관이 막힌 것을 의미한다.

08 과다월경은 정상적 주기 월경에서 과다하게

출혈되어 월경기간이 길어지는 것이다.

10 alopecia은 탈모를 의미하는 용어이다.

11 심근염은 나이와 상관없이 생기며 대부분 바이러스 또는 면역관련 반응과 물리적 손상에 의하여 염증이 발생할 수 있다.

12 행동양식은 신생물 세포의 활동 상황을 말하며 악성과 양성으로 크게 나눌수 있다.

13 산소를 운반하거나 동맥혈 산소함량이 부족하여 조직속에 산소가 정상치 이하로 감소된 것은 저산소증이다.

14 무위산증은 위내 염산이 부족한 상태를 의미한다.

15 뇌혈관 질환과 고혈압이 동반된 경우에는 뇌혈관 질환을 주진단 고혈압을 부가진단으로 분류한다.

16 유문협착인 경우 유문 성형술을 하여 준다.

17 vitiligo는 백반증을 의미하는 용어이다.

19 심근경색은 관상동맥이 패쇄되어 심장근육이 괴사되어 발생되어 돌연사로 될수 있다.

20 세로토닌은 수면과 성적성숙에 관여한다.

21 Lukes and collins는 T‑cell, B‑cell 조직구등의 세포형태에 따라 세포크기와 모양을 성장단계별로 분류하였다.

22 소화기계의 부속기관으로 치아, 침샘, 간, 담낭, 췌장이 있다.

23 교감신경은 심장 박동을 증가시키고 혈압을 올라가게 하는 작용을 한다.

24 끌어당기는 근육의 불수위적 수축을 동반하는 발작은 경련을 의미하며 seizure와 동의어 이다.

25 otitis interma는 내이에 생기는 염증인 labyrinthitis를 의미한다.

26 G3은 정상조직과 많이 다른 경우에 부여한다.

27 요관박리술로 요관주위의 유착물을 분리하여 주는 수술이다.

28 고름이 모여 있는 상태는 농양이다.

29 내복약을 복용한 이후 발생한 피부염은 L27.0으로 분류한다.

30 고막은 중이에 있으며 고막에 염증이 난 것을 고막염이라고 한다.

31 속쓰림은 위산이 과다 분비로 생긴다.

32 A형은 A형과 AB형에게 혈액을 줄 수 있고 O형과 A 형에게 혈액을 받음.

 • B형은 B형과 AB에게 혈액을 줄 수 있고 O형과 B형에게 혈액을 받음.

 • Ab형은 AB에게 혈액을 줄 수 있고 A, B, AB, O형에게 혈액을 받을수 있다.

 • O형은 A, B, AB, O형에게 혈액을 줄 수 있고 O형에게만 혈액을 받을 수 있다.

33 말단거대증은 손이나 발끝이 커지며 성장호르본이 과다분비되어 생긴다.

34 월경을 해야 하는데 월경이 없는 상태는 무월경이다.

35 감염성 위장염은 A코드로 비감염성 위장염은 K코드로 분류한다.

37 귀지는 외이도 전체에 분포한 샘에서 분비되며 귀지가 많이 나오는 것을 이루라고 한다.

39 유산이 습관적으로 3번이상 자연적으로 유산되는 것을 습관성 유산이라고 한다.

40 chicken pox는 수두를 의미하며 varicella와 동의어이다.

41 노르에프네프린은 혈관을 수축시킨다.

 • 스테로이드 호르몬은 부신피질에서 생성, 면역조절과 항염증효과.

 • 칼시토닌은 갑상선에서 분비되는 호르몬으로 뼈를 튼튼하게 해주고 뼈를 만든다.

 • 코르티솔은 부신피질에서 분비되며 단백질, 지방, 당질의 대사에 관여.

42 월경곤란증은 월경을 하는데 하복부나 자궁에 통증이 생기는 것이다.

43 tunic folk test는 장소나 시설의 제약을 받지 않고 검사할 수 있으며 난청을 추정할 수 있는 검사이다.

45 소장은 십이지장 공장 회장의 순서로 되어 있다.

46 히스타민은 비만세포에 많이 있는 물질.

47 staging은 암의 진행정도를 나타내는 것이다.

48 요관과 방광을 성형해주는 요관방광성형술은 ureterovesicoplasty이다.

49 기흉은 흉강에 공기가 있는 상태로 폐기종 때문에 생긴다.

50 부교감신경은 심장 박동을 감소시키는 작용을 한다.

51 혈액뇨질소 검사를 BUN 이라고 한다.

52 알레르기 비염은 음식, 꽃가루 먼지 동물 털 등이 코에 들어가서 생기는 알레르기성 코의 염증이다.

54 기침을 제거해주는 진해제는 antitussives이다.

55 일시적으로 뇌기능이 부전되고 24시간내 회복이 가능한 것은 뇌진탕이다.

56 재생기능은 간의 기능임.

57 뇌성마비는 임신기간이나 출산시의 대뇌손상으로 운동기능의 마비가 온것온 것.

58 배뇨 시 방광요도조영상은 VCUG (Voiding cystourethrogram)이다.

60 KUB 촬영은 신장, 요관, 방광을 촬영한다.

61 수흉은 흉강안에 물이 고인상태를 의미한다.

62 형태코드는 암이 양성인지 악성을 구분한다.

63 뇌경색은 조직에 혈류공급이 차단되어 조직이 죽은 것이다.

64 narcoma는 반혼수와 동의어이다.

65 분화도 번호가 낮을수록 분화도가 숫자가 높다.

66 착란은 시간, 장소, 사람에 대한 방향감각이 없으며 자극에 반응은 보이지만 의식은 돌아오지 않는다.

67 이경화로 인한 난청을 치료하는 수술은 내이개창술 또는 창냄술이라고 한다.

69 혈액응고를 억제시키는 약물은 항응고제이다.

70 발바닥이 편편한 발을 편평족이라고 한다.

71 ischemic contracture는 Volkmanns contracture 와 동의어이다.

73 산소가 많은 것은 가스교환을 하고 돌아온 폐정맥과 좌심실, 대동맥이다.

의료관계법규(20문항)

01	02	03	04	05	06	07	08	09	10
4	2	1	1	3	4	4	5	2	1
11	12	13	14	15	16	17	18	19	20
2	5	1	2	4	3	3	4	1	3

2교시 해설

01 의료법 제 81조.

02 암관리법 제 31조.

03 감염병의 예방 및 관리에 관한 법률 제 14조.

04 국민건강보험법 제 1조.

05 의료법 제 16조 세탁물처리업자가 1개월 이상 휴업과 폐업을 하는 경우 특별자치시장, 특별자치도지사, 시장, 군수, 구청장에게 신고를 한다.

06 감염병 예방 및 관리에 관한 법률 제 2조.

07 국민건강보험법 제 17조.

08 의료법 제 65조와 66조.

09 예방접종으로 예방 및 관리가 가능하여 국가예방접종 사업 대상이 되는 감염병은 제 2군 감염병이므로 제 2군 감염병에 해당하는 것을 고른다.

10 암관리법 제 4조.

11 의료기사등에 따른 법률 시행령 제 2조.

12 국민건강보험법 제 14조.
- 그외에 특별법에 따라 설립된 법인이 발행하는 유가증권의 매입.
- 체신관서 또는 은행법에 따른 은행에의 예입 또는 신탁, 국가, 지방단체 또는 은행법에 따른 은행이 직접 발행하거나 채무이행을 보증하는 유가증권의 매입.

13 의료법 제 20조.

14 감염병의 예방 및 관리에 관한 법률 제 11조.

15 의료기사 등에 관한 법률 제 11조의 2.

16 국민건강보험법 제 20조.
이사장은 공공기관의 운영에 관한 법률 제 29조에 따른 임원추천위원회가 복수로 추천한 사람 중 보건복지부 장관의 제정으로 대통령이 임명한다.

17 의료기사등에 관한 법률 제 5조.

18 국민건강보험법 제 20조.

19 의료기사, 보건의료정보관리사 및 안경사의 업무의 범위와 한계는 대통령령으로한다.

20 암관리법 제 5조.

3교시_의무기록실무

3교시 정답 및 해설

I 환자의 Chart를 보고 물음에 답하시오.

01	02	03	04	05	06	07	08	09	10
3	3	4	1	3	5	4	4	4	3

01 주진단: 척추전방전위증➔1권가서 확인➔목부위➔M43.12
- 기타진단명: 진탕➔뇌➔S06.0_…➔1권가서 확인➔두개내 열린상처가 없는.

02 disectomy ➔80.51, Fusion ➔Cerrical ➔anterior interbody➔81.02

03 번데기, 고등어에 알레르기는 있었지만 약은 복용하지 않았다.

04 의사지시기록지를 참조한다.

05 의사지시기록지를 참조한다.

06 검사결과지가 있는지 확인하고 없으면 의사지시기록지를 시작으로 모든 기록지를 참조한다.

07 의사지시기록지 또는 간호기록지를 참조한다.

08 수술기록지를 참조하며 Buck's traction는 탈구나 골절된 뼈와 관절을 잡아당겨 적합한 자세를 유지하도록 하는 치료방법의 일종이다.

09 간호기록지를 참조한다.

10 PCA : Patient Controlled Analgesia.

J 환자의 Chart를 보고 물음에 답하시오.

01	02	03	04	05	06	07	08	09	10
4	2	3	5	3	1	4	2	5	4

01 역류➔동맥판, 심내막염➔감염성.

02 감염➔연쇄구균➔다른장에서 분류된.

03 Valvuoplsty➔aortic valve, Cardiopulmonary bypass, Defibrillation.

05 현 병력 분석내용을 할때는 PI를 본다.

06 TTE&TEE는 심장이나 혈관의 상태를 파악하는 검사이다.

07 ESR 검사는 적혈구가 침강되는 속도를 측정하는 검사로 염증이나 감염성질환과 같은 조직파괴를 비롯한 진단이나 경과를 추적하는데 활용한다.

08 검사결과지나 병력기록지를 확인한다.

09 수술기록지를 참조한다.

10 경식도 심장초음파 검사결과지를 참조한다.

K 환자의 Chart를 보고 물음에 답하시오.

01	02	03	04	05	06	07	08	09	10
5	3	3	3	5	1	2	1	2	4

01 병력 및 신체검진 기록지의 환자의 주된호소는 복시이다.

02 양쪽눈은 Occular uterque라고 한다.

03 마취기록지 참조.

04 수술하는 환자는 반드시 Chest X‒ray를 촬영하며 마취전 환자평가기록지를 참조한다.

05 CBC : complete blood count.

06 수술전처치 기록지를 참조하며 수술전 처치기록지에 해당없음은 현재 수술을 하는데 처치가 해당이 없다는 의미이며 수술전 처치를 하지 않은 것은 아니오라고 되어 있는 처치를 봐야한다.

08 마취전 투약한 약은 마취전 기록지에 있다.

09 퇴원요약지를 참조한다.

10 회복실기록지에 position을 참조한다.

L 환자의 Chart를 보고 물음에 답하시오.

01	02	03	04	05	06	07	08	09	10
4	3	1	5	1	1	4	3	4	2

01 SLR : Straigt leg reising.

02 외래초진기록지를 참조하며 첫번째 중족관절 발 통증이 있다.

03 입원기록지, 수술기록지, 외래초진기록지를 참조한다.

04 수술기록지를 참조하며 신경뿌리는 염증이 있었다.

05 수술해서 기관장기를 덮는 순서를 생각해야 한다.

06 주의의무위반 입증의 유력한 증거로 활용된다.

08 과거력에 환자는 흡연상태이다.

09 퇴원요약지를 참조한다.

제 4회 실전모의고사 _1교시(97문항)

1교시 정답

보건의료정보관리, 의료정보관리, 의료의 질관리,
조직관리, 건강보험, 공중보건, 병원통계

01	02	03	04	05	06	07	08	09	10
5	1	2	4	1	3	1	1	2	4
11	12	13	14	15	16	17	18	19	20
3	2	1	1	3	5	1	2	3	2
21	22	23	24	25	26	27	28	29	30
2	1	3	2	4	3	2	2	1	4
31	32	33	34	35	36	37	38	39	40
2	2	4	4	5	3	5	4	3
41	42	43	44	45	46	47	48	49	50
2	3	4	4	1	3	5	1	3
51	52	53	54	55	56	57	58	59	60
3	1	3	2	5	1	2	4
61	62	63	64	65	66	67	68	69	70
2	5	2	5	3	3	1	5	3	2
71	72	73	74	75	76	77	78	79	80
1	5	2	3	3	1	3	5	1	4
81	82	83	84	85	86	87	88	89	90
4	4	3	5	1	2	3	5	1	4
91	92	93	94	95	96	97
2	3	4	1	4	3	2

1교시 해설

01 OCS-처방전달시스템, EMR-전자의무기록시스템 ORS-수술실 시스템, ES-중역정보시스템 HCS-가정간호시스템

04 NANDA- 국제 표준 간호 용어 체계,
   • UMLS- 의료분야의 통합의학 용어 모델

• SNOMED CT- 형태학 및 해부학을 기술
• DICOM-의료영상표준

05 공개키암호방식(PKI Public Key Infrastructure),
   • 시저암호-알파벳을 세자리 이동하여 암호문 생성
   • 전치형암호: 원문의 문자 위치를 바꾸어 암호문 생성
   • 폴리비우스 암호: 고대 시민 폴리비우스가 만든 문자를 숫자로 바꾸어 암호문 생성
   • DH(Diffe-Hellman) 비밀키 교환방식

09 진료담당의사의 진단과 처방에 따라 가정전문간호사가 환자의 가정을 검사 및 간단한 처치를 한경우에는 기본방문료에 포함되므로 별도로 산정하지 않는다.

10 : PHR은 인터넷 기반에서 자신의 평생 건강정보에 접근하는 것임.

15 PIS는 약국정보시스템, MS-모니터링 시스템, EMR-전자의무기록, OCS는 처방전달시스템 LIS는 검사정보시스템

17 개인정보처리자란 업무를 목적으로 개인정보파일을 운용하기 위하여 스스로 또는 다른 사람을 통하여 개인정보를 처리하는 공공기관, 법인, 단체 및 개인을 말한다 정보주체의 동의를 받은 경우 개인정보를 수집할수 있다.

19 Flexner 보고서는 미국과 캐나다 의학교육의 현황을 파악하고 개혁에 가까운 개선점을 제시하여 미국의학교육 개혁의 정당성을 제시하였다.

20 PIS는 약국정보시스템, RIS 은 방사선정보시스템, EMR-전자의무기록, OCS는 처방

전달시스템, LIS는 검사정보시스템

23 병상회전율은 가동한 병상이 평균적으로 1병상당 몇 명의 입원환자를 수용하였는가를 나타내는 것이다.

24 가,나,다- KOSTOM, 바- SNOMED CT

26 Rhazes-천연두와 홍진에 대한 연구
- Galen-동맥기능에 대한 정의
- Andres Vesalius - 인체 해부학 연구
- Avicenna - 순회의사
- Thoth-의사들의 수호신

28 병상회전간격이 짧아지면 병상이용율이 높아진다.

29 나머지는 메타시소러스(metathesaurus)에 대한 내용이다.

30 기존 종이의무기록의 정보검색이 비효율적이었다.

31 총액계약제: 연간 진료비를 일정금액을 계약하고 진료비를 사용하는 방법
- 인두제: 내원한 환자 1인당 진료비 금액* 등록된 환자수로 진료비를 계산
- 봉급제: 의료인들에게 각자의 근무능력, 기술수준, 직책에 따라 보수 수준을 결정
- 포괄수가제: 치료과정이 비슷한 서비스 묶음에 하나의 가격을 매기는 방식

32 1967년 메사추세스 종합병원은 현재까지 사용되고 있는 컴퓨터 언어인 MUMPS를 개발하였고 1968년 Grossman(그로스맨)은 MUMPS로 COSTAR 라는 최초의 외래의무기록 시스템을 개발하였다.

35 국제질병사인분류 ICD(International Classification of Disease)는 국제적으로 통일된 질병 손상 및 사인분류를 정하여 활용하기 위하여 WHO에서 관리 및 배포하는 국제질병사인표준분류체계이다.

36 1번- 표준용어(standardized terminology)

2번- 온톨로지(ontology),)
3번-분류, 4번- 시소러스(thesaurus)
5번-데이터표준

37 산전기록지는 임신초기부터 분만전까지 정기적으로 하는 산전 관리 기록이다.

39 영상정보처리기기란 일정한 공간에 지속적으로 설치되어 사람 또는 사물의 영상을 촬영하거나 유무선망을 통하여 전송하는 장치로 대통령령으로 정하는 장치를 말한다.

41 Do는 의료의 질을 개선하기 위한 안건에 대하여 실행을 하는단계이다.

44 4번은 목표지향식 의무기록

47 개인정보파일 등록과 공개방법, 범위 및 절차에 관하여 필요한 사항은 대통령령으로 한다.

53 MedisGroups은 병원에 도착시와 재원 중간시점에서 중증도를 평가한다.

54 전의료기관을 대상으로 서류 및 현지평가를 하며 평가주기는 4년으로 한다.

56 Rhazes-천연두와 홍진에 대한 연구
- Galen-동맥기능에 대한 정의
- Andres Vesalius - 인체 해부학 연구
- Avicenna - 순회의사

57 요양기관 종별가산율을 적용하지 않는 경우는 약국, 조산원, 보건소, 보건지소, 보건진료소, 의료법 제 35조에 의한 부속의료기관이다.

58 병원사망율 계산할 때는 사산아는 포함하지 않는다.

61 유산은 임신 20주 미만 및 태아체중 500g 이하

63 분만예정일은 최종월경일에 9개월 7일을 더한다.

65 사회사업기록지에는 환자의 사적이고 비공개적인 내용을 기록하지 않는다.

66 1번– 표준용어(standardized terminology)
- 2번– 온톨로지(ontology),)
- 4번– 시소러스(thesaurus)
- 5번–데이터표준

68 속성: 개체 특성, 인스턴스: 같은클래스 속하는 객체, 관계: 엔티티간의 연관성, 키: 테이블을 식별할 수 있는 유일한 값

71 추적자 방법은 캐스너가 개발함
- 표준은 정량이 가능한 형태로 목표를 정확하게 설정하는 것이다.
- 역치는 표준을 벗어나는 경계선
- 지표는 질적수준이나 목표의 달성 정도를 나타내는 측정가능한 특성
- 기준은 평가항목으로 측정이 가능하고 표준을 설정한 의도를 반영

73 입원료는 요양기관 종별에 따라 산정한다.

76 CRM– Customer Relationship Management 고객과 기업에게 가치를 창출하도록 고객관계를 구축하는 것이다.

77 임상진료지침은 진료지침서를 개발한 것이다.

81 시점 재원환자수는 해당 시점에 병상을 차지하고 있는 환자수를 의미하므로 1월 1일에서 3일이므로 재원일수는 3일이 되고 30명씩 3일간 있었으므로 입원 연인원수는 90명이다.

82 속성: 개체 특성, 인스턴스: 같은클래스 속하는 객체, 관계: 엔티티간의 연관성, 키: 테이블을 식별할 수 있는 유일한 값

83 배아를 embryo라고 하며 수정 8주(임신 10주)이후에 인간의 모습이 뚜렷해진다.

84 SNOMED CT 예) 발의 봉와직염

85 CRM –고객관리시스템, EMR–전자의무기록시스템, ORS–수술실 시스템, HCS–가정간호시스템, CDSS–임상의사결정지원

시스템

86 낮은 질을 야기시키는 과정을 개선하는 것은 QI 이다.

87 외래환자 조제, 복약지도료는 약사법에 따라 의약분업 예외환자에게 요양기관인 의료기관의 의사 또는 치과의사가 처방하여 당해 의료기관의 약사가 조제실에서 조제 투약한 경우 산정한다.

93 TPS 거래처리시스템, LIS는 검사정보시스템, RIS방사선정보시스템, PACS영상정보시스템 EDS 응급실시스템

96 OCS–처방전달시스템, EMR–전자의무기록시스템, ORS–수술실 시스템, HCS–가정간호시스템, CDSS–임상의사결정지원시스템

2교시(73문항)+의료관계법규(20문항)

2교시 정답

질병 및 사인 및 의료행위분류, 의학용어, 기초 및 임상의학, 암등록+의료관계법규

01	02	03	04	05	06	07	08	09	10
1	3	2	2	1	4	2	4	4	1
11	12	13	14	15	16	17	18	19	20
3	4	3	4	4	3	2	5	3	3
21	22	23	24	25	26	27	28	29	30
1	3	1	4	5	1	5	3	4	5
31	32	33	34	35	36	37	38	39	40
2	3	2	2	2	1	1	1	2	2
41	42	43	44	45	46	47	48	49	50
5	4	3	5	1	3	1	3	1	4
51	52	53	54	55	56	57	58	59	60
4	1	4	3	4	5	4	1	2	1
61	62	63	64	65	66	67	68	69	70
4	3	5	4	1	4	5	3	1	1
71	72	73							
4	3	4							

2교시 해설

01 동공을 수축시키는 약물은 축동제이다.

02 두정위 태위는 머리의 두정부가 자궁출구 쪽으로 향하고 있다.

04 다발성신경섬유종은 신체의 여러 부위에 여러 가지 형태로 발생하는 신경섬유종으로 neurofibromatosis이라고 한다.

05 부전마비는 불완전한 마비라고 하며 신체기관의 기능이 완전히 상실되지 않고 약화된 상태의 마비를 말한다.

06 마취제를 의미하는 용어는 anesthetics이다.

07 원발 부위를 알 수 없는 전이 악성종양이라고 하더라도 /6과 /9로 등록하면 안된다.

08 남성의 젖샘이 발달한 것은 여성형 유방이다.

09 망상층에서는 비만세포를 가지고 있으며 비만세포에서 항응고물질을 분비한다.

11 양성 전립선비대는 전립선이 비대되어 배뇨 시 이상이 생기는 질환이다.

12 판막은 정맥에 존재한다.

13 ileus는 intestinal obstruction과 동의어이다.

14 가려움증을 경감시키는 약물명을 의미하는 용어는 항소양제인 Antipruritics를 의미한다.

16 핍뇨는 소변의 양이 적은 것을 의미한다.

17 태아의 이마가 어머니의 자궁 출구로 위치한 것을 전두위라고 한다.

18 탄성은 근섬유가 잡아당겨 길어졌을 경우 그냥 두면 원상태로 돌아간다.

19 기도 확보나 기도 분비물 제거를 위하여 외과적으로 개구해주는 수술은 기관조루술이라고 한다.

20 절개부 탈장은 흉터나 절개한 부위의 탈장이다.

22 알레르기로 기관지가 좁아져서 기관지 점막이 붓고 기관지 근육의 경련으로 숨이차고 기침을 하게 된다.

23 오줌량이 적어지면 땀의 분비가 많고 재흡수를 많이 한다.

24 만성폐쇄성 폐질환은 폐기능이 저하되고 호흡곤란을 유발하며 폐기종이나 만성기관지염이 속한다.

25 무뇨증은 소변생산이 1일 200ml 이하인 상태이다.

27 섬모체는 수정체 양쪽에 있으며 수정체 형태를 조절하고 눈방수를 만든다.

28 루게릭병은 남자에게 발생하는 근위축이 전

821

신으로 진행되는 질병이다.

30 hiccup는 횡격막의 불수의적 경련에 의하여 생기는 딸꾹질이다.

31 후두기관기관지염은 상부기도의 염증으로 layngotracheobronchitis, croup이라고 한다.

32 뇌혈류량은 이산화탄소의 농도에 직접 비례한다. 이산화탄소 농도가 2배이면 뇌혈류량도 2배가 된다.

33 소변에 공기가 있는 것을 기뇨증이라고 한다.

34 뇌 두개골은 봉합으로 연결되어 있다.

35 후유증은 급성 손상 후 1년 이상 경과한 후에 나타난 병태를 의미한다.

36 골반을 이루는 것은 관골, 엉치뼈(천골), 꼬리뼈로 구성된다.

37 적혈구 증가증인 polycythemia은 적혈구와 혈색소가 증가하는 질환이다.

39 수근터널증후군은 손목을 지나는 신경이 눌리게 되어 손가락이 저린 증상이다.

40 쿠싱증후군은 부신피질호르몬이 분비과다가 원인으로 비만, 척추후만증, 고혈압 등을 나타낸다.

41 조직검사 결과 음성이라면 암이 아니라는 의미이며 종양이라는 진단은 tumor를 의미하므로 M8000/3으로 코딩한다.

42 삔 것을 염좌라고 한다.

43 요붕증은 뇌하수체 후엽에서 분비되는 항이뇨호르몬이 과소 분비되어 생긴다.

44 3단위 분류 내의 4단위 분류번호에 해당하는 원발 부위가 2개이면 위치경계가 중복되는 원발 부위이므로 C_.8로 코딩한다.

45 급성구획증후군은 근막 공간 내에 조직압이 올라가서 모세혈관에서의 통과가 저해되어 미세순환장애 등이 발생한다.

46 CHF는 울혈성 심부전 Congestive heart failure.

48 백혈구 감소증은 백혈구의 수가 정상보다 적어지는 것이다.

50 하시모토 갑상샘염은 갑상선이 전체적으로 커지며 특이한 증상이 없다.

51 관상동맥을 확장시켜 협심증의 통증을 완화시키기 위해 항협심제를 사용한다.

52 S코드는 단일신체 부위와 관련되어 손상을 분류한다.

53 관상동맥이 좁아진 곳을 풍선을 이용하여 치료하는 방법으로 경피적 경혈관 관상동맥 성형술(percutaneous transluminal coronary angioplasty)이 있다.

54 전치태반은 분만 전에 알 수 있으며 태반이 자궁 출구를 막아서 자연분만이 불가능하다.

55 double uterus, pregnant state은 이중자궁의 임신모이므로 O34.0으로 분류된다.

56 소변에서 혈액이 나오는 것을 혈뇨라고 한다.

57 망막에는 어두운 빛과 밝은 빛을 주관하는 원뿔세포와 막대세포를 가지고 있다.

59 증식은 동일한 구조를 재생산하여 그 수를 증가시키는 경우를 의미하며 판막의 감염으로 비정상적인 조직이 성장하는 것이다.

60 자간증은 임신중독증이라고 하며 고혈압, 단백뇨, 부종을 임신기간에 나타낸다.

62 정맥류는 정맥이 비정상적으로 확장이 되어 정맥이 꼬여 뭉친 것이다.

63 각막염은 각막의 염증으로 동통이나 이물감, 눈꼽이 끼는 질환이다.

64 부교감신경은 심장 박동을 감소시키는 작용도 한다.

65 실신은 단시간에 의식이 상실된 것으로 전조증상이 있다.

66 당뇨병의 합병증이 있는 경우에는 다발성 합병증을 동반한 당뇨병을 나타내는 .7으로만 분류하고 합병증에 대하여 당뇨병 타입

에 따라 분류한다.

67 몽유병은 잠을 자다가 일어나서 행동하고 다시 잠이 드는 질병으로 sleepwalking, somnambulism이라고 한다.

69 안검외반은 눈꺼풀이 겉으로 말려 올라가는 것이다.

의료관계법규(20문항)

01	02	03	04	05	06	07	08	09	10
5	3	3	1	4	3	3	5	2	4

11	12	13	14	15	16	17	18	19	20
4	2	5	4	2	2	1	2	1	3

2교시 해설

01 암관리법 제 18조.

02 의료법 제 80조.

03 국민건강보험법 제 115조.

04 감염병 예방 및 관리에 관한 법률 제2조.
- 제 2군 감염병: 예방접종을 통하여 예방 및 관리가 필요하고 국가예방접종사업의 대상이 되는 감염병.
- 제 3군 감염병: 간헐적으로 유행할 가능성이 있어 계속 그 발생을 감시하고 방역대책 수립이 필요한 감염병.
- 제 4군 감염병은 국내에서 새로 발생 또는 발생우려가 있는 감염병, 국내유입이 우려되는 해외유행 감염병.
- 제 5군 감염병은 기생충에 감염되어 발생하는 전염병으로 정기적인 조사를 통하여 감시가 필요한 감염병.

06 국민건강보험법 제 54조.

07 의료법 제 8, 9조, 10조.
보건복지부 장관은 수험이 정지되거나 합격이 무효가 된 사람에 대하여 다음에 치러

지는 국가시험 등의 응시를 3회의 범위에서 제한할 수 있다.

08 암관리법 제 14조.

09 의료법 제 33조: 의원, 치과의원, 한의원, 조산원을 개설하려면 시장, 군수, 구청장에게 신고한다.

10 국민건강보험법 제 89조.

11 감염병의 예방 및 관리에 관한 법률 제 2조.

12 의료법 제 58조의 3.
- 의료기관의 인증 유효기간은 4년으로 하고 조건부 인증의 유효기간은 1년으로 한다.

13 암관리법 제 19조.
- 중앙암등록본부에서 암발생률 및 생존율 분석 등 암통계 산출을 위한 자료의 수집, 분석, 관리를 한다.

14 국민건강보험법 제 99조.

15 감염병 예방 및 관리에 관한 법률 제 24조.

16 의료법 제 66조에 의하여 의료기사가 아닌 자에게 의료기사의 업무를 하게 하는 경우는 자격정지에 해당한다.
의료법 시행령 제 32조.

18 의원, 치과의원, 한의원 또는 조산원을 개설하는 자는 보건복지부령이 정하는 바에 따라 시장, 군수, 구청장에게 신고해야 한다.

19 감염병의 예방 및 관리에 관한 법률 제 2조.
- 마시는 물 또는 식품을 매개로 발생하여 집단 발생의 우려가 큰 감염병은 제 1군 감염병이므로 제 1군 감염병에 해당하는 것을 고른다.

20 원격의료는 의사, 치과의사, 한의사가 가능하다(의료법 34조).

3교시_의무기록실무

3교시 정답 및 해설

M 환자의 Chart를 보고 물음에 답하시오.

01	02	03	04	05	06	07	08	09	10
2	3	5	2	1	2	5	1	5	2

01 AFB: Aacid fast bacillus.

02 처치 및 검사를 퇴원요약지, 검사결과지, 경과기록지, 협진기록지 등을 참조한다.

03 임상관찰기록지를 일자별로 참조한다. Vital sign의 정상치를 알고 정상 범위를 벗어난 경우에 대하여 살펴본다.

04 혈당기록지를 보면 12월 5일 BST는 200 mg/dl 이상이었다. 혈당기록지와 간호기록지를 참조한다.

05 신장기능을 검사하는 것이 아니다.

06 응급실 기록지에서 chest PA를 촬영 후 환자에게 동의서 받았지만 세럼과 크레아티닌 검사를 수치가 낮아서 연기하였다.

07 ENM과로 협진한 것이 아니라 PUM과로 협진하였다.

08 늑막염이 진행되어 늑막강 안에 고름이 고인 것이다.

09 협진기록지를 참조한다.

10 간호기록지에 '저혈당증은 없다'라고 기록됨.

N 환자의 Chart를 보고 물음에 답하시오.

01	02	03	04	05	06	07	08	09	10
1	2	4	5	5	2	3	1	1	4

01 esophagogastroduodenoscopy, radiography →digestive→small bowel series.

02 CEA: Carcinoma Embryonic Antigen.

03 최종 월경일에서 −3을 하거나 −3을 할 수 없는 경우 9를 더하면 분만월이 계산되고 월경일 +7을 하면 분만예정일이 된다.

04 퇴원통합결과보고서에서 정상치와 환자의 검사결과치를 비교한다.

05 간호기록지를 참조하며 혈액응고제는 Heparin으로 투여하였다.

06 치질을 알아보기 위하여 변비좌약으로 변을 누게 한 다음 치질임을 진단하였다.

07 퇴원요약지의 입원진료내역을 참조한다.

08 내치질은 1도, 2도, 3도, 4도로 분류한다.

09 퇴원요약지와 간호기록지를 참조한다. 약품명 전후로 환자 상태에 대한 것을 읽고 약품을 투여한 목적에 대한 판단을 한다.

10 전과한 적은 없으며 전동을 하였다.

O 환자의 Chart를 보고 물음에 답하시오.

01	02	03	04	05	06	07	08	09	10
4	1	4	3	4	1	2	1	4	4

01 GC: Greater Curvature.

02 간호정보조사지를 참조한다.

03 수술을 9월 19일 실시하고 S/O는 9월 26일 실시하였다. 9월 20일이 Pod #1일째임.

04 모든 의무기록을 참조한다.

05 경과기록지를 참조한다.

07 Billroth I는 위장과 십이지장을 연결하며 Billroth II는 위장과 상부소장을 연결하며 수술기록지에 수술과정을 참조한다.

08 9월 19일의 간호기록지를 참조한다.

09 간호기록지와 TPR 차트를 참조한다.

10 의사지시기록지를 참조한다.

P 환자의 Chart를 보고 물음에 답하시오.

01	02	03	04	05	06	07	08	09	10
4	5	3	4	5	2	3	4	3	2

01 M16.0이 아닌 M17.0으로 코딩해야 한다.

02 이 차트에서는 BS를 Breating sound로 해석한다.

03 심장은 동방결절에서 리듬이 뛰기 시작한다.

04 BST (Blood Sugar test)는 취소되어서 실시하지 않음(의사지시기록지 참조).

05 Bone Mineral Density라고 한다.

06 Admission note를 참조한다. 당뇨를 진단하였지만 과거력에 당뇨는 없었다.

07 간호기록지를 참조하며 AVD는 방실결절지연(atrio – Ventricular delay)이 아닌 Aortic Valvular disease로 해석한다.

08 전체의 의무기록지를 참조해야 한다.

09 입원하기 2개월 전 미끄러져 넘어졌음. 미끄러진 장소는 모름.

10 미끄러져 넘어져서 흉추 12번에 압박골절이 발생하였으며 척추후만증의 변형이 왔으므로 척추후만증(후천성)➔M40.2 코딩을 할 수 있다.

제 5회 실전모의고사 _1교시(97문항)

1교시 정답

보건의료정보관리, 의료정보관리, 의료의 질관리,
조직관리, 건강보험, 공중보건, 병원통계

01	02	03	04	05	06	07	08	09	10
5	3	4	5	3	3	1	1	3	1
11	12	13	14	15	16	17	18	19	20
2	5	1	1	3	5	1	4	1	1
21	22	23	24	25	26	27	28	29	30
1	2	5	3	3	3	4	4	2	1
31	32	33	34	35	36	37	38	39	40
1	1	5	2	4	1	3	4	5
41	42	43	44	45	46	47	48	49	50
5	5	5	5	4	1	5	4	4	5
51	52	53	54	55	56	57	58	59	60
4	5	4	4	3	1	2	2	5	3
61	62	63	64	65	66	67	68	69	70
4	1	2	5	3	3	1	1	4	5
71	72	73	74	75	76	77	78	79	80
4	3	3	5	1	4	5	2	5	1
81	82	83	84	85	86	87	88	89	90
2	2	5	5	1	1	5	1	5	5
91	92	93	94	95	96	97			
1	3	2	4	2	3	4			

1교시 해설

02 3번은 NANDA와 ICNP

05 순부검율은 검시관에게 보내진 미부검의 경우를 제외시킨 상태에서 부검률을 계산한다.

06 속성: 개체 특성, 엔티니: 개체를 의미함, 관계: 엔티티간의 연관성, 키: 테이블을 식별할 수 있는 유일한 값

07 네트워크형 데이터베이스: 개체와 개체관계를 그물처럼 연결
- 객체지향형 데이터베이스: 계층에 따라 데이터 구보를 표현한다
- 관계형 데이터베이스: 개체를 행과 열로 구성된 테이블로 표현하여 개체들간의 속성을 연결한다.
- 계층형 데이터베이스: 부모와 자식간의 관계로 표현한다.

08 PIS는 약국정보시스템, MS-모니터링 시스템 EMR-전자의무기록, OCS는 처방전달시스템 LIS는 검사정보시스템

09 1번은 JOIN(조인), 2번은 트랜잭션(TRANSACTION), 4번은 저장프로시저, 5번은 Alter의 내용

10 지표는 질적수준이나 목표의 달성 정도를 나타내는 측정가능한 특성
- 기준은 평가항목으로 측정이 가능하고 표준을 설정한 의도를 반영
- 변이: 의료의 질적수준에 차이가 있는 것을 의미
- 표준: 도달하고자 하는 목표를 기술한 것

11 방문당 수가는 초재진을 구분하지 않고 동시에 2가지 이상 상병에 대하여 각각 진료를 행한 경우 방문당 수가를 산정한다.

13 Galen-동맥기능에 대한 정의
- Papyrus Ebers - 내과 환자 치료, 피마자와 맥주
- Edwin Smith Papyrus-임상외과 환자에 대한 의학문헌을 저술

- Thoth-의사들의 수호신

14 SCM(Supplied Chain Management)은 공급망관리이다.

18 Shewhart는 품질관리에 통계적 기법이 접목시키어 Control chart를 만들었다.

20 2번은 트랜잭션(TRANSACTION)
- 3번은 트리거(TRIGGER)로 테이블이나 뷰와 관련하여 INSERT문, UPDATE문, DELETE문 등에서 이벤트가 발생할 때 작동한다.
- 4번은 저장프로시저
- 5번은 Alter의 내용

23 데이터 질 관리 속성에는 타당성, 적시성, 접근성, 일관성, 무결성, 정확성 등이 있다.

24 PEP-JCAH에서 개발하여 병원들이 객관적으로 의료의 질을 검토하고 평가하도록 함
- PSRO- 의사들이 주축이 된 단체로 Medicare, Medicaid 의료서비스에 대한 타당성여부로 의료수준 검토
- NPDB-전국의사 정보은행으로 의료과오, 징계처분, 행정처분에 대한 정보를 관리

28 통합의료정보시스템은 병원경영에 도움이 되도록 하는 경영시스템과 연결된 것이다.

30 전통적인 QA의 접근방법은 정태적이다.

32 네트워크형 데이터베이스는 그래프 구조를 이용해서 데이터 상호관계를 계층적으로 정의한 구조
- 관계형 데이터베이스는 객체를 테이블간의 연관성에 따라 연결하여 사용하는 독립된 형태의 데이터모델
- 객체지향형 데이터베이스는 객체지향형 프로그래밍 언어에 적합한 형식의 데이터 모델
- 객체관계형 데이터베이스는 객체지향형 프로그래밍 언어와 관계형 데이터베이스의 특징을 결합한 형태의 데이터모델

33 호흡치료기록지에는 산소가스공급, 습도, 공기, 물리적 환지, 응급소생법등이 기록되고 폐기능 검사나 동맥혈 분석의 내용등이 기록이 된다.

35 개인정보 열람할수 없는 사유소멸이 됨 열람이 가능하다.

36 진통, 분만기록지에 Apgar score, 기형 여부, 제대 상태 등이 기록된다.

37 신임제도는 정부기관이나 민간조직이 어떤 의료기관이 이미 정해진 표준을 충족시키는지 평가하고 인정하는 과정으로 구조적 평가방법이다.

39 TPN (Total parenteralnutrition)장관외성 고영양법, Enteral nutrition (경구영양) 방법으로 식이요법 기록지에 영양사가 손님이 기록한다

40 Rhazes-천연두와 홍진에 대한 연구
- Galen-동맥기능에 대한 정의
- Papyrus Ebers-내과 환자 치료, 피마자와 맥주
- Edwin Smith Papyrus-임상외과 환자에 대한 의학문헌을 저술

41 보건의료분야의 정보 거버넌스를 위하여 가치전달, 자원관리, 위험관리,전략적연계, 성과측정등이 있다.

43 자료의 수정 중 이상이 발생 시 데이터 복원작업이 가능하다.

44 가, 나, 다- KOSTOM, 라, 마- UMLS

46 라, 마- UMLS, 바- SNOMED CT

47 TQM은 정해진 기준에서 벗어난 개인을 색출하며 의사와 임상의 리더들에 의하여 수행되고 명목집단기법. 가설검정, 의무기록 감사, 지표모니터링을 사용한다.

827

49 사례관리와 주진료 경로를 적용하면 재원기간이 단축되어 병상회전율이 빨라진다.

50 병원부검율은 병원에서 가져온 모든 사망환자 중 부검을 실시한 것

55 규제와 중심은 잘못된 진료행위를 골라내어 일정범위를 벗어난 것에 초점을 맞춘 것이다.

56 병원이용률: 일정기간 연인원 환자수에 연외래환자수를 1인당 부담진료비를 기준으로 입원환자수를 환산 합계하여 연가동 병상수로 나눈 지표
  • 병상회전율: 일정 기간 중 실제입원 환자수를 평균가동 병상수로 나눈 지표
  • 병상점유율: 대상 인구 중 단위 인구당 연간 입원수를 나타낸 것
  • 평균재원일수: 입원환자 총 재원일수를 퇴원실 인원수로 나눈 값
  • 지역별 친화도: 일정기간 단위지역에서 퇴원한 환자수 중 특정지역의 입원실인원수의 정도를 나타낸 지표

58 개인정보처리자는 제3자에게 개인정보업무를 위탁할 수 있다.

63 보건의료데이터 거버넌스의 영역으로는 데이터관리, 데이터 아키텍처, 메타데이터 관리, 데이터보안관리, 비지니스 인텔리젼스, 데이타 질관리 등이 있다.

64 Aesculapiadae는 의사들, Aesculapia는 사원, Aesculapius는 명의
  • St.Bartholomew's Hospital는 현존병원
  • Romana Acta Diurna는 의학잡지

65 Datawarehouse는 축척 저장된 데이터를 분석하는 시스템이며 DataBase는 데이타를 저장 해놓기 위하여 사용한 파일을 의미한다.

68 2번-보건의료정보관리(HIM), 3번-보건의

료정보학, 4번-거버넌스, 5번-Data set

73 PMCS(Patient Management Categories) 환자진료범주: 중증도와 동반질병을 합친 case-mix 측정을 위해 개발
  • R-DRG: 환자의 재원기간 중 자원소모 유형을 기준으로 환자를 분류하는 체계
  • APACH-환자의 생리적 측정값을 조사해서 중증도 점수를 산출해내는 도구
  • MEDIS Groups-의무기록에서 얻어진 주요 임상정보에 관련된 정보를 이용 하여 중증도를 평가

74 병원 진료서비스의 양이나 투입 시설의 활용도 파악이 가능한 지표는 병원이용율이다.

77 MRA는 의무기록 행정가, MRT는 2년제 의무기록 교육과정 이수자

78 낮병동 입원료를 산정하는 당일의 본인일부부담금은 입원진료본인부담율에 따라 산정한다.

79 1번은 UMLS의 의미망, 2,3,4번은 UMLS의 메타시소러스(metathesaurus)

82 검사에 사용된 약제 및 재료대에서 1회용 주사침이나 주사기는 별도 산정하지 않는다.

85 1917년 외과학회가 만들어짐에 따라1918년 자발적 병원표준화 프로그램의기본이 되는 최소기준을 공표함으로써 의료감사의 시발점이 되었다.

87 Plan 단계에서는 어떤 변화가 질을 향상할지 결정한다.

93 CMR은 종이의무기록 보관문제를 해결하기 위하여 디지털 이미지 파일로 저장하는 광파일 시스템이다.

94 결과적 접근은 건강수준지표의 개념과 관계가 있다.

96 1번: 보통사망률, 2번-영아사망률, 4번-사산비, 5번-출생사망비

97 ICPC-2- 세계가정의학회의 국제의료분류체계
- ICF -국제기능장애건강분류, DSM - 미국정신의학회에 의해 개발된 분류
- KCD- 한국표준질병 사인분류 NCPDP 처방전 전송 표준

2교시(73문항)+의료관계법규(20문항)

2교시 정답

질병 및 사인 및 의료행위분류, 의학용어, 기초 및 임상의학, 암등록+의료관계법규

01	02	03	04	05	06	07	08	09	10
3	1	3	3	2	4	1	3	2	2
11	12	13	14	15	16	17	18	19	20
3	4	3	4	4	3	1	3	1	2
21	22	23	24	25	26	27	28	29	30
4	2	2	2	1	4	2	1	5	3
31	32	33	34	35	36	37	38	39	40
1	2	5	3	3	4	4	1	2	2
41	42	43	44	45	46	47	48	49	50
3	2	5	5	4	1	3	1	2	3
51	52	53	54	55	56	57	58	59	60
3	5	1	5	4	1	2	3	4	4
61	62	63	64	65	66	67	68	69	70
4	2	1	5	1	4	5	4	2	4
71	72	73							
1	1	2							

2교시 해설

02 요붕증은 소변량이 많아지고 물을 많이 마시는 다음, 빈뇨 등의 증상을 나타낸다.

03 혈액공급이 중단되어 조직이 죽은 상태를 necrosis라고 한다.

04 신생아를 분만하면서 손상으로 인한 골절이 발생한 경우 출생전후기의 병태인 P코드로 분류한다.

05 eruption은 발진을 의미하며 rash와 동의어이다.

06 크론병은 회장과 상행결장에 발생한다.

07 부갑상선호르몬: 신장에 작용하여 칼슘의 재흡수를 촉진하고 비타민 D의 합성을 도와준다.
- 부신수질호르몬: 생명에 필수적인 호르몬을 분비하며 아드레날린과 노르아드레날린을 생성하여 생체내의 기능에 관여한다.
- 부신피질호르몬: 스테로이드 호르몬으로 면역조절과 항염증효과.
- 갑상샘 호르몬: 세포대사에 관여하고 신체대사를 도와주고 칼시토닌은 뼈와 신장에 작용하여 혈중 칼슘수치를 낮추어주는 역할을 한다.

08 폭식증과 동의어는 bulimia이다.

09 항문에 궤양이 있는 경우 조임근절제술을 해준다.

11 치질을 치료하기 위하여 치질절제술을 한다.

12 췌장암일 경우에는 Whipple operation을 해준다.

13 암등록은 /2와 /3만 등록한다.

14 목젖에 생긴 염증을 구개수염이라고 한다.

15 호흡을 얇게 호흡하는 것을 호흡저하라고 한다.

16 안지오텐신은 혈압을 상승시킨다.

17 Hypophysectomy은 뇌하수체를 잘라내는 수술이다.

18 아나필락시스는 항원항체 반응이 일어났을 때 면역과는 반대로 심한 장애가 일어나는 현상이다.

20 용혈은 혈액 속의 적혈구막이 어떤 원인에 의하여 파괴되어 헤모글로빈이 유출되는 것이다.

21 유문근층을 수술해주는 Pyloromyotomy와 동의어는 Fredet – Ramstedt operation(유문근층수술)이라고 한다.

22 Extranodal lymphoma는 림프절이 아닌 부위에 신생물이 발생한 것을 의미한다.

23 천명은 좁아진 공기통로를 통해 나오는 소리로 천식이나 폐기종일 때 들을수 있다.

24 immunosuppression 면역억제는 면역반응을 제공하는 능력을 손상시키는 것이다 장기이식의 거부반응시 생체에 불리하게 작용하는 면역반응의 능력을 손상시키는 것이다.

26 신증후군은 부종, 단백뇨, 저알부민혈증을 나타낸다.

27 성상교세포에서 영양분을 신경원에 공급한다.

28 중뇌는 운동신경, 감각신경, 청각 및 시각 반사중추가 위치한다.
- 뇌교는 얼굴의 감각과 운동을 담당.
- 연수는 혈관운동, 연하, 구토, 위액분비 및 호흡중추를 다스린다.
- 간뇌는 감각신호를 뇌에 전달하는 신경세포와 감각신호를 전달하는 역할을 하며 내분비계에 영향을 미치고 감정뇌, 교양뇌라고 한다.
- 소뇌는 외부에서 감각정보를 받아서 통합하여 운동기능을 조절한다.

29 흡수불량증후군에 의하여 대변에 지방이 섞여 나오는 것을 지방변이라고 한다.

30 이산화탄소와 산소가 가스교환이 되지 못하면 저산소증, 무산소증, 고인산화탄소증, 질식이 발생한다.

31 in – situ는 발생한 장소에 그대도 있는 상태로 stage 0 이라고도 한다.

32 두정엽은 전두엽 뒤쪽에 위치하며 감각에 관여한다.

33 소뇌에서 미세한 운동을 관장하며 신체의 평형을 유지시켜주는 역할을 한다.

36 관상동맥을 확장시켜 협심증의 통증을 완화시키기 이하여 항협심제를 사용한다.

37 외과적 처치나(Y83) 내과적 처치의 합병증에(Y84) 대하여 Y코드로 분류한다.

38 촉각이나 통증에 대한 자극이 지나치게 민감한 증상을 지각과민이라고 한다.

39 환각은 외부자극이 있는 것처럼 느끼는 현상으로 환청, 환시, 환촉, 환미, 환후가 있다.

41 높은 곳에 올라가면 무서워하는 것을 고소공포증이라고 한다.

42 출산한 이후에 태반의 상태를 알 수 있는 것은 유착태반이다.

43 노르에프네린은 혈관을 수축시킨다.
 • 에피네프린(아드레날린)은 혈관을 팽창시키고 심장운동을 증가.

44 다모증은 여성이나 아동에게 남성과 같이 모발이 증가하는 것을 의미한다.

45 자궁이 이완되지 않는 것은 자궁이완증이다.

47 질 안에 고름이 있는 것을 고름질 또는 질축농이라고 한다.

48 자간증인 toxemia와 동의어는 eclampsia이다.

49 Localized는 발생장기에 국한되어 발생하는 병변으로 stage 1이라고도 한다.

50 CHF는 울혈성 심부전 Congestive heart failure.

51 항고혈압제가 혈압을 낮추는 약물이다.

52 aTNM=autopsy Tumor Lymph node Metastatic.

53 성장호르몬: 뼈 끝 골단에 작용하며 연골성장을 지배하고 성인이 될 때까지 많이 분비하지만 성인 후에는 극히 소량만 분비하는 호르몬.

54 심장 근육의 수축력을 높여서 박출량을 높이는 약물은 강심제이다.

56 점액수종은 갑상선 호르몬 감소로 나타나는 질환이다.

57 Regional 인접조직이나 침윤하여 주변 림프결절에 전이된 상태를 의미한다.

58 골연화증은 비타민 D와 칼슘의 부족에 의하여 뼈가 연화되는 질환이다.

60 건막류는 엄지발가락에 부종이 있는 것으로 엄지건막류로 치료한다.

61 척추 카리에스는 척추골의 결핵이다.

62 두개내 출혈과 머리의 기타손상이 있을 때 두개내 출혈이 주된 병태가 된다.

63 척추후만증인 hunch back은 kyphosis와 동의어이다.

64 중독의 분류 번호는 약품 및 화학물질 일람표를 이용하여 분류한다.

65 혈우병은 혈액응고에 필요한 응고인자 혈소판이 결핍되어 일어나는 유전성 질환이다.

67 정맥류에는 정맥박리술로 치료한다.

68 이식성 전이는 의료기기나 고무장갑 낀손에 의하여 종양세포들이 수송되어 옮겨진 것이다.

69 난소의 절제를 하는 수술은 난소절제술로 거세술이라고도 한다.

71 상의세포에서 뇌척수액을 만든다.

73 총담관의 결석을 제거하여 주는 수술을 총담관결석절개술이라고 한다.

의료관계법규(20문항)

01	02	03	04	05	06	07	08	09	10
1	3	4	1	3	1	3	2	1	2
11	12	13	14	15	16	17	18	19	20
2	1	2	1	1	3	1	3	1	3

2교시 해설

01 인수공통감염병은 질병관리본부장에게 신고한다.

02 의료법 제 33조.

03 국민건강보험법제 3조.

04 암관리법 시행규칙 제 10조.

05 감염병의 예방 및 관리에 관한 법률 제 2조.
 • 감염병의사환자는 감염병의 병원체가 침입하였으나 감염병환자로 되기 전 단계를 의미한다.

06 암관리법 제11조.

07 의료법 제 58조의 2.
 • 시설물 안전진단에 학식과 경험이 풍부한 자는 인증위원회 위원이 될 수 있다.

09 의료기사 등에 관한 법률 제 13조.

10 국민건강보험법 제 43조.

11 감염병의 예방 및 관리에 관한 법률 제 14조.

12 국민건강보험법 제 37조.

13 의료기사 등에 관한 법률 제 30조.

14 감염병의 예방 및 관리에 관한 법률 제 2조.

15 국민건강보험법 제 37조.

16 의료기사 등에 관한 법률 제 21조.

17 감염병의 예방 및 관리에 관한 법률 제 80조.

18 의료기사 등에 관한 법률 제 11조, 제 14조, 18조.

20 간헐적으로 유행할 가능성이 있어 지속적으로 계속 그 발생을 감시하고 방역대책 수립이 필요한 감염병은 제 3군 감염병이므로 제 3군 감염병에 해당하는 것을 고른다.

3교시_의무기록실무

3교시 정답 및 해설

Q 환자의 Chart를 보고 물음에 답하시오.

01	02	03	04	05	06	07	08	09	10
1	3	5	1	3	1	4	3	2	4

02 부인과 입원기록지의 신체검진을 참조한다.

03 경과기록지의 6번 operative finding을 참조한다.

04 헤모글로빈은 10~12이면 정상으로 간주한다.

05 Punch-Bx는 자궁경부 등 이상세포가 발견되거나 육안소견이 의심되는 경우에 조직을 떼어내어 검사하는 방법이다.

06 수술하는 동안 비관혈적으로 혈압을 감시했다(마취기록지의 NIBP 참조).

07 TA: Trafic accident

08 수술전 처치 및 간호상태확인표를 참조한다.

09 수술은 8시 40분에 시작하여 9시 5분에 끝났다.

10 수술기록지를 참조한다.

R 환자의 Chart를 보고 물음에 답하시오.

01	02	03	04	05	06	07	08	09	10
1	4	4	4	3	2	3	1	3	2

01 상기도 감염이 있었다.

02 45도로 앉은 자세이므로 hight semi-folwer position과 비슷한 position 이다.

03 간호기록지를 참조하면 수술 이후 2일째 되는 날 H/V을 제거하였다.

04 간호기록지를 참조한다 수술 후 3일째 되는 날은 1월 12일이다.

05 수술시간은 4시 10분에 시작하여 6시 45분에 마쳤으므로 2시간 30분이다.

06 HCD: Herniated Cervical Disk

07 손상외인→미끄러짐→미끄러진 장소는 상세 불명이므로 .9로 코딩한다.

08 아버지가 당뇨이므로 병력→가족→당뇨로 코딩한다.

09 수술기록지의 Op.finding을 보면 왼쪽 신경근이 압박이 있었다.

10 ASIS: Anterior superior iliac spine으로 전상장골극이라고 한다.

S 환자의 Chart를 보고 물음에 답하시오.

01	02	03	04	05	06	07	08	09	10
2	1	2	5	4	3	3	2	5	1

03 AR: Aortic Regurgitation.

04 EKG 결과 좌심실비대된 상태이며 응급실기록지의 CXR 그림 밑에 심장비대라고 적혀있다.

05 전체의 의무기록지를 참조한다.

06 GCS (Glasgoe coma scale)은 환자의 의식상태를 측정하기 위하여 사용되는 측정도구로 개안반응, 언어반응, 운동반응으로 이루어진다.

07 진단검사의학 최종보고서의 참고치와 검사결과치를 참조한다. 헤마토크리트는 정상보다 낮았다.

08 혈액배양 검사는 혈액에 존재하는 미생물을 검출하기 위해 시행하는 검사로 패혈증, 아급성 세균성 심내막염, 파라티푸스, 장티푸

스 등을 의심하는 경우에 시행한다.

09 우측관상동맥에 700cc 좌측 관상동맥에 1100cc의 심장정지액을 주입하였다.

10 응급실경과기록지를 참조한다.

T 환자의 Chart를 보고 물음에 답하시오.

01	02	03	04	05	06	07	08	09	10
5	3	5	1	2	1	2	3	2	1

01 간호기록지의 내용을 참조한다.

02 간호정보조사지, 퇴원요약지를 참조한다.

03 정량분석은 내용적으로 빠진 부분을 의미한다.

04 당뇨는 인슐린 관련하여 생기는 질환으로 내분비 질환이다.
- 병력→질환→내분비

05 수술기록지의 마취방법을 참조한다.

06 BPB는 Branchial Plexus block.

07 입원~퇴원까지의 의사지시기록지를 참조한다.

08 간호기록지의 12월 18일 내용을 참조한다.

09 간호기록지을 입원~퇴원까지 참조한다.

10 환자는 항생제 주사를 맞았으므로 infusion →antibiotics로 가면 99.21로 코딩한다.

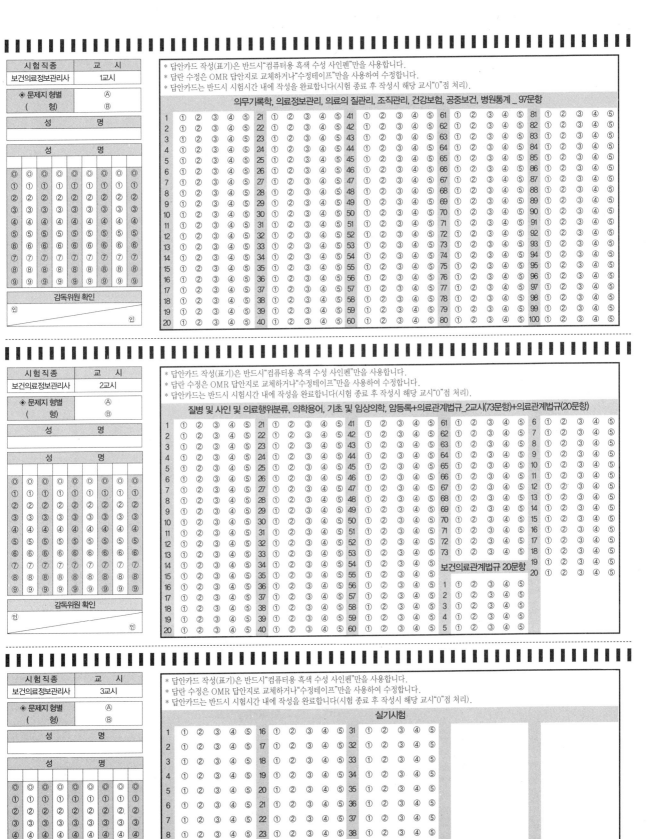

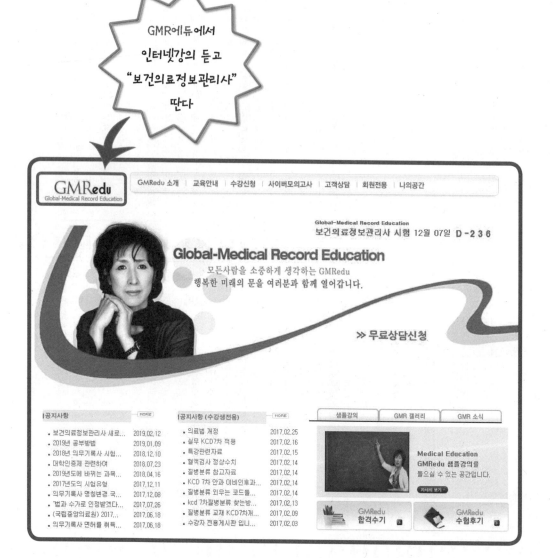

GMR에듀에서
인터넷강의 듣고
"보건의료정보관리사"
딴다

보건의료정보관리사 실전모의고사 직강은
www.GMREdu.co.kr로 바로 접속하십시요.

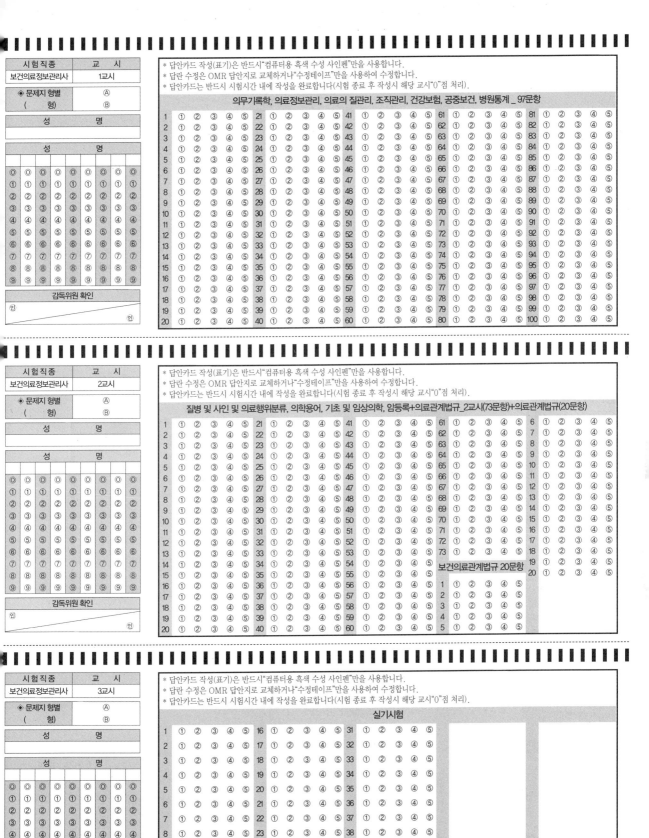

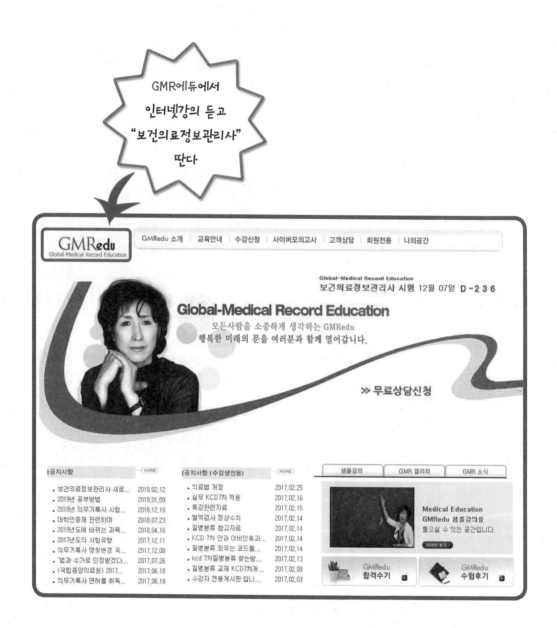

GMR에듀에서
인터넷강의 듣고
"보건의료정보관리사"
딴다

보건의료정보관리사 실전모의고사 직강은
www.GMREdu.co.kr로 바로 접속하십시요.

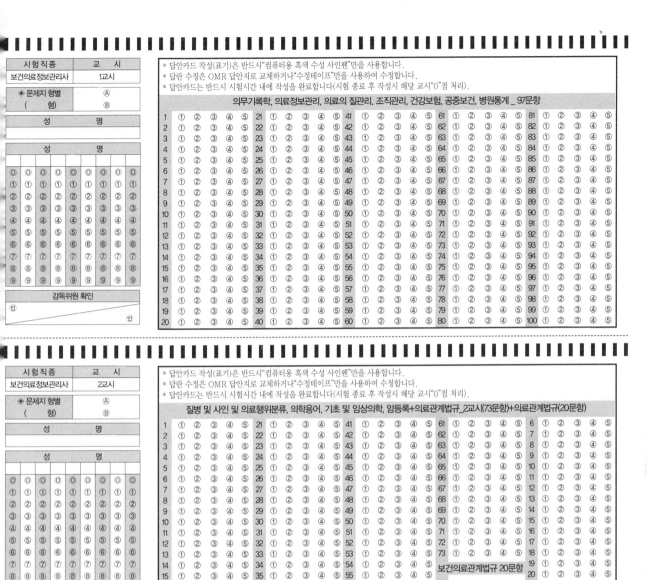

GMR에듀에서
인터넷강의 듣고
"보건의료정보관리사"
딴다

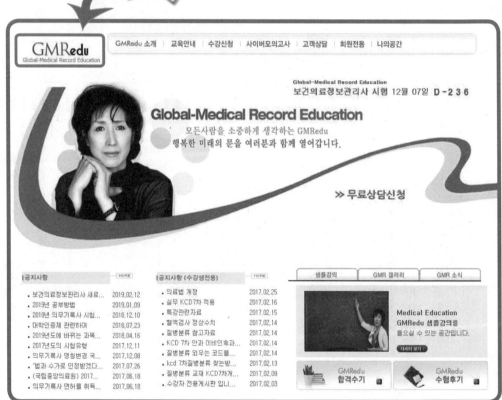

보건의료정보관리사 실전모의고사 직강은
www.GMREdu.co.kr로 바로 접속하십시요.